足踝疾病手术图解

Foot and Ankle Disorders:An Illustrated Reference

原　　著　Hong-Geun Jung

主　　译　桂鉴超

副 主 译　王爱国　张洪涛　郝跃峰　秦晓东

学术秘书　蒋逸秋

北京大学医学出版社

ZUHUAI JIBING SHOUSHU TUJIE

图书在版编目（CIP）数据

足踝疾病手术图解 /（韩）郑宏根（Hong-Geun Jung）原著；
桂鉴超主译 . —北京：北京大学医学出版社，2022.7
书名原文：Foot and Ankle Disorders: An Illustrated Reference
ISBN 978-7-5659-2640-2

Ⅰ . ①足… Ⅱ . ①郑… ②桂… Ⅲ . ①足 – 外科手术 – 图解
②踝关节 – 外科手术 – 图解 Ⅳ . ①R658.3–64

中国版本图书馆 CIP 数据核字（2022）第 071760 号

北京市版权局著作权合同登记号：图字：01–2019–1781

First published in English under the title
Foot and Ankle Disorders: An Illustrated Reference
edited by Hong-Geun Jung
Copyright © Springer-Verlag Berlin Heidelberg 2016
This edition has been translated and published under licence from
Springer Nature Switzerland AG.

足踝疾病手术图解

主　　译：桂鉴超
出版发行：北京大学医学出版社
地　　址：（100191）北京市海淀区学院路 38 号　北京大学医学部院内
电　　话：发行部 010-82802230；图书邮购 010-82802495
网　　址：http://www.pumpress.com.cn
E - m a i l：booksale@bjmu.edu.cn
印　　刷：北京信彩瑞禾印刷厂
经　　销：新华书店
责任编辑：冯智勇　　责任校对：靳新强　　责任印制：李　啸
开　　本：889 mm×1194 mm　1/16　印张：26.75　　字数：828 千字
版　　次：2022 年 7 月第 1 版　2022 年 7 月第 1 次印刷
书　　号：ISBN 978-7-5659-2640-2
定　　价：280.00 元

版权所有，违者必究
（凡属质量问题请与本社发行部联系退换）

译审校者名单

（按姓名汉语拼音排序）

丁文鸽	常州市第一人民医院	秦晓东	江苏省人民医院
董红华	盐城市第三人民医院	芮云峰	东南大学附属中大医院
董佩龙	南通大学附属建湖医院	孙 旭	泰州市人民医院
顾加祥	苏北人民医院	唐金山	淮安市第二人民医院
顾晓晖	浙江省人民医院	陶友伦	徐州市中心医院
顾雪平	南京医科大学附属苏州医院	王爱国	徐州市中心医院
桂鉴超	南京医科大学附属南京医院	王业华	徐州医科大学附属医院
郭 杨	南京中医药大学	吴 伟	无锡市中医医院
韩庆林	南通大学附属医院	吴卫东	苏州市第九人民医院
郝跃峰	南京医科大学附属苏州医院	袁 锟	南通市第一人民医院
蒋逸秋	南京医科大学附属南京医院	张德荣	盐城市第一人民医院
刘宏君	苏北人民医院	张洪涛	苏州大学附属第一医院
马 勇	南京中医药大学	张述才	徐州市中心医院
茆 军	江苏省中医院	张 宇	江苏省人民医院
潘俊博	海南医学院第二附属医院	赵玉华	盐城同洲骨科医院
秦建忠	苏州大学附属第二医院	周建新	苏州市第九人民医院

中文版前言

千里之行，始于足下。

足踝外科是骨科学重要的分支学科之一。随着社会的发展、经济水平的提高，足踝外科越来越受到重视，专业的足踝外科医师数量也在逐年增加。我国的足踝外科虽然起步较晚，但近年来，学科发展日新月异，取得了一定的成绩。当然，与国际先进水平相比还存在一定的差距。

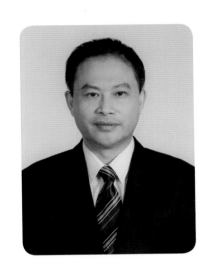

Hong-Geun Jung 教授是国际著名足踝外科专家，曾任韩国足踝协会秘书长，在足踝疾病的诊断和精准治疗方面有较高的学术造诣。《足踝疾病手术图解》一书共 20 章，是 Hong-Geun Jung 教授职业生涯的深刻体会和总结，涵盖了足踝常见疾病的相关诊断要点和手术技巧，内容翔实，为广大读者提供了大量宝贵的诊治经验。

本书的特点是文字与手术图片相结合，形式新颖，简明扼要，重点突出，实用性强，便于足踝外科医师学习和理解，是不可多得的参考书、工具书。

我们一直想把该书呈献给中国的广大读者，因此，我们组织了国内诸多知名足踝外科专家将此书翻译成中文，保证了译著的专业性和权威性，希望能够与广大足踝外科同道共同学习国外足踝外科专家多年积累的实践经验，共同提高我国的足踝外科水平。

在此，我向所有参与翻译工作的同道们表示衷心的感谢，谢谢你们的辛勤付出，也感谢各位足踝专家对译著的审校和指导。不当之处，恳请广大同行批评指正。

桂鉴超

原著序言

我很荣幸能为由 Hong-Geun Jung 教授主编的《足踝疾病手术图解》（*Foot and Ankle Disorders: An Illustrated Reference*）这本书撰写序言。这是一本非常棒的教科书，它的每个主题都有很好的病例说明。

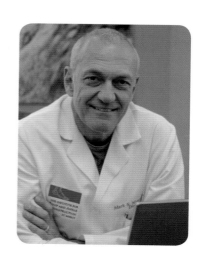

这本书的章节内容都很容易理解，并且有很好的插图引导读者掌握外科矫治的方法和步骤。我最喜欢的内容是这本书的每个主题都有病例演示，这对指导足踝外科医师的临床实践更加实用。

在足踝手术中，没有固定的手术术式，因为每一个病例都是独特的。尽管大家都想把某种手术方法规定为统一的标准，但依据我的经验，不是每种疾病都能够很好地归纳为某种手术方法能够治疗的。因此，本书每个主题都图文并茂地向我们展示了相关内容，而不是强调特定的手术方法。

本书所有作者都在其负责的章节中表达了自己的看法和建议。我强烈推荐这本书，不仅仅是因为它对于那些刚开始从事足踝外科职业生涯的外科医师很有帮助，对于那些想要获得对手术案例有一个较好回顾的成熟足踝外科医师来说，本书也非常值得阅读和收藏。

Mark Myerson, MD

原著前言

在过去的几十年里，骨科的足踝外科领域有了长足的发展。同时，骨科医师对足踝疾病正确的评估及合适的治疗方法也有着越来越大的兴趣和需要，尤其对于那些刚在这个领域起步的外科医师而言。因为足踝外科和其他骨科专业相比有非常多的不同类型的疾病，即使只是掌握足踝主要疾病的治疗，如踇外翻、足部畸形、踝关节不稳、踝关节骨性关节炎及糖尿病足等，也需要漫长的学习过程。

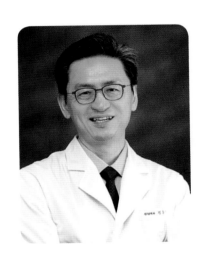

现在已经有很多关于如何处理足踝疾病的综合性书籍，但是配有插图的、重点描述常见足踝疾病的书籍并不多。我相信学习诊断和治疗疾病的最有效的方法是了解不同的病例以及相应的技巧和误区。针对这一点，我在一开始设计这本书的内容时就已经强调过了。我尽可能地在书中提供不同的重要的临床情境，因此读者需要对各种足踝疾病有全面的了解。本书提供了关于足踝疾病的全面论述以及对典型临床病例的独到见解。

在 2000 年，Mark Myerson 教授就已经出版了综合性的足踝外科教科书。书中很好地介绍了他对于足踝重建手术原则的独到见解。我在 2002 年 3 月有幸成为 Mark Myerson 教授的学生，并且学习了他创新性的技术和足踝疾病管理方面的独到见解，尤其是在复杂足踝畸形重建矫正方面。本书也很好地反映了这部分内容。在巴尔的摩跟随 Lew Schon 教授学习的经历也对我的职业生涯有着很好的帮助。

我真诚地向所有为本书做出贡献的作者表示感谢，因为他们的努力才让本书得以完成。尤其是我现在的同事 Dong-Oh Lee 教授及 Joon-Sang Eom 教授，我非常感激他们的辛勤付出。我也很感谢 Springer 公司能够出版这本新的足踝外科书籍。最后，我要感谢我的家人——我的爱人 Insook 及两个孩子 Jeeseob 和 Yooseob 对我的支持和照顾。我也希望能把这本书献给我母亲和已过世的父亲，来表达对他们永恒的爱。

Hong-Geun Jung, MD, PhD

目 录

第 1 章　踇外翻与小趾囊炎

概述

踇外翻（hallux valgus）这一术语是 Carl Hueter 在 1971 年提出的[1]。Carl Hueter 将这一疾病定义为以踇趾外翻和第一跖骨内收为特点的静态第一跖趾关节不全脱位（图 1.1）。但踇外翻并不一定伴有第一跖趾关节不全脱位或第一跖骨内收。它可以在不发生第一跖趾关节不全脱位或踇趾外翻的情况下由第一跖骨头关节软骨面外翻（大 DMAA，distal metatarsal articular angle，跖骨远端关节面固有角）和趾源性踇外翻（hallux valgus interphalangeus，HVI）[2-4] 所造成。

我们知道踇外翻与穿鞋习惯有关，但畸形并不仅仅由窄头高跟鞋所致[5-7]。踇外翻与众多因素相关，例如遗传、解剖上的异常以及其他疾病，如类风湿关节炎、扁平足、全身性神经肌肉疾病等[6,8-10]（图 1.2）。

踇外翻是一种复杂畸形。踇外翻往往伴有第一跖骨内收、踇趾的外翻与旋前以及第二跖骨的足底胼胝，且常常伴有例如爪形趾与莫顿（Morton）趾间神经瘤这样的小脚趾畸形[8,9]。尤其需要重视踇趾的旋前畸形（图 1.3）。

诊断

临床表现

踇外翻的评估应当从详细的病史采集开始，包括发病症状、家族史、患者的活动以及年龄。体格

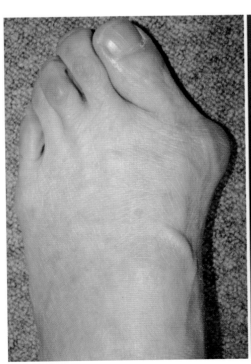
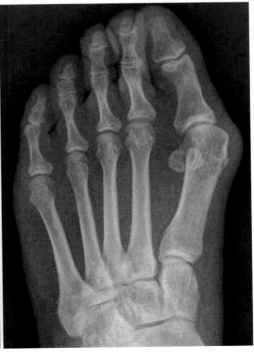

图 1.1　踇外翻的特点是踇趾外翻和第一跖骨内收

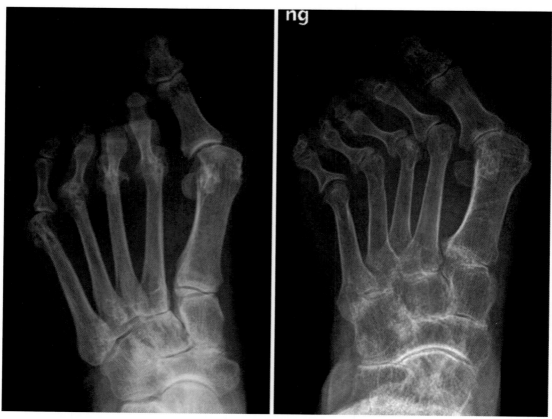

图1.2　类风湿关节炎患者姆外翻畸形的两例变异模式

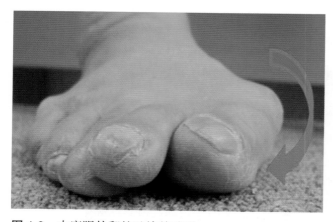

图1.3　中度姆外翻的趾旋前畸形

检查应当评估姆外翻的多个相关因素，应当分别检查足在站立位与坐位的序列，包括姆趾畸形与旋前的程度、纵弓的情况、后足的位置，还应注意第一姆趾关节的活动度和是否存在第一跖跗关节过度松弛。

除了典型的姆囊炎外，姆外翻的临床症状是多变的，如第二跖骨头下孤立顽固性角化病以及第二足趾内侧与姆外翻趾交汇处的鸡眼等，还可能是由于重度的姆外翻导致的第二足趾重叠而发生近端趾间关节背部的鸡眼（图1.4）。还会在多处如第一和第五跖骨头下足底趾间关节处产生胼胝。

影像学检查

为了评估姆外翻病情需要患足负重状态下的正位以及侧位平片，还需要额外的籽骨位片。摄片必须于负重位进行是因为负重状态下摄片得到的影像学参数与非负重位不同。姆外翻的影像学参数有姆外翻角（hallux valgus angle，HVA），第一、二跖骨间角（intermetatarsal angle，IMA），以及跖骨远端关节面固有角（distal metatarsal articular angle，DMAA）（图1.5）。

除了以上内容外，还必须评估第一姆趾关节对位程度以及第一内侧跖楔关节（medial cuneiform-metatarsal，MTC）过度活动，以评估姆外翻畸形程度。伴有第一姆趾关节对位不佳的姆外翻可以通过远端软组织手术（distal soft tissue procedure，DSTP）矫正，即外侧软组织松解术。伴有第一内侧跖楔关节过度活动的姆外翻常常无法通过跖骨截骨术充分矫正，往往必须通过第一内侧跖楔关节重新对位关节融合术，即改良Lapidus术来矫正。

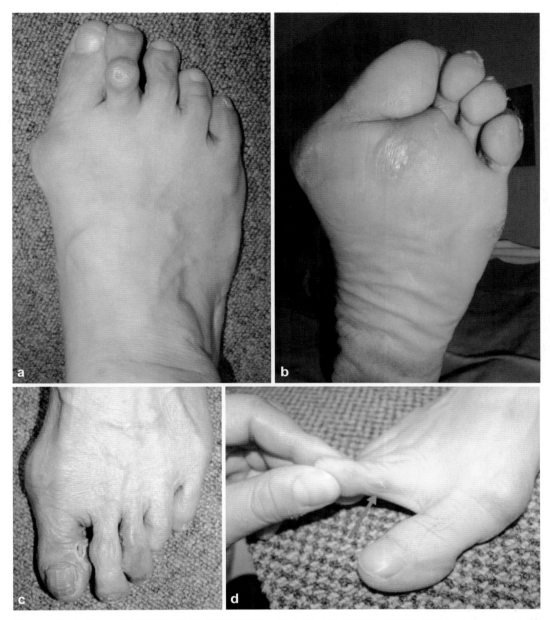

图 1.4 （a）第二足趾近端趾间关节背部鸡眼，（b）第二趾骨下的顽固性足底角化病，（c,d）第二足趾内侧与趾接触区有鸡眼。红色箭头指向形成在第二足趾近端趾间关节水平的疼痛鸡眼

治疗

保守治疗

对于大多数踇囊畸形患者保守治疗的目的在于缓解症状[9]。有研究建议功能锻炼配合使用踇外翻夜间夹板（图 1.6），但其对踇外翻的远期疗效缺乏明确的文献支持[11,12]。

保守治疗的适应证包括韧带松弛、过度的弹性、神经肌肉疾病以及不愿意接受手术的患者。临床医生应当推荐穿宽松的鞋以减轻踇囊炎疼痛，穿软底的鞋以减轻跖痛症。总之，低跟、足趾宽松、柔软的鞋有助于减轻症状。由于空间的狭小以及皮肤的刺激，矫形设备可能给患者带来不适。此外，尚未有证据证明矫形支具可以矫正踇外翻和阻止其发展[8]。

手术治疗

如果保守治疗无效，应考虑手术治疗。尽管外观不佳常常是患者的主诉，但外科医生应该重视疼痛和不适，而不是美观。手术的适应证是患者穿最

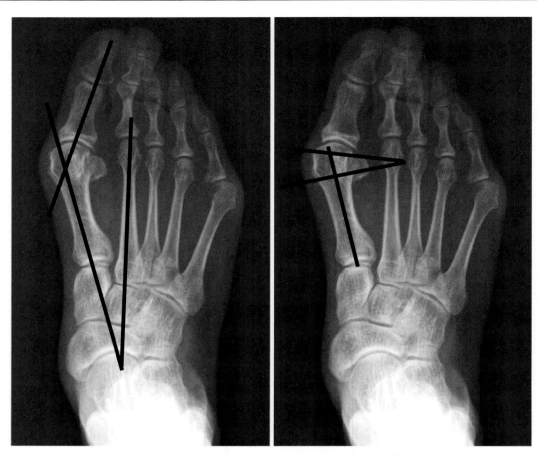

图 1.5　跚外翻角（HVA），第一、二跖骨间角（IMA），以及跖骨远端关节面固有角（DMAA）

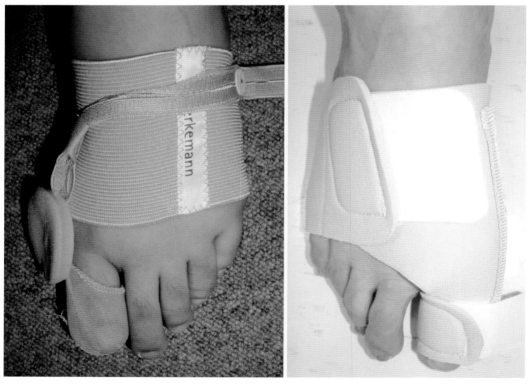

图 1.6　跚外翻的夜间支具

舒适的鞋进行日常活动时仍有前足疼痛与不适。因此，根据每个患者的日常生活方式，手术适应证各不相同，不建议对没有疼痛的患者进行手术，也不建议仅用于美容目的，因为手术往往会导致患者因意外的术后不明确的疼痛而不满意。另外，也不建议给运动员或身体运动强度较高的成年男性进行手术，因为踇外翻手术治疗常常导致第一跖趾关节活动度的轻度减小，这可能妨碍或阻止患者进行术前的竞技类体育运动，因此这一点应当在术前明确告知患者。在进行手术时，也应强调踇外翻以及内旋应得到准确的矫正。

踇外翻可以根据踇外翻角（HVA）以及跖骨间角（IMA）的大小分为轻度、中度、重度三级，而手术的选择是根据病情分级（表 1.1）决定的，但是超过 130 例文献记载的手术治疗的踇外翻矫形不能根据病情分级清楚地分类。踇外翻畸形矫正术

表 1.1　踇外翻基本影像学参数及其正常范围

基本影像学参数	正常范围	病情分级
踇外翻角（HVA）	HVA<15°	轻度：<25° 中度：25°~40° 重度：>40°
第一、二跖骨间角（IMA）	IMA<9°	轻度：<13° 中度：13°~18° 重度：>18°
踇外翻趾骨关节面固有角（HVIA）		
跖骨远端关节面固有角（DMAA）	DMAA<6°	

注：以上提到的正常范围并非绝对。

的初步计划是根据跖趾关节对齐度以及关节退变程度来决定的（图 1.7），对于伴有跖趾关节不对齐的踇外翻，手术选择是根据患者 HVA 以及 IMA 的严重程度分级决定的，许多外科医生在根据严重程度选择手术时更依赖于 IMA 而不是 HVA（图 1.8）。

远端软组织手术

手术适应证

远端软组织手术（distal soft tissue procedure，DSTP）的目的在于矫正踇外翻角与籽骨复位[13]，包括松解踇内收肌的横头和斜头以及深处的跖 - 籽骨韧带。在跖趾关节囊外侧划开多个小切口或大的横切口同时进行内侧关节囊折叠术。远端软组织手术的适应证是中度到重度的伴有第一跖趾关节不对齐的踇外翻畸形。这一手术通常联合跖骨干或跖骨近端截骨术或第一跖楔关节内侧融合术（改良 Lapidus 术）来进行。尽管单独的远端软组织手术仅仅应用在轻微踇外翻畸形，仍应非常小心地进行这一手术，因为这一术式的矫正力量十分微弱且不持久。

手术操作主要由外侧结构（踇收肌、外侧以及横向的跖韧带）的松解和内侧隆起切除以及内侧关节囊折叠术组成。有三个典型的 DSTP 手术入路。

第一趾蹼间隙背侧入路

这一入路的切口在外侧（第一趾蹼上）执行。这一入路使得外侧软组织的松解与目视评估相对容易，但需要额外的切口（内侧切口）来切除内侧隆起。

手术技巧

以第一跖骨间趾蹼为中心做一 3 cm 的纵向切

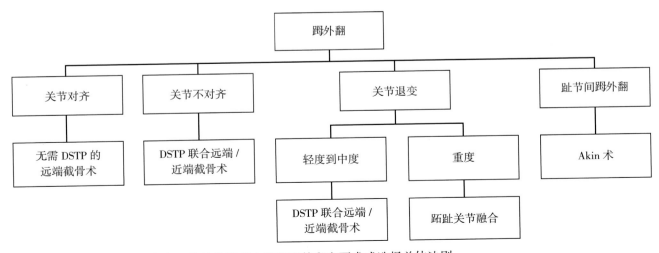

图 1.7　根据跖趾关节对齐度以及关节退变水平的踇外翻主要术式选择总体法则

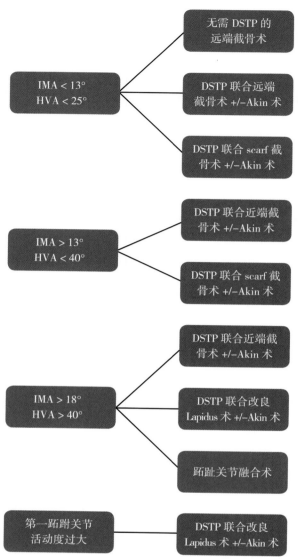

骨的外侧与背侧移位，通过内侧切口松解外侧软组织，容易造成包括外侧关节囊以及内收肌腱在内的外侧软组织的不全或过度切除[15]。

手术技巧

沿切口平面囊壁中线纵行切开关节囊。切除内侧隆突。为了清晰地显露外侧关节囊结构，手法牵引将蹋趾跖屈并向远端牵引，此时足底关节囊向足底收缩。用手术刀松解外侧关节囊，收肌腱也将被松解。然后通过蹋趾内翻应力试验以确认其外翻力量的减弱（图 1.9b）。我们仅对轻度蹋外翻行跖骨远端 Chevron 截骨术（distal Chevron metatarsal osteotomy，DCMO）时联合跨关节松解术，因为由于术野不佳对外侧松解并不能得到一个可靠的结果。

单一内侧切口入路

内侧单切口技术是作者在远端软组织手术中的首选技术，尤其在行跖骨近端 Chevron 截骨术时。从美观角度看，由第一趾蹼间隙切口松解外侧软组织在趾蹼背面产生的瘢痕将是一个主要缺陷，尤其是从上面看时第一趾蹼背面的瘢痕很容易被看到[15,16]。由此，如果可能的话行蹋外翻矫形术时不制造第一趾蹼背侧瘢痕更为合适。

> **作者的经验**
>
> 根据截骨技巧我们选择远端软组织入路。在需要行外侧软组织松解的跖骨远端 Chevron 截骨（DCMO）时，一般推荐采用跨关节入路。而当行改良 Lapidus 术时，我们采用第一趾蹼背侧入路行外侧松解，因为在第一跖趾关节水平已经有了一道足背手术瘢痕。而跖骨近端 Chevron 截骨，作为中度到重度蹋外翻手术的主要手术方式，我们采用单侧纵切口进行远端软组织手术。

单一内侧切口入路
（作者首选技术）

沿第一跖列内侧面，从第一跖趾关节远端向蹋趾中间第一趾间（interphalangeal，IP）关节水平连线做一个长约 10 cm 的单一纵行内侧切口。首先，小心地分开第一跖趾关节囊 4~5 cm，充分注意保护腓浅神经的背内侧分支不受损伤，并将该分支埋入皮瓣下。从近端向远端切开并用钝头拉钩向外侧牵开，以广泛地暴露第一趾蹼。松解第一趾蹼中的

图 1.8 伴有跖趾关节不对齐的蹋外翻，根据 HVA 与 IMA 严重程度的手术选择

口。这一切口应划于中线以保护腓深神经分支。松解第一趾蹼间收缩的软组织，包括维持蹋趾外翻位的深部跖间韧带。使用手术刀骨膜下剥离收肌在近节趾骨基底部的附着处，剥离程度依据矫正的需求而定。作为另一种选择，可以在近节趾骨基底部切除内收肌腱，随后沿跖骨轴方向切开外侧跖骨籽骨间悬韧带以及外侧关节囊，帮助籽骨向第一跖骨头下的复位。然后通过蹋趾的内翻应力试验来确认其受到的外翻力量减弱（图 1.9a）。

内侧经关节入路

一般认为该入路的好处主要在于减少了附加切口的并发症，使术后更美观，并降低第一跖骨头坏死的风险[14]。但是，蹋外翻患者往往伴有外侧籽

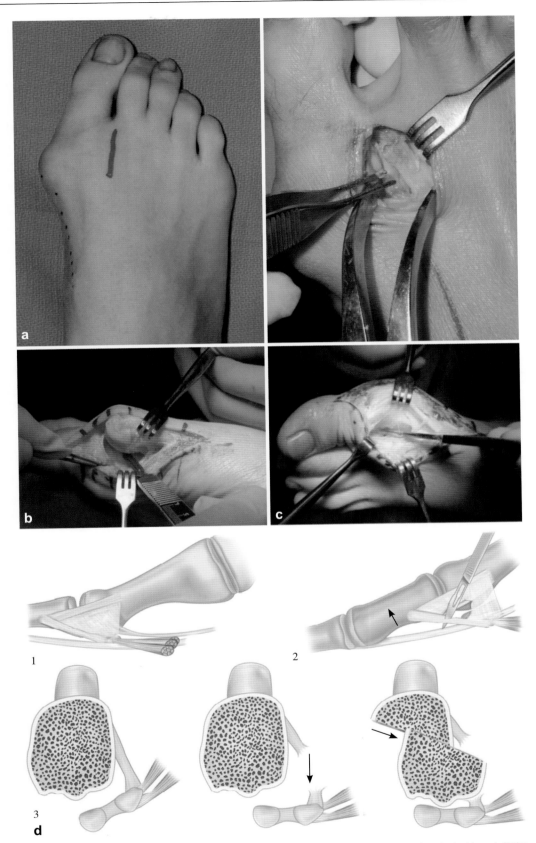

图 1.9 外侧软组织松解入路。（a）足背第一趾蹼入路，（b）跨关节入路，（c）单一内侧切口入路，（d）连接在近端趾骨基底部的收肌腱的趾骨插入带已经得到松解。跖籽悬韧带以及外侧关节囊已经被切开

收缩的软组织，包括维持跗趾外翻位的跖骨间韧带（图 1.9c）。使用手术刀骨膜下剥离跗收肌腱在近节趾骨基底部的附着处，剥离程度依据矫正的需求而定。当重度跗外翻伴有过紧的跗收肌时，我们在近节趾骨基底部切断肌腱。沿跖骨轴方向切开外侧跖籽悬韧带以及外侧关节囊，帮助籽骨向第一跖骨头下复位（图 1.9d）。然后通过跗趾的内翻应力试验以确认其外翻力量的减弱。最后通过内侧纵向切口切开内侧关节囊，按常规手法切除内侧骨隆起。

结果

目前有数个远端软组织手术入路相关的病例对照研究。Parket 等分别比较了足背第一趾蹼入路与内侧跨关节入路的疗效[17]。他们报道相比足背第一趾蹼入路，内侧跨关节入路更为有效和可靠。我们也报道了通过单一内侧入路行 DSTP、PCMO 和 Akin 术，矫正中度到重度跗外翻并得到了良好的临床与影像学结果且并发症极少[16]。

跖骨远端 Chevron 截骨术（DCMO）

跖骨远端 Chevron 截骨术是由 Austin、Leventon 和 Corless 所提出的[18,19]，自首次提出以来已进行了数次改良。跖骨远端 Chevron 截骨术有数个优势，例如可以保持跗趾的长度、切口相对较小、固定稳定、复发率低[20]。但是，一般认为跖骨远端 Chevron 截骨术（DCMO）的矫正能力（包括外观表现）相比跖骨近端 Chevron 截骨术（proximal Chevron osteotomy，PCMO）差。一般而言，Chevron 截骨术的适应证是轻度到轻中度的跗外翻畸形（HVA<30° 或 IMA<13°）[21-24]。对于传统 Chevron 截骨术而言，禁忌证是中到重度的畸形，伴有

HVA>35° 或 IMA>15° 以及伴有 DMAA>15° 的第一跖趾关节对齐的跗外翻畸形。中到重度的跗趾旋前很难通过跖骨远端 Chevron 截骨矫正。但是，最近有报道称通过 DCMO 获得了对中到重度跗外翻的满意的复位（图 1.10）。大部分作者认为在常规的跖骨远端 Chevron 截骨术中，侧向平移距离应大约为 4~5 mm 或为截骨位置跖骨宽度的 1/3~1/2，建议侧向平移 <5 mm，且限制骨膜剥离以降低发生缺血性坏死的风险[25-27]。但是这并非绝对的。多个研究已经报道了在行大于截骨位置跖骨宽度的 50% 或 6~10 mm 侧向平移后得到理想结果且无明显并发症[28-30]。截骨处通过 2 枚 1.2 mm 克氏针或 1 枚 2.7~3.0 mm 埋头空心螺钉固定。使用克氏针固定可能会造成皮肤刺激、浅表感染以及患者的不适。

术后给予 2.5 英寸弹力绷带包扎（Peha-haft，Hartmann，Heidenheim，Germany）6 周，以维持外翻矫正后的直线或轻微外翻位，并向前足提供部分压力以预防水肿并起到外固定作用（图 1.11）。穿戴

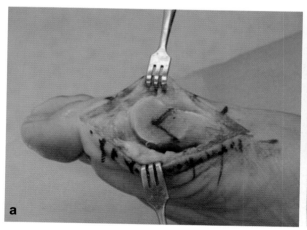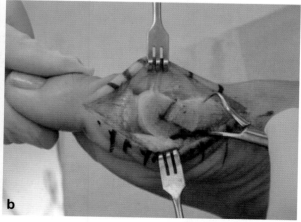

图 1.10 DCMO。（a）进行了一个约 60° 的跖骨远端 Chevron 截骨术。（b）通过使用小布巾钳将跖骨远端头所在部分向外侧平移了 6 mm

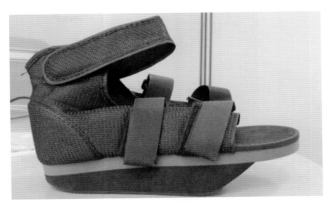

图 1.12　术后穿戴术后鞋 6 周并在耐受范围内承重

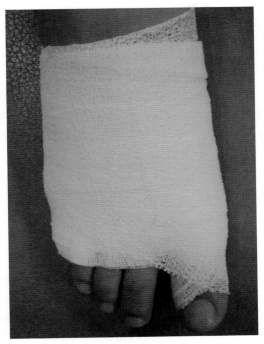

图 1.11　蹈外翻术后弹力绷带加压包扎维持蹈外翻矫正

结果

　　Chevron 截骨术后的满意度相对较高，报道显示 HVA 的平均矫正度在 12°~15°，IMA 的平均矫正度在 4°~5°[22,31-34]。另外，近期 Potenza 和 Park 等报道他们通过外侧松解实现了远端 Chevron 截骨术，对 IMA 增大的患者行蹈内收肌切断术可以获得满意的疗效[35,36]。Chevron 截骨术最常见的并发症是蹈外翻畸形复发以及矫正不足，发生率在 10%~20%。

　　■ **病例 1.1**　DCMO：（a）67 岁老年女性以轻度蹈外翻伴囊炎疼痛 5 年为主要症状（HVA 25°，IMA 12°）（AOFAS：70 分，VAS：7 分）。（b）使用克氏针和骑缝钉行远端 Chevron 截骨术联合 Akin 术。

　　术后鞋 6 周，同时建议足跟及足外侧部分负重（图 1.12）。术后 6 周，推荐穿舒适的鞋，并以弹力绷带包裹前足，无需包裹脚趾，持续 6 周，这是为了在行走时获得更好的稳定性。在术后 3~6 个月时，在局麻下取出植入的克氏针以及骑缝钉（图 1.12）。

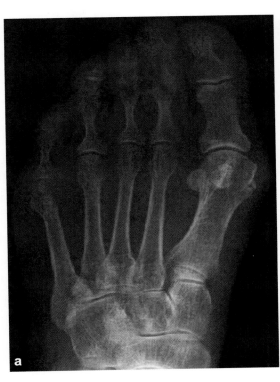

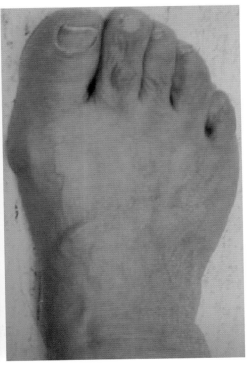

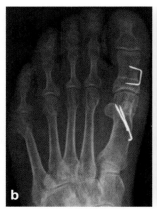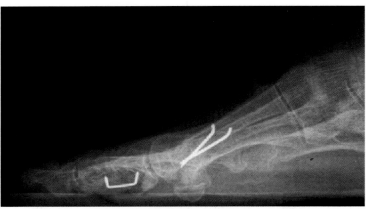

跖骨近端 Chevron 截骨术（PCMO）

概述

中度或重度的姆外翻畸形是跖骨近端 Chevron 截骨术（PCMO）的主要适应证。一般来说 PCMO 是联合远端软组织手术进行的。它可以旋转和平移跖骨纠正旋前，而 DCMO 只能平移。PCMO 相对于 DCMO 有更强的矫正力。此外，跖骨近端 Chevron 截骨术对拉伸应力有较强的抗性，且具有快速骨愈合、减少术后跖骨短缩的优势。PCMO 技术在矫正方面具有高度的通用性。PCMO 术后，截骨的远端跖骨部分可以在三维上同时进行侧向平移、轴向旋转、上下调整以矫正旋前的姆外翻，而这对解决姆外翻畸形十分重要。三维矫正尤其是旋前跖骨的旋外矫正是 PCMO 的一大优势。但是，这一进行大角度修正的能力可能导致截骨处留下大的间隙，从而导致潜在的截骨处畸形愈合与不愈合并发症。对绝大多数的中度到重度姆外翻，我们可以通过单一内侧切口入路行 DSTP、PCMO 以及 Akin 术。尽管并没有确切的 PCMO 术矫正畸形的上限，但外翻角超过 55° 或 IMA 超过 25° 可能不会得到满意的矫正结果。Mann 和 Donatto 发现 Chevron 截骨术对内侧籽骨位置没有明显的改善效果。因此，不建议对跖骨头下方内侧籽骨疼痛的患者行 Chevron 截骨术[37]。

手术技术

当患者处于腰麻或全身麻醉下时，沿第一跖列内侧面，从第一跖跗关节远端向姆趾中间第一趾间（IP）关节水平做一个长约 10 cm 的单一纵行内侧切口。首先，仔细切开第一跖趾关节囊表面 4~5 cm 的皮肤，充分保护腓浅神经的姆背内侧分支不受损伤，并将该分支埋入皮瓣下。从近端向远端切皮并以钝头拉钩向外侧牵开以广泛地暴露第一趾蹼。外侧松解术与从背侧入路进入时一样。随后通过内侧纵向切口划开内侧关节囊，并通过常规方法切除内侧隆起。切开第一跖骨的内侧面到第一跖跗关节水平，使用微齿锯在距离跖跗关节远端约 7 mm 处垂直于跖骨轴行 60° 的 PCMO。在冠状面和轴向平面对第一跖骨的远端截骨块平移和旋转矫正姆趾旋前、跖骨基底内翻和籽骨外侧移位之后，通过术中透视确认跖骨间角（IMA）已减至 0°，通过 2~3 根 1.4 mm 或 1.6 mm 克氏针稳定截骨块，并将其深埋入皮下以避免皮肤和软组织刺激（图 1.13）。跖骨截骨块的旋转和平移常造成截骨间隙的增宽，形成缺损。在出现较大缺损的情况下，应向该间隙填充异体碎骨或其他骨替代物，以防止不愈合。在趾直线对齐的情况下拍摄足部负重位 X 线片，此时对姆趾施加一个内翻应力来模拟理想姆外翻矫正的最终效果（图 1.14）。当在姆趾被拉直的情况下发现第一跖趾关节不对齐，需要通过同样的内侧皮肤切口额外行 Akin 截骨术，以实现姆趾直线对齐同时维持第一跖趾关节对齐，就像通常情况下那样（图 1.15）。随后行内侧关节囊缝合术，并通过术中透视最终确认 HVA 和 IMA 的矫正程度（图 1.16）。术后以弹力绷带包扎（Peha-haft，Hartmann，Heidenheim，Germany）6 周以维持姆外翻矫正位置。穿戴术后鞋 6 周，同一时期建议通过足跟部与外侧部部分负重。术后 4~6 个月，在局麻下取出植入的克氏针与骑缝钉。

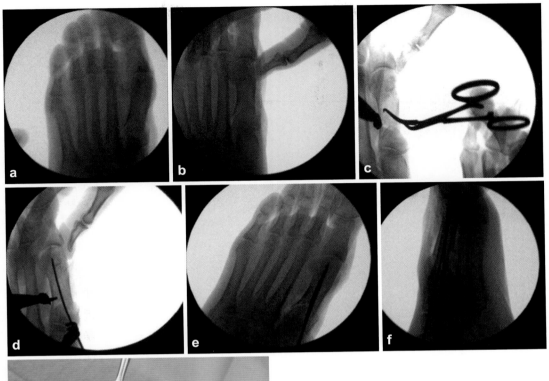

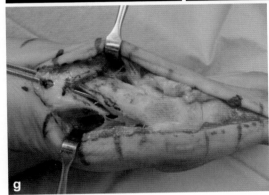

图 1.13　C 臂机记录的 PCMO 术操作步骤。（a）PCMO 术后。（b）通过第一跖骨内侧平移实现角度矫正。（c）用小布巾钳将跖骨远端外旋。（d）在跖骨基底部使用 1.4 mm 克氏针固定截骨块。（e）第二根 1.6 mm 克氏针固定。（f）使用 C 臂机检查 PCMO 术在矢状面的对线情况。（g）蹬外翻 PMCO 术后使用两根克氏针以及一根 2.7 mm 无头空心加压螺钉固定的术中摄影

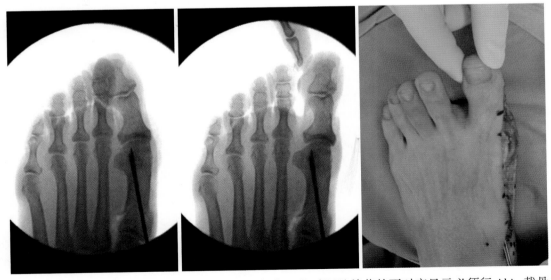

图 1.14　术中通过拉直蹬趾模拟理想的蹬趾复位，此时跖趾关节的不对齐显示必须行 Akin 截骨术矫正剩余的蹬外翻

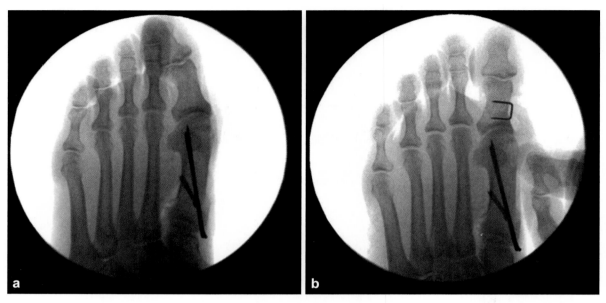

图 1.15 （a）Akin 截骨术前。（b）PCMO 术后剩余的踇外翻已通过 Akin 截骨术矫正，额外的 Akin 截骨术用于在维持第一跖趾关节活动度的情况下实现理想的踇趾对线

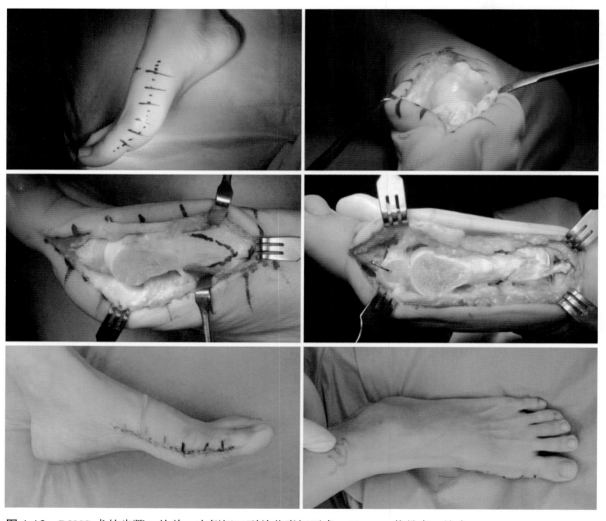

图 1.16 PCMO 术的步骤：从单一内侧切口到关节囊切开术、Chevron 截骨术、缝皮

作者的经验

- 我们一般通过远端软组织手术（DSTP）、跖骨近端截骨术、Akin 截骨术来实现姆外翻矫形，全程仅需通过单一内侧切口而不产生足背趾蹼瘢痕。

- 近来，我们通过单独的 2~3 根克氏针或 2 根克氏针加 1 根附加的无头空心加压螺钉固定截骨块。我们常常观察到在单根临时克氏针固定中发生内固定丢失或松动的现象，尤其是在骨质疏松患者中（图 1.17）。我们还常常在术中观察到单根克氏针固定的不稳定现象，所以

我们最近在 PCMO 术中使用 2 根克氏针加 1 根附加的螺钉固定。通过使用附加的螺钉固定，可以将上截骨线变得更垂直，下截骨线变得更水平，从而增加 PCMO 角（最初约 60°）（图 1.18）。

- 姆外翻矫形需要轻微的过度矫正以预防复发。建议最后附加行 Akin 截骨术。

- 即使伴有明确分级的第一跖趾关节骨关节炎，相比第一跖趾关节融合术，PCMO 和 Akin 术仍然是主要选项。

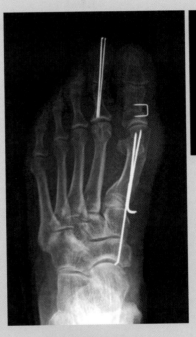
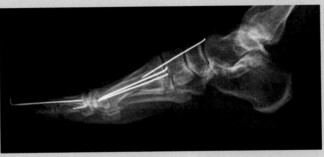

图 1.17 单根克氏针内固定丢失或近端移位，尤其多见于骨质疏松患者

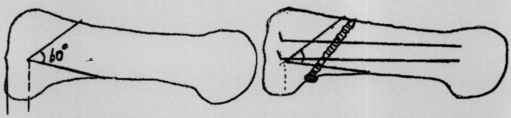

图 1.18 通过引入附加的螺钉固定，最初大约 60° 的 PCMO 角已经增加，其中上切割被改变为更垂直的角度，下截骨线更为水平

■ **病例 1.2**　PCMO 和 Akin 术：（a）48 岁女性患者伴有囊炎疼痛的中度蹞外翻（HV）。穿着舒适的鞋并不能缓解症状。行跖骨近端 Chevron 截骨术（PCMO）和 Akin 近节趾骨内侧闭合楔形截骨术联合远端软组织手术（DSTP）显著矫正了 HVA 和 IMA。（b）全足照显示蹞外翻得到了显著的矫正。

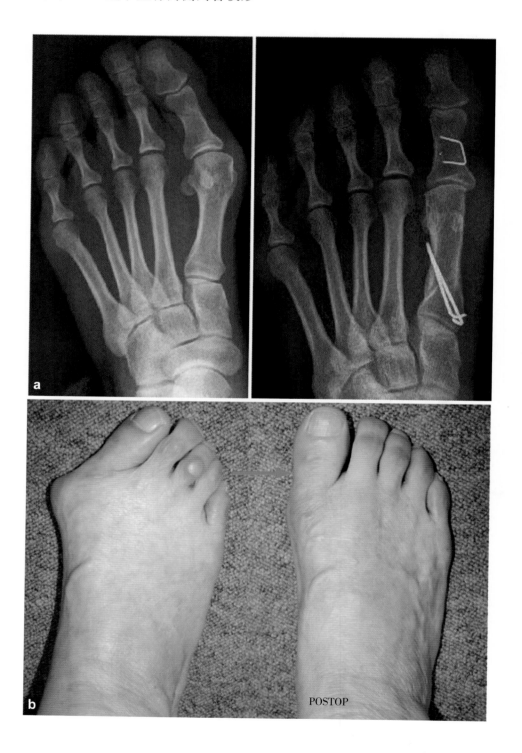

■ **病例 1.3**　术后 4 年踇外翻矫正维持良好。（a）66 岁女性，主要表现为双侧重度踇外翻疼痛伴有籽骨错位（3 级）。（b）她接受了双侧 PCMO 和 Akin 截骨术。术后第 4 年，站立位足部摄片显示踇外翻畸形矫正维持良好，籽骨错位矫正维持良好。

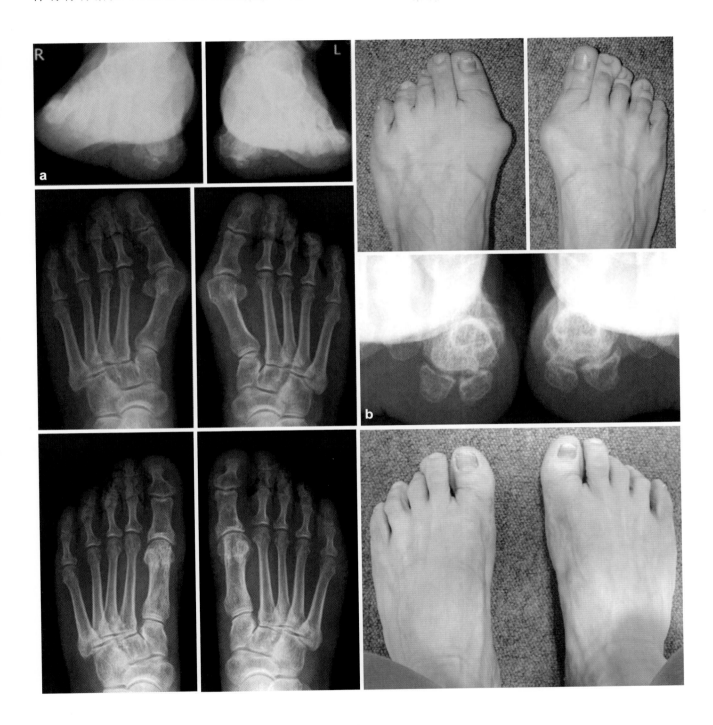

■ **病例 1.4** 伴有莫顿神经瘤的跗外翻：（a）66 岁女性患者主要表现为重度的跗外翻（HVA 40°，IMA 17°）伴有 30° 趾旋前。（b）该患者还诉第三趾蹼疼痛伴 Mulder 刺激征阳性。（c）超声扫描证实了第三跖骨间隙内莫顿神经瘤。（d）行 PCMO 和 Akin 术并切除了第三趾蹼中的趾间神经瘤。

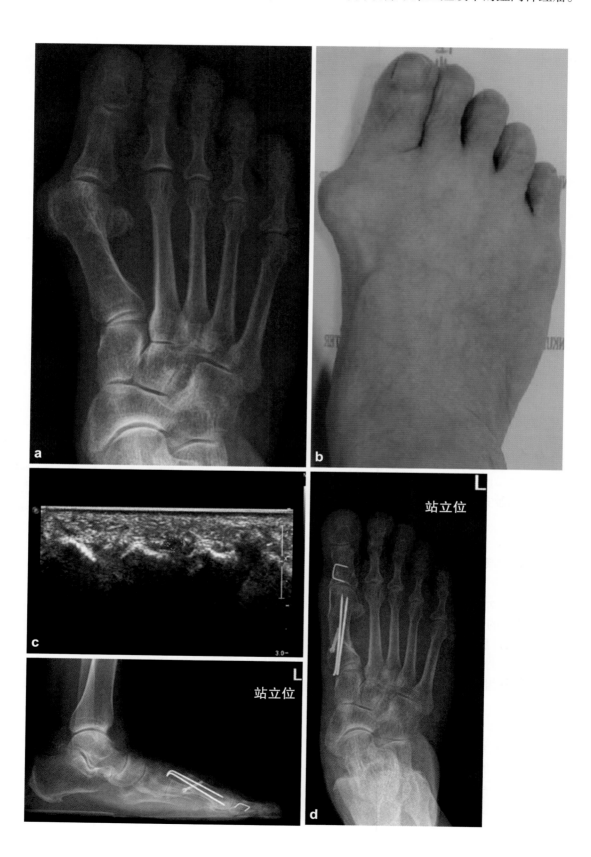

结果

大多数既往研究报道了理想的结果。我们近期也报道了对患有中度到重度踇外翻的 117 例足（98 位患者）行 PCMO 术后获得了理想的结果，无明显的并发症发生。在作者的研究中，95% 的患者对手术满意。影像学显示，平均 HVA 从术前的 36.1° 降至最终随访时的 5.4°（P<0.001），而平均 IMA 从术前的 19° 降至最终随访时的 4.5°（P<0.001）[16]。

Akin 截骨术

Akin 截骨术于 1925 年首次提出，已被用于矫正踇趾的残余畸形，例如踇外翻畸形，轴向旋转或长度过长，可用于单独或联合病症[38,39]。Akin 截骨术通常被用于踇外翻治疗的最后一步。尽管 Akin 截骨术的主要适应证是踇外翻畸形，但 Akin 截骨术一般与跖骨截骨联合进行而不是作为一个单独操作进行。Akin 截骨术并不矫正 IMA；由此，这一操作不能用于治疗例如原发性内翻足或伴有第一跖趾关节不全脱位的踇外翻畸形。

结果

在作者的报道中，为了矫正踇外翻畸形，作者在给 97% 的患者行 PCMO 术时行 Akin 截骨术。而在作者近期的研究中，发现中度到重度踇外翻行 DSTP 与 PCMO 术后，HIA 显著增加，且 Akin 截骨术常常用于趾节间踇外翻，实现理想的畸形矫正，同时保留了第一跖趾关节活动度[40]。

并发症

一个过大的内侧楔形切除可以造成过度矫正[41,42]。Shannak 等[41] 建议楔形切除长度在 3 mm 左右，尽管他们提示男性（通常近节趾骨更宽）相比女性需要更大的楔形截骨。如果不小心的话，踇长屈肌腱或踇长伸肌腱可能会被无意切断，尤其是在趾骨远端行截骨术时。近节趾骨缺血性坏死（AVN）可能会在软组织过度剥离或牵引后发生。

> **作者的经验**
>
> 1. 就我们的经验来讲，Akin 近端趾骨截骨术对使用 PCMO 或 Lapidus 术治疗的中到重度踇外翻几乎是必需的，这样才能实现完美的踇外翻矫正。

2. 踇长屈肌腱可能在行近节趾骨截骨术时受损，所以我们在行 Akin 截骨术时用钝头拉钩来保护踇长屈肌和踇长伸肌。

3. 不完全截骨是在距骨内侧干骺端行 2~3 mm 内侧闭合楔形切除。

4. 我们用 8~10 mm 宽骑缝钉固定截骨端，但在矫正趾旋前时会出现不稳定，这时我们附加克氏针固定截骨（图 1.19）。

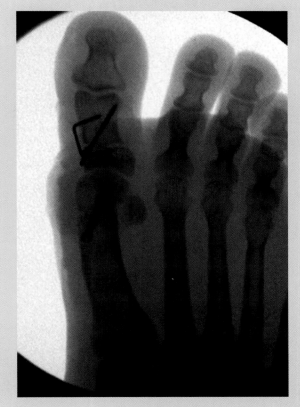

图 1.19 当使用 Akin 截骨术矫正踇趾旋前时，对于近节趾骨的旋转需要完全截骨，通过 2 根克氏针和骑缝钉来实现稳定的固定

Scarf 截骨术

适应证

Scarf 截骨术用于治疗有症状的中度到重度踇外翻畸形，其特征是：I-2 IMA 在 14°~20°[43-46]、一个正常或轻度增加的 DMAA[44]、骨量充足[44]。相比其他轴向截骨，该截骨术的优势在于它固有的稳定性和在截骨部位的刚性压缩，这允许术后立即负重并为双侧对称提供了可能[45,47,48]（图 1.20）。虽然这一操作并没有明显的年龄限制，老年骨质

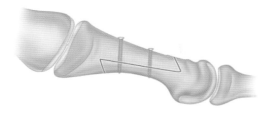

图 1.20 Scarf 跖骨截骨术原理图

疏松患者可能是一个相对禁忌证[44]。良好的骨密度对截骨术的稳定十分重要[49]。Scarf 截骨术的禁忌证包括：可以用更简单、不复杂的手术治疗的轻度踇外翻[50]、合并骨关节炎[45,49]、跖趾关节活动度受限或骨骺未闭合（图 1.21）[45]。Scarf 截骨术的理想指征是跖骨宽度相对较宽的中度踇外翻，因为矫正主要取决于平移且跖骨截骨块必须有重叠。我们联合 Akin 截骨术治疗这些病例取得了良好的效果（图 1.22 和图 1.23）。就我们的经验而言，亚洲女性的跖骨宽度相对较窄，这对使用 Scarf 截骨术矫正踇外翻十分不利。由此，行 Scarf 截骨术之前应当先检查跖骨宽度。

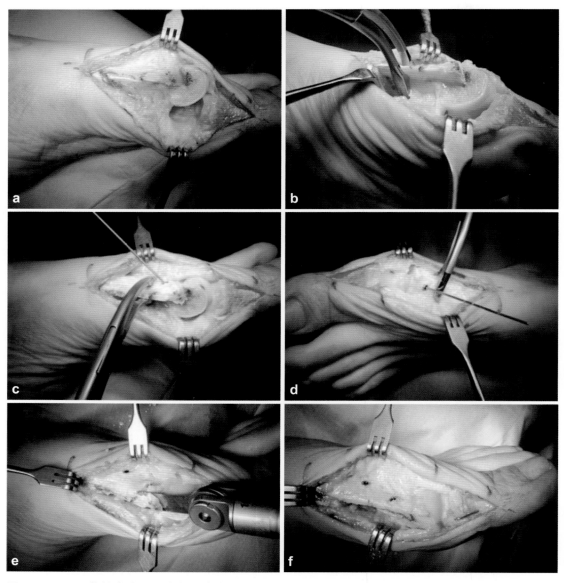

图 1.21 Scarf 截骨术步骤。当截骨术完成时，远端背侧截骨段已向外侧平移（a）。外侧平移最大可达跖骨头水平跖骨宽度的 2/3。截骨术的移动完成后，使用一个复位钳来保持移动位置（b）。这一截骨术通过从背内侧方向指向骨干的足底外侧方向的两个螺钉实现内部稳定（c,d）。随后使用电锯去除跖骨内侧面多余的骨（e,f）

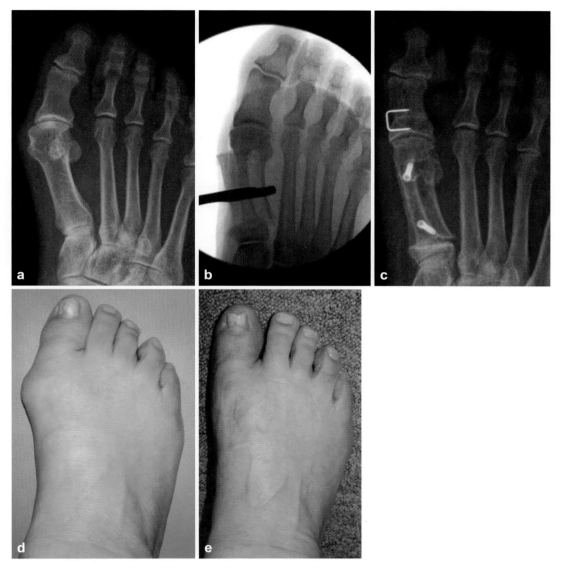

图 1.22 （a）55 岁女性患者伴有跖骨增宽的中度踇外翻。（b）明显外侧平移的 Scarf 跖骨截骨术（术中影像）。（c）通过 Scarf 跖骨截骨术联合 Akin 截骨术达成良好的矫正。（d）术前照片以及（e）术后照片

并发症

由于 Scarf 截骨术的复杂性，带来了众多可能的并发症，包括矫正不足与复发[43,45,49,51,52]，矫正过度、内翻[43,52,53]、退行性关节炎[49,51]、内固定失效[49,51,54]以及延迟愈合[52]。Schoen 等[53] 报道在他们的手术组中有 20% 的内翻发生率。沟槽形成是 Scarf 截骨术最常见的并发症之一[55]，当皮质骨楔入跖骨轴的松质骨时发生，这造成了第一跖列上抬。这反过来可能导致第一跖趾关节僵硬，随后发生关节炎或可能的外侧跖痛症以及应力性骨折。沟槽形成可以通过避免单纯骨干切割来预防，限制远端与近端单次切割长度在 2~3 mm 并保持远端切口在跖骨轴的背部和中间 1/3 的接合处。最重要的是，跖骨轴的足底截骨段相对于背侧截骨段应当旋转大于平移。这种技术将保持更好的皮质接触，从而防止皮质骨楔入松质骨[56]。

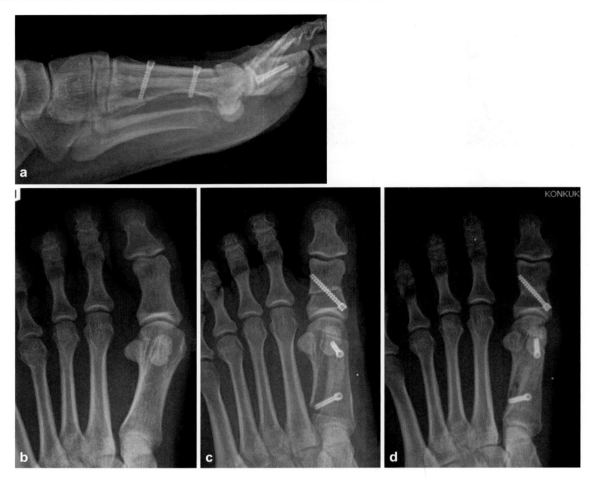

图 1.23 （a）术前 X 线片，（b）术后 6 周，（c,d）术后 6 个月。Scarf 跖骨截骨术联合 Akin 截骨术展现了良好的骨干矫正后愈合

■ **病例 1.5** 双侧 Scarf 跖骨截骨：（a）47 岁女性患者伴有双侧中度踇外翻与踇囊炎疼痛，宽大的足型和较宽的跖骨。（b,c）进行了双侧 Scarf 跖骨截骨术与 Akin 截骨，Akin 截骨通过使用术中透视来模拟理想的踇趾矫正是必要的。（d）术后 1 年，踇外翻矫正维持良好，无复发。

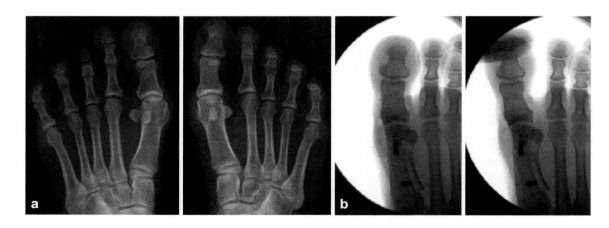

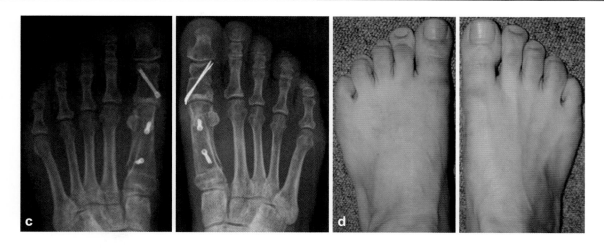

Ludloff 截骨

Ludloff 截骨是治疗中度至重度姆外翻畸形的手术方法。Ludloff 截骨是在第一跖骨水平面的斜行截骨，在矢状位上由近背侧向远跖侧延伸。1918 年 Ludloff[57] 描述了一种从第一跖骨近背侧向远跖侧的斜行截骨，且术中无内固定。这种术式近期重新获得了关注，Myerson[58]、Saxena 与 McCammon[59] 报道了该术式通过加入内固定，可获得可靠的结果（图 1.24）。

并发症

近端跖骨截骨复位丢失可能是由于骨质量差、固定不理想以及截骨术骨几何结构固有的局限性造成的。在骨质疏松的骨中，或者如果近端螺钉插入的位置太靠近背侧骨折的近端，则可能发生背侧骨折。此外，未将螺钉头埋头也可能增加骨折的风险。如果在做截骨术时，锯片相对于跖骨矢状面向上倾斜，可能会导致背侧畸形。这将迫使跖骨头部向上抬高并旋前。持续的姆趾旋前增加了复发畸形的风险。

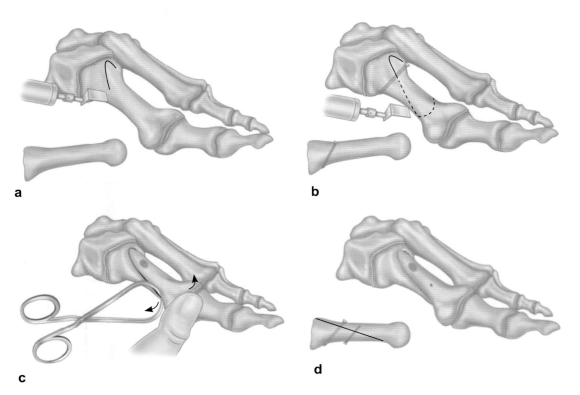

图 1.24 （a）最初仅进行背侧 2/3 的截骨。（b）在背侧片段近端置入一枚 3.0 mm 未完全加压的空心钉后，完成截骨术。（c）使用巾钳将跖侧片段向内侧轻拉，此时用姆趾轻压第一跖骨头内侧面，将背侧片段横向旋转。（d）因为背侧片段的旋外，需要更多的旋转来显露更多的骨切割表面

结果

　　Choi 等在 2009 年发表了一个临床对照研究，对比了近端 Chevron 截骨与 Ludloff 截骨在蹬外翻患者中的治疗效果。通过 X 线观察，两组患者均有高的 AOFAS 得分和良好的矫正。值得关注的是影像学测量发现 Ludloff 截骨后第一跖骨有大约 2.6 mm 的显著短缩（术前长度的 4%）（$P<0.05$），提示这种方法对跖骨短的或伴有跖痛症的患者不是最佳方法[60]。Robinson 等在 2009 年报道了对 57 名患者进行 Scarf 截骨和 Ludloff 截骨对比的前瞻性研究。总体而言，进行 Scarf 截骨的患者与进行 Ludloff 截骨的患者相比，在术后 6 个月与 12 个月在影像学评估与临床疗效上均有更好的结果。有趣的是，在 Ludloff 组有 3 例延迟愈合的患者，其中 2 例有背伸畸形[61]。

改良 Lapidus 手术

　　Albrecht、Kleinberg 和 Truslow 报道了使用第一跖楔关节（MTC）融合联合软组织松解来纠正蹬外翻，Lapidus 推广了该术式[62-64]。Lapidus 手术在总的蹬外翻矫正手术中大约占 10%[65]。

适应证

　　该术式的主要适应证是重度的蹬外翻畸形（HVA>40° 且 IMA 至少 16°）。其他的适应证包括蹬外翻伴第一跖列的活动度过大，跖骨内收导致的蹬外翻，蹬外翻复发，蹬外翻伴广泛的韧带松弛。活动度过大的概念是由 Morton 在 1928 年提出的，但是明确的定义与客观的诊断标准尚未明确（图 1.25）。改良 Lapidus 手术是一个很好的纠正重度蹬外翻的方法，但同时也需要很高的手术技巧。改良 Lapidus 手术的禁忌证是第一跖骨较短，青春期骨骺未闭的蹬外翻和轻度的蹬外翻畸形不伴有第一跖列的过度活动。

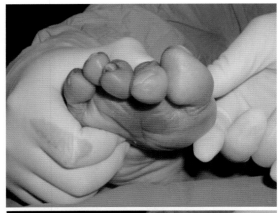
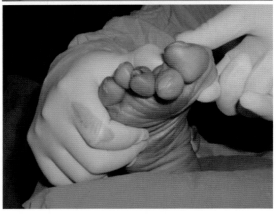

图 1.25 蹬外翻患者跖趾关节活动度过大的检查

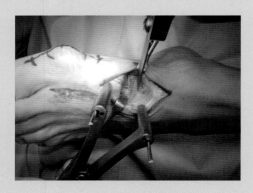

图 1.26 用凿子或骨刀除去关节软骨。我们通常使用微型矢状锯片来进行内侧楔骨远端的楔形截骨，以充分矫正第一跖骨的内翻畸形，使其与第二跖骨平行，达到满意的蹬外翻矫形

结果

患者的满意率为 74%~92%[51,66-73]。HVA 的平均矫正度数为 10°~22°[51,66,69,71,72]，IMA 为 6°~9°。改良 Lapidus 手术最大的风险为骨不愈合，据报道不愈合的概率为 0~10%。Sandeep 等报道在 227 例改良 Lapidus 手术后 6 个月复查，有 12 例（5.3%）发生不愈合[74]。在冠状面（跖骨间角）和矢状面（第一跖列的背伸和跖屈）的矫正不足和过度矫正是重要的潜在并发症。第一跖骨过度的跖屈导致的籽骨炎是另一个可能的并发症，术后第一跖列的僵直也是可能的原因（图 1.27）。

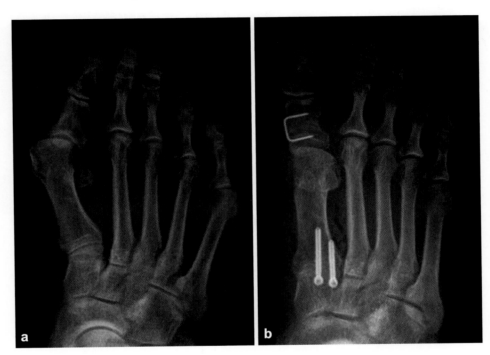

图 1.27 （a）通过改良 Lapidus 手术和 Akin 截骨治疗伴有跖骨内收畸形和第一跖跗关节活动过度的重度蹬外翻。（b）术后 3 个月获得了稳定的结构与良好的矫形

■ **病例 1.6** 改良 Lapidus 手术。（a）58 岁女性患者患有重度蹬外翻（HVA 43°，IMA 19°）伴有蹬囊炎和第二跖骨跖痛症。蹬趾明显旋前并被第二趾骑跨。（b）进行 Lapidus 手术，使用 2 枚螺钉固定，Akin 截骨使用 staple 固定。第二趾进行 Weil 截骨，跖趾关节背侧关节囊切开术，趾长伸肌腱延长术与近端趾间关节融合术。需要重视预防第一跖骨背侧的畸形愈合，跖跗关节的坚强固定是手术成功的基础。

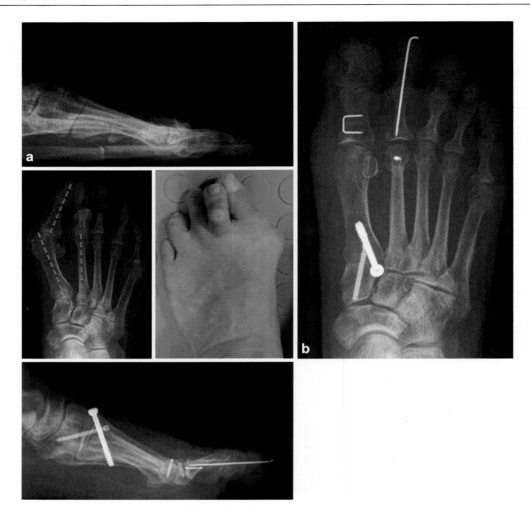

■ **病例 1.7** 重度踇外翻伴跖骨内收畸形：（a）重度踇外翻伴跖骨内收畸形。（b）通过 Lapidus 手术和 Akin 截骨，用螺钉和骑缝钉内固定，获得了良好的畸形矫正。重度的踇外翻伴跖骨内收畸形是 Lapidus 手术良好的适应证，在跖跗关节平面矫正踇外翻畸形。

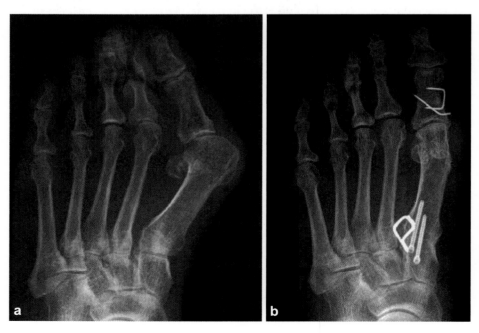

■ **病例 1.8**　改良 Lapidus 手术：（a）53 岁男性，患有不明原因导致的双侧重度踇外翻（右侧 HVA 32°，IMA 23°；左侧 HVA 61°，IMA 25°）。（b）该踇外翻畸形有长期的僵硬伴有平足畸形。（c）为了纠正全足的畸形，通过 Lapidus 手术进行

跖跗关节融合使之对齐并轻度跖屈，使用了 2 枚 2.8 mm 的空心加压埋头螺钉，还进行了 Akin 截骨术。术后 16 个月 X 线片示接近正常 0° 的 HVA 和 IMA。

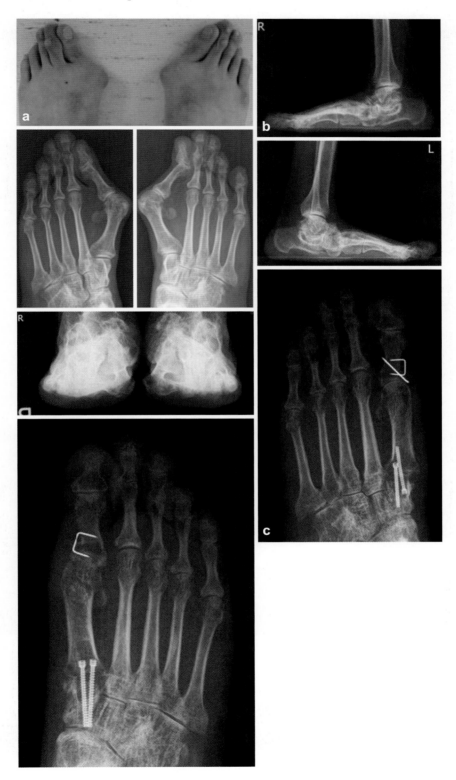

■ **病例1.9** Lapidus 手术治疗跖跗关节不稳定：（a）68 岁女性，患有重度姆外翻伴跖跗关节不稳定（HVA 52°/42°，IMA 23°/19°），同时患有右足第二、第三跖跗关节老年性骨关节炎。（b）进行双侧 Lapidus 手术和 Akin 截骨，取跟骨植骨第二、第三跖跗关节关节融合。

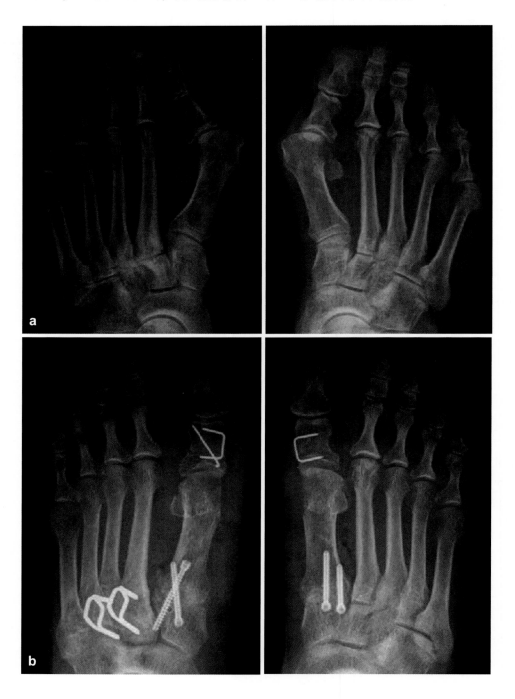

蹈外翻并发症

患者可能会抱怨术后的残留症状和畸形，即使他们的疗效是在预期效果之内，因此临床医生需要在术前充分告知患者术后可能情况并征求他们的意见，例如：跖骨短缩，第二跖骨跖痛症，内固定失效，蹈外翻过度矫正，矫正不足（或复发），延迟愈合和畸形愈合的可能。不合适的手术方式会导致残留症状和畸形，术前设计的失败同样会导致手术的失败，所以选择正确的手术方式、术中的仔细操作及良好的术后护理是确保蹈外翻手术良好临床效果的关键。对任何手术并发症都不可能完全避免，因此临床医生应当熟练掌握蹈外翻手术术后各种并发症的处理方法。

感觉异常

皮神经分支的粘连和损伤，会引起手术切口周围感觉的迟钝和麻木。术中辨别和保护感觉神经，尤其是蹈趾的背内侧皮神经是十分重要的。如果术中不慎损伤，术后几个月内频繁的按摩或摩擦可能会有帮助并改善症状。在情况较严重时，也可以尝试神经松解术，但不一定有效。

跖骨短缩和继发的转移性跖痛症

跖骨短缩在大多数跖骨截骨术后都会出现，报道指出 Chevron 截骨后平均有 2.2 mm 的短缩[22,75]，远端软组织松解和近端截骨术后也会出现大约 2 mm 的短缩。跖骨短缩会使负重区由第一跖骨转移至其他跖骨区，从而导致一个转移性跖痛症的发生。如果第二或第三跖骨明显长于第一跖骨，跖骨缩短截骨可以解决跖痛症问题。

畸形愈合：背伸、跖屈、过度蹈外翻矫正

在跖骨截骨术中，不恰当的内固定会导致跖屈、背伸的畸形。当 IMA 被过度矫正，过度的负角会导致蹈内翻的形成。

骨折不愈合

通过手术技巧的提高和内固定方法的改良，骨折不愈合的概率越来越小。在大多数病例中，术后稳定固定 3~6 个月后，骨骼会有很好的愈合。

骨缺血性坏死

对跖骨头广泛的剥离会导致骨的缺血性坏死（AVN），但不常会导致关节的症状。有很多关于骨缺血性坏死的报道，Meier 和 Kenzora[23] 报道了在 60 例患者中有 20% 的发病率但是只有其中的 15% 有症状。相反，其他研究包括我们的研究并未发现 AVN 的病例，因此 AVN 的发病率可能并不高。如果骨的缺血性坏死是有症状的，可能会是关节疼痛或者关节纤维化。跖趾关节融合术将会是骨缺血性坏死发生后的选择，同时在术中必须要清除缺血的部分。

蹈长伸肌的粘连或断裂

在行近节趾骨的截骨术时需要保护蹈长伸肌，如果不注意保护截骨部位会发生粘连，造成伸趾功能的丢失或障碍。严重的会发生趾间关节炎，但不常见。

跖趾关节纤维化

在所有矫形手术后跖趾关节纤维化都有可能发生，进一步手术来改善关节活动度是十分困难的。因此，仔细的检查和早期的活动有助于改善关节活动，进而避免这种并发症的发生。

■ 病例 1.10　PCMO 术后跖屈畸形愈合。（a,b）47 岁蹈外翻女性患者，PCMO 和 Akin 截骨术后。（c,d）第一跖骨跖屈位的畸形愈合导致了第一跖骨跖痛症。

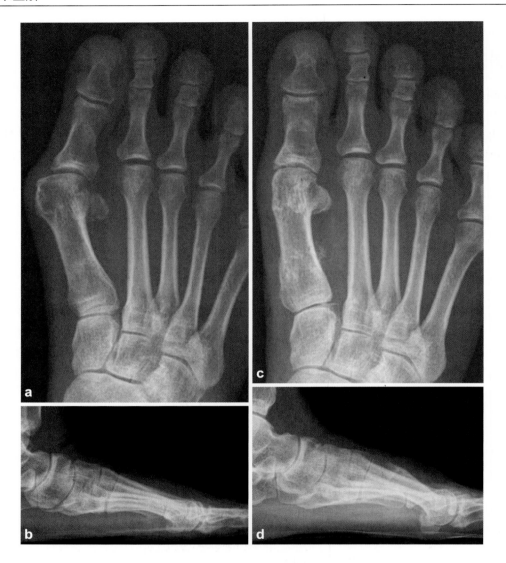

■ **病例 1.11** 第一趾跖关节关节纤维化。（a）53 岁女性蹞外翻患者，DCMO 术后 3 年并未有畸形的改善。（b）通过 PCMO 和 Akin 截骨改善蹞外翻畸形。（c）纠正了蹞外翻畸形，但是术后 2 年继发第一跖趾关节炎，引起疼痛和不适。

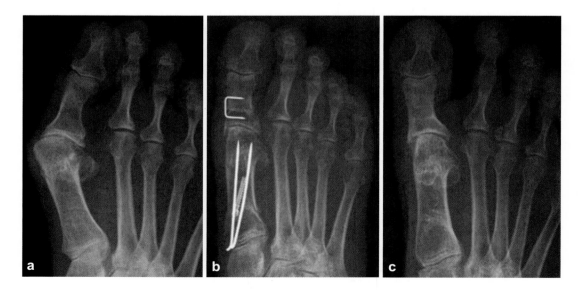

顽固性足底角化病

　　蹈外翻矫正可能会造成第一跖骨头下角化病引起疼痛，内侧籽骨在跖骨头中间正下方更会引起这种疼痛。随着蹈外翻畸形的发展，维持籽骨稳定的嵴会遭到侵蚀。在足底的跖骨近端放置软垫或者刮除角化物质可以缓解症状。外侧籽骨存在的情况下，内侧籽骨切除术可以作为足底角化病的治疗手段。双侧籽骨缺乏导致屈曲功能的丧失，引起跖趾关节的上翘畸形。

蹈外翻畸形的复发

　　蹈外翻畸形的复发与很多因素相关，例如初始的畸形、外科手术的选择和软组织术后护理的不当。初始较大的跖骨远端关节面固有角（DMAA）往往会导致蹈外翻的复发。处理初始畸形时，远端关节面的横向偏移会影响远端软组织松解对蹈外翻畸形矫正的效果，这可以通过联合内侧闭合楔形截骨来处理，但是关节松弛会导致蹈外翻的复发。在处理伴有严重旋前足的蹈外翻之前，可以优先矫正后足的畸形。当存在足痉挛的症状时，跖趾关节的关节融合术较截骨和软组织松解术更为合适（图 1.28）。

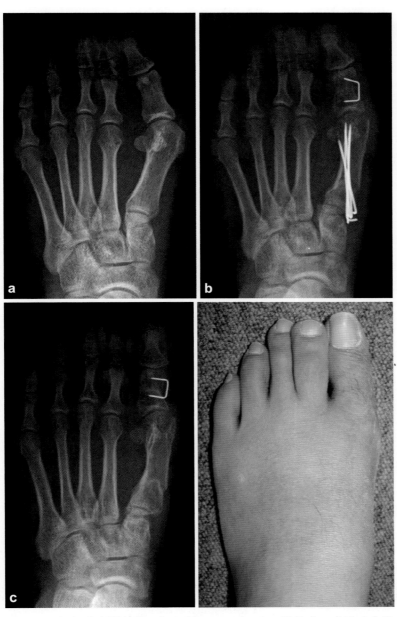

图 1.28　（a）重度蹈外翻。（b）行 PCMO 和 Akin 截骨术，术后 6 个月复发。（c）通过再次行 Akin 截骨重新矫正（术后 8 个月）

■ **病例** 1.12　复发的跛外翻。（a）43 岁女性重度跛外翻患者，伴有跛囊炎和第二跖骨跖痛症。（b）进行了 PCMO、Akin 截骨和第二、第三跖骨 Weil 截骨（术后 6 周）。（c）术后 3 个月 X 线片。（d）术后 1 年，由于第一跖骨关节外侧半脱位跛外翻复发。

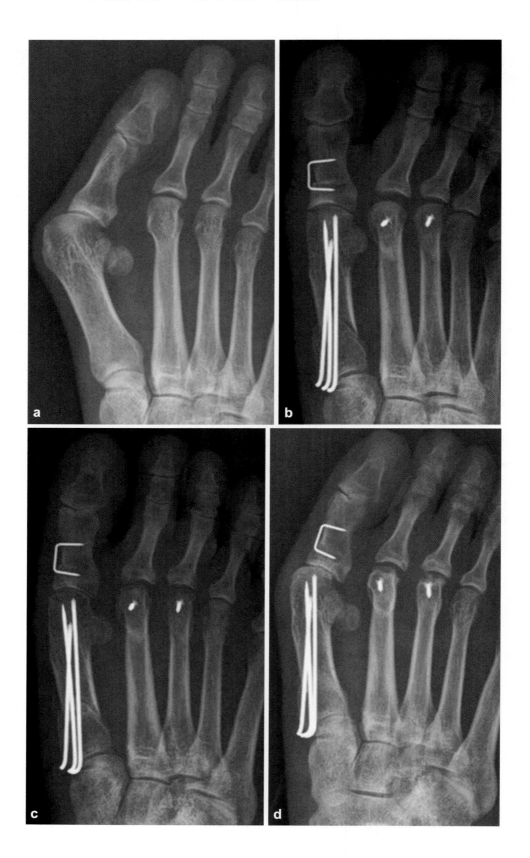

术后姆内翻

概述

姆外翻术后发生姆内翻的概率为 2%~15.4%[76-80]。对于轻度的术后姆内翻，在术后早期技巧性地忽略或者对姆趾内翻包扎，可以得到一个理想的结果（图 1.29）。治疗姆内翻的手术方式有内侧关节囊松解、截骨矫形术、肌腱转位和关节融合术[81]。而单纯的内侧关节囊松解是不够的，往往需要联合正确的截骨或肌腱转位。最近，针对伴有负 IMA 的姆内翻，反 DCMO 被用于对姆内翻的二次手术且获得了理想的结果（图 1.30）。发生姆内翻伴第一跖趾关节炎后，可以采取关节融合作为姑息性处理[26]。将姆伸肌转位至近节趾骨外侧面是处理姆内翻最常用的方法[26]，然而也存在缺点，例如正常肌腱功能的损伤，造成姆趾伸直功能的受限，同时技术上也存在难点，转位的肌腱需要穿越上次手术切除的经距骨韧带的瘢痕。此外，肌腱转位并不能纠正过度的跖骨间角。

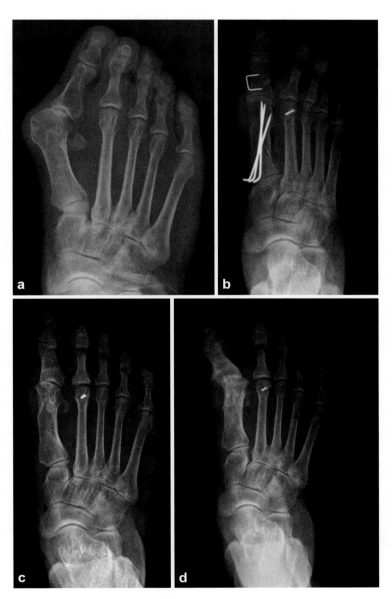

图 1.29　PCMO 和 Akin 截骨术后姆内翻并发症。（a）术前、（b）术后 3 个月、（c）术后 1 年、（d）术后 3 年 X 线片示形成了姆内翻

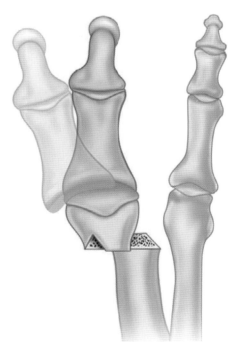

图 1.30　示意图示反 DCMO 增加跖骨头的内侧支撑来纠正姆内翻

■ **病例** 1.13 通过再次手术矫正拇内翻。(a) 57 岁女性，严重的拇外翻伴第二、三、四、五跖趾关节脱位。(b) 进行 Lapidus 手术，Akin 截骨，第二远端趾间关节融合和第二、三、四、五趾 Weil 截骨。(c) 术后 8 周发生了拇内翻。(d) 通过再次手术矫正拇内翻，术后 8 周畸形大部分矫正。

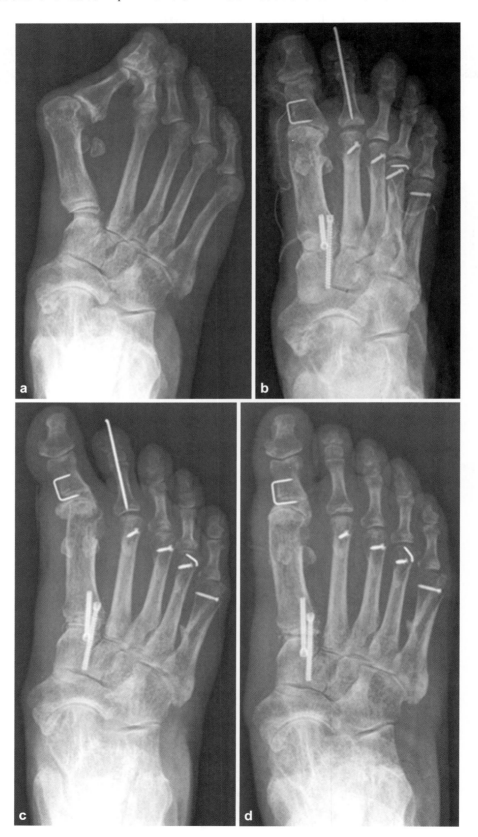

■ **病例 1.14** 蹞外翻关节囊松解。（a）24 岁女性蹞外翻患者，通过 PCMO 术和 Akin 截骨矫正，（b）合并蹞内翻，（c）术后 6 个月去除内固定，松解跖趾关节内侧关节囊来进一步改善蹞内翻畸形。

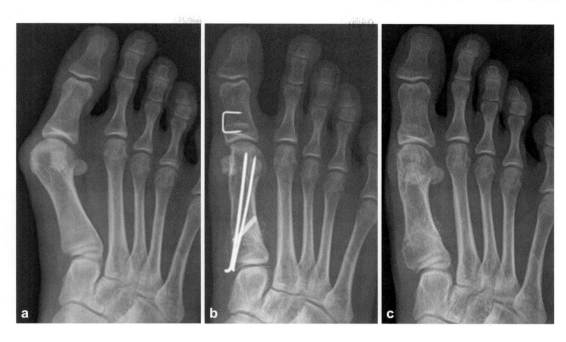

挽救技术

反 DCMO 术

跖骨远端截 60° 角同时内移，距第一跖趾关节面近端 8~10 mm 做一 1~3 mm 大小的闭合楔形截骨。内移的距离取决于 IMA，而内侧闭合楔形截骨的角度取决于 DMAA。内侧关节囊不需要修复，以达到内侧松解的目的。如果内翻仍然存在，需要对先前背侧第一趾蹼手术瘢痕行 2~3 mm 横向关节囊松解和外侧关节囊的增强。

■ **病例 1.15** 蹞内翻：反 DCMO 术。（a）56 岁女性蹞外翻患者，行 PCMO 和 Akin 截骨，术后出现蹞内翻（HVA 20°）。（b）进行以下手术：①内侧关节囊切除和松解，②通过两根克氏针行反 DCMO 术，③外侧关节囊重叠缝合。

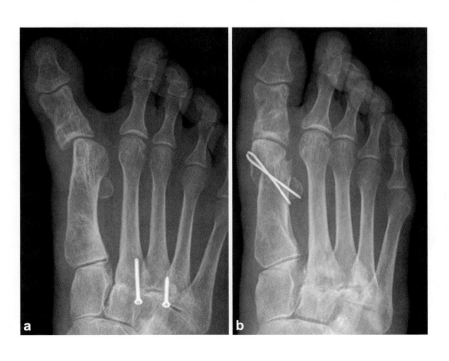

蹈短伸肌转位术

在第一趾蹼间隙的背侧行纵向切口，延伸至近端 2 英寸（约 5 cm），缩短腓深神经的终末分支，在肌腱联合处切断蹈短伸肌（extensor hallucis brevis，EHB）。肌腱残端用 4-0 丝线缝合并将 EHB 近端末端连接至 EHL 肌腱。在做固定肌腱之前，切开背侧和内侧的关节囊，松解外展肌肌腱，直到畸形被被动矫正。

然后将 EHB 的残端由远侧向近侧转位，转位至深部的跖横韧带。可以通过改变 EHB 的张力来评估蹈趾的对线和旋转，因为 EHB 的背侧附着点可以使蹈趾旋前，因此必须局部松解远端附着点。

然后将 EHB 附着于第一跖骨干的位置，在一定的张力下使 MTP 关节处于一个合适的被动屈曲的位置。理想的蹈趾位置有 5° 的蹈外翻。通过使用距关节近端 1.5 cm 的骨隧道或骨缝合锚完成肌腱固定（图 1.31）。

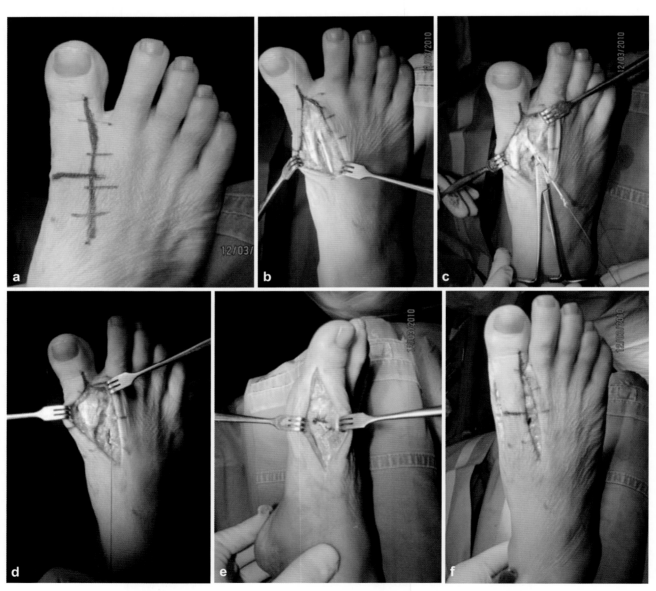

图 1.31 （a）在第一趾蹼间隙作 7 cm 的纵向切口。（b）游离分清蹈短伸肌腱与蹈长伸肌腱。（c）蹈短伸肌腱在肌肉肌腱联合处横断，缝合残端，在跖间韧带下深部做一条隧道。（d）将蹈短伸肌腱穿过该隧道。（e）在固定肌腱之前，行背内侧的关节囊切开和蹈外展肌的松解以纠正蹈外翻。将蹈短伸肌腱从外侧向内侧穿过位于跖骨颈部的隧道，为了形成一个 5° 的蹈外翻角，需要张力固定。（f）通过蹈短伸肌（EHB）固定得到很好的纠正

踇长伸肌转位术

在踇长伸肌（extensor hallucis longus，EHL）附着点外侧足背处行一弧形切口，游离 EHL，从附着处松解肌腱外侧的 2/3，然后将结扎线传递过跖横韧带下方，将其当做滑车使用。通过一个新的长的内侧切口暴露内侧关节囊，斜行松解内侧关节囊和踇长展肌，此时的踇趾应该处于一个无抵抗的踇外翻位，如果还有抵抗，应该进一步松解软组织。如果跖骨的籽骨没有被踇展肌松解纠正或是过于突出，应该考虑切除籽骨。背侧关节囊切开可以矫正残余的背伸畸形。

在近节跖骨的基底部进行横向钻孔，然后在 EHL 处于放松状态的踝关节背伸位，将 EHL 肌腱穿过钻孔，在合适的张力下固定在 10°~15° 的踇外翻位置。如果踇趾仍呈内翻，则松解更多的软组织，或者对 EHL 残端施加更大的张力（图 1.32）。

小趾囊炎

概述

小趾囊炎是一种位于第五跖骨头外侧合并骨与软组织滑囊炎的疾病。它首先被 Davies[82] 报道，一种由第五跖骨外展导致的疾病，通常合并踇外翻，且经常同时出现在平足患者中。

由于鞋慢性地挤压第五跖骨头的外侧面，覆盖在其表面的软组织会增生，滑囊增厚，少数会发生局限性过度角化。踇外翻会导致前足变宽，进而增高了第五跖骨头外侧的压力，这会导致局部的骨性增大，但通常来说真正的病因是第五跖列和骰骨的旋转变化。第五跖列的过度旋前导致了畸形的进一步发展，同时伴有第五趾内收变化[83-85]。足底的屈曲和第五跖列的外展也会造成这种情况，形成跖角化病和小趾囊炎。跖角化病最常见于高弓足[86]。

几份回顾性研究发现女性发生踇外翻的概率比男性大 3~10 倍，并且在 40~50 岁之间高发[83-87]。

分型

小趾囊炎有 4 种分型，而 Coughlin 描述了传统使用的 3 种分型[88-89]，分型基于足背负重位片。

Ⅰ 型：第五跖骨外侧面宽大，可能继发于外生骨疣、突出的外侧骨髁、圆形或类圆形的跖骨头。当足过度旋前时，第五跖骨头的外侧足底结节发生外旋，造成了放大的第五跖骨头的影像[88,90]。

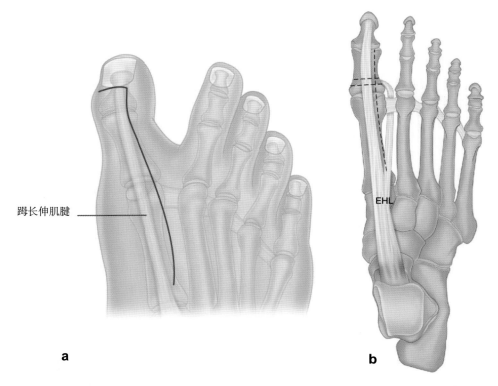

踇长伸肌腱

EHL

a

b

图 1.32　（a）用于行踇长伸肌腱转位纠正踇内翻的皮肤切口。（b）踇长伸肌腱的外侧半被转位至近节趾骨的基底部（With kind courtesy of Dr SuYoung Bae）

Ⅱ型：继发于第五跖骨远端外侧弓异常，而4-5 IMA正常，通常不伴有第五跖骨头的过度增大。

Ⅲ型：是Coughlin中最常见的类型，4-5跖骨散开造成增大的4-5 IMA。

Ⅳ型：Coughlin未进行描述，结合了以上2种或更多种分型的畸形，且并不常见。通常发生于风湿性关节炎的患者中。

通过跖骨干截骨，可以纠正Coughlin系列有症状的小趾囊炎，在所有的病例中，Ⅰ型占27%，Ⅱ型占23%，Ⅲ型占50%[89,90]。

保守治疗

没有小趾囊炎保守治疗明确的指南，但是存在着几种共识。最初的小趾囊炎可以不通过手术治疗，对于有症状的患者，保守治疗往往是起效的，只有10%~23%的病例需要外科手术介入[91-92]。穿着过紧的鞋会造成明显的疼痛并对第五跖骨头突出部位施加过大的压力。

最初的保守治疗包括穿着鞋头宽松的鞋，因为大多数患者仅在穿鞋时感觉疼痛。鞋也可通过裁剪和延长，来适应足外侧的畸形。小趾囊炎表面发炎肿胀的软组织需要覆盖毡或硅胶垫，角化病变可以通过定期的削减和增加软垫包裹来缓解疼痛。如果小趾囊炎合并了其他病变，例如扁平足，可以使用矫形工具来减少旋前，需要一个稍大的鞋来容纳这些装置。据报道对于第五跖骨头处急性滑囊炎症的患者，可以口服非甾体类镇痛药和注射皮质醇激素来缓解症状，而且不会有副作用[86]。

手术治疗

外侧骨突切除术

对于第五跖骨头过大或突出的第五跖骨外侧髁，同时4-5 IMA未增大的患者，可以采用外侧骨突切除术来缓解症状，该手术常用于Ⅰ型畸形伴外侧皮肤胼胝。有几种手术方法，包括切除第三至第五跖骨头外侧或完全切除第五跖骨头。

这种方法的目的是去除小趾囊炎突出的部分，减少前足的宽度。针对那些不能控制在前足外侧部分负重的患者，简单的外侧骨突切除术是一个有效的方法，这些患者术前的不适往往是继发于突出的外侧髁。

简单的外侧外生骨疣切除不能用来治疗小趾囊炎合并第五跖骨头下难治的足底角化病，因为骨疣切除不能减少足底的压力。扁平足和前足旋前是该手术的相对禁忌证，因为前后足位置未变化，足底的压力仍然存在。外生骨疣切除还存在其他的缺点，包括畸形的复发、关节的不稳定和第五跖趾关节横向移动导致的关节不协调。

结果

在唯一一项对外侧骨突切除术的远期评估中，Kitaoka等对16名有症状的小趾囊炎患者进行了21例外侧骨突切除术，进行了平均6.4年的随访，71%的患者对疗效满意，平均前足评分从40.3±13.5分提高到68.3±11.7分，满分为75分。23%的患者仍存在前足疼痛，虽然其中的一半认为疼痛可以耐受。4-5 IMA和第五跖趾角并没有明显改变。作者认为对于存在第五跖骨头下顽固的足底角化病的患者，禁用简单的突起切除术[93]。

微创手术（SERI手术）

Giannini等报道了SERI手术固定（图1.33），对32名患者（50只足）大约5年的随访，发现4-5 IMA从12.7°改善至3.7°，MTP-5角从16.8°减小至8°。有2名患者发生了疼痛的转移，但总体上与Homan截骨相似，有90%优良率，但是SERI有一个轴向的稳定性[94]。

远端Chevron截骨（DCMO）

对于Ⅰ型畸形（宽大的跖骨头）或者合适的Ⅱ型或Ⅲ型畸形，第五跖骨远端截骨可以获得很好的外科手术矫正。截骨方式的选择取决于外科医生的经验和患者的解剖变异，选用合适的内固定有助于手术更稳定、更好地纠正畸形。

跖骨远端截骨的主要禁忌证是中度或重度的角度畸形，因为第五跖骨远端截骨对于纠正角度的畸形是不足的。Chevron截骨对于小趾囊炎导致的足底角化病也是无效的，在这种情况下，远端截骨来提高第五跖骨头更为合适（远端斜行截骨）。

结果

Throckmorton和Bradlee[95]最早报道了通过Chevron截骨来矫正小趾囊炎，但是没有远期疗效的报道。Campbell[96]报道了9例患者（12例Chevron截骨），并且所有患者均有满意的术后效果。Kitaoka等[97]报道了对13例患者（19只足）进

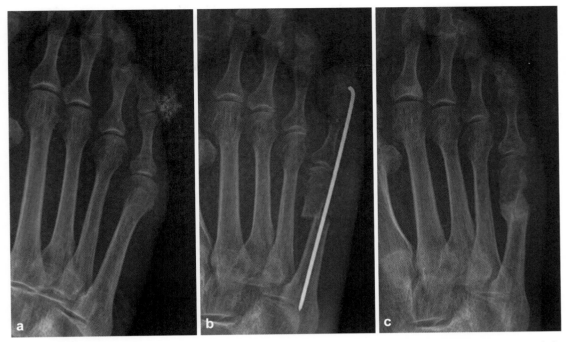

图 1.33　（a）跖骨头增大的 I 型小趾囊炎。（b）行 SERI 手术。（c）术后 1 年，良好的矫正和稳定的骨结构（With kind courtesy of Dr SuYoung Bae）

行 Chevon 远端截骨来治疗小趾囊炎，进行了平均 7.1 年的随访，19 只足中 12 只足（63%）有满意的疗效，并发症包括术后 1 名患者的角化病和另外 1 名患者发生了转移跖痛症。

■ **病例 1.16**　I 型小趾囊炎，行 DCMO 术。（a）66 岁女性患有 I 型小趾囊炎伴跖骨头增大，（b）外侧骨突切除术伴远端跖骨 Chevron 截骨来减轻第五跖骨头处的压力，术后冲击性疼痛缓解。

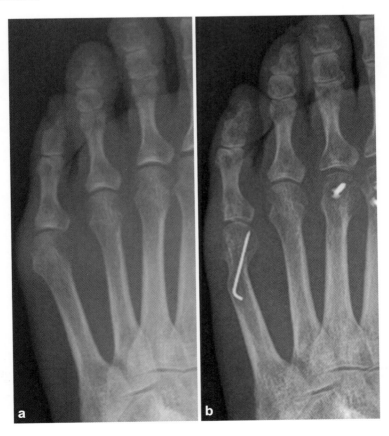

跖骨近端 Chevron 截骨（PCMO）

第五跖骨近端截骨术直接矫正了畸形的位置，就像处理第一跖列的囊炎畸形。针对变大的 4-5 IMA，第五跖骨近端截骨来处理该类问题理论上是有优势的，现在提倡用该术式来纠正 4-5 IMA 变大的病例。尽管该术式在畸形的位置直接实现对 4-5 IMA 增大的矫正，现在仍存在着争论。

■ **病例 1.17** 踇外翻合并小趾囊炎。（a）60岁女性患有重度踇外翻和小趾囊炎，穿鞋后踇囊炎和小趾囊炎疼痛明显。（b）通过 PCMO 和 Akin 截骨处理踇囊炎，通过 PCMO 处理小趾囊炎，两侧 PCMO 均用克氏针固定。双侧畸形均被矫正，而且足的宽度明显变窄。

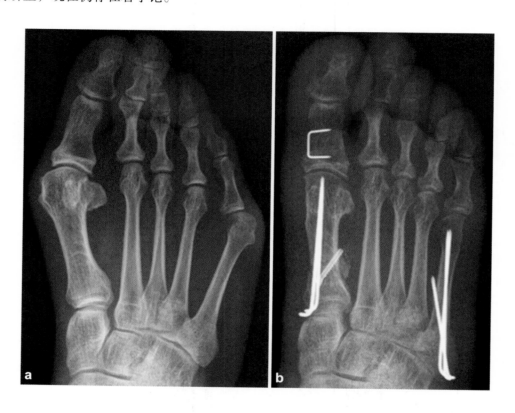

（Hong-Geun Jung，Joon-Sang Eom 著；郝跃峰 译；马　勇 审校）

参考文献

扫描二维码获取

第2章 姆僵直：凿骨术、截骨术、关节成形术和关节融合术

引言

姆僵直（hallux rigidus，HR）或第一跖趾关节（metatarsophalangeal，MTP）的骨性关节炎是足部最常见的骨关节炎的表现，大约每40个超过50岁的成年人中就有1人受影响[1]。出现初始症状的平均年龄为51岁，女性发病率相对较高[2,3]。95%的患者为双足发病[2]。姆僵直是最常见的一种第一跖趾关节病，仅次于姆外翻[2,3]。姆僵直会导致明显的步态、活动水平及日常功能的受限。功能的改变和结构的畸形通常会造成近节趾骨基底部相对于第一跖骨头的足底半脱位，从而限制了第一跖趾关节的正常滑行、滑移运动。持续的行走对关节背面的撞击导致了关节面的增生[6,7]，逐渐破坏了关节，导致关节僵硬从而造成姆僵直[4,7]。

姆僵直主要的治疗目的是减轻疼痛并改善患者的整体功能。文献主要集中于手术治疗，从简单的关节凿骨术到更复杂的截骨矫形、关节融合和关节置换。然而，各种手术方式的适应证和临床结果仍有很大的争议。姆僵直的自然史是相对良性的，并不总是与症状的进展相关。Smith等回顾分析了22例行12~19年保守治疗的姆僵直患者[8]。在这个过程中有67%的患者出现了有放射学表现的关节间隙的丢失，但据报道有75%的患者仍然会选择保守治疗。

病因学

尽管已经有许多的理论被提出，但姆僵直的病因目前还不清楚。创伤因素或者剥脱性软骨炎可能导致关节面的损坏[9]。已证实其和第一跖骨的过度活动有关[10]。炎症或者代谢性疾病如痛风、类风湿关节炎、血清阴性的关节病也被证实

有相关性[11]。事实上，大量研究表明姆僵直与跖骨头的抬高（有些研究认为一定程度的抬高是正常的）、长跖骨、第一跖列的过度活动之间缺乏相关性[2,12-14]。仅Coughlin表明跖骨头的形态（扁平形、V形）、跖内收、趾骨间的姆外翻和姆僵直有关联[2]。Flavin等指出内侧跖筋膜挛缩和当足背伸时第一跖趾关节应力增加有关[15]。

诊断

临床表现

患者一般主诉疼痛，在极度抬高足跟用脚趾站立前最严重。在姆僵直的早期，足背侧有明显的不适，随着病变的进展而广泛。背侧的凸起也会刺激足背内侧的皮神经导致感觉迟钝或者麻木。

体格检查方面背侧一般存在着增生的骨疣，其次经常会有皮肤被激惹而形成的红斑或者硬结。有些患者可伴有关节红肿的滑膜炎，限制了第一跖趾关节的运动，尤其是背伸活动。在中等活动度时产生的疼痛，会显著影响治疗的选择，因为这种类型的疼痛标志关节炎到了更重的分级[2,16]。在渐进的步态改变时期，受限的运动和疼痛导致前足的内旋，从而导致前进力减少和转移性跖骨痛[17]。背内侧皮神经的激惹会导致Tinel征阳性。还应该注意有无转移性跖骨痛、小趾畸形或足部排列不齐的表现。

影像学检查

姆僵直摄片检查应包括足站立位前后位、侧位和斜位片。侧位片通常可以显示第一跖骨背侧的骨赘。背侧骨赘会阻挡第一跖趾关节间隙，导致产生严重骨性关节炎的错觉[18]。另外，骨赘通过牵引来维持关节，因而错误地显示关节间隙是正常的[19]。姆僵直的其他表现有关节间隙的狭窄、软

骨下囊肿形成和骨硬化。在踇僵直的早期，这些表现局限于关节的背侧，伴随病变的发展进展到关节的其他部分。可能会产生比踇僵直症状轻的籽骨性关节炎。

分类

有几种分类系统可用于在临床、放射学或术中对踇僵直进行评估[20]。Coughlin and Shurnas 分类系统是最容易理解和最常用的。它根据第一跖趾关节活动度、临床及放射学表现将踇僵直分为 0~4 期[21]。这个分级不同于其他之处是因为它是运用跖趾关节的中等活动度时的疼痛程度来进行分期的。本章中使用这个分期（表 2.1），除非另有说明。

0 期，第一跖趾关节的背伸活动度为 40°~60°（正常活动度丢失 10%~20%），放射学正常，没有疼痛。1 期，背伸 30°~40°，第一跖趾关节仅在背侧有骨赘形成，而无其他的改变。2 期，背伸活动度 10°~30°，在第一跖趾关节背侧、外侧和 / 或内侧均有骨赘形成，该关节有轻度的变平，同时有轻到中度的狭窄或者坏死。3 期，背伸活动度小于 10°，经常伴有跖屈活动度小于 10°，同时伴有囊肿或者关节面侵蚀严重的影像学改变，肥大或变形的籽骨，持续的中到重度疼痛，以及在关节极限活动度时疼痛。4 期，关节僵硬、放射学上显示有关节游离体或者剥脱性软骨炎同时有关节全范围活动的疼痛。

治疗选择

保守治疗

所有的初诊患者无论踇僵直处于哪种分期，均应该首先采用非手术治疗，包括改变运动方式、口服非甾体类抗炎药、运用足部矫形器、调整穿的鞋和注射糖皮质激素或者透明质酸 / 玻璃酸钠。穿的鞋包括宽高的鞋头，弧形的鞋底，刚性的鞋体，多维度的伸展度，或者低后跟。有临床研究发现定制矫形器仅对 47% 的患者有效果，另外通过穿鞋调整仅对 10% 的患者有疗效[22]。Solan 等报道了经过处理和在关节内注射糖皮质激素，发现 1 期的患者临床症状改善可达到平均 6 个月，相比较而言，2 期患者可改善 3 个月，3 期患者没有任何缓

表 2.1 踇僵直的临床 - 放射学分类系统

分期	背伸	X 线表现 [a]	临床表现
0	40°~60°，或正常活动度丢失 10%~20%	正常	无痛，仅在检查时有僵硬和活动受限
1	30°~40°，或正常活动度丢失 20%~50%	背侧骨赘、轻微的关节间隙狭窄、轻微的关节周围硬化、轻微变平的跖骨头	轻度或偶尔疼痛，在极度背伸或者跖屈时疼痛和僵硬
2	10°~30°，或正常活动度丢失 50%~75%	背侧、外侧及可能有的内侧骨赘使跖骨头呈方形的改变，侧位片显示累及的背侧关节间隙不超过 1/4，轻度到中度的关节间隙狭窄及硬化，一般不累及籽骨	可能存在持续的中到重度疼痛和僵硬，在未达到极度背伸或者跖屈时疼痛和僵硬
3	≤10°~30°，或正常活动度丢失 75%~100% 同时有跖屈活动度的丢失（通常跖屈 ≤10°）	与 2 期相同，但关节间隙明显狭窄，可有关节周围的囊性变形成，侧位片累及超过 1/4 关节面，籽骨肥大、囊变、不规则	在关节极限活动度时总是有疼痛和僵硬，但在中等度运动时无疼痛及僵硬
4	同 3 期	同 3 期	同 3 期的标准，但在被动的中等度运动时有明显的疼痛

a 负重位和前后位、侧位 X 线片

The Coughlin and Shurnas classification of Hallux Rigidis. With Permission from the *Journal of Bone and Joint Surgery Amercian*, November, 2003, 85, 11, Hallux Rigidus. Grading, and long term results of operative treatment, Coughlin，2072-2088

解[23]。Pons 等对关节内注射糖皮质激素和玻璃酸钠进行了比较研究[24]，认为玻璃酸钠注射组显著好于糖皮质激素注射组。Munteanu 等报道了 151 例有临床症状的踇僵直患者安慰剂随机对照研究显示关节内注射透明质酸 G-F20 并不比安慰剂有效[25]。Grady 等回顾分析了运用手术和非手术治疗 772 名有症状的踇僵直患者的疗效[22]，发现仅仅采用非手术治疗即有 55% 的患者获得成功。他们认为大部分的患者可通过保守治疗获得成功。我们的实践中，所有踇僵直患者最初均应用上述的治疗方式行保守治疗。

手术治疗

治疗踇僵直的手术方式有很多种，可分为两大类：保关节和关节破坏手术。保关节手术维持关节的完整性，包括凿骨术和跖骨或趾骨截骨术，一般用于 0、1、2 早期踇僵直病变。

关节破坏手术破坏了正常关节的解剖结构，通常用于治疗踇僵直 3、4 期终末期病变。关节破坏手术包括关节融合术、关节切除成形术、关节内成形术和植入关节成形术。

外科手术治疗应该综合考虑患者的年龄、活动水平、僵直的程度、临床检查、相关的畸形和相应的医疗状况。文献对于手术治疗踇僵直的结果的评估是困难的，因为很多的临床比较研究纳入的患者包括的疾病不仅仅是踇僵直，例如还有化脓性关节炎和踇外翻。而且大部分的研究都是病例回顾性研究，缺乏连续而有效的结果测评。下面我们将阐述最常见而有效的治疗选择，并阐述我们常用的治疗选择。

凿骨术

凿骨术是将背侧跖骨增生的关节面的 1/3 连同所有增生的骨赘一起切除（图 2.1）。不建议切除大于 40% 的跖骨头，因为可能会造成残余关节的过度负重性疼痛或者近节趾骨背侧半脱位。另外，凿骨术通常需要切除来自近端趾骨的背侧骨赘、关节清理、滑膜切除和摘除游离体，目的是获得大约 70° 的背伸。凿骨术的优点在于可以改善关节活动度，维持关节稳定，致残率低，为将来的二次手术预留空间[27-29]。许多临床病例研究证明了早期踇僵直的患者可获得 72%~100% 良好的治疗成功率[21,28,30-32]。大部分的系列研究报道晚期的或者 3 期踇僵直治疗结果不良。一些作者倡导对于所有的

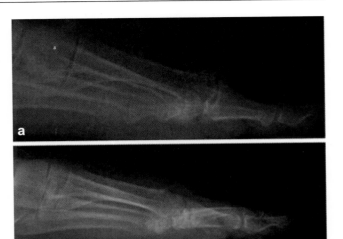

图 2.1　（a）术前负重侧位 X 线片显示远端跖骨背侧骨赘和踇趾的近节趾骨。（b）术后 X 线片显示骨赘切除

踇僵直均行凿骨术，不论分期[27,33,34]，而其他的作者建议凿骨术仅适用于早期到中期的患者[28,30-32]。Coughlin 等[21]发表了运用凿骨术治疗踇僵直的 93 例患者的最大的病例系列研究。这是一回顾性综述，平均随访时间为 9.6 年。97% 的患者取得了优秀或者良好的自我评分，背伸的活动度平均增加 14.5°~38.4°。在具有 3 期放射学病变表现的 9 只足中，有 5 只失败，在行凿骨术平均 6.9 年后行关节融合术，这样的结果让作者赞同了 Easley 等的对晚期的退变性病变行凿骨术疗效较差的观点。Roukis 在一系统性的回顾分析中评估了 1979—2009 年 706 例行凿骨术的患者。在 23 个研究中总的翻修率为 8.8%。仅有 26% 的研究报道了初始的踇僵直分期[35]。Nawoczensky 等（2008）对 20 例行凿骨术的患者进行了平均 2 年的回顾性随访调查，并动态评估了这些患者术后第一跖趾关节三维运动学和趾骨压力变化[36]。认为凿骨术可以有效地维持趾骨的负重平衡。第一跖趾关节活动度增加了，但背伸活动度小于正常值。相对于外展，第一跖趾关节背伸的大小有利于改善步行。这些发现表明了持续改变的运动学方式可能进一步导致关节的退变。探索替代手术技术是必要的。报道的术后背侧的骨赘复发率各不相同，有报道高达 31%[16]。然而，临床手术的失败与复发的症状并没有相关性[16,29]。其他的并发症包括感染、神经瘤形成、短暂的踇趾感觉异常和交感反射性营养不良，发生率在 0~3%[16,21,32]。有良好的证据（B 级）支持对于轻到中度的踇僵直行凿骨术可获得良好结果。

截骨术

凿骨术和近节趾骨截骨术

Bonney 和 Macnab 在 1952 年首先描述了近端趾骨的背侧楔形闭合截骨治疗成人的早期踇僵直[37]。这个手术方式牺牲了正常的跖屈和使有限的关节运动弧度变化至更背伸的位置，这样就可以改善功能[38]。选择标准包括具有正常的跖屈、第一跖趾关节的背伸运动减少和放射学表现正常。Moberg 等随后报道了这个手术用于治疗成年人踇僵直短期结果良好，建议进一步研究其有效性[39]。其他的作者研究报道了背侧楔形闭合截骨合并凿骨术增加了背伸从而减少了撞击[40,41]。O'Malley 等报道了该技术并报道了凿骨术并行近节趾骨截骨术治疗 Hattrup 和 Johnson 分型为 3 期的踇僵直患者（这些患者本来是决定行关节融合手术）平均随访 4.3 年的结果。第一跖骨头的软骨平均被切除 75%。踇趾最大的背伸从术前的平均 32.7°，最后随访时已改善到 59.7°。Citron 和 Neil 报道了最长时间的随访（22 年）8 例共 10 只足的趾骨截骨患者。10 只足中的 9 只足已经有放射学分期证据改变。术后初期所有 8 例患者的疼痛都得到了完全缓解，但在最后随访时只有 5 例患者不疼痛[38]。基于有限的研究，有公正的证据支持背侧趾骨近端的闭合楔形截骨应该被推荐用来治疗早期的踇僵直，但合并凿骨术应该慎重考虑（C 级）。

跖骨截骨术

已经有几种第一跖骨截骨术（metatarsal osteotomies，MTO）用于踇僵直的治疗。手术的主要目的是通过短缩跖骨来为关节减压，通过重新排列关节面将残留的关节运动弧调整至一个更佳的功能位，通过跖屈第一跖链来处理第一跖骨的抬高。并发症包括转移性跖痛症、前进无力和残留痛。

Dickerson 等回顾性地评估了 32 例行 Green-Watermann 截骨术（一种具有计划性的关节减压跖骨短缩截骨术）患者，通过客观的问卷调查平均随访了 4 年。他们报道 94% 的患者有客观明显的疼痛改善[43]。其他的几种不同的跖骨截骨术报道优良的结果在 54%~94%[6,44,45]。Malerba 等报道在他们的 20 例合并 3 期踇僵直患者的回顾性研究中，平均随访 11.1 年，有 19 例患者获得了优良的临床结果。AOFAS 评分从 44 分增加到 80 分，平均背伸角度从 8°增加到 44°。他们得出结论认为斜行截骨术是一安全而可靠

的手术方式。Oloff 等报道 28 例终末期（3 期和 4 期）踇僵直患者行减压截骨术的结果。平均随访 5.7 年获得了 85% 的满意率。因为缺乏足够的文献支持、缺乏技术标准、结果变化较大和报道有明显的并发症，跖骨截骨术不被推荐用于治疗踇僵直（C 级）。

见病例 2.1。

Keller 关节切除成形术

在 1904 年，Keller 描述了切除近端趾骨的近侧部分治疗合并第一跖趾关节骨关节炎的踇僵直。Keller 关节切除成形术的一般并发症包括无力、踇趾的垂头畸形和转移性跖痛症[48,49]。所以，这种手术一般建议限于要求比较低的老年患者（图 2.2）。

关于关节切除成形治疗踇僵直文献报道较为复杂，因为大部分的研究纳入的患者都合并其他的诊断，而且极少数的为前瞻性或者比较性研究。另外，没有研究比较低要求和高要求患者的问题。改良的 Keller 趾骨近端截骨术是一更好的手术方式，因为它通过保留趾骨内面而达到最少的骨切除。Wrighton 回顾了 14 例行 Keller 截骨成形术的患者，最少随访 10 年。虽然 5 例患者有残余的关节疼痛，所有的 14 例患者主观对手术的结果满意。O'Doherty 等报道了一项前瞻性的随机研究比较了 Keller 关节切除成形术和第一跖趾关节融合术治疗 110 例踇外翻合并僵直的患者，最少随访 2 年[52]，平均年龄 60.5 岁。作者报道两组的结果是相同的。但是，运用钢丝和克氏针行融合固定的关节融合组的不愈合率最高达 44%。鉴于 2 期和 4 期研究的阳性结果，有良好的证据（B 级）支持运用关节切除成形术来治疗低要求的老年踇僵直患者。然而，进展的垂头样足趾畸形和转移性跖痛症必须引起重视。

生物性间置关节成形术

生物性间置关节成形术被提倡来治疗更高级别的踇僵直。为了避免传统的关节切除成形术的难点，该技术被改良以包括置入生物性的间置物。理论上，这项技术要求更少地切除近端趾骨从而维持关节的稳定和运动。已经提倡使用不同的供体组织，包括关节囊、肌腱、组合的肌腱和关节囊以及再生的组织基质。

间置物的运用可改善运动和减轻疼痛，但是 Schenk 等没有发现关节内间置的关节成形与 Keller 手术治疗 Hattrup 和 Johnson 分型为 2 期和 3 期的踇僵直之间有任何差异。比较间置性关节

■ **病例 2.1**　跖骨截骨术治疗踇僵直。（a,b）63 岁男性患者，伴有疼痛性踇僵直和活动受限（跖趾关节背伸活动度约 10°，VAS 疼痛评分 7 分，AOFAS 评分 59 分）。（c,d）行 Weil 跖骨短缩截骨合并 Moberg 趾骨近端截骨术。（e）Weil 截骨矢状位的 CT 扫描图像。术后 6 个月，疼痛完全缓解（VAS 疼痛评分 0 分），背伸活动度增加了 45°。

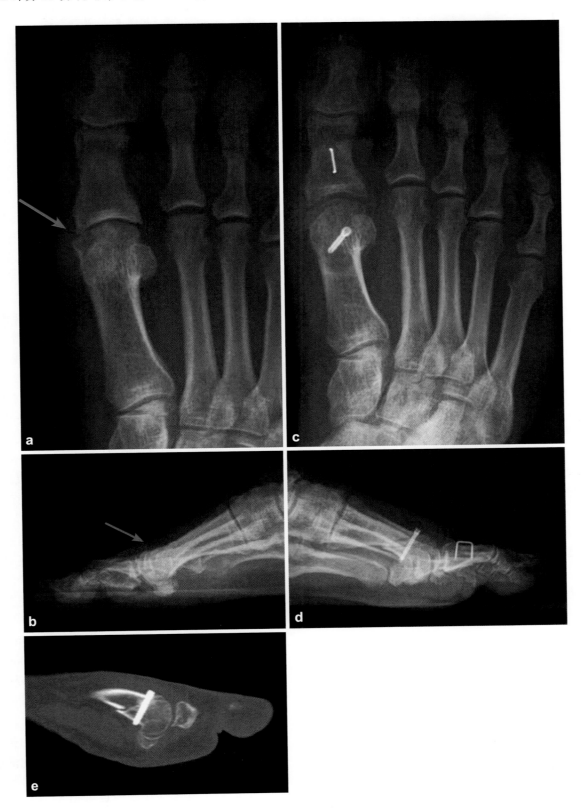

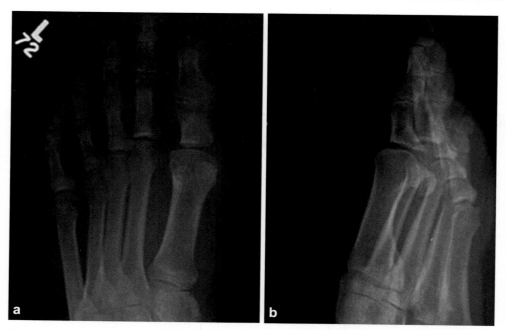

图 2.2 （a）Keller 关节切除成形术后患者的负重前后位 X 线片。（b）同一患者的负重侧位片

成形术的文献是困难的，因为不同的技术获得的患者满意度在 72%~93%[1,5,53,57,58]。Hahn 等报道了 22 例患者行间置关节成形术合并微小趾骨近端截除术。手术过程包括保留踇短屈肌，同时运用内侧关节囊作为间置的中间组织。术后的 AOFAS 评分为 77.8 分，关节活动度从 38.4° 增加到 62.3°。作者认为女性可以长期穿具有 2 英寸高后跟的鞋，而融合的病例不能忍受 1 英寸高的鞋跟。Berlet 等报道了他们的初期结果，运用再生组织基质治疗了 9 例 3 期踇僵直患者，平均随访 12.7 个月，AOFAS 评分从 63.9 分增加到 87.9 分。这种手术是通过保留跖板和肌腱止点进行骨保留[55]。考虑到有限的文献，缺乏充分的临床研究，同时不同的临床结果和技术，没有足够的证据来推荐和反对生物性间置关节成形术治疗踇僵直患者（C 级证据）。

关节融合术

第一跖趾关节融合术是一有长期临床成功报道的常见的手术方式[21,34,60-65]。第一跖趾关节融合术最初由 Broca 在 1852 年报道，由 McKeever 普及。虽然融合术是一用于治疗踇僵直经典的手术方式，但它也是被当做植入式关节成形术和关节切除成形术治疗失败的挽救手术[12,67]。第一跖趾关节融合术减轻了疼痛，恢复了稳定和第一跖列负重功能，是一被广泛接受的治疗晚期踇僵直的手术方式，尤其对于年轻人和活动量大的患者。推荐的融合位置是相对于地平面背伸 5°~10°、外翻 10°~20° 和轴向中立位（旋前或者旋后均为 0°）[68,69]。如果第二趾需要行爪形趾矫正或者跖板的修复，作者在融合之前优先完成这个手术，以便将第二趾作为踇趾正确外翻角度的定位参考（图 2.3）。

报道的并发症包括骨不融合、趾间关节渐进性关节炎、外侧跖骨痛、穿鞋困难和娱乐活动受限[61,70]。骨不融合报道的发生率为 0~8.9%[71,72]。背侧的钢板和拉力螺钉提供了最大的生物机械学稳定[73]。几个临床研究已经表明运用不同的外科技术和固定方式融合率在 90%~100%[15,34,61,65,68,74]。最近文献报道了运用不同的钢板包括锁定的和组合的钢板对第一跖趾关节行融合手术获得了良好的结果[75-77]。Brodsky 等比较了融合术前后的步态。提踝关节的力量、患肢单腿支撑的时间和步宽与正常相比有明显的统计学差异，根据这些结果，作者认为第一跖趾关节的融合手术客观地改善了前进的力量、足的负重功能和步态的稳定[78]。Van Doeselaar 等通过运用经过验证的 Dutch 足部功能评分（foot function index，FFI）报道了踇僵直和踇外翻的融合术后足部的功能得到改善。足的功能和踇趾的位置无明显的关联。中位的踇外翻角为 14°，中位的背伸角为 23°。第一跖趾关节融合相对于其他的有争议的手术方式仍然是治疗踇僵直的金标准。有比较研究认为关节融合和优于第一跖趾关节的全关节

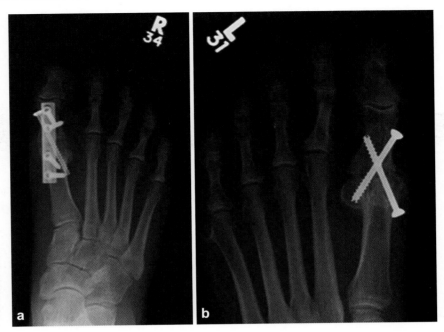

图 2.3 （a）第一跖趾关节融合术的前后位负重 X 线片，通过加压螺钉和中和钢板来增加稳定性。（b）通过 2 枚加压螺钉来行融合的前后位负重 X 线片

和半关节置换术一样，优于 Keller 关节切除成形术[52,71,80]。在所有系列研究中，相对于其他手术，关节融合术的结果是相当的或优越的，而且并发症较少。文献中存在局限性，因为大多数系列研究包括除姆僵直之外的诊断。但是，因为 2~4 级研究具有好的临床结果，所以有良好的证据（B 级）支持关节融合术治疗晚期的姆僵直。

植入式关节成形术

植入式关节成形术是治疗 3 期和 4 期姆僵直的另外一个可选择的方法（图 2.4）。最初，这个手术预期不仅能缓解疼痛而且可以恢复关节的活动度、维持关节的稳定。然而，由于第一跖趾关节复杂的生物机械要求，植入物长期的生存存在挑战。虽然全关节置换获得了良好的短期结果，但在长期结果中，硅胶或者金属植入物可能产生一些问题，如关节软组织反应、关节僵硬、半脱位、硅胶性滑膜炎和骨质溶解[62,81]。全关节植入物可以进一步分为限制性的或非限制性的。所有的硅胶全关节置换植入物都是限制性的，所有的金属和陶瓷植入物都是非限制性的。尽管早期设计的弹性铰链式的硅胶假体临床结果欠佳，但新一代的植入物已经获得了更好的和满意的临床结果[82]。Erdil 等比较了行全关节置换、半关节置换和关节融合术的共 38 例患者，平

均随访 27.9 个月[81]。所有组别的 AOFAS-HMI（姆趾的、跖趾的、趾间的）评分均获得了明显的改善。由于关节活动度的丧失，关节融合组的 AOFAS-HMI 评分低于全关节置换组和半关节置换组。同样，所有组的患者 VAS 疼痛评分均降低，而关节融合组降低得更明显。Cook 等报道了 47 个研究的 meta 分析，平均随访 61.4 个月。前瞻性的研究占总研究的 31.9%。他们报道患者的满意度为 85.7%。当通过评估了高质量研究从而降低了异质性（研究的交叉变异），患者满意度增加到 94.5%。虽然有报道关节融合相对于关节置换可获得更好的患者满意度，但是运用新一代的植入假体可获得更好的功能结果[82]。不同的系列研究报道患者有 63% 和 77% 的满意度[83,84]。Gibson 等对关节融合术和全关节置换治疗有症状的姆僵直患者进行前瞻性的随机对照研究[71]，63 例患者（77 足）随机行关节融合或者使用非骨水泥假体行关节置换。平均年龄为 55 岁（34~77 岁）。两组患者的 VAS 疼痛评分明显降低，关节融合组的疼痛缓解比关节置换组更明显。而且，关节融合组的患者更满意功能和外形结果。作者认为关节融合术的结果优于关节置换。鉴于这些结果以及有明显放射学的松动和磨损发生率，运用全关节置换治疗姆僵直仅被推荐用于低要求的 3 期和 4 期姆僵直患者（证据级别 C）。

■ **病例 2.2** 第一跖趾关节融合术治疗踇僵直。（a）66 岁男性 3 期踇僵直。第一跖趾关节疼痛（VAS 疼痛评分 6）5 年合并第一跖趾关节僵硬。（b,c）行第一跖趾关节融合术。第一跖趾关节软骨下骨表面行空心螺钉固定。（d）带有 5°背伸角的 VA 锁定钢板用于关节加压来加强关节的接触。（e,f）术后 6 个月的 X 线片。（g,h）CT 扫描显示有可靠的骨性连接。

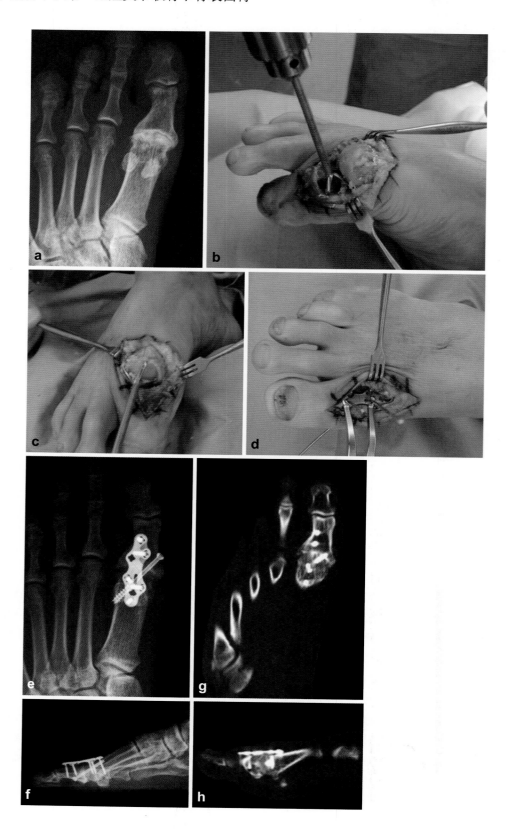

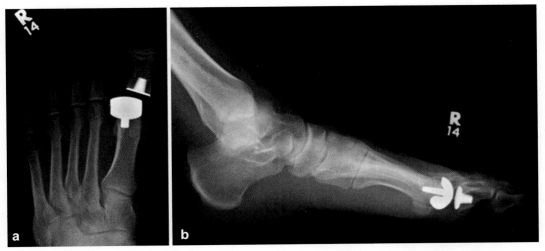

图 2.4 （a）一例行踇趾全关节置换术后的前后位负重位 X 线片。（b）同一患者侧位负重位 X 线片

半关节置换

第一跖趾关节的半关节置换可以行表面置换趾骨的近端或者表面置换跖骨头（图 2.5）。更新一代的植入物可以行最小的骨切除，这样就可以更多地保留跖趾关节的活动度和跖骨的长度，避免关节面形态的改变、固有肌力的减弱，并可以使关节的压力减低。它也使翻修挽救手术容易实施。表面置换的假体对于生理上活跃的合并 2~4 期踇僵直的患者是一较好的选择，这些患者要求保留跖趾关节的活动度或者要求穿高跟鞋[81,85]。一段时间后，这些植入物可能会在假体周周出现放射学的透亮带和发生下沉（图 2.6）。使用金属植入物的手术的支持者认为其避免了与跖骨头置换相关的高背部剪切力以及硅胶植入物的固有结构缺陷[86-88]。Raikin 等比较了 21 例半关节置换和 27 例关节融合手术，平均随访 79.4 个月。

AOFAS、VAS 疼痛和满意度评分在关节融合组更好。他们报道 2 年的随访有 23.8% 的翻修率。他们发现关节融合比金属的半关节置换更可预见疼痛的缓解和功能的恢复。有趣的是，另外两个研究报道了在治疗 3 期踇僵直的患者中更为有利的结果，一个研究运用了骨水泥半植入假体，另一个运用多孔假体。他们报道平均分别随访 5 年半和 8 年，没有感染、松动和下沉。最后随访平均的 AOFAS 踇 MP 评分：骨水泥型为 88.2 分，多孔型为 83 分[89,90]。当结果被调整到相同的 AOFAS 踇 MP100 点量表，这等于或者优于 Dr. Raikin 等关节融合术的结果[80,89]。Konkel 等回顾性分析了 21 例（23 趾）行半关节置换治疗 3 期和 4 期踇僵直的患者，平均随访 72 个月[91]，获得了 88% 的优良率和 88% 的患者满意度。他们也观察了 4 期踇僵直的患者在一段时间后可发展为进展性籽骨关节炎及复发性的背侧骨赘。近来，另一

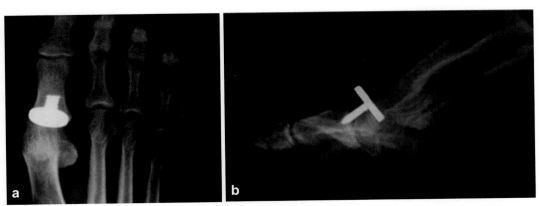

图 2.5 （a）一例行近节趾骨半关节表面置换术后的前后位负重位 X 线片。（b）同一患者侧位负重位 X 线片

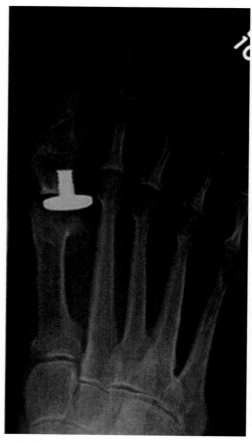

图 2.6 失败的第一跖趾关节的半关节置换，合并明显的骨缺损和假体松动

种形式的半关节成形术已经被增加到可用的植入物的手术设备中。聚乙烯醇水凝胶半成形间置物正在加拿大和欧洲使用，目前正在进行随机研究 [93]。已经有几个不同的研究报道了半关节置换的良好的短期结果 [85,87,88,92]。由于缺乏已发表的研究、报道结果的差异、相对质量低的有效的证据，没有足够的证据支持运用金属半关节置换治疗蹈僵直（C 级）。

术后的治疗计划

对于主要的保留关节治疗，术后的计划如下：术中放置一个大的无菌的敷料，建议保持清洁干燥直至术后 10~14 天。我们也会给所有患者一双术后的鞋（硬底鞋在后跟部用一空心块加强），它可容纳大的敷料（自粘带）并且意在保持患者足后跟负重。在第一次回访中，给切口拆线，并要求患者在能忍受的范围内开始活动度的训练直到达到一定的强度。同时，允许患者在可以耐受的情况下增加负重并且过渡到穿着正常的鞋。我们一般常规在 6 周和 3 个月复查患者以保证他们的康复有适当的进度。

对于关节破坏的术后计划与上面是相同的：大的敷料，术后的鞋，足跟负重。在拆线后，我们要求患者继续足跟负重 6 周。如果在 6 周时假体依然完整，没有移位或松动的迹象，我们将会让患者过渡到穿正常鞋时可以承受的负重。我们一般在术后 3 个月和 9~12 个月随访患者来保证完全的愈合。

治疗的流程

在我们医院，治疗流程如下。首先，完成广泛的病史采集和物理检查。对于外科医生和患者来说，患者对治疗结果的期望值是非常重要的。所有的患者最初都尝试进行保留治疗。如果患者需要用药，可给非甾体类抗炎药。如果适合，建议患者改变运动量。最后，所有患者都建议穿适当尺寸的鞋，这些鞋带有宽深的脚趾空间并且要求使用具有 Morton 伸展度的鞋内矫形器。一旦非手术治疗没有效果，可根据患者第一跖趾关节的放射学分期来选择手术治疗。高跟鞋的穿着也是我们做选择需要考虑的因素，如果它是患者的职业需要或者出于社会因素考虑。1 期或 2 期蹈僵直患者，可采用第一跖趾关节滑膜切除术和凿骨术。如术中可获得合适的背伸 70° 的活动度，可考虑行 Moberg 近端趾骨切除术。对于 3 期或 4 期的患者，可选择第一跖趾关节融合术。流程最后的提醒是对于合并 3 期或 4 期病变的患者，要求获得明显的跖趾关节的活动度。这常常是女性人群由于职业和工作的目的要求穿高跟鞋。这类患者可能略微更加满意半关节型的植入物，可以理解，如果行关节融合她们可能会比其他的患者感到更加的不适，而且如果植入物失败需要再次手术。

并发症／病例研究

作者的经验是当蹈趾的表面关节置换成形失败后，经常会存在明显的骨缺损（图 2.7）。患者主诉在负重活动时有持续的疼痛。偶尔，患者会被痛醒。初期的检查包括负重位的摄片、血常规、C 反应蛋白和 ESR；有骨溶解时应该排除感染因素。穿刺培养可彻底排除感染。如果感染性松动是植入物失败和骨溶解的原因，那么表明应该行融合翻修术。我们的经验，如果有明显的骨丢失倾向，原位融合将导致无法接受的第一趾弧短缩和足趾的畸形。术前有必要运用术前模板来和对侧比较以确定第一趾弧的长度。我们认为，可选择髂嵴皮质骨植骨。常规准备关节，然后移植骨被放置在跖骨和近端趾骨之间。

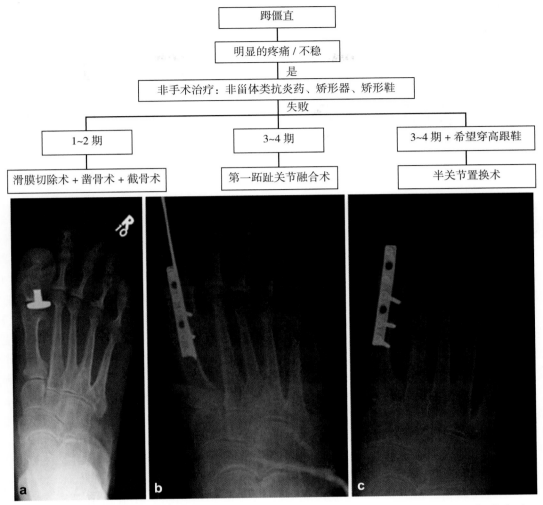

```
                    踇僵直
                      │
              明显的疼痛 / 不稳
                      │ 是
        非手术治疗：非甾体类抗炎药、矫形器、矫形鞋
                      │ 失败
     ┌────────────────┼────────────────────┐
  1~2 期            3~4 期          3~4 期 + 希望穿高跟鞋
     │                │                    │
滑膜切除术 +      第一跖趾关节融合术        半关节置换术
凿骨术 + 截骨术
```

图 2.7 （a）第一跖趾关节半关节置换失败伴有明显的骨缺损和假体松动。（b）初期的术后 X 线片，使用髂嵴骨植骨来恢复第一跖弧的长度和力线。（c）术后 12 个月 X 线片显示有骨小梁连接，近端和远端的融合部位已愈合

我们经常运用 2 mm 克氏针贯穿移植骨以及趾骨和跖骨的髓腔。克氏针保留 4~5 周作为额外的髓内固定（图 2.7）。一旦用克氏针固定后，融合部位应运用加压钢板固定。在这些翻修术中，患者通常应维持在术肢非负重位，以避免明显的活动和骨不愈合。随访计划如下：10~14 天检查切口和拆线，6 周复查 X 线片，逐渐负重状态，3 个月时确认是否融合。

结论

　　踇僵直是成年足踝部常见的畸形。外科医生应该再次确认并开展成功率相对较高和并发症较小的手术。当患者的主诉为疼痛时，应该告知患者治疗结果会很好。相反，如患者希望保持运动，改善穿鞋的状态，则考虑行其他的治疗方式。遗憾的是，理想的踇僵直的治疗方法尚有待确定。有三个关节面共同组成的第一跖趾关节的外科治疗是非常复杂的。两个踇趾的籽骨经常参与疾病过程，它们应该包括在手术计划内，以优化结果[71,91]。未来的研究可能侧重于恢复这种复杂的关节生物力学机制，以及改善症状性疼痛。

（Matthew A. Mann，Om Prakash Sharma，Gilbert Yee，Johnny T. C. Lau 著；唐金山 译；马勇 审校）

参考文献

扫描二维码获取

第3章 跖痛症和足趾畸形

顽固性足底角化病

概述

跖痛症的疼痛位于前足的负重区域，由多种病因引起，病因可以分为原发病因、继发病因和医源性病因（表3.1）。

跖痛症常常伴随足底的角化。原发性跖痛症包括由于跖骨解剖、跖骨间关系、跖骨与足踝其他部分之间关系引发的跖痛。其中很多都和蹞趾及第二到第五趾的疾病相关[21]。同时，中足、后足、踝部和小腿的异常也会引发跖痛症。总而言之，由于解剖因素引起前足的异常负重被认为是跖痛症原因。跖痛症原发病因包括第一跖列的不稳，第二跖骨过长，前足的过度跖屈，跖趾关节的半脱位或全脱位，足部异常姿势，跟腱复合体的挛缩。

表3.1 跖痛症病因的分类

原发性跖痛症
相对长的跖骨（第二跖骨、第三跖骨）
跖骨跖屈
跖骨头突出的外侧髁
蹞外翻合并第一跖列的不稳
弓形足
马蹄足
继发性跖痛症
Morton 神经瘤
Freiberg 病
籽骨损伤
由于关节炎炎症和神经肌肉不平衡引起的小趾畸形
医源性跖痛症

跖骨的排列方式主要基于第一、二跖骨的相对长度[72]。当第一跖骨比第二跖骨短的时候，我们称这种足的类型为"负指数"型；当第一跖骨比第二跖骨长的时候，我们称这种足的类型为"正指数"型；当两者一样长的时候，称为"正负"型。"负指数"型最常见，约占60%，它是由于其他足趾相对蹞趾较长作为跖痛症原发因素的最常见类型。当足部完全负重并行走，较长的跖骨会增加压力和摩擦力。跖骨头的部位会产生疼痛和持续的肿胀，最终引发顽固性足底角化病（Intractable plantar keratosis，IPK）（图3.1）。原发性跖痛症第二常见的原因是第二到第五趾的跖屈，在步行时会引发疼痛。跖骨头和跖侧髁突的位置相对关系是主要原因。跖骨头相对跖屈可引起弥漫性难治性足底角化病。在异常显著跖侧髁突的患者，可发展为局部难治性足底角化病（图3.2）。长跖骨会引起弥漫性难治性足底角化病，而局部难治性足底角化病常归因于显著突起的腓侧髁（图3.3）。由于锤状趾或者伴随滑膜炎的跖趾关节半脱位引起的第二到第五趾的跖屈会引起疼痛的难治性足底角化病（图3.4a）。绞盘机制的失效导致蹞外翻和第一跖列的不全，进而使负重转移至第二、第三跖骨头，引起弥漫性难治性足底角化病。如果联合跖跗关节不稳，病情会进一步加重（图3.4b）。

难治性足底角化病患者的足姿需要评估。异常的足姿包括马蹄足畸形、高弓足、平足、前足内翻、跖趾关节韧带异常均可导致难治性足底角化病。马蹄足畸形会导致前足局限性负重，进而在第二到第五跖骨区域形成痛性胼胝体。高弓足患者由于足跟负重面积减少，前足的跖骨头下方产生弥漫的胼胝体（图3.5）。前足内翻畸形患者足外侧区域负重增加导致相应区域产生胼胝体。由于外伤或手术引起医源性第一跖骨短缩、跖骨跖屈背伸的结构异常，可引起继发性跖痛症（图3.6）。

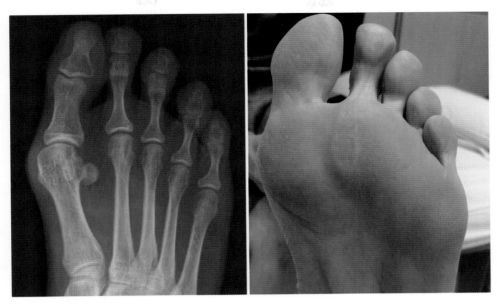

图 3.1　第二跖骨过长往往是 IPK 型小趾跖痛症的重要病因

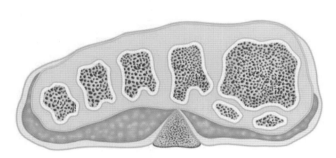

图 3.2　孤立性胼胝体跖骨头显著突出的髁突引起孤立性胼胝体的示意图

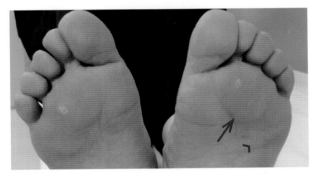

图 3.3　弥漫性难治性足底胼胝（左第三跖骨头）和孤立性难治性足底胼胝（右第三、左第二跖骨头）。箭头指示孤立性难治性足底胼胝，楔形指示弥漫性难治性足底胼胝

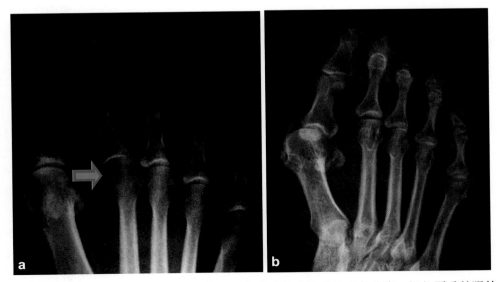

图 3.4　（a）跖趾关节滑膜炎合并关节半脱位、锤状趾引起疼痛的难治性足底角化病。（b）严重的姆外翻合并相对较长的第二、三跖骨，第一跖列功能不全引起第二、三跖骨头下方跖痛症

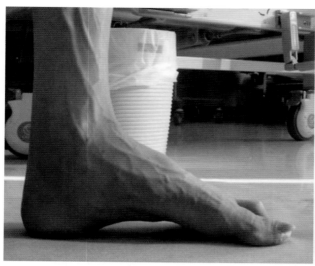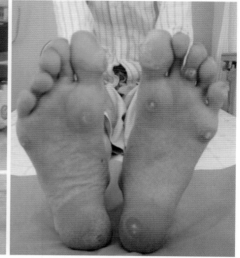

图 3.5　前足和足跟区域的足底接触压力增加，导致 IPK

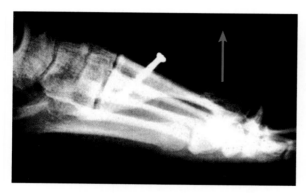

图 3.6　近端跖骨截骨所致的医源性第一跖骨背伸，可导致其他跖骨 IPK 疼痛。箭头指示医源性背伸畸形的方向

当然，有些跖痛症患者无法找到任何特殊原因。但是有些由于明显的前足病理原因而被归为继发性跖痛症，包括 Morton 神经瘤、Freiberg 病、籽骨损伤、关节炎或神经肌肉失平衡引起的第二到第五趾畸形[21,25,26]。

诊断

评估患者的跖痛症或者合并足底胼胝体，需要从详细的病史采集开始，包括询问加重或减轻症状的运动或者鞋子、既往外伤或手术情况、合并的疾病及既往的治疗。有时病因可以在体检中发现，包括姆外翻畸形、第一跖列活动过度、异常的足姿如高弓足。

单纯的站立位足部摄片检查有时也能帮助医生发现跖痛症或难治性足底角化病的可能病因。籽骨的轴位片可以帮助评估跖骨的跖屈情况（图 3.7）。怀疑跖骨头腓侧髁突的患者，CT 可帮助诊

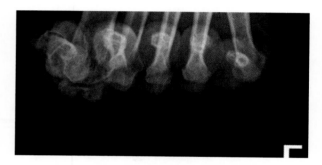

图 3.7　轴位片评估第二到第五趾的相对跖屈状态

断。同时还需要注意皮肤源性的病因，如疣（可以通过刀片修整后因疣组织内有丰富的动脉分布而明显的出血来鉴别）、钱币状掌跖角化病。足部压力图是一种可提供足底压力检测的特殊手段（图 3.8）。

治疗

保守治疗

我们可以用刀片削除足底的胼胝体作为最初的治疗手段。通过单次或多次削除，角化组织可以被切除。足底胼胝体修剪后，患者需要使用跖骨支撑垫、定制鞋垫、舒适的鞋来缓解足底角化区域的压力（图 3.9a,b）。

手术治疗

对于骨性原因引发的跖痛症和足底角化病，可以通过手术来治疗。如果在跖骨头（一般在第二、第三跖骨头）下出现孤立胼胝体，那我们需要检查

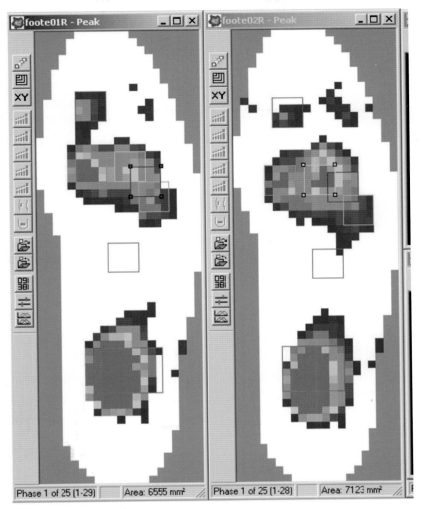

图 3.8　足部压力图用以评估前足压力分布。正常足和右侧红点标记的姆外翻合并第三跖痛症足的对比

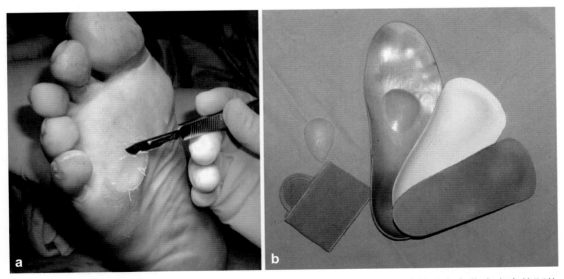

图 3.9　（a）切除胼胝体以缓解足底压力引起的疼痛。（b）各种缓解难治性足底角化病疼痛的跖垫和鞋垫。（c）指定区域来抬高跖骨，减轻足底胼胝体的压力。（d）在鞋垫的该处放置跖垫用以抬高跖骨

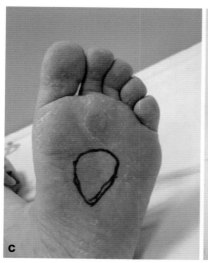
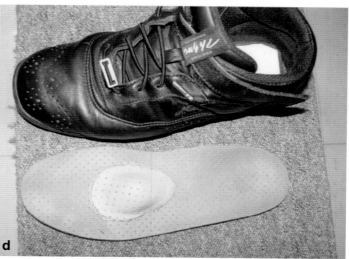

图 3.9（续）

是否存在明显突出的跖骨腓侧髁突。从 DuVries 髁切除[24]改良而来的单纯跖侧髁切除术可以切除引起压力刺激损伤的突出的腓骨髁突（图 3.10）。Marx 和 Mizel 曾报道用动力锉刀来削除跖侧腓骨髁突，避免了切除过程的一些潜在困难[48]。

（MTO）（图 3.11）。有些术者用 Weil 截骨术来治疗跖趾关节的半脱位或脱位。报道 Weil 截骨术最长能使跖骨短缩 5~11 mm[37,49]。在严重姆外翻合并第二跖骨疼痛性难治性足底角化病患者，我们折中使用跖骨头截骨 1~2 mm 的 Weil 跖骨截骨术，同时行跖骨近端的 Chevron 截骨术（病例 3.1）。

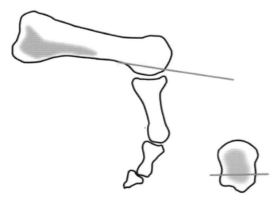

图 3.10　改良 DuVries 跖侧髁切除术可切除明显突起的骨髁

　　如果患者存在弥漫性难治性足底角化病，那么其可能存在第二和（或）第三长跖骨，同时可能合并第一跖列不能正确承重的不稳。有时姆外翻合并第二到第五趾足底胼胝体的患者仅通过矫正姆外翻畸形就能治疗[41]。对于这类姆外翻患者，如果同时有第二跖骨头下方有痛性胼胝，但第二跖骨长度正常，我们可以通过跖骨近端的 Chevron 截骨术（PCMO）来减轻跖骨远端的跖屈。但是，如果合并第二、三跖骨过长，那么需要跖骨短缩的手术来纠正跖骨长度。最广泛使用的减轻跖骨头下压力的手术是跖骨的 Weil 截骨术

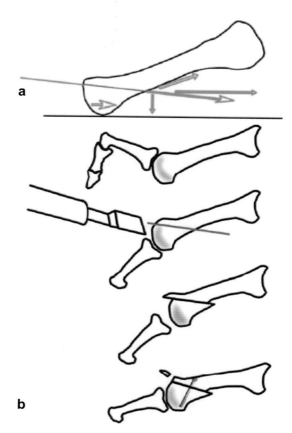

图 3.11　（a）Weil 截骨术截骨后可短缩跖骨以及跖骨头的少许跖侧移位。（b）Weil 截骨术手术步骤

除了 Weil 截骨术，还有几种跖骨的截骨术被用来治疗跖痛症和难治性足底角化病。Hebal 描述了对中间三个跖骨行跖骨远端斜行截骨术来治疗跖痛症[34]（图 3.12）。但是研究显示 Hebal 截骨术比 Weil 截骨术效果更不确切和不被接受[71]。对于足底胼胝体，在跖骨骨干或者基底部短缩手术已取得可接受的成功率[31,54]。Barouk 等介绍了改良的跖骨近端截骨术（第二到第五跖骨截骨术）来抬高跖骨头[6]。这种截骨术从背侧楔形截骨。为了不过分抬高跖骨，一般楔形切除不超过 2 mm。截骨方向需要向跖骨的近端跖侧，对着跖趾关节，需要足够倾斜，与水平位成 60°。术者认为截骨时需小心保护近端的铰链样骨连接，改良的跖骨近端截骨术可提供相当好的稳定性，螺钉固定可有效保障局部稳定性[6]（图 3.12）。

作者的经验

我们对疼痛性难治性足底角化病合并相对跖屈但正常长度的跖骨施行改良的跖骨近端截骨术，并用小螺钉或克氏针固定，疗效满意（病例 3.2 和病例 3.3）[6]。Weil 截骨术后需要穿术后鞋 6 周，而跖骨近端截骨术则需要术后短腿石膏固定 4 周，然后再穿术后鞋 4 周。

结果

虽然 Weil 截骨术是一种治疗第二至第四跖跖痛症有效而安全的术式，但是它还是存在一些并发症，如浮动趾和转移性跖痛症[49]。浮动趾是常见并发症，据报道发生率在 20%~68%[1,35,45,49,55]。Weil 建议术后将足趾跖屈 5° 固定，防止跖趾关节过度背伸[74]。推荐鼓励患者锻炼来避免该并发症。在 Khurana 等报道 86 例患足中，80 例取得优良的临床疗效，但是 6 例（7%）仍存在持续的跖痛症和胼胝体[38]。最近，Trieb 等报道为合并跖痛症和脱位的类风湿关节炎患者施行 Weil 截骨术，术后疗效满意[70]。

复发性跖痛症往往归因于不合理的减除压力和背侧抬高，当然截骨术（BRT 或 Hebal）后的骨折或骨不连也会引发。术者应注意：BRT 截骨术不允许短缩跖骨而只能抬高跖骨（表 3.2）。

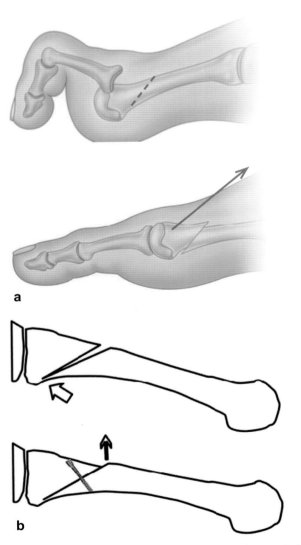

图 3.12 （a）Helal 跖骨远端斜行截骨术。（b）BRT 跖骨近端背侧截骨术

表 3.2　跖骨 Weil 截骨术的临床疗效

手术方式	文献	病例数	疗效
Weil 截骨术	Davies 等[9]	39	8/39（20%）部分持续疼痛
			总体疗效满意
	Hofstaetter 等[35]	25	84% 疗效优
			仅 32% 术后术趾能触地
	Khurana 等[38]	86	93% 疗效优
			7% 持续跖痛

■ **病例 3.1** 跖骨近端的 Chevron 截骨术 + 跖骨远端 Weil 截骨术。（a,b）66 岁女性患者，严重拇外翻和第二跖疼痛性难治性足底角化病。（c）术中行跖骨近端的 Chevron 截骨术并轻度跖屈，第二、三跖行跖骨远端 Weil 截骨术，术中切除约 1 mm 骨块。（d）术后 3 个月，足底胼胝体明显好转。

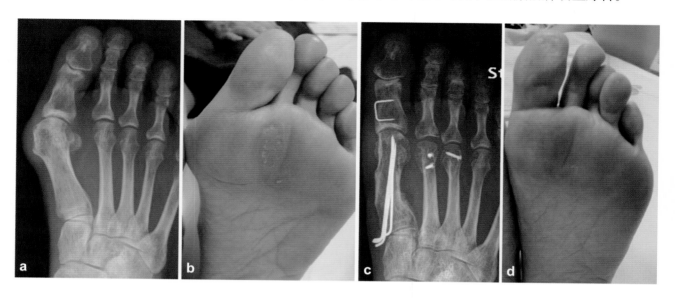

■ **病例 3.2** 改良的跖骨近端跖骨截骨术：（a,b）51 岁女性患者，双侧第一、第五跖骨头区域的疼痛性难治性足底角化病。患者足底的厚度相对较薄，足跖骨力线显示正常。（c,d）术中右足行第一、第五趾背侧楔形截骨术 + 胼胝体修剪。（e）术后 3 个月，患者足底原来胼胝体消失，跖痛缓解。

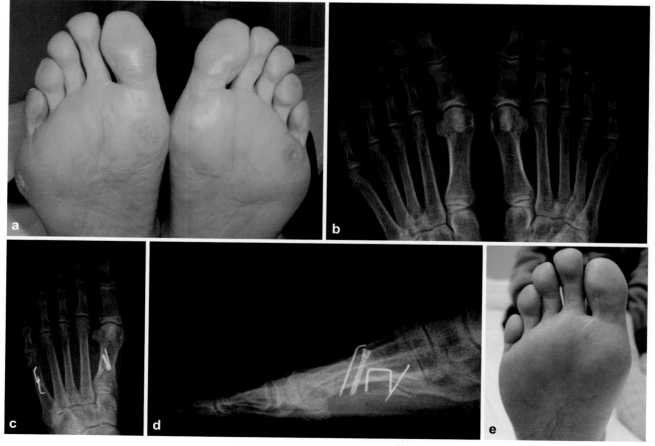

■ **病例 3.3** 复发转移性难治性足底角化病。（a,b）33 岁男性患者，既往因足底疼痛行第四跖骨远端 Weil 截骨术，术后疼痛未缓解。患者第三跖出现疼痛性难治性足底角化病。（c）患者第二、三跖骨行骨干的 Helal 斜行截骨术，以短缩和背侧抬高远端跖骨。（d）对第四跖骨施行背伸截骨矫形 + 跖侧骨髁切除术。（e,f）X 线片显示已短缩的第二、三跖骨。（g）术后 6 个月，足底胼胝体消失。

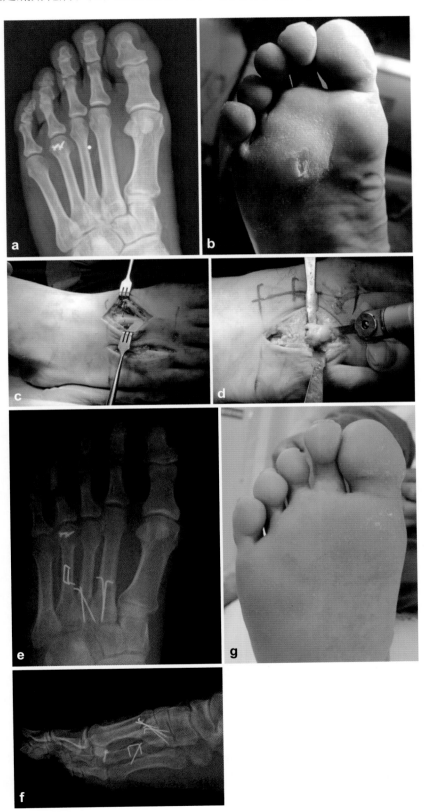

Morton 神经瘤

概述

跗间神经瘤是最常见的需要治疗的跖痛症的病因。虽然跗间神经瘤早就被描述，但是由于 T. G. Morton 在 1876 年报道了由于第四跖趾关节的神经瘤引发疼痛的病例，而将其命名为 Morton 神经瘤。其好发于足底内、外侧神经交通的第三、四跖骨头处（图 3.13）。外科手术标本显示了其神经的纤维化为主要病理改变[18]。这些发现显示跗间神经瘤是由于跗间横韧带的神经卡压引起的[18]。

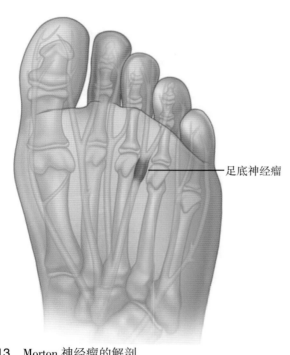

足底神经瘤

图 3.13　Morton 神经瘤的解剖

诊断

Morton 神经瘤好发于成年女性，特别是 50 余岁最多见。临床症状主要表现为前足跗间区域的反复疼痛，负重或穿紧鞋时加重。体格检查时，检查者用手指从背侧向足底侧挤压，跖侧踇趾横向滑动，在病变处有明显的"咔嗒"声（Mulder 征）[51]。当患者不能找到明显不适区域时，我们可以通过跗间、跖趾关节区域的局部小剂量麻醉来精确定位疼痛区域[18]。

虽然可以通过病史和临床检查来诊断 Morton 神经瘤，但是超声、MRI 等辅助检查仍可以帮助确定损伤或神经瘤的大小[46]。损伤患者在跗间区域的超声检查显示低回声信号（图 3.14 a,b）。

该病需要与机械性跖痛症、跗间滑囊炎、Freiberg 病、应力性骨折、腱鞘巨细胞瘤、外周神经的代谢性疾病以及由于近端神经病变诱发的症状相鉴别（图 3.15 和图 3.16）。

治疗

治疗原则

虽然对 Morton 神经瘤起始的主流治疗是保守治疗，但是对于①影像学检查已确诊的患者，②保守治疗无效，③疼痛程度重，明显影响日常活动的患者，手术治疗已达成共识。

保守治疗

保守治疗包括口服药物，穿宽松鞋，局部类固醇、麻醉药物、酒精注射[73]。使用跖骨软垫是第一步治疗。我们推荐足趾宽松、材料柔软的鞋加鞋垫来缓解对神经瘤的压迫。

但是日常活动中要完全避免加重症状是很困难的，这时下一步可以考虑局部注射治疗。类固醇是常见的局部注射药物之一[8,46,57]。注射时可以用或者不用超声引导。Makki 等的前瞻性研究表明：对有症状的 Morton 神经瘤进行单次类固醇局部注射，短期有效，一般有效期在 6 月左右[46,47]。术后 1 年的完全满意率降至 15%。虽然患者症状的严重程度和神经瘤大小无关，但是观察发现，5 mm 及以下的神经瘤，疗效更好。

酒精注射是另一种有效的起始治疗选择[36,52]。酒精注射通过使神经细胞脱水、坏死以及细胞质变性起作用。虽然酒精注射的术后恢复期较手术治疗短，但是需要医院复诊次数多、疗效差[52]。

手术治疗

Coughlin 的一项长期随访研究表明，手术治疗的优良率达到 85%。他们建议由于手术治疗的满意率高，因此术前的临床评估、排除混淆诊断非常重要[18]。

手术治疗的一个问题是选择神经松解还是神经瘤切除术。虽然神经瘤切除是治疗 Morton 神经瘤最普遍的手术方式，但是有术者认为对于有增大的假

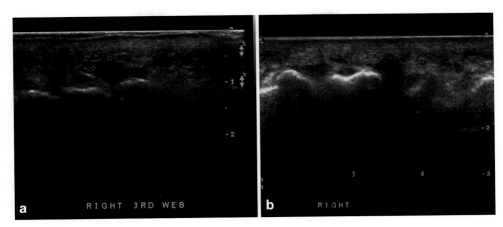

图 3.14 典型的 Morton 神经瘤在超声上的低回声表现

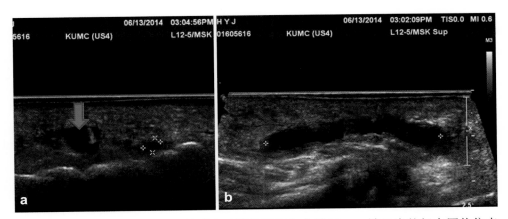

图 3.15 （a）姆外翻患者跖间滑囊炎（箭头所示）合并 Morton 神经瘤的超声冠状位表现。（b）跖间滑囊炎的超声矢状位表现

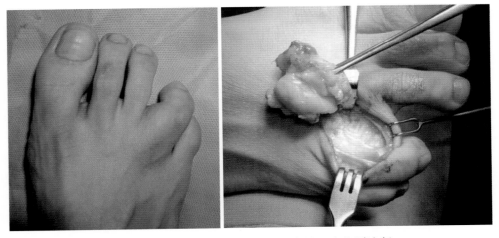

图 3.16 第三间隙的腱鞘巨细胞瘤——Morton 神经瘤另一个鉴别诊断

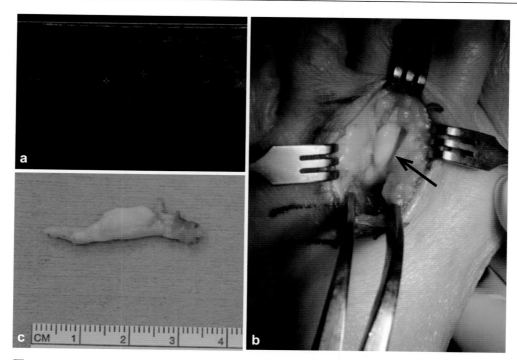

图 3.17　69 岁女性患者，第二、三趾 Morton 神经瘤 10 年。Mulder 征阳性。（a）超声显示神经瘤。（b）通过背侧切口切除跖间神经瘤。（c）切除后的放大的神经瘤标本

神经瘤患者而言，可通过松解跖间横韧带来松解神经达到治疗的目的，因为神经瘤切除存在相应区域的感觉消失的问题[20,30,53,73]。

手术入路的选择也是一个问题，尽管跖侧、背侧入路都是被推荐的跖间神经瘤切除手术入路选择。虽然跖侧和背侧切口哪个更优还缺乏相应证据，但是一些术者因术后更低的切口并发症发生率和更早负重而选择背侧切口（图 3.17）[18]。但是，Akermark 等的一项前瞻性随机对照研究表明两种切口的疗效无显著性差异[1]。他们猜测即使是跖侧入路，术后跖侧疼痛性瘢痕和相关并发症的风险也是很有限的[1,2]。

邻近周围组织的神经瘤可以在术中同时被切除或分期切除。但是有报道认为同期或分期探查切除周围组织会引发更高的不满意率，术后足部麻木区域更大[18,29]。

作者的经验

由于神经瘤切除后神经疼痛缓解更彻底，因此相较于神经松解和跖间横韧带松解术，我们更倾向于神经瘤切除术。我们同时会告知患者术后存在约 10%~20% 的潜在的神经持续疼痛发生率。为了避免跖侧瘢痕形成及潜在负重疼痛可能，我们在初次手术时均用背侧切口进入，只在复发神经瘤患者用跖侧切口进行手术。为避免术后疼痛症状的持续存在，在术前明确诊断是很重要的。神经瘤切除术推荐适用于慢性 Morton 神经瘤伴明显的神经瘤疼痛患者。

结果

既往有过多次类固醇注射病史的患者，存在术后切口延迟愈合或感染等并发症的风险。如果已行切除术的患者在术后症状再发，那么存在多种可能性。一种可能是原先神经瘤切除不彻底。跖神经分支和足底皮神经有交通，因此神经切除时需要从跖间横韧带尽可能向近端靠近。另一种可能是在原切除的神经末端出现膨大样神经瘤。虽然由于初次神经瘤切除时由于未充分靠近神经近端，进而引起神经瘤再发，但是要找出复发的原因并不容易。总体而言，神经瘤再发后保守治疗或者通过跖侧或背侧切口的再探查治疗，其疗效不尽满意。只有 30%~50% 的患者再次探查治疗后症状完全缓解[9,63]（表 3.3）。

表 3.3 Morton 神经瘤治疗疗效

方法	文献	患足例数	疗效
酒精注射	Hughes 等[36]	101	平均随访 2 年，每人注射 4 次
			94% 好转，84% 疼痛缓解
			30（30%）例肿块超声检查缩小
	Musson 等[52]	87	平均随访 14 个月
			66% 的患者部分或完全好转
			17（20%）例由于持续疼痛行手术治疗
类固醇注射	Makki 等[46]	43	随访 1 年
			肿块小于 5 mm 的 6 个月疗效优于大于 5 mm 的
			6（14%）例由于疼痛行手术切除
	Rasmussen 等[57]	51	平均随访 4 年
			36（80%）例疼痛缓解
			24（47%）例最终手术切除
神经松解	Deibold 等[20]	40	随访 5 年
			35（88%）例疗效优
	Okafor 等[53]	35	随访 21.4 年
			29（83%）例完全或接近完全缓解
神经瘤切除	Coughlin 等[18]	82	平均随访 5.8 年
			56（85%）例疗效满意
			36（51%）例自觉麻木
	Womack 等[75]	120	51% 疗效优或良，10% 一般，40% 疗效差
			第二趾蹼间神经瘤比第三趾蹼间神经瘤疗效更差

籽骨损伤

概述

第一跖趾关节籽骨包裹在姆短屈肌腱的两股肌腱之中（图 3.18）。第一跖骨头跖侧与其形成关节，承受第一跖列的负重，优化第一跖列固有肌的力学特征。同时，第一跖趾关节籽骨保护姆长屈肌腱不会暴露于第一跖骨头跖侧表面。

籽骨的骨化通常是多中心的，这也被认为由于细微的软骨损伤而形成多分籽骨的原因。据报道，胫侧籽骨是二分籽骨的可能性达 6%~31%[22,27,59]。当然，还不能确定其中部分是否和骨折的骨不连有关。

诊断

虽然籽骨的骨折相对很少见，但是想要鉴别籽骨骨折和有症状的二分籽骨是很难的。籽骨区域的跖痛症有多种病因，第一跖骨跖侧区域表面的结节可能帮助诊断（表 3.4 和图 3.19）。籽骨炎、籽骨骨折、二分籽骨、籽骨缺血性坏死都是常见原因。除了临床症状，X 线、CT、MRI 都是重要的正确诊断、合理治疗的工具。

Favinger 等报道籽骨间距为 0~2 mm，平均 0.79 mm，当足正位片显示籽骨间距大于 2 mm 时，要考虑存

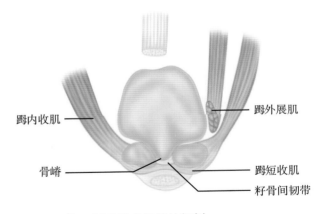

图 3.18 第一跖趾关节籽骨的解剖

姆内收肌 姆外展肌 骨嵴 姆短收肌 籽骨间韧带

表 3.4 姆趾籽骨周围疼痛的鉴别诊断

创伤相关
急性籽骨骨折
胫侧籽骨的骨折后骨不连
应力性骨折
草皮趾
非创伤
籽骨炎
籽骨下滑囊炎
感染
姆长屈肌腱腱鞘炎
跖籽骨关节炎

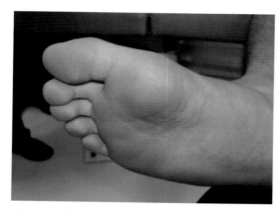

图 3.19 第一跖趾关节损伤后表皮囊肿样改变

在籽骨分离[27]。当患者自诉有症状，而 X 线片为阴性时，我们可以用高敏感性骨扫描。比如骨折时，CT 检查对于骨的变化更有效。MRI 可用来评估周围软组织情况，如跖板损伤、肌腱损伤。对于 X 线片检查阴性的籽骨缺血性坏死、籽骨炎，MRI 检查也很有用。

治疗

治疗原则

为缓解籽骨周围的慢性症状，首先选择减少第一跖趾关节的活动、减轻局部压力的保守治疗。虽然要完全缓解症状需要很长时间，但是经过适当的保守治疗，患者的症状常常被控制在可忍受的范围内。对于外伤引起的骨质或跖板断裂者，经过保守治疗后还有持续的慢性症状的患者，我们可选择相应的手术治疗。

保守治疗

保守治疗的主要目标是降低籽骨下方的压力和运动。减少行走活动，避免跳跃、跑步运动，使用跖骨垫或定制的石墨鞋垫，穿低跟的硬底鞋，绷带固定踇趾较少跖屈可降低负重，缓解症状。NSAIDs 有时有效。

手术治疗

经过适当的保守治疗后，如果患者的症状持续存在，那么可以尝试手术治疗。难治性足底角化病或者籽骨不适伴随第一跖骨跖屈者，籽骨手术前可以考虑行跖骨背伸截骨术。

籽骨趾侧切除术

对于籽骨肥大或变形、难治的籽骨炎、难治性足底角化病的患者，行籽骨切削同时周围软组织切除手术有时是有效的（图 3.20）。Mann 和 Wapner 报

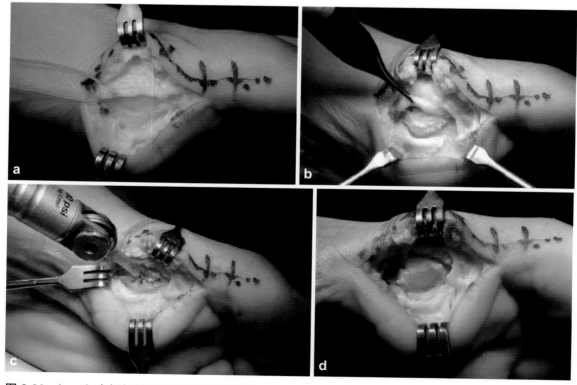

图 3.20 （a~d）内侧籽骨跖侧切削术手术步骤

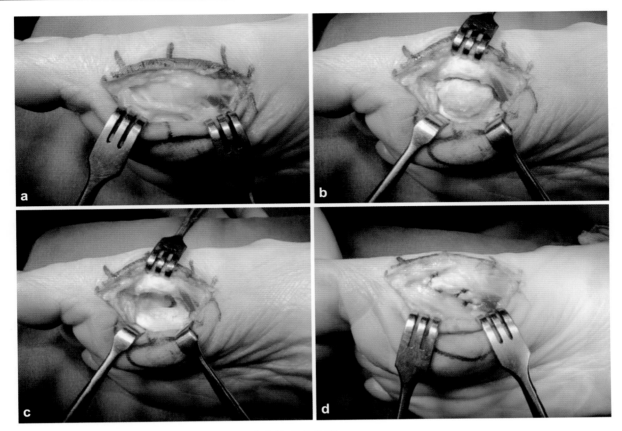

图 3.21 （a~d）从内侧入路行内侧籽骨切除术的手术步骤

道大部分胫侧籽骨切削术后患者没有功能障碍，并且活动度正常[47]。这 16 例手术患者，有 1 例反复形成胼胝，4 例出现轻度胼胝复发。

籽骨切除术

对于如感染、骨坏死、骨不连、籽骨肥大或变形、难治的籽骨炎、难治性足底角化病的患者，可选择籽骨切除术[65]。如果不合并踇外翻或踇内翻畸形，那么单纯切除胫侧或腓侧籽骨的任意一个，不会发展为明显的畸形[14]。但是，由于趾短屈肌经过这两个籽骨止于近节趾骨基底部，如果两粒籽骨都被切除，会破坏趾短屈肌止点（图 3.21 和图 3.22）。

入路

一般胫侧籽骨切除选择内侧或内偏跖侧入路，但是腓侧籽骨切除的入路还存在争议。传统上，提倡选择跨越腓侧籽骨的跖侧延长入路进行手术[43]。术中需要修复踇短屈肌腱和联合腱，同时注意保护踇趾的足底外侧趾神经（图 3.23 和图 3.24）。但是该入路术后会出现籽骨切除部位的瘢痕，可能引起持续的疼痛。为了避免这个可能的并发症，我们推荐背侧入路来暴露腓侧籽骨，特别是踇外翻合并腓

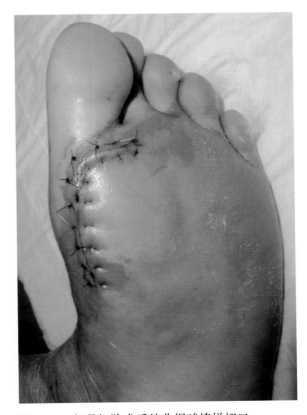

图 3.22 籽骨切除术后的曲棍球棒样切口

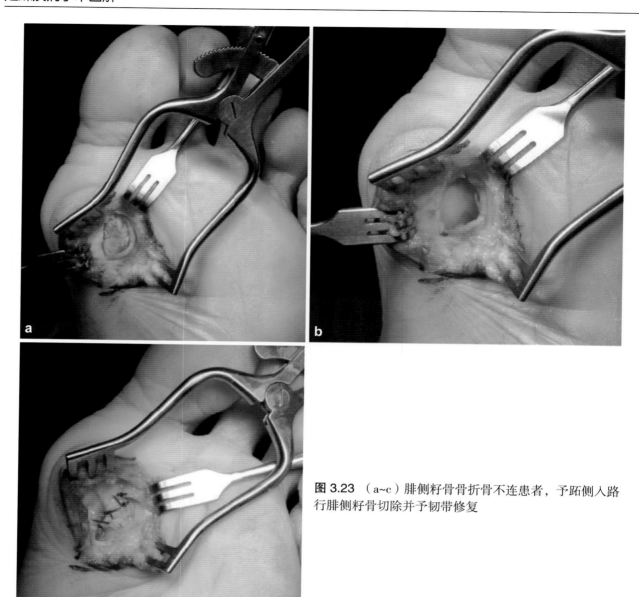

图 3.23 （a~c）腓侧籽骨骨折骨不连患者，予跖侧入路行腓侧籽骨切除并予韧带修复

图 3.24 切除的缺血性坏死（AVN）的内侧籽骨及病理。（a）大体观照片；（b）低倍镜下照片

侧籽骨半脱位的患者[28]。但是，对于没有合并腓侧籽骨半脱位的患者，背侧入路切除腓侧籽骨会比较困难。Rodrigues Pinto 等甚至用内侧扩大入路切除外侧籽骨[58]。

对于有症状的急性或应力性骨折后骨不连患者，一些术者报道用植骨术[4]合并或不合并内固定术治疗，并获得成功[12,56]。部分或全部籽骨切除同时修复屈肌机制用于治疗难治的籽骨骨不连是可行的。

作者建议

　　对于有症状的骨折后骨不连患者，我们主要使用籽骨部分切除术，切除较小的骨折块并修复姆短屈肌腱和籽骨间韧带。我们用跖内侧入路治疗胫侧籽骨损伤，跖侧入路治疗腓侧籽骨损伤。植骨术可以用于稳定的骨不连合并较小分离的患者。

结果

Aquino 等对 26 名难治性足底角化病患者实施胫侧籽骨切削术，有效率为 89%[5]。对于骨折后骨不连患者，Anderson 等用刮除联合植骨来治疗有症状的胫侧籽骨骨不连[4]。90 例（90%）患者在没有内固定的情况下最终随访愈合。Biedert 等对 5 名应力性胫籽骨骨折患者行近端骨折块切除 + 姆短屈肌腱修复术，术后 8 周，他们均恢复全负荷的体育活动（表 3.5）。

表 3.5　籽骨骨折的治疗

手术方式	文献	患者例数	疗效
籽骨切除术	Bichara 等[10]	24	近端碎骨块切除并修复姆短屈肌腱
			22/24（92%）平均 3 个月恢复运动
			疼痛 VAS 评分 6.2~0.7
	Sexena 等[60]	24	平均随访 86 个月
			10 例腓侧、16 例胫侧籽骨切除
			并发症：1 例内翻，1 例外翻，2 例神经瘤
			胫侧籽骨切除后术后恢复期更长
植骨术（合并或不合并内固定术）	Anderson 等[4]	21	植骨但未内固定
			19/21（90%）最后随访愈合
	Blundell 等[12]	9	经皮 Barouk 螺钉固定
			AOFAS 评分 47~81 分
			术后 3 个月恢复到先前运动

■ **病例 3.4**　腓侧籽骨肥大：34 岁女性患者，诉双侧第一跖趾处跖痛 6 个月，无外伤史。（a,b）X 线片及 CT 示巨大的籽骨长达 2 cm。（c）标示的第一跖列切口。（d）足底外侧趾神经暴露，向近端、外侧牵拉以暴露外侧籽骨。（e）骨膜下剥离和腓骨籽骨去除后的缺损。（f）骨膜软组织缝合以防术后姆内翻并发症。（g）术后前后位片。（h）术后轴位片。

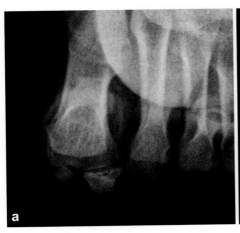
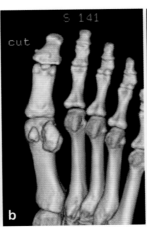
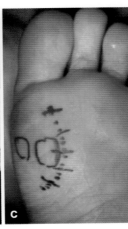
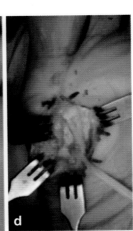

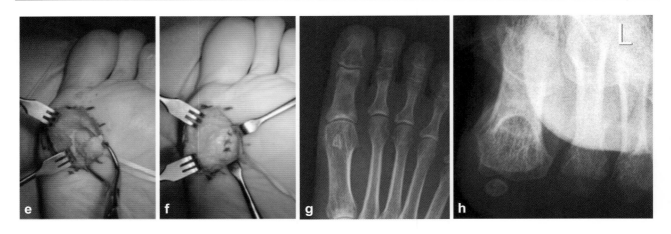

■ **病例 3.5** 籽骨骨折骨不连。20 岁大学男性棒球主力运动员，籽骨二分骨折 6 个月伴第一跖趾处跖痛症。（a~c）患者内侧籽骨骨折骨不连后弓形足，CT 显示骨折块硬化，无法参加体育运动。（d,e）近端籽骨骨折块切除合并跗短屈肌腱修复，以加强第一跖趾关节跖屈。同时附带 Akin 截骨纠正跗外翻。

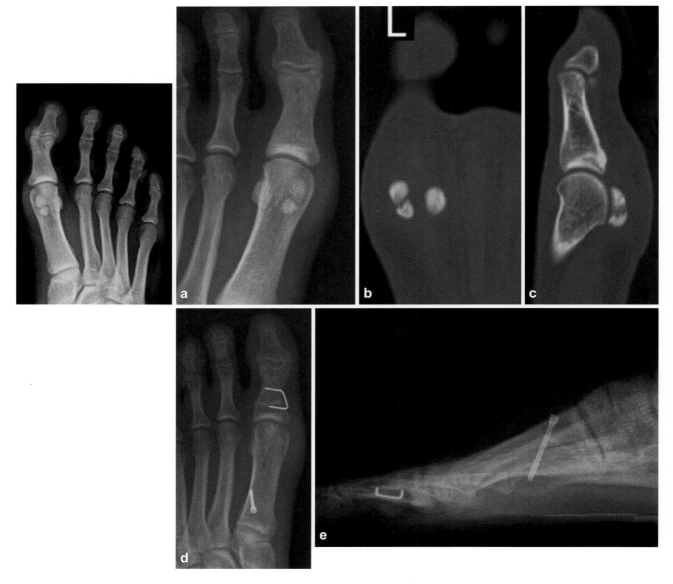

■ **病例 3.6**　籽骨骨不连接骨术。（a~c）22 岁男性患者，8 个月前军队长距离跑步训练后出现第一跖骨头区域的疼痛及压痛。X 线及 CT 示籽骨骨不连，有不规则骨折线。（d,e）选择内侧入路，行内侧籽骨骨不连接骨术。术中刮除纤维样组织，跖骨头取骨后自体植骨，术后短腿石膏固定 10 周。（f）术中骨折腔隙自体植骨后图片。

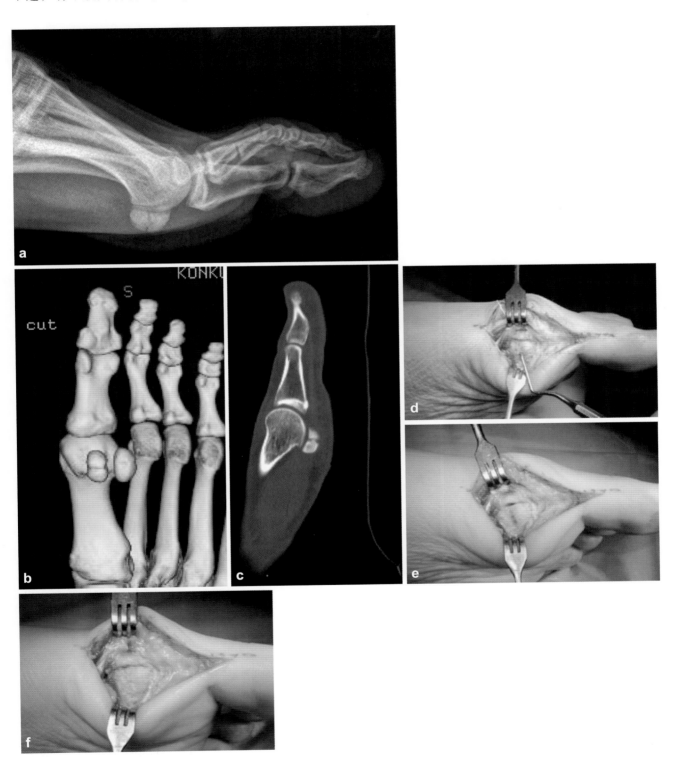

■ **病例 3.7** 籽骨粉碎性骨折。(a,b)29 岁男性跳跃损伤后持续性前足跖区疼痛。正位及轴位 X 线片显示籽骨粉碎性骨折。患者石膏固定 5 周，穿术后鞋 3 周。

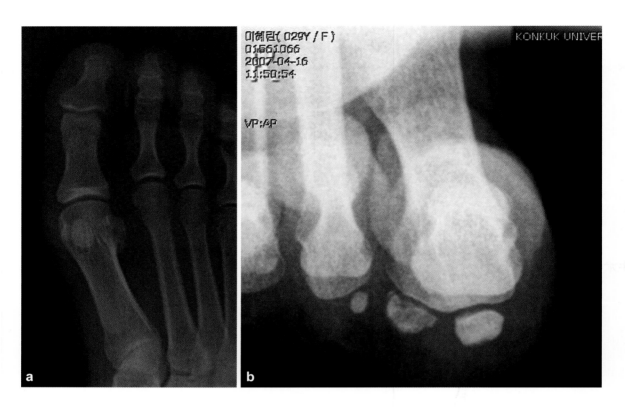

Freiberg 病

概述

    Freiberg 病被认为是一种常见的骨软骨病发展而来的跖骨头缺血性坏死。1914 年，Freiberg 最早对这种足部既往有轻微外伤史的疾病使用 "infraction" 来进行描述[15]。创伤、血管损伤和（或）系统疾病等多种潜在病因均被认为可发展为 Freiberg 病。虽然孤立的外伤不被认为是该疾病的病因，但是慢性持续的细微的损伤被认为在该病的发展中起重要作用。第二跖骨头在行走时承受最大的压力[23]。第二跖骨近端的稳定结构使得远端跖骨头压力增加。假设如果应力的局部反复损伤，可引发局部血供的损伤和再血管化的失败，进而引发该疾病的发生。可能由于正发育成熟的跖骨骨骺是其强度的相对薄弱阶段，所以该病好发于青春期阶段[13]。

    根据流行病学调查，第二跖骨头最好发该疾病，接着是第三跖骨，紧随的是第四跖骨。第五跖骨头很少发病。也有多发或者双侧发作的报道。女性患者居多，而青春期是好发阶段。

诊断

    该病典型的表现是青春期女性，诉相关病损跖骨头负重或行走时的疼痛。体格检查可见病损跖趾关节的肿胀发热、关节活动度减小。

    影像学检查可以帮助诊断和确定治疗方式。在 Freiberg 病的早期阶段，还没有出现跖骨头扁平和软骨下骨塌陷的时候，X 线平片检查只能发现关节间隙变宽。骨扫描可见跖骨头高信号表现。在高分辨的骨扫描图像上，缺血栓塞区域可见到吸收的活跃区[15]。MRI 对于早期诊断和为了防止关节软骨的进一步变形退变的手术治疗是有帮助的[15]。

    该病需要和应力性骨折、化脓性关节炎、肿瘤、炎性关节炎、各种阶段的退变性关节炎鉴别诊断。在确诊 Freiberg 病前，需要影像学和血清检查来排除其他诊断。

治疗

治疗原则

    Freiberg 病的治疗取决于其所处的阶段。软骨

没有关节软骨损伤或退变，则不需要手术治疗。但是如有关节软骨的损伤，合并或不合并骨赘变形，则可以选择多种手术方案来缓解患者症状和相关关节的进一步退变。

保守治疗

像其他的具有自限性的骨软骨疾病一样，早期的 Freiberg 病治疗目标可以通过口服止痛药、减少运动来减轻患者的症状。目前还没有特殊的治疗或手段可缩短或者中止病程的发展。但是使用硬鞋垫、矫形鞋、步行靴可以缓解负重，减轻后期并发症。一旦关节出现退变和关节软骨的塌陷，保守治疗对于病程的进展几乎没有疗效，需要止痛药物来缓解患者的症状。

手术治疗

Freiberg 病的手术治疗包括清理术、截骨矫形术、减压术、骨软骨移植术、切除合并关节成形术。在疾病早期，清理术、骨软骨移植术、截骨术对于避免关节变形和塌陷是有作用的。到关节炎样改变阶段，截骨矫形术作用有限。当关节炎样改变持续进展时，我们可以选择切除合并关节成形术（表 3.6）（图 3.25 和图 3.26）。

表 3.6 Freiberg 病的手术选择

1. 清理术
2. 跖骨截骨矫形术（背侧闭合楔形截骨）
3. 骨髓减压术
4. 骨软骨移植术
5. 跖骨头切除 + 关节成形术

外科手术可以分为两类。一类主要关注跖骨头关节软骨的修整，包括跖骨截骨矫形术、骨软骨移植术。如果病损关节的关节软骨持续退变，那么可以用骨软骨移植术[33,50]或者植骨垫高软骨[61]来修整关节软骨。但是广泛使用的关节软骨修整的术式是截骨后转位部分自身跖骨头来完成。截骨水平可以在关节内[32,42,62]或关节外[40]，但是关节软骨的转位都是通过背侧楔形截骨来实现。内固定的方式很多，包括克氏针固定、经骨缝合、生物可吸收螺钉（图 3.27）。

另一类术式主要希望阻止病程发展来缓解患者的症状，包括多钻孔减压术、清理术、骨赘切除、关节成形术。随着 Freiberg 病的进一步进展，关节严重退变会合并或不合并跖趾关节的半脱位。有时跖骨头切除短缩截骨可缓解患者的症状。虽然过多地短缩或切除跖骨头会影响跖弓的完整性，并进一步引发转移性跖痛症、趾畸形，但是对于严重的退变合并跖趾关节半脱位患者，不切除跖骨头（关节成形）往往无法纠正病程。关节成形后的软组织填充有利于减少跖骨头切除的并发症[15]。

作者的经验

对于慢性 Freiberg 病患者，我们经常施行关节清理术，包括软骨、骨碎片的清理，骨赘的切除。但是如果患者跖趾关节跖侧 2/3 的关节软骨已经缺损，我们选择如 Weil 截骨术样的跖骨背侧闭合楔形截骨术（病例 3.9 和病例 3.10）。

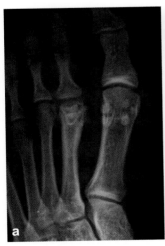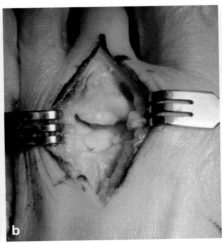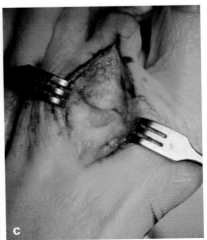

图 3.25 Freiberg 病慢性期合并背侧骨软骨碎片清理来减轻疼痛

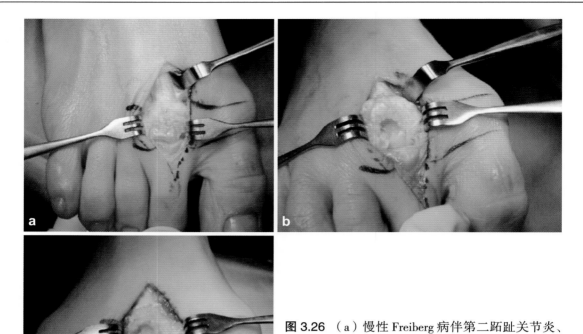

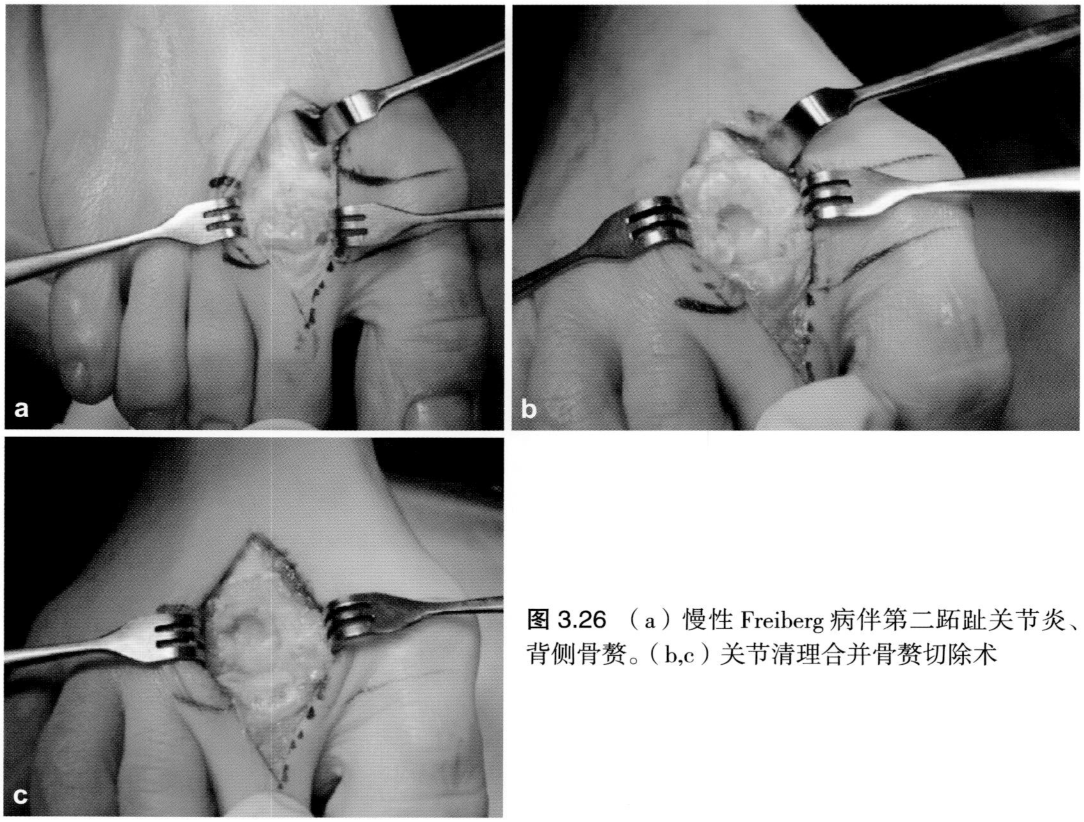

图 3.26 （a）慢性 Freiberg 病伴第二跖趾关节炎、背侧骨赘。（b,c）关节清理合并骨赘切除术

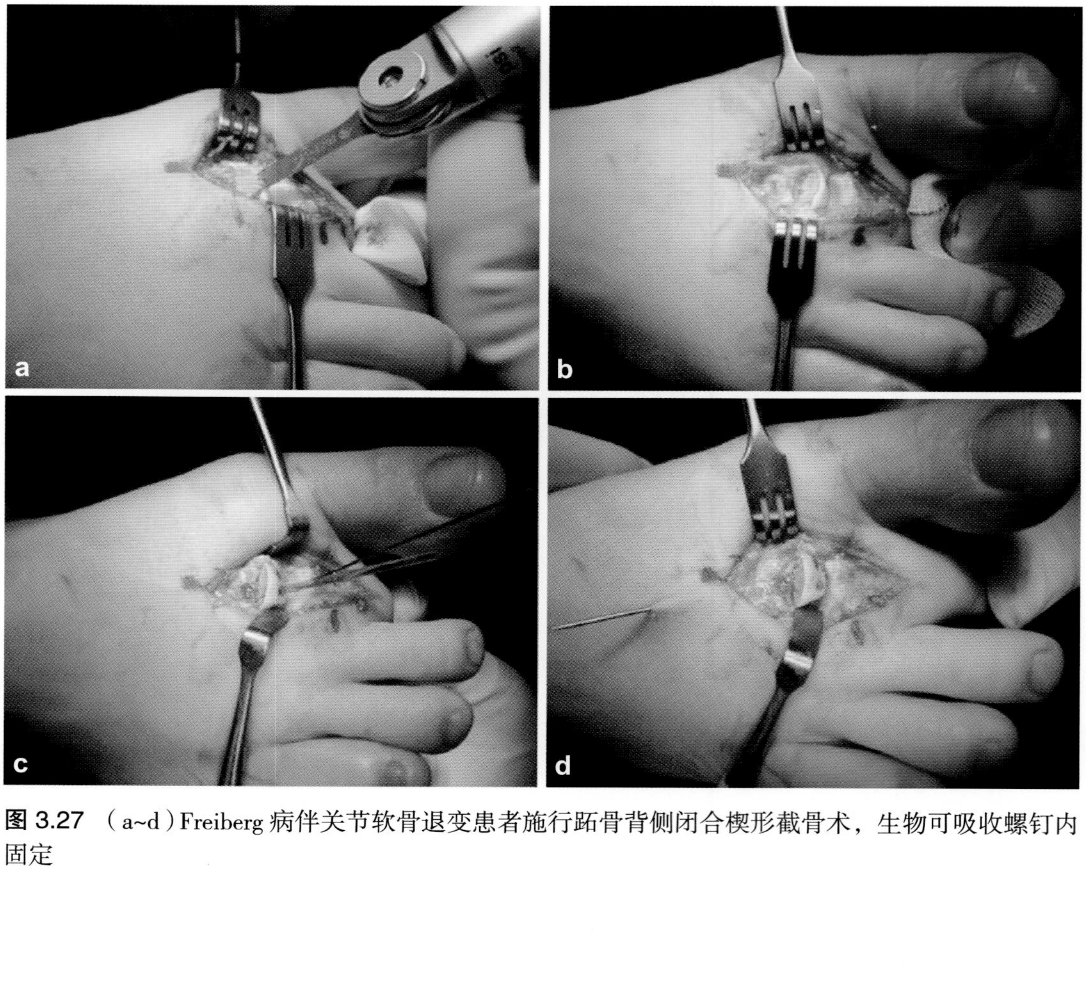

图 3.27 （a~d）Freiberg 病伴关节软骨退变患者施行跖骨背侧闭合楔形截骨术，生物可吸收螺钉内固定

结果

　　清理术或凿骨术对于缓解症状往往疗效满意。术后跖趾关节被动活动可保留但主动活动范围不佳。很多研究表明背侧楔形截骨术后满意率高。有充分证据表明在该病早期，清理术和截骨术是有效的。对于严重关节软骨改变的患者，可以施行切除＋关节成形术。但是髓腔减压、软骨膜移植、金属或骨水泥的关节再造术的疗效，临床证据还不充分[15]（表3.7）。

表 3.7　Freiberg 病外科手术疗效

术式	文献	病例数	疗效
骨软骨移植术	Hayashi 等[33]	1（2 趾）	术后 1 年，完全活动无疼痛
			关节镜下第二跖骨头关节软骨表面光滑
	Miyamoto 等[50]	4	AOFAS 评分 71~98 分
			观察 1 年，2 例恢复正常，2 例接近正常
			关节软骨正常（ICRS 评分）
背侧楔形截骨术	Gauthier 等[30]	53	仅 1 例仍持续疼痛
	Lee 等[42]	12	平均随访 45 个月
			疼痛 VAS 评分 8.0~2.3
			术后疗效均满意
			ROM 术后平均增加 26°
关节成形术	Thompson 等[66]	12	趾长屈肌腱劈开转位
			83% 疗效优
	Lui 等[44]	2	趾短伸肌腱、关节镜下手术
			疼痛好转明显，关节活动未改善

■ **病例** 3.8　Freiberg 病急性期。25 岁女性，第二跖趾关节畸形严重疼痛 2 周。(a,b) X 线片显示第二跖骨头关节面塌陷，局部硬化。(c) 骨扫描显示第二跖骨头区域的热吸收。患者诊断 Freiberg 病急性期，予石膏制动 6 周。

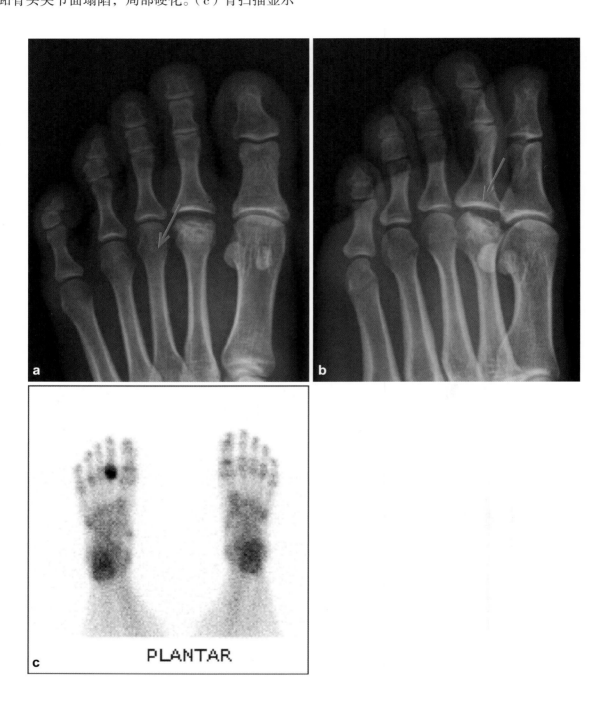

■ **病例** 3.9　慢性 Freiberg 病。（a）19 岁长跑运动员，反复出现数小时长跑后第二跖骨痛 5 年。X 线片示第二跖骨头平坦伴关节炎、多发游离体。（b）CT 矢状位见跖骨头塌陷，合并游离体。（c,d）予游离体摘除、骨赘切除后疼痛完全缓解，术前活动时的捻发音消失。

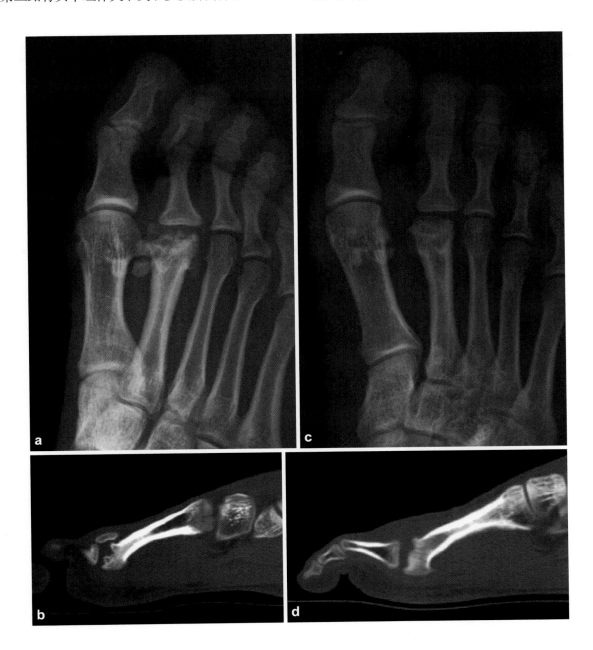

■ **病例 3.10** Freiberg 背 侧 楔 形 截 骨 术。（a,b）Freiberg 病慢性阶段伴第二跖趾背侧 1/3 关节破坏合并骨赘。（c,d）跖骨背侧楔形截骨后跖骨头部分关节面旋转，螺钉固定。（e,f）术中背侧楔形截骨，跖侧跖骨头抬高照片。

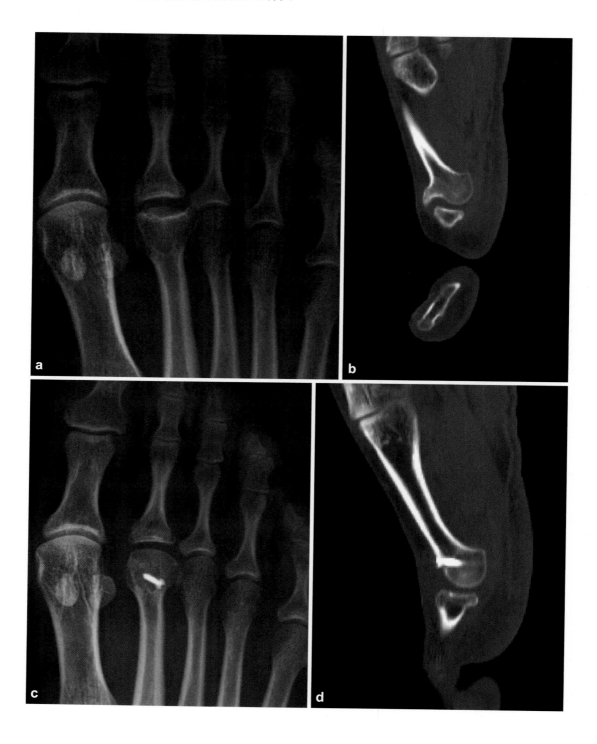

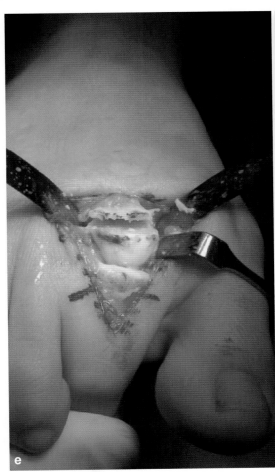
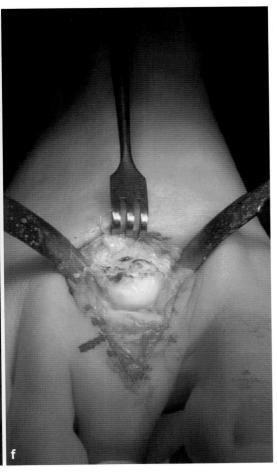

第二到第五趾的问题

概述

第二到第五趾的畸形可单独存在，也可表现为与跗趾、中足、后足畸形并存。其原因包括先天性、神经肌肉性、外伤性、家族遗传性以及穿鞋不合适。锤状趾是远节趾骨相对中节趾骨屈曲畸形，锤状趾是中、远节趾骨相对近节趾骨的屈曲畸形。而爪形趾是锤状趾合并跖趾关节的背伸畸形。

锤状趾／爪形趾

锤状趾或者爪形趾的病因往往不明。把前足放进狭小的尖头鞋内是这些畸形的可能原因。这些畸形与神经肌肉疾病、关节炎、创伤后畸形、糖尿病相关的足麻木相关。跗外翻畸形也被认为是相关因素。

对跖趾关节、近远节趾间关节解剖的认识以及对锤状趾和爪形趾的病理机制的认识对于这些疾病的治疗有帮助。跖趾关节明显不稳的病因与侧副韧带、跖筋膜和跖侧关节囊相关。趾长伸肌腱的主要功能是让趾骨近侧背伸。但是只有当近节趾骨维持在中立位或跖趾关节在位时，趾长伸肌腱才能引起近节趾间关节的背伸。当跖趾关节处于背伸位时，趾长伸肌腱对近节趾间关节的作用会减弱。因为趾长、短屈肌腱没有附着在近节趾骨，因此对跖趾关节的跖屈力量很弱。结果在跖趾关节背伸位时，由于没有一个主要的对抗跖屈的背伸力量，导致近、远节趾间关节的跖屈。骨间肌、蚓状肌肌腱均通过跨越跖趾关节轴而跖屈跖趾关节。背向跨越近、远节趾间关节，达到背伸它们的目的。但是当跖趾关节处于背伸位时，蚓状肌因为无法有效收缩，而屈曲受限。因此，近节趾骨的背伸成为锤状趾和爪形趾畸形的关键。当跖趾关节长期处于背伸状态时，趾长伸肌腱就失去了对近节趾间关节的作用，趾长、短屈肌腱引发近节趾间关节的屈曲畸形，跖侧的结构逐渐紧缩和失效。

柔韧性锤状趾、爪形趾

当患者是柔韧性锤状趾、爪形趾畸形时，在站立位时，这种畸形存在，在坐位患足下垂时，畸形会消失。当踝关节背伸、跖骨头从下方推压时，畸形会再次出现。这种畸形主要是由于趾长屈肌腱的挛缩引发。屈肌腱转位术是治疗柔韧性锤状趾的一种选择。该术式是将趾长屈肌腱从远端止点处离断，向近端游离并纵向劈裂后在近节趾骨的中段两侧处转位到背侧，并缝合至趾长伸肌腱。由于畸形再发、足趾排列不佳、术后僵硬的问题，该术式的疗效还有争议。如果足趾存在固定性挛缩，单独施行该术式常常效果不满意。对于柔韧爪形趾畸形患者可以施行趾长屈肌腱的松解和跖趾关节囊的松解术。在一些比较僵硬的患者，可以用克氏针临时固定。

僵硬性锤状趾畸形

如果锤状趾畸形是僵硬性的，关节结构被动纠正困难，这时单纯的趾长屈肌腱离断术或者转位术是不适合的。僵硬性锤状趾畸形患者，最常见的手术治疗方法是切开近节趾间关节，将近节趾骨头切除后关节成形（DuVries 关节成形术）。趾长屈肌腱

可以通过术中考虑决定是否通过切口一并离断。

近年来，利用髓内固定装置或其他固定方法对近端趾间关节进行永久性融合，代替了切除关节成形术，得到了越来越广泛的应用。如果跖趾关节存在过伸，可以行软组织松解，如跖趾关节囊背侧的松解和（或）伸肌腱的延长。

僵硬性爪形趾畸形

僵硬性爪形趾畸形存在跖趾关节的僵硬过伸畸形，因此术中必须矫正该畸形。对于中度畸形患者，施行趾长伸肌腱的"Z"字延长术合并跖趾关节背侧关节囊松解术即可。对于重度的跖趾关节半脱位或者完全脱位患者，软组织矫形往往不够，还需要跖骨的截骨矫形。跖骨远端的 Weil 截骨术合并跖趾关节囊松解是常见的术式。如果截骨术后跖趾关节的重排还不够，那么可以考虑跖板重建和屈肌腱转位。对于僵硬性爪形趾畸形患者，相较于近节趾间关节成形术，作者更倾向于近节趾间关节融合术。

■ **病例 3.11** 僵硬性爪形趾畸形。（a~c）41 岁男性患者，外伤后僵硬性爪形趾畸形伴站立时趾尖疼痛。（d,e）近端趾间关节成形术，克氏针内固定加强。

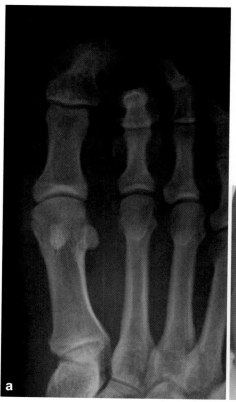

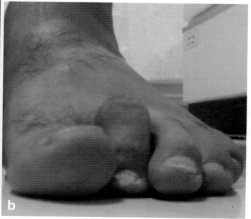

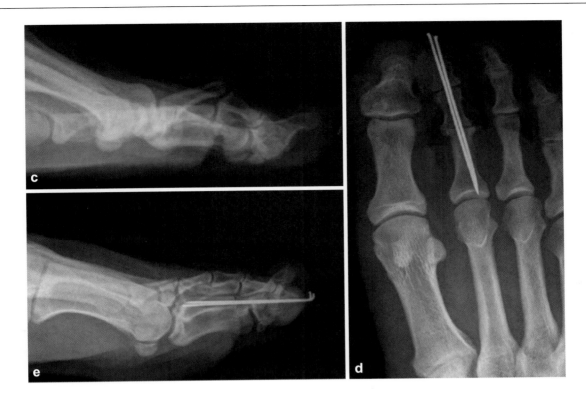

锤状趾畸形

虽然足趾在鞋内受压被认为是锤状趾畸形的主要原因，但是大部分患者的特定病因不明。锤状趾畸形在足趾较邻近足趾明显长时、外伤后或相关关节炎患者多发。尽管锤状趾畸形患者的趾长屈肌腱较紧，但是这是原发因素还是继发改变，还有待验证。

柔韧性锤状趾畸形患者只需施行趾长屈肌腱离

断术（图 3.28）。但是僵硬性锤状趾畸形患者需要行中节趾骨髁切除，合并或不合并趾长屈肌腱离断术。克氏针临时固定矫形的关节。

■ 病例 3.12 第二趾过长。（a）65 岁女性患者，跚外翻合并第二趾过长、趾尖疼痛。（b）第二趾近节跖骨短缩截骨矫形，同时 PCMO、Akin 截骨术后内固定。（c）术后 3 个月，骨愈合，疼痛完全缓解。

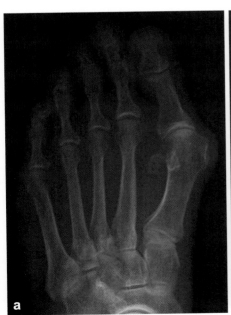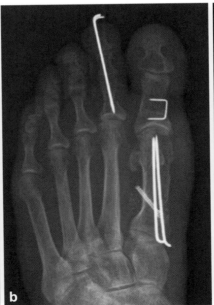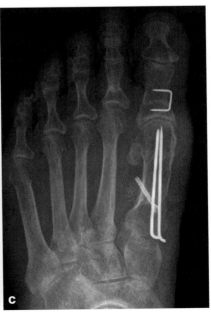

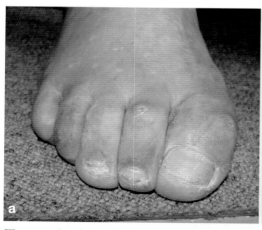
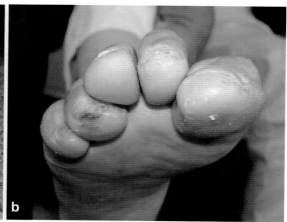

图 3.28 （a,b）爪形趾畸形伴趾尖负重疼痛。经皮趾长屈肌腱离断后疼痛缓解

第五趾疾病

鸡眼

鸡眼是骨或软组织表面突出的厚的角化组织，由于鞋或其他突起物的压力而引发的鸡眼常位于第五趾的外侧。有时在趾骨的骨性隆突间可出现趾间鸡眼。总体而言，保守治疗——包括更换软的、大的鞋，鸡眼削薄，在有症状的区域用合适的垫能缓解局部压力和症状。如果保守治疗失败，可考虑手术治疗。外侧硬鸡眼合并锤状趾畸形患者，可施行屈肌腱离断 + 鸡眼削除术。对于趾间鸡眼，待湿软的软鸡眼好转后可行鸡眼削除合并相应中节趾骨的骨性隆突的切除。

第五趾旋转畸形

第五趾的旋转畸形常常是一种先天畸形，并可能伴随压力性的趾间关节外侧的鸡眼。如果第五趾过度旋转合并跖趾关节的背伸挛缩，可能会发展为上重叠，由于鞋会压迫足趾，可能会引发不适。如果第五趾过度旋转合并跖趾关节跖侧的挛缩，那么第五趾可能会在第四趾下方[64]。

在第五趾过度旋转伴或不伴第五趾的上、下方重叠的患者，需要在近节趾骨中段骨干处旋转截骨矫形，用 2 枚 1.2 mm 克氏针固定。但是，在中、重度的上叠畸形患者，可施行第五跖趾关节的松解，包括伸肌腱、内侧副韧带、跖趾关节囊松解（DuVries 术）或者趾长伸肌腱转位到小趾展肌（Lapidus 术）。对于下叠畸形患者，手术干预包括骨切除、屈肌腱离断、关节囊成形、软组织重排、肌腱转位、切除引发症状的骨赘、截骨术等。重度下叠畸形患者可以施行重排关节成形术（Thompson 术式）。

■ 病例 3.13　第五趾旋转畸形。（a,b）22 岁男性患者，第五趾旋转畸形，伴有外侧痛性胼胝。（c,b）在近节趾骨中段行去旋转截骨，用 2 根直径 1.2 mm 的克氏针固定。痛性胼胝的问题得到解决。

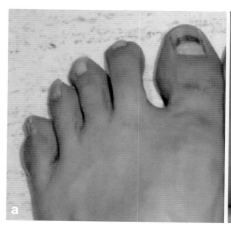
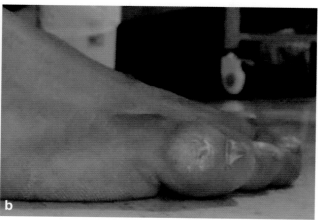

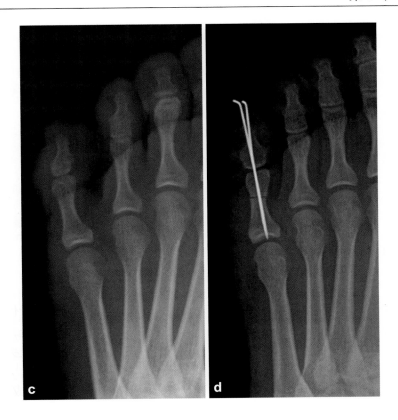

小趾囊炎

小趾囊炎是和第五跖骨头外侧突起相关的一种疼痛性突起。小趾囊炎分为四种类型[17,39]。Ⅰ型是第五跖骨头外侧髁增生隆起。这种突起可以是继发外生骨疣，外侧髁突，圆形或哑铃样跖骨头。Ⅱ型小趾囊炎畸形是第五跖骨干向外侧弯曲导致第五跖骨头外侧髁的痛性隆起。Ⅲ型畸形是第四和第五跖骨间夹角增大。Ⅳ型是前三种畸形混合畸形。

初期的保守治疗包括更换宽趾鞋、合适的鞋垫，可以明显降低压力，减轻症状。对于难治性疼痛性胼胝体，可以行手术治疗。跖骨头较大的Ⅰ型患者，可选择远端髁突切除术或第五跖骨远端（Chevron、斜行、横行、Weil）截骨术或者跖骨近端的 Chevron 截骨术。如果远端髁突切除或者截骨矫形失败，可以选择扩大切除，如第五跖骨头切除术。

卷趾畸形

卷趾畸形是一种较常见的畸形，表现为趾间关节的弓形屈曲。最常见于第四、第五趾。在儿童其一般表现为无症状的卷趾畸形或自然矫正，但是在成人常表现为僵硬性畸形伴疼痛。小儿中度畸形患者可以通过屈肌腱离断术来治疗[69]。但是成人僵硬性畸形患者仅仅行屈肌腱离断是不够的。Choi 等报道了 32 例畸形患者，僵硬性卷趾畸形常见于近节趾间关节，对于长期存在的僵硬性第四卷趾畸形成人患者，背侧闭合楔形截骨关节成形术是简单、有效、值得选择的治疗方案[16]。

（Dong Yeon Lee，Dong-Oh Lee，Hong-Geun Jung 著；吴卫东、周建新 译；马勇 审校）

参考文献

扫描二维码获取

第4章 距骨骨软骨损伤、踝关节撞击、跗骨窦综合征

距骨骨软骨损伤

概述

软骨和骨软骨损伤是下肢负重关节中比较常见的损伤（图4.1）。其病变程度可以是一个简单的关节软骨挫伤，也可以是单独涉及软骨的骨软骨下骨折或者全层骨折。损伤机制是来自于以下三种创伤类型的一种：压缩、剪切或撕裂。对于急性损伤的诊断容易被忽视，因为这种损伤通常是微小的或低能量的，不引起功能障碍。踝关节的骨软骨病变是指距骨软骨和软骨下骨的损伤，通常是由一个或多个创伤原因导致部分或完整的骨软骨片剥脱。这种病变引起严重的踝关节疼痛是与负重有关的，可能存在功能障碍、活动受限、僵硬、交锁和肿胀。

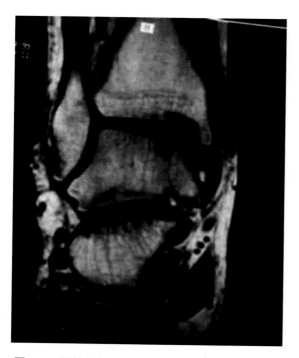

图4.1 距骨骨软骨损伤的 MR 图像

1888年，Konig 首先报道了剥脱性骨软骨炎（osteochondritis dissecans，OCDs），他指出游离体是由相应的关节软骨与软骨下骨骨折形成的[1]。1922年，Kappis 在踝关节中描述了这一过程[2]。Berndt 和 Harty 在回顾所有描述距骨骨软骨骨折文献的基础上，提出了距骨骨软骨损伤（osteochondral lesions of the talus，OLTs）X 线分期的分型系统（图4.2a）[3]。其他分型系统均基于该分型系统，但该分型系统依然是当今应用最广泛的方法。尸体解剖研究发现其病因机制是距骨顶外侧缘的骨软骨骨折。就像脚倒立于小腿上，与腓骨相对的外侧缘压缩（Ⅰ期），而外侧副韧带仍完好无损，外侧副韧带进一步反向撕裂并开始出现撕脱的软骨片（Ⅱ期），软骨片可能完全分离但无移位（Ⅲ期）或者出现翻转移位（Ⅳ期）。Berndt 和 Harty 通过实验证明了损伤的病因是创伤性的，然而非创伤性的病变也可发生。Loomer 等[4]考虑到软骨下骨囊肿的存在，将该分型系统增加了一个 Ⅴ 期。Ferkel 和 Sgaglione[5]基于 CT 断层扫描提出了一个分型系统（图4.2b），同时 Hepple 等基于 MRI 表现也提出了一个分型系统[6]。

对于踝关节骨软骨损伤的治疗策略是多种多样的，在过去的10年里由于新技术的应用大大增加了其治疗策略，目前人们普遍认为有症状的骨软骨损伤的治疗策略包括：①非手术治疗包括休息、石膏固定和服用非甾体类抗炎药，②外科手术切除病灶，③切除和刮除病灶，④切除、刮除术和微骨折，⑤自体骨移植填充缺损（松质骨），⑥顺行（经踝）钻孔术，⑦逆行钻孔与固定，⑧骨软骨移植技术（自体骨软骨移植，osteochondral autograft transfer system，OATS），⑨自体软骨细胞移植（autologous chondrocyte implantation，ACI）。

这些治疗策略的目标是为了缓解症状和改善功能。文献报道这些治疗策略的效果有所不同，在大

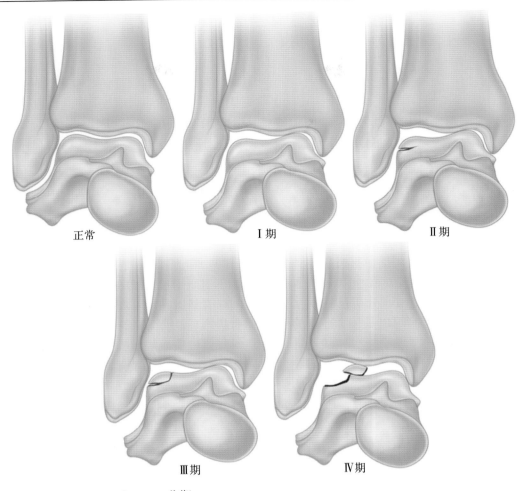

正常　　　　　　　Ⅰ期　　　　　　　Ⅱ期

Ⅲ期　　　　　　　Ⅳ期

图 4.2a　Berndt 和 Harty 分期

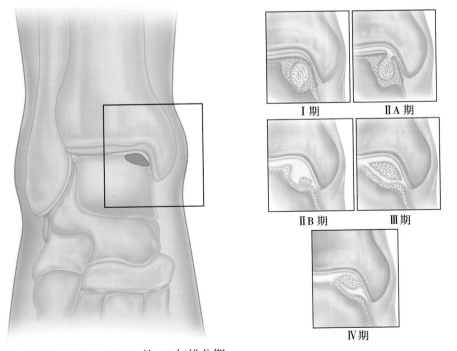

Ⅰ期　　　　ⅡA 期

ⅡB 期　　　　Ⅲ期

Ⅳ期

图 4.2b　Ferkel 和 Sgaglione 的 CT 扫描分期

多数情况下，多种治疗方案都是可行的，最佳的治疗方案则是由临床医生根据损伤的类型和大小进行选择的。

保守治疗

保守治疗通常包括制动和避免负重，也可以选择同时服用非甾体类抗炎药物（NSAIDs）治疗大约6周，然后逐渐部分负重和物理治疗。此治疗方案适用于 Berndt 和 Harty 分型的 I 期、II 期和轻微的 III 期损伤。对于较重的 III 期和所有的 IV 期损伤均首选考虑手术治疗；另外，对于 I 期和 II 期损伤保守治疗失败时仍然需要手术治疗[7]。

Berndt 和 Harty 在早期的文章中报道保守治疗 OLTs 的疗效不佳；优 16%，良 9%，差 75%。2003年 Verhage 等[8] 的一个系统回顾分析已证明了保守治疗 OLTs 的成功率仅为 45%。其目的是为了使损伤处软骨负重减轻，因此解决水肿问题即可以预防其坏死。Tol 等[9] 在另外一个文献回顾分析中报道保守治疗的成功率仅为 45%。之前的研究未曾报道从亚急性到急性（<6周）甚至慢性（>6周）损伤在保守治疗前临床症状的持续时间。患者在手术与保守治疗之间进行选择时，会选择保守治疗，保守治疗包括部分负重，其报道的成功率为 20%~54%。

手术治疗

逆行钻孔

逆行钻孔适用于表面完整覆盖软骨的较大的剥脱性骨软骨炎（OCDs）的治疗，对于早期稳定的 OCDs 合并有较大的软骨下囊肿且表面或多或少覆盖有完整软骨的患者，或者对于 Berndt 和 Harty 分型中的 I 期和 II 期损伤通过常规的前内侧和前外侧入路很难达到病灶的患者，钻孔的目的是在不影响关节软骨的情况下给缺损区带来血液供应。当关节面软骨完好且合并有较大的软骨下囊肿时可选择此方法治疗。对于内侧病变可以通过跗骨窦进行关节镜钻孔；对于外侧的病变，囊肿接近前内侧，其目的是诱导软骨下骨的血管再生和刺激骨骺的形成。Kono 等[10] 和 Taranow 等[11] 报道其治疗的成功率为 81%~100%

经踝顺行钻孔

当由于骨软骨病变位于距骨穹窿处，难以接近时，可考虑经踝顺行钻孔术。这种技术是将一根克氏针插入约 3 cm 深使其到达内踝尖，并通过完整的软骨直接在内踝处进入病变区。Kono 等[10] 和 Robinson 等[12] 描述该技术的结果显示其成功的病例约占 63%。

切除、刮除术、钻孔术和微骨折

手术治疗包括切除、刮除术、钻孔术和微骨折。切除：当局部分离的碎片成为游离体，缺损处不处理；切除和清理术，在切除游离体后，周围坏死的软骨下组织通过开放手术或关节镜切除。清理钻孔术和微骨折：在切除和刮除术后经过多个钻孔或者微骨折形成软骨下骨，使骨髓腔释放出生长因子促进纤维蛋白凝血块形成，这些局部形成的新生血管刺激骨髓干细胞进入骨软骨缺损区，并形成纤维软骨组织。Van Dijk 等[13] 通过文献回顾分析切除方法的成功率约为 54%，完成了表面的软骨损伤与大体完整的软骨下骨切除。切除术和刮除术分别报道的成功率约为 77%，大多数患者为 Berndt 和 Harty 分型中的 III 期和 IV 期损伤，尽管也有 II 期损伤，但最终的治疗还是选择切除术、清理术。而报道微骨折的成功率最高为 85%，大多数患者为 Berndt 和 Harty 分型中的 III 期和 IV 期损伤。尽管 I 期和 II 期损伤也可发生，但损伤的直径通常不超过 1.5 cm。

Kouvalchouk 等[14] 研究了自体骨移植填充缺损区，该技术是将距骨穹窿局部坏死的骨软骨损伤切除和清理之后剩余的缺损区用自体松质骨填充，其目的是恢复距骨的力学性能。其治疗的适应证很广泛，通常内侧损伤的直径超过 1.5 cm。

■ **病例 4.1** 微骨折治疗 OLT。（a）20 岁女性患者，右踝关节疼痛 5 年、加重 1 年，前内侧症状明显，VAS 评分 5，AOFAS 评分 72。（b）MRI 显示距骨穹窿内侧骨软骨损伤（III 期损伤）。（c）关节镜检查显示钙化的骨软骨骨折碎片大小为 17 mm × 10 mm。（d）使用刨刀和环形刮匙切除不稳定的病变和清理病变的骨床。（e）进行了多个 90° 方向的微骨折，深度 3 mm，孔距 2~3 mm。（f）微骨折后松开压力止血带，确认通过微骨折孔渗血。

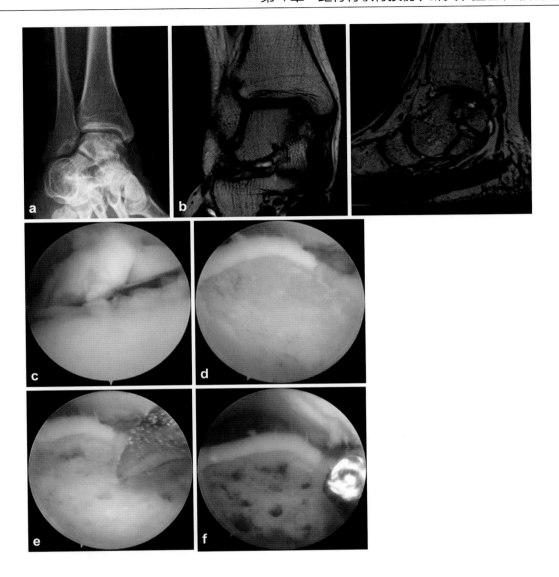

骨软骨移植

大的损伤在关节镜检查治疗 6 个月后仍未见好转的，应该考虑骨软骨移植或者自体软骨细胞移植。使用自体或同种异体骨软骨移植修复软骨缺损的方法已有文献报道[15,16]。有报道自体骨软骨移植治疗的结果随访期间效果很好。先后出现了两种相关的方法：马赛克成形术和 OATS。这两种骨移植重建技术都是采用同侧膝关节非负重区一个或多个圆柱形的骨软骨移植到距骨软骨缺损区。这种方法的目的是为了恢复其生物力学结构和原始的关节透明软骨的生化性质。其方法是通过一个开放的手术或者行关节镜手术，其适应证范围广，常为内侧损伤，有时合并有软骨下的骨囊肿。骨软骨移植也有不足之处，优良率为 90%~94%。Scranton 等[17] 记录了 50 例患者随访

36 个月效果满意，Hangody 和 Fules 报道 36 例患者平均随访 4.2 年，94% 的患者疗效满意。

■ **病例 4.2**　自体骨软骨移植。（a）47 岁男性患者摔伤致踝关节内侧慢性疼痛，普通 X 线片示内侧距骨穹窿断续硬化的缺损区。（b）MRI 显示内侧距骨穹窿下大的囊性变。（c）踝关节镜检查显示许多纤维样软骨游离并软骨下骨外露。（d）确定骨软骨移植的大小。（e）内踝截骨术后显露囊性 OLT 的填塞口。（f）从同侧膝关节的股骨外侧髁取出 9 mm 大小的骨软骨移植。（g）移植骨软骨植入受区与周围软骨面相平。（h）X 线片显示内踝截骨处使用 3 枚螺钉固定。（i）术后 1 年在全身麻醉下再次关节镜检查并取出螺钉。原始的软骨床边缘增生，但是移植的骨软骨显示良好的愈合状态，与周围相邻的软骨完好愈合。

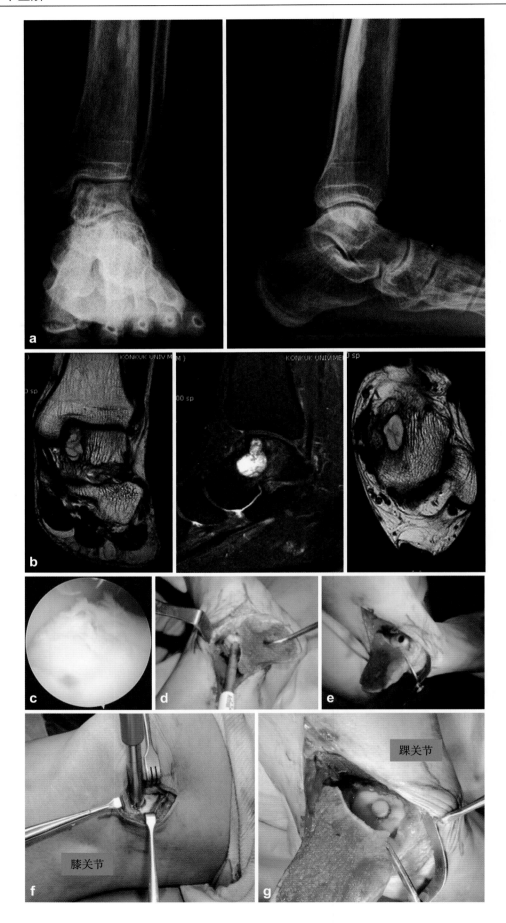

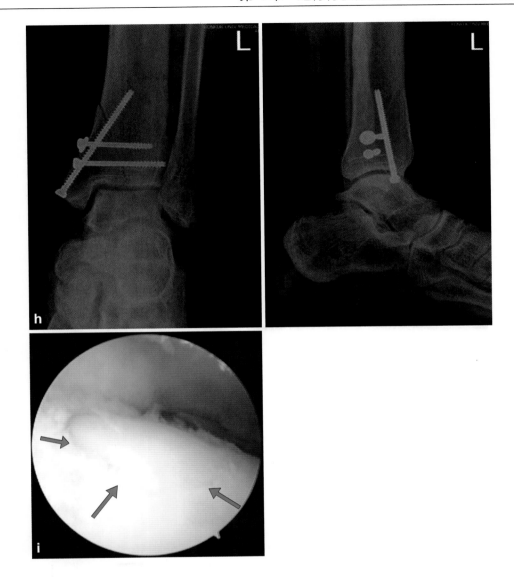

自体软骨细胞移植

　　自体软骨细胞移植术（ACI）的目的是使再生软骨接近正常的透明软骨。ACI 的方法涉及在骨膜下放置培养的软骨细胞来修补覆盖缺损区，其不能用于缺损面积大于 $1 cm^2$，不存在一般性的骨关节炎改变。首先，根据距骨软骨缺损的直径，从膝关节或踝关节切取所需要的一定量的软骨组织。第二个步骤是将提取的细胞培养 6~8 周。内踝截骨术可以做内侧缺损。用刮匙将受损的关节面刮出一个坚硬的边界，并用从胫骨上获取的骨膜补片缝合到缺损区并用纤维蛋白胶进行封闭。最后，将培养的软骨细胞注入补片的下面。

　　Whittaker 等[19]报道了他们的研究结果，他们使用 ACI 治疗的 10 例患者，随访了 4 年，90% 的患者在 24 个月时对手术治疗的结果感到满意，在 48 个月时无复发。

　　在欧洲和澳大利亚，主要使用的是基于基质的软骨细胞移植（matrix-based chondrocyte implantation，MACI），它与传统的 ACI 治疗不同之处在于它不将软骨细胞放置在骨膜补片下面，但是要嵌入在 I / Ⅲ 型的双层胶原蛋白膜中。与 ACI 一样将膜放置在缺损区，但不需要缝线缝合，双层膜保护到的地方使用纤维蛋白密封。使用软骨细胞移植在技术上相对较容易，并且 ACI 不需要截骨。

　　固定技术是另一种治疗方案，用于大的、松散的碎片，可以再附着于下面的骨。可以使用埋头螺钉、克氏针、可吸收钉或者纤维蛋白胶固定到距骨上。Kumai 等[20]报道了 24 例骨软骨损伤 Ⅱ 期、Ⅲ 期的患者，其成功率为 89%，Ⅳ 期有所升高，缺损被刮除和钻孔，复位骨骼碎片后，至少有 2 枚骨钉将它固定到下面的骨骼上。这种损伤通常是急性损伤，并且这种技术在治疗慢性损伤与边缘僵硬时通常会失败。

作者常用的手术方法

自体骨软骨移植治疗距骨骨软骨损伤

对于距骨骨软骨损伤的手术治疗作者首选的是自体骨软骨移植。在这个手术过程中，患者取平卧位并用止血带控制出血，根据需要做一个长约 7 cm 的前内侧或前外侧切口行关节切开术。损伤部位的暴露，是通过移除胫骨远端含关节面的一个骨块来达到的。在胫骨远端前侧关节面骨软骨损伤处制作一个 10 mm 宽、20 mm 深、30 mm 高的楔形骨块，用高速微振荡的摆锯垂直平行小心切割，以免损伤无关的距骨关节面，然后用锯片在干骺端的近端，并垂直于两侧平行截骨线进行截骨。根据距骨穹隆上病变的位置，使用 10 mm 宽的薄骨刀，从横截骨线的尖端向下至胫骨关节面 10~20 mm 深处

进行截骨。（图 4.3）。胫骨骨块移除后可以直接通过制造的缺损处进入到病变区，特别是跖屈踝关节时，松动的碎片最初是行清理术，其次是钻孔术并确保电钻垂直于距骨关节面直接到达病变区。钻孔的大小要和缺损的直径相匹配，缺损的大小约 4 mm、6 mm 或 8 mm，根据 MRI 的术前评估进行确定。

从前面的同一个切口同侧的距骨关节面采集骨软骨移植物，正如胫骨截骨术。使用专门的采集装置采集移植物，将采集器放置在距骨面上，靠近距骨的前缘并垂直于关节面（图 4.4）。当采集器达到所需的深度，采集者用定位设备将移植物移走并垂直地放置在距骨穹隆处，使移植物的外侧面朝向穹隆的外缘（图 4.5 和图 4.6）。

对于内侧病变（图 4.7），要利用内踝的 Chevron 截骨术，治疗的最后再用两个螺钉进行固定。靠近于外侧的损伤是通过一个前外侧切口先分离距腓前韧带（anterior talofibular ligament，ATFL）和跟腓韧带（calcaneofibular ligament，CFL），然后通过改良的 Broström 技术来完成的（图 4.8）。术后

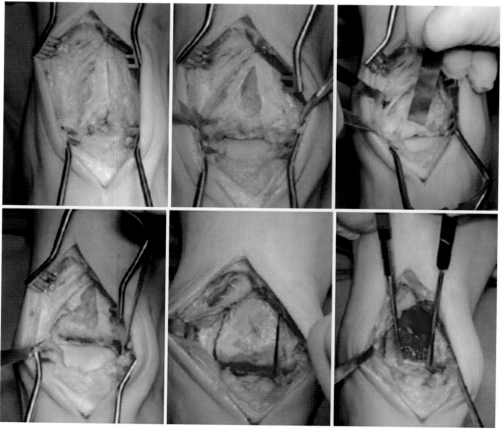

图 4.3 梯形楔形胫骨截骨术垂直充分显露到达受区

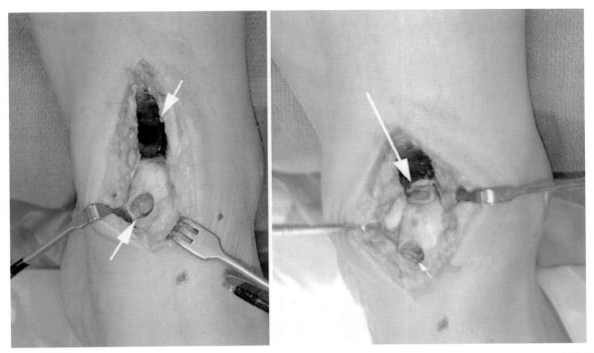

图 4.4　内侧距骨面受区嵌入自体移植物。胫骨截骨术（左图上方箭头），供区移植物（左图下方箭头），移植的受区（右图上方箭头），移植的供给区（右图下方箭头）

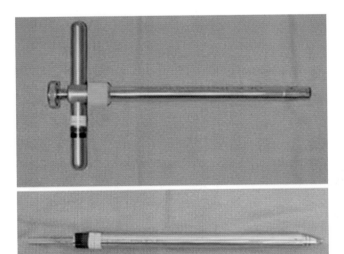

图 4.5　采集工具

处理包括制动 4 周，接下来的 4 周穿步行鞋，并在 6 周时开始负重，手术切口愈合后即可关节活动度练习。

讨论

　　距骨是骨软骨损伤中第三常见的位置，仅次于膝关节和肘关节。患者通常在创伤后出现踝关节损伤（85%）并诉说长期的疼痛、肿胀、交锁、僵硬和不稳定。严重的机械症状例如交锁和撞击可能提示为严重的 OLT 和可能存在游离体。游离体可以破坏正常的关节活动，随着时间的推移碎片再次移位可以引起关节病。慢性的踝关节疼痛和僵硬经过标准的保守治疗措施后没有得到改善，应该考虑 OLT 的可能。

　　距骨的 OCLs 好发于男性，特别是右侧踝关节的内侧。外侧损伤是外伤性的，而内侧损伤或许是无创伤性的[3]。内侧和外侧损伤具有不同的形态学表现是曾经被公认的，外侧损伤呈平的、圆饼状的碎片，内侧损伤更多的是呈杯口形且位置深[21]。MRI 研究表明内侧损伤位置趋于更深、边界更清晰，而外侧损伤的位置更表浅，移位更明显。外侧损伤易于移位，因此在早期阶段即有症状。内侧和外侧损伤的形态学外观可以说明它们的产生是被不同的扭转力所形成的。外侧损伤是由穿过距骨穹窿切线方向的剪切力所导致的，然而内侧损伤的原因更多的是由垂直力引起的深部损伤，不太可能从骨床处移位[22]。

　　对于踝关节 OCDs 的治疗方法在过去的 10 年里有了大幅度的增加。对于有症状的骨软骨损伤的治疗方法广泛发表的有非手术治疗和外科手术切除病变，切除术和刮除术，切除术联合刮除术和微骨

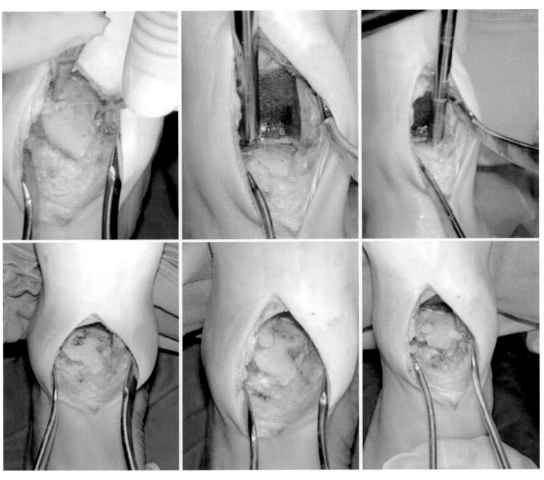

图 4.6 垂直进入受区：两处损伤的病例

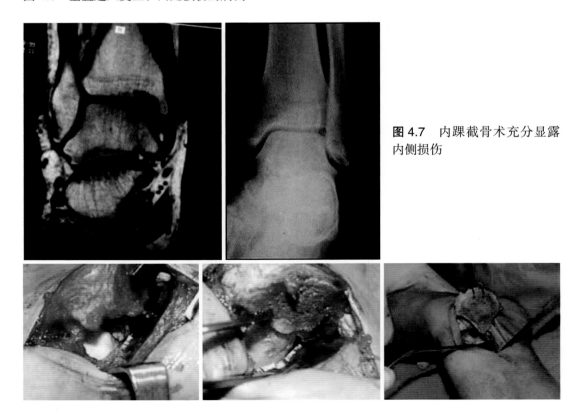

图 4.7 内踝截骨术充分显露内侧损伤

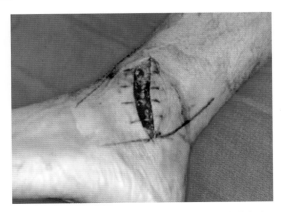

图 4.8　外侧距骨骨软骨损伤（OLT）通过前外侧切口进入，牵开距腓后韧带和跟腓韧带，用改良的 Broström 技术修复重建

折，移植松质骨，顺行（经踝）钻孔，逆行钻孔，固定和移植技术，如骨软骨移植（自体骨软骨移植，osteochondral autograft transfer system，OATS）和自体软骨细胞移植（autologous chondrocyte Implantation，ACI）。

逆行钻孔技术适用于稳定的损伤并且关节面软骨是完好的（Berndt 和 Harty 分型中的 Ⅰ 期和 Ⅱ 期）。逆行钻孔的目的是使血液供应到缺损区而不破坏关节软骨，经踝顺行钻孔可以完成因位置在距骨表面而难以到达缺损区的损伤，它的缺点是损伤了正常的软骨。

将带有正常软骨面的骨块固定至缺损处可以初步修复大的软骨剥脱，可以使用埋头螺钉、克氏针或可吸收钉固定距骨，这种类型的损伤通常见于急性损伤，且这种技术在有硬化边缘的慢性损伤中通常会失败。

微骨折刺激软骨下骨出血并形成纤维蛋白凝血块。病变的软骨和软骨下囊肿在微骨折术之前行关节清理很重要。在经过足够的清理术后使用电钻或钻头穿过病变的基底部（孔距 3~4 mm），并促使骨髓间充质干细胞、生长因子和修复蛋白质到缺损区。这个纤维蛋白凝血块在治疗缺损时最后愈合成为纤维软骨（Ⅰ 型软骨），它只是填充了空洞，但是缺乏有序的透明软骨结构（Ⅱ 型软骨）。与透明软骨相比纤维软骨具有较差的耐磨特性，这促使了研究者对关节软骨移植的研究。

关节软骨的修复可以通过自体骨软骨移植或同种异体骨软骨移植（OATs、马赛克成形术）、自体软骨细胞移植（ACI 和 MACI）、新鲜的同种异体骨软骨移植（fresh osteochondral allografts，FOCAT）

来实现。

Van Djik 等[13] 最新的一个文献回顾，认为骨髓刺激是几项治疗方法中最好的治疗方案。在同一文献回顾中研究结果是，与手术治疗相比非手术治疗要差，尽管如此，非手术治疗应始终被认为是首选治疗。

当今，对于距骨骨软骨损伤的治疗文献上涉及的有关节镜切除术、刮除术和骨髓刺激（bone marrow stimulation，BMS）、ACI 和 OTAS。ACI 技术费用相对比较昂贵，相当数量的患者对于 OATS 引起膝关节的病变感到不满意。因此，建议[13] 关节镜切除术、刮除术和 BMS 应作为原发性距骨骨软骨损伤的首选治疗方案，它费用相对低，而且复发率低、恢复快、成功率高。

踝关节撞击综合征

概述

踝关节撞击是一种病理状态下的踝关节疼痛伴活动受限，由于骨性或软组织增生，或出现的副骨化中心骨块形成撞击引起。

在过去，Morris[23]、McMurray[24] 和后来的 Biedert[25] 等把它命名为"运动员踝"或"足球员踝"。尽管它也会在其他的运动如跑步、芭蕾、跳高和棒球等人群中产生。在此之后"足球员踝"逐渐被前踝撞击征取代。

最初的研究人群是在运动员当中。随着认识的加深，在普通人群中，踝关节撞击也是踝关节疼痛的一个主要原因。疼痛是因为踝关节的滑膜被胫距前关节卡住所导致。

骨赘和游离体因为会限制踝关节的活动而加剧症状。临床上会将软组织撞击与骨性撞击两者区分开来[26]。最主要的撞击部位分别是前外侧、前侧（图 4.9）、前内侧和后侧（图 4.10 和图 4.11）。原因多是由于急性、慢性的损伤导致的踝关节软组织或骨软骨增生。涉及到的"撞击"成分有很多。但是不管是何种原因引起的撞击，均包括物理性的撞击和踝关节疼痛活动受限。不同部位的撞击会有不同的临床症状和影像学表现，但会有相似的受伤原因。

在前踝撞击征的患者中前踝触痛是最主要的表现。对于后踝撞击征的患者，被动跖屈出现疼痛是一个表现。当标准的影像学检查没有发现病因时，

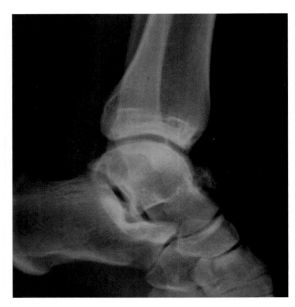

图 4.9 前踝撞击征

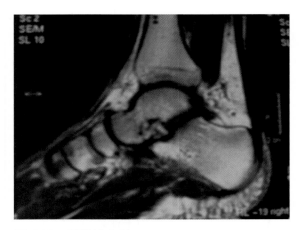

图 4.10 后踝撞击征

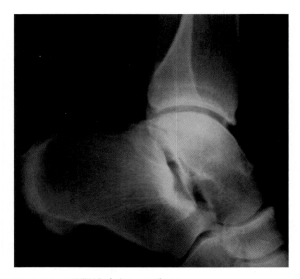

图 4.11 后踝撞击征，三角骨

特殊的投影方法有可能会有助于发现病因如位于内侧的骨刺。相比于普通的影像检查方法，MRI 是应用于软组织撞击或合并其他踝关节疾病患者诊断中主要的影像检查，如距骨软骨损伤。磁共振可以提示陈旧性的韧带损伤，也可以发现增厚的关节滑膜、纤维组织和水肿的组织。CT 三维重建主要应用于骨性撞击患者的检查。对于大多数患者来说初始多施以保守治疗，而对于顽固性疼痛的患者，则采取关节镜或切开手术，以去除骨赘或增厚的滑膜。

前踝撞击征

解剖

踝关节是一个坚固的铰链关节，共由三个关节组成：胫距关节、距腓关节、胫腓关节。胫腓骨远端的特化结构共同构成踝穴，距骨顶构成关节的基底。

踝关节的稳定性是由软组织结构所构成的一个动静平衡的关节提供。维持稳定的韧带分成三组：前侧、外侧和内侧。在胫骨基底部是维持胫腓骨远端稳定的胫腓联合韧带和它的加强结构，即下胫腓前韧带（anterior-inferior tibiofibular ligament，AITFL）、下胫腓后韧带、横韧带、胫腓骨骨间韧带。韧带结构结合骨性结构共同稳定距骨的横向活动[27]。外侧的韧带包括距腓前韧带、距腓后韧带、跟腓韧带，这组韧带共同限制距骨向前方移动。内侧的韧带包括浅层三角韧带、深层三角韧带和跟舟韧带。它们限制距骨向后、外侧活动，同时也限制踝关节外翻[27]。

病因

前踝撞击征是足踝外科中常见的疾病。尽管在人群当中的发生率还不知道。但前踝撞击的原因多认为是胫骨远端骨性增生即骨刺所致胫骨和距骨的边缘发生撞击所致，继发于踝关节韧带损伤后增生肥厚纤维化的踝关节软组织卡压也经常发生[28]。反复的应力可以使胫距关节边缘发生骨软骨损伤。机体通过纤维化或纤维骨化对损伤进行修复[29]，时间长会形成骨赘，或形成纤维骨性连接或软组织嵌入关节而使得关节间隙狭窄[30]。骨赘会随时间长大并最终有可能脱落形成游离体[29]。

踝关节软组织撞击多是外翻扭伤引起。复发性的踝关节损伤因为反复的损伤修复过程常常会导致胫距关节周围滑膜发生慢性炎症、增生水肿、形成瘢痕。Bassett 韧带[31]即增厚的延伸到外踝的下胫腓前韧带（AITFL），被认为是一个独立的副韧带，是踝关节跖屈时产生撞击的软组织原因。Bassett 韧带在踝关节背伸时可以与距骨顶相撞击[31]。另外，损伤后增厚的距腓前韧带也可以和踝关节跖屈时与距骨顶相撞击。胫距前三角韧带也被认为是前踝软组织撞击的一个原因。正常的关节囊分布有胶原与神经末梢，当肌腱在踝关节跖屈时压迫使之嵌顿可以出现炎症、水肿而出现临床症状[32,33]。

分型

在前踝撞击征中有两个广泛使用的分型。McDermott[34]分型，将前踝撞击分为 4 级，Ⅰ级为胫骨骨刺小于 3 mm；大于 3 mm 为 2 级；3 级是骨刺明显增大，伴或不伴有碎片，并且在距骨上有骨刺；4 级表示合并有关节炎的表现。

Van Dijk[35]分型将撞击损伤分为 3 级。0 级为软组织撞击，没有形成骨刺；Ⅰ级是合并有骨刺出现，但关节间隙正常；Ⅱ级是前踝骨刺造成了踝关节炎。

在关节镜清理骨刺后，van Dijk 分型 0/Ⅰ级的患者术后满意度 82%，Ⅱ级为 50%，但踝关节骨关节炎的预后会改善。

临床评价

前踝撞击征的患者多是具有反复的踝关节损伤的年轻运动员。临床表现为前踝的疼痛与活动后踝关节肿胀，踝关节背伸（轻微）受限[36]，诊断是建立在临床和体格检查基础之上，如前踝的压痛、轻度跖屈时可触及的骨性突起。初始既需要鉴别是否为骨性撞击，也要鉴别是否因其他原因导致的踝关节肿痛。体格检查包括对踝关节肿胀与踝关节骨性结构力线的检查。步态分析可能会发现双足负重的不对称与患足骨性力线存在的问题。前后抽屉试验可用来评估踝关节侧方的稳定性。用 Silverskiöld 试验可评估是否为腓肠肌挛缩原因导致的踝关节力量不均衡而引起的踝关节不稳。这个试验是评估在伸膝和屈膝 90° 时踝关节的背伸活动范围，在屈膝时背伸活动范围大视为试验阳性。

可以通过触诊来鉴别踝关节前方撞击与侧方撞击[37]。患者会被问及在脚踝前方按压会不会疼痛。前踝因为有肌腱、血管神经束，在触诊时不容易被触及。前踝疼痛的患者，如果前内侧触诊有疼痛，

为前内侧撞击，如果在前外侧压痛阳性，则为前外侧撞击。尽管软组织撞击多在前外侧，前内侧软组织撞击也时常见到。需要提及的是被动极度背伸时可以产生疼痛，但有的时候也会产生假阴性[37]。

影像学

基于临床症状、影像学检查可以辅助诊断骨性撞击。在标准侧位负重平片上可以显示异常骨性结构。前踝内侧的骨性突起，因为投影重叠的原因可能显示不清。Van Dijk[38]提出一种特殊的投照方式，可以发现在侧位片上显示不清的骨赘。骨赘可以在下肢 30° 外旋、头尾 45° 斜位片上得到显示。CT 可以清晰地显示骨赘，尤其是在平片显示不清的情况下。

超声可以准确地诊断前外侧软组织撞击，同时可以发现韧带损伤，并与骨性撞击相鉴别。传统 MRI 检查同样可以显示并定位骨性突起与其他踝关节相关病损。另外，磁共振可以更好地评估韧带、软骨、骨性损伤，可以更好地鉴别是否是其他原因引起的撞击。然而，对于软组织撞击，MR 关节造影在评估中具有较高的准确性，敏感性为 96%，特异性为 100%，当有前外侧撞击的临床体征时，其准确性为 100%[39]。

治疗

保守治疗包括休息、理疗（特别是外踝稳定的治疗）、踝关节制动、鞋子的调整。局部封闭可以包括在一线的踝关节前侧撞击治疗方法当中。如果常规的保守治疗方法效果不佳，关节腔内注射可以用来减轻炎症。建议在疾病早期使用保守治疗，但通常效果不佳[36]。

手术切除滑膜和骨赘

在保守治疗方法无效后，通常采用手术治疗，手术的目的是去除骨赘，重建踝前间隙，阻止进一步撞击，减轻症状。通常采用前内侧切口，前内侧切口在胫骨前肌内侧，切开背侧伸肌支持带，继续显露关节囊，切除部分滑膜有助于显露关节。位于距骨颈和胫骨远端的骨赘在踝关节背伸的时候很容易显露。小心地切除骨赘，同时使用关节牵开器可以很好地保护血管神经，辅助一个前外侧切口可以增加显露，同时要注意保护好腓浅神经。手术的并发症包括皮肤感觉神经卡压、伸肌腱损伤和创口愈合不良，还有瘢痕[36]。

在不同的病例研究报道中，包括骨性和软组织前踝撞击，关节镜清理的成功率约为 67%~88%[40]。

关节镜清理

在关节镜手术时[37]，患者仰卧并同侧的臀部稍微垫高，患足应紧靠手术床尾端，以方便手术者用自己的身体充分地背伸患足。在做左前内侧皮肤切口后，皮下层使用血管钳钝性分离，置入常规使用的 2.7 mm 或 4 mm 的 30° 关节镜，在关节镜的辅助下，做前外侧入路，充分背伸使胫距关节囊放松，接下来清除滑膜组织，同时切除骨赘直至正常的骨质可见。关节镜刨刀在术中保持始终可见，不能朝向足背血管神经。

切除 Bassett 韧带的指征包括：①在踝关节开始跖屈时，韧带即与距骨接触；②在踝关节整个运动过程中韧带与距骨接触，并有软骨磨损；③在踝关节背伸与复位过程中，韧带在踝关节前外侧褶皱；④韧带嵌压在远端腓骨间隙中，接近距腓前韧带[28]。

关节镜手术的并发症报道的发生率大约是9%~17%，主要包括血管神经损伤、器械折断、瘢痕疼痛[41]。最严重的是血管神经损伤。

术后的处理措施包括适当的加压包扎、术后3~5 天部分负重。手术后最初的 2~3 天内，嘱托患者每小时几次的踝关节背伸锻炼[36]。

后踝撞击征

后踝撞击征的症状表现为跖屈时后踝出现疼痛不适。当有软组织、骨赘、未融合的骨块、游离体卡压在后胫距关节时会出现后踝撞击征。

病因学

与后踝撞击征病因有关的结构包括三角骨（图4.11 和 4.12），距骨的后外侧突，距骨骨赘的骨折，增大的跟骨后突，后踝的韧带、软组织撞击，游离体，神经节，钙化的炎症组织，低位踇长屈肌肌腹和其他异常肌肉[42]。异常的三角骨、距骨骨赘是最常见的诱因[43]。此外，后踝撞击可能由疲劳或创伤引起，并且区分这两者很重要，因为疲劳所致的后踝撞击具有更好的预后[44]。

诊断

后踝撞击的患者大多具有后踝跖屈位时疼痛[37]。在这个位置，软组织或骨组织可以对后胫距关

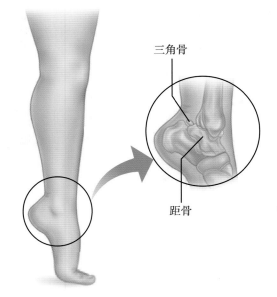

图 4.12　后踝撞击征，三角骨在足部跖屈位时引起疼痛

产生挤压（图 4.13）。被动跖屈试验即膝关节在屈曲 90° 时进行重复性的快速被动性跖屈活动，试验测试阴性可以排除后踝撞击征。试验阳性并有后外侧触诊疼痛的患者，可以进一步实施诊断性局部麻醉试验。从后外侧进针[37]，进入关节囊使得后胫距关节得以浸润利多卡因，如果后踝疼痛减轻或消失，诊断确立。一些患者背伸踝关节时也有疼痛，原因是踝关节背伸时止于距骨后方骨赘的关节囊和距腓后韧带受到牵拉，产生疼痛[37]。

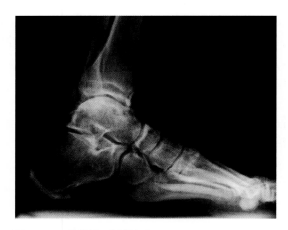

图 4.13　前踝和后踝撞击

影像学

影像学既可以诊断后踝撞击征也可以辅助鉴别是否是由其他病因引起的疼痛，如踇长屈肌腱损伤。踝关节的 X 线检查最初即可做出鉴别。观察若

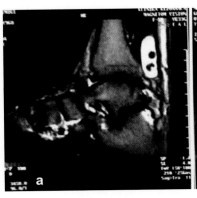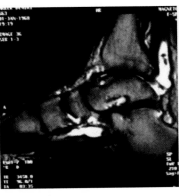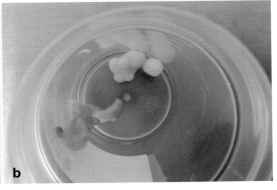

图 4.14　（a）骨和软组织引起后踝撞击。（b）后踝撞击，取出的骨和软组织

骨质的边缘不规则，则提示可能是骨折，否则可能是三角骨或者是长时间反复损伤后修复的纤维软骨联合。

后踝撞击征患者前后位（AP）片上不会显示出异常，在侧位片上距骨骨赘或三角骨可被显示。MRI[45]可分辨出分离的三角骨并可以区别有无撞击（图 4.14a）。信号增强的软组织影、增厚的后关节囊、距骨后部和三角骨骨髓水肿信号都提示由于三角骨引起的后踝撞击。

治疗

保守治疗

后踝撞击的保守治疗包括休息、制动和可调式支具限制跖屈、距下关节、距跟关节和中足的活动度，抗炎药物，神经电刺激疗法等。如果条件限制，在疼痛部位局部注射类固醇激素可以减轻疼痛和炎症。此时，超声引导可方便使药物注射到增厚的关节囊、纤维软骨处。然而，同前踝撞击一样，慢性的后踝撞击保守治疗效果一般，此时可考虑手术治疗。

手术治疗

后踝撞击的手术治疗可以通过开放手术或关节镜进行。开放手术[46]可以是选择后外侧或后内侧入路。后内侧入路可以直视下保护胫后神经血管，显露踇长屈肌腱（flexor hallucis longus，FHL），松解其纤维骨道直至载距突，后踝骨性结构也很容易显露。如果使用后外侧入路，损伤腓肠神经的风险即可避免。患者术后即可开始踝关节的主动被动活动，伤口愈合前避免负重。

关节镜下清理术

关节镜手术中[37]，患者俯卧位。在外踝尖或略高于其水平在跟腱外侧，尖刀做皮肤切口后，皮下层使用血管钳钝性分离，血管钳朝向第一、二趾蹼方向，接着使用 4 mm 的关节镜交换套管针，置入关节镜，然后在跟腱内侧同一水平开始做后内侧入路，使用尖刀垂直切开皮肤，用血管钳钝性分离，并插入，使之出现在关节镜轴向的视野内，交换插入 5 mm 刨刀，清除位于踇长屈肌腱外侧的后踝关节囊上的脂肪组织（图 4.14.b）。术后，嘱患者在能承受的范围内负重[37]。

后踝撞击征在从事体操、足球、舞蹈如芭蕾的人群中多发，当有跖屈时疼痛并有后踝骨赘、三角骨等易发因素时，应当怀疑有后踝撞击，早期的侧位片、MRI 可辅助诊断，早期可施以保守治疗，效果不佳时采用手术治疗。

▌跗骨窦综合征

概述

跗骨窦综合征（sinus tarsi syndrome，STS）的主要临床特征是位于跗骨窦区域的隐痛、跳痛、锐痛，原因可能与后足的不稳有相关性。

跗骨窦综合征被认为是一次踝关节创伤或反复的踝关节扭伤导致跟距骨间韧带或踝下十字韧带损伤所致[47]，其真正原因并不清楚，但与踝关节扭伤有关，并可导致跟距关节不稳。

历史上，O'Connor[48]，也是一位踝关节扭伤患者，最先在 1958 年提出将跗骨窦区域的慢性疼痛定义跗骨窦综合征。Brown[49]于 1960 年在做了去除跗骨窦内所有内容物包括跟距骨间韧带的手术后得出了类似于 O'Connor 的结论。1997 年 Usami 等[50] 在对一系列接受检查和治疗的距下关节不稳患者研究后阐明了跗骨窦综合征的病理特点，提出跗骨窦综合征是因踝关节或距下关节不稳、扭伤造成距下关节炎或滑膜炎。

解剖

跗骨窦[47,51,59]（图 4.15）是位于后距下关节面前面的一个锥形区域，在距骨的下表面和跟骨的上表面之间。跗骨窦外侧开口大，内侧开口窄，在内踝之下与载距突之后。窦内及周围有微血管、韧带、脂肪组织和神经末梢，是收集距骨和后距下关节囊前侧血液向外上及内侧汇总的静脉丛，在这个区域也有一个纤维脂块（霍克小体），跗骨管动脉及其三角支，本体感觉神经。趾短伸肌附着到跗骨窦的内侧和远侧，跨过跟骰关节止于脚趾，同时下部伸肌支持带位于窦口外侧覆盖窦口。

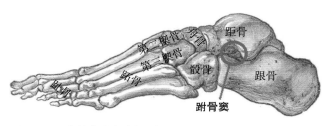

图 4.15 跗骨窦的解剖示意图

此外，距下关节由距骨和跟骨前、中、后关节面构成。内、外部的韧带保证距下关节的稳定[52]。外在韧带包括跟腓韧带和三角韧带，同时也维持踝关节稳定。跟距骨间韧带和颈韧带是内在韧带，它为跟骨与距骨提供了牢固的连接。内部韧带的断裂能增加距跟关节相互间活动从而造成不稳定。

距下关节的生物力学

距下关节的运动因为其复杂性已经成为广泛研究并具有争议的课题。距下关节的活动围绕三维立体平面产生旋前和旋后运动[53]。距下关节的旋后运动通过后足和中足的向前推动产生骨骼间的稳定。旋前运动在后足和中足间可以让足适应不平坦的平面。在跑步活动中，运动员可能会将全部重量压在前脚掌上，与地面的反作用力产生从中足到后足的旋后和旋前运动。跑步过程中地面反弹应力造成的距下关节加速活动频率较正常行走时高。

尸体试验已被用于探究韧带在维持此部位稳定的作用研究中。颈韧带和骨间韧带[54] 都不能使距下关节产生三平面中大于 2.6° 的运动。切断骨间韧带可以完成最大的活动度，增加量接近 43%。增加的活动度可能足以使患者感到不稳定，而没有临床和影像学上明显的不稳定的客观证据。

诊断

最初的诊断通常是靠外侧按压引起疼痛而建立。使足旋后位易于引起症状[47,55,59]。患者足放正，面转向后或者是站直时通过足部向后转，可以产生疼痛。当有急性症状或产生炎症时，会发生肿胀。但对于慢性损伤的患者，肿胀有时不明显。局部封闭治疗后症状缓解多可确诊，尽管有些情况下患者会指出后足不稳的存在，多数情况下后足不稳并不能得到确认。

四个被一致描述的与跗骨窦疾病相关的症状：（a）跗骨窦区触痛或站在不平地面时旋后内收距下关节产生疼痛，（b）在不平坦地面上的不稳定，（c）局部麻醉后可缓解疼痛，（d）临床或放射学不能确诊的后足不稳定[59]。

大多数跗骨窦综合征患者不需要辅助检查，依靠临床评估通常足以诊断。进一步讲，辅助检查也不足以提供充分的证据。虽然影像学检查（图 4.16）可以帮助识别更容易产生关节炎的足型，但并没有显示有关节退变或其他的病变情况，肌电图提示腓骨肌在一个或多个步行周期中存在电位低或

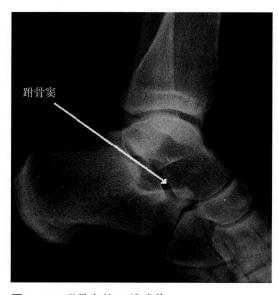

图 4.16 跗骨窦的 X 线成像

没有电位的情况，这说明由于原始的损伤导致腓骨肌出现无法维持原有的踝关节稳定的功能。

在 MRI 出现以前，关节摄影是常用的评估距下关节的方法，正常关节的摄影显示跗骨窦中存在有微小间隙，当骨间韧带与颈韧带损伤后，伴随着慢性疼痛的出现，这些微小间隙也消失。然而，不管是负重位摄片还是关节造影术，都很少用来评估跗骨窦患者，因为依据临床症状诊断足够，治疗的目的便是减轻不适症状。

使用 MRI[56,59]（图 4.17），正常跗骨窦周围的脂肪结构在 T_1 加权序列产生高信号，与骨间韧带和颈韧带的低信号强度相反。在跗骨窦综合征中，正常脂肪信号强度被低信号的纤维组织代替。相反，在 T_2 加权像上表现为高信号。这是跗骨窦综合征经常出现的炎症成像变化。STIR 序列在识别液体和应力损伤中的狭窄水肿特别有用。T_2 加权梯度序列很好地揭示跗骨窦内增强的信号，有助于阐明韧带的状态。正常韧带结构会因为韧带撕裂或炎症而消失。MRI[57] 也证实在大多数跗骨窦异常的患者中外侧副韧带的损坏。对于一些具有顽固性症状在传统保守治疗失败的患者可以考虑 MRI 检查。虽然 MRI 检查对跗骨窦综合征的诊断不具有特异性，然而 MRI 检查并不会影响治疗。

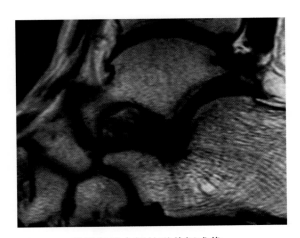

图 4.17　跗骨窦综合征的磁共振成像

当出现复发性的踝关节水肿、踝关节不稳的症状时，应当怀疑患者距跟和距下关节不稳。当疼痛不适位于跗骨窦处并同时具有踝关节不稳就很好地说明患有跗骨窦综合征了。还包括其他的一些症状，比如：骰骨半脱位、腓骨肌腱半脱位。鉴别的疾病有：跟骨骨折、前踝撞击、中间足背神经卡压和距骨骨折。

治疗

对大部分患者，保守治疗通常能改善症状，研究指出有效率为 50%~70%[59]，常规的治疗方法包括多种方式的物理疗法[58]：超声、水疗、口服消炎止痛药物、局部注射局麻药与类固醇类激素。

对于鞋的建议包括直楦、跟稳、中底坚固。同时也要考虑到鞋的内里材料，因为内里材料早在表面材料前开始变质。可以考虑矫形器与运动鞋同时使用，因为不同矫形器效果也不尽相同，许多塑形绷带可以制动距下关节使得炎症过程慢慢消失。矫形工具同样可以取得类似的作用，可以考虑使用软塑形固定支具或者是正规的短腿支具。

跗骨窦综合征的康复训练旨在提高距下关节和下肢功能的稳定性[55]。关节的稳定性依赖于关节结构被动稳定，肌肉动态反应和神经的控制。骨间韧带和颈部韧带的撕裂或破裂被认为是导致 STS 的必要病变，肌肉的动态反应和后足的神经控制需要通过训练加强以补偿损失的被动稳定。

在保守治疗失败的情况下可能需要手术。手术干预包括清除跗骨窦内组织，同时提倡关节镜检查并减压距下关节[47~49,59,60]，目的是减压跗骨窦评估韧带及滑膜水肿情况。切口顺皮纹进行[59]。在切口前侧是中间背侧神经，其在跗骨窦上方与腓肠神经的一个交通支通常需要切断，然后进一步显露至伸肌支持带处，部分切开伸肌支持带，显露跗骨窦。对于是否切除跟距骨间韧带尚有争议，考虑到此韧带损伤会加重炎症与对距骨血供的影响，术者应当考虑彻底清理跗骨窦，一旦组织清理完毕，距下关节面后部便得以显露，在关节面退变严重的病例，可以考虑关节成形术，术后加压包扎，使用支具固定免负重活动 2~4 周。在具有顽固疼痛的患者，后足融合可以考虑实施，慢性疼痛的患者，三关节融合或距下关节融合可以改善症状[59]。

■ **病例 4.3** 跗骨窦综合征。（a）24 岁女性，患者右足反复扭伤后肿痛 10 年。跗骨窦区存在压痛，VAS 评分 7 分，AOFAS 评分 84 分。（b）踝关节 MRI 显示距下关节多囊性滑膜炎。（c）距下关节镜检查显示慢性距跟骨间韧带撕裂和滑膜炎。（d）通过前侧及前外侧入路施行距下关节镜清理术。镜下照片显示清理后 IOL 的斜束。

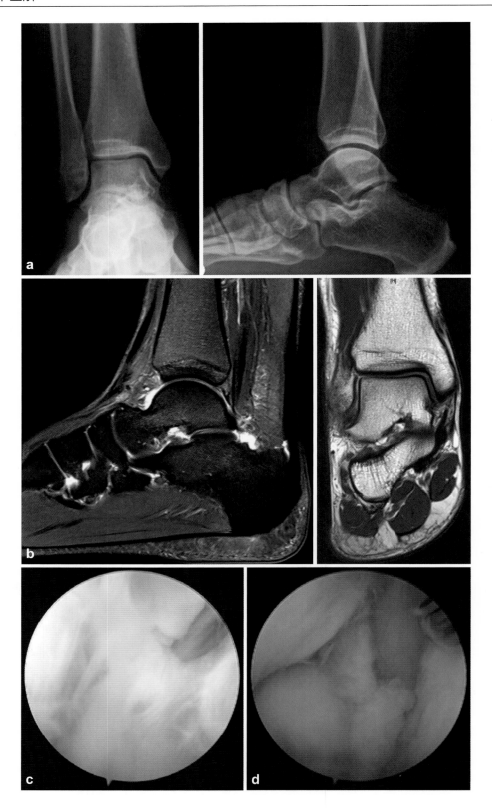

（Thanos Badekas，Nikolaos Souras 著；张述才 译；马勇 审校）

参考文献

扫描二维码获取

第 5 章　踝关节和距下关节韧带：急性损伤与慢性不稳定

急性踝关节扭伤

概述

在高强度运动和娱乐活动中，踝关节扭伤是最常见的运动损伤。随着体育运动参与者人数的增加，外侧踝关节扭伤的机会也相应增加[35]。虽然大多数外侧踝关节扭伤通过康复治疗（包括支具治疗和物理治疗）可以成功地治愈，但是，在急性踝关节扭伤患者中有 20%~40% 将发生慢性踝关节外侧不稳定（lateral ankle instability，LAI）[5,15,96]。

诊断

临床特点

踝关节扭伤后，患者常描述有伤后立即肿胀、有爆裂或撕裂的感觉和偶尔听见的撕裂声音，无法继续进行体育活动[109]。患者常回忆是在足内翻、跖屈和内旋的情况下发生的。细致地检查韧带强度有利于正确的诊断，如果触诊距腓前韧带无疼痛，韧带断裂是少见的[20]。前抽屉试验，主要用于距腓前韧带损伤的诊断；内翻应力试验主要用于跟腓韧带（culeaneofibular ligament，CFL）损伤的诊断。但是，由于会造成伤肢疼痛和潜在损伤加重，这些检查不适用于急性踝关节扭伤时进行。踝关节扭伤可以同时伴随有踝关节距骨穹窿顶骨软骨缺损、前外侧撞击或滑膜炎[8,66]。

影像学

踝关节特定部位有触痛提示需要行影像学检查[20]。在大多数情况下，建议行踝关节三方位摄片（正位、侧位、轴位）。通过三个方位观察，可以确定骨软骨病变、距骨撕脱骨折，包括关节面以及外踝骨折或琼斯骨折。在某些急性损伤的情况

下，可能需要进行应力位摄片，但原则上不推荐，因为有进一步加重韧带损伤的可能。

另外，超声可用于评估急性踝关节韧带损伤[10]，因为它们尺寸合适和韧带位置表浅，超声可以很好地探及踝关节韧带，而且超声更易动态显示踝关节韧带[81]（图 5.1）。相对 MRI 来说，超声性价比高，可用于急性踝关节扭伤患者，评估踝关节外侧韧带、胫腓联合韧带和腓骨肌腱的损伤情况。

MRI 可以为韧带损伤的程度分级，有助于监测韧带撕裂治疗后的愈合过程[64]。踝关节 MRI 尤其适用于观察踝关节扭伤时关节内病变、距骨骨软骨损伤（OLT）（图 5.2）。

治疗

保守治疗

因为在踝关节扭伤的 1 级（轻度）和 2 级（中度）损伤，传统非手术治疗有着良好的预后，通常建议进行传统的保守治疗[7,36,92]。保守治疗也可用于 3 级严重或不稳定的踝关节扭伤病例。对于 3 级（踝关节外侧韧带完全破裂）损伤患者，可以将踝关节轻度背伸、外翻后，石膏固定在满意稳定的位置 4~6 周[98]。

大多数临床医生治疗急性踝关节扭伤，更倾向于功能性康复治疗而不是石膏固定。功能性康复治疗提供了快速恢复、早期返回工作和从事体育活动的机会[61,75]。

功能性治疗的第一阶段遵循 PRICE 原则，包括保护（protection）、休息（rest）、冷敷（ice）、加压（compression）和抬高（elevation）。鼓励运动员尽可能在能忍受的情况下尽早负重。PRICE 原则下治疗，2~3 天后肿胀通常消退。然后通过护踝支具、支撑支具、系带护踝支具或步行靴进行下一步的制动治疗 2~4 周。我们建议踝关节受伤后限制踝关节

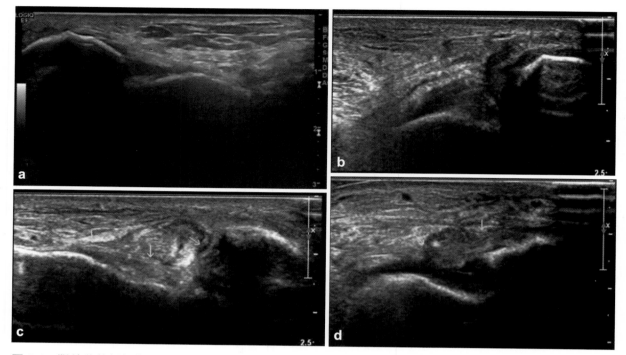

图 5.1 踝关节外侧韧带的超声图像。(a)完整的距腓前韧带(anterior talofibular ligament,ATFL)。(b)完全撕裂的距腓前韧带。(c)完整的跟腓韧带(CFL)。(d)部分撕裂的跟腓韧带

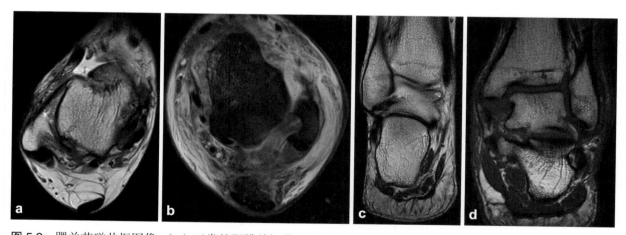

图 5.2 踝关节磁共振图像。(a)正常的距腓前韧带。(b)不稳定踝关节扭伤与完全撕裂的距腓前韧带(c)正常的跟腓韧带。(d)不稳定踝关节扭伤与完全撕裂的跟腓韧带

活动 1 周。主动行无痛范围内的跖屈或背伸容易消除水肿[20]。下一阶段是有限活动范围的康复训练,加强腓肠肌肌力和拉伸跟腱(图 5.3)。3~4 周后,倾斜板本体感觉训练有助于提高平衡性和神经肌肉控制。患者可以在使用胶带或绷带保护下奔跑和跳跃来逐渐恢复体育运动,促进附近的肌肉力量和本体感觉的完全恢复。

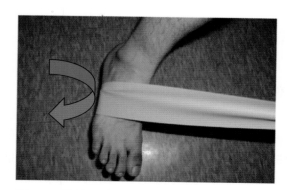

图 5.3 腓骨肌腱力量锻炼

手术治疗

急性踝关节扭伤导致不稳定的手术治疗是一个极具争议的话题。3 级踝关节损伤患者还是建议手术治疗，特别是从事高水平体育运动和功能要求较高的踝关节损伤患者[28,89]。运动员中，当踝关节脱位韧带完全断裂、前抽屉试验阳性、侧方应力试验距骨倾斜超过 10°、临床或影像学怀疑距腓前韧带和跟腓韧带断裂，或骨软骨骨折时可以进行手术修复治疗[14,29,40,100,113]（如图 5.4）。

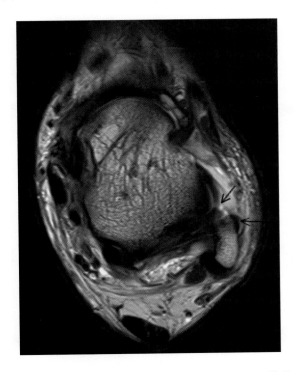

图 5.4　踝关节 MRI。箭头：踝关节不稳定，距腓前韧带破裂

距腓前韧带损伤无论是否合并跟腓韧带损伤，如超声证实韧带回缩，至少有 5 mm 的断端间隙的 3 级损伤患者，我们建议行重叠缝合（pants-over-vest）修复手术。对于受伤前有外侧韧带松弛的患者，用伸肌下支持带加强［改良 Broström（Modified Broström Procedure，MBP）］手术治疗。

急性韧带损伤的修复：手术技术

切口始于踝关节间隙水平，平行于腓骨前缘。进行皮下剥离时，必须小心保护好腓浅神经和腓肠神经的外侧支。大多数情况下，可以发现距腓前韧带中部断裂，损伤的跟腓韧带在腓骨肌腱鞘表面。检查韧带连续性和张力后，用可吸收缝线进行重叠缝合修复韧带。如果发现有撕脱骨块，可以用小螺钉固定骨块。如果骨块太小，可以切除骨块后用带线锚钉固定修复残余的韧带[72]。缝线拉紧时，踝关节必须维持在轻度背伸外翻位。皮下组织用可吸收缝线缝合，关闭皮肤切口。

结果

急性踝关节扭伤 80% 的患者经过保守治疗能全面恢复，20% 会残留慢性症状，导致慢性踝关节不稳。在一些严重的情况下，广泛回缩的严重撕裂的韧带需要进行急诊修复。3 级踝关节韧带损伤患者、体育运动和功能要求较高的踝关节损伤患者需要进行急诊手术修复[28,89]。踝关节外侧韧带急诊修复后最常见的并发症是神经损伤。急诊修复后也容易有伤口感染和踝关节僵硬等问题。术中正确处理软组织损伤，避免浅表神经损伤是很重要的。

踝关节外侧不稳定

概述

慢性踝关节不稳定的易发因素是至少一次踝关节外侧扭伤的病史[33,44,63]，缺乏适当的功能治疗或手术治疗，容易导致慢性踝关节不稳[90]。尽管已经进行了适当的治疗，慢性踝关节不稳定仍有 20%~40% 的发病率[5,15]。踝关节扭伤后轻微的疼痛不适往往导致患者过早放弃功能康复训练。

诊断

临床特点

慢性踝关节不稳定的定义是：包括踝关节反复扭伤、打软腿和不敢活动[38]等踝关节不正常的综合症状，有的患者会抱怨疼痛或肿胀的情况。

所有体检均应与另一侧正常踝关节进行比较。最常见的特征是后足内翻应力试验和前抽屉试验阳性，我们认为内翻松弛比前后松弛更有诊断意义。触诊踝关节外侧有压痛表明韧带损伤后遗症或骨软骨损伤。单腿站立试验[38]可以评估患者踝关节的稳定性和本体感觉控制能力[38]，这个检查有助于区分机械性不稳和功能性不稳[32,69]。

影像学

慢性踝关节不稳定，需要行踝关节 X 线片（站立状态下踝关节正位、侧位、轴位）检查。应力位试验虽然假阴性结果高，但需要确定韧带损伤后不稳定程度时是必要的[107]。施加应力的方法可分为使用应力装置或手工施加应力。距骨倾斜角度在踝关节施加内翻应力时所摄正位片中测量，距骨倾斜 >10° 或大于对侧正常足 5° 以上可以判断为不稳定（图 5.5），前抽屉试验发现有 10 mm 绝对值或大于健侧 5 mm 以上可以判断为不稳定[15]（图 5.6）。

超声检查有助于评估踝关节韧带的状态。扭伤

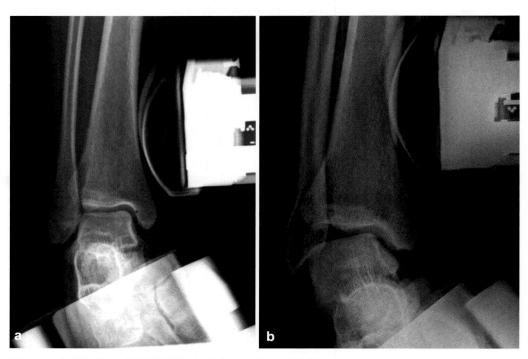

图 5.5 应力位片显示距骨倾斜。（a）健侧，（b）受伤侧

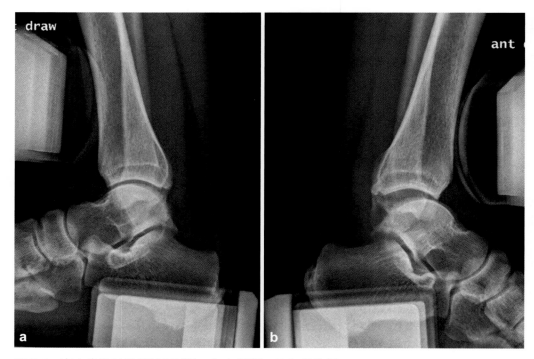

图 5.6 应力位片显示前抽屉试验。（a）健侧，（b）受伤侧

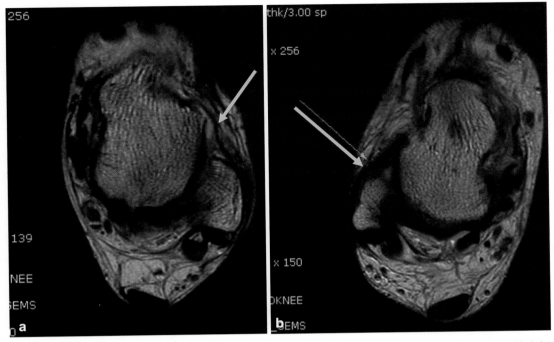

图 5.7 外侧踝关节不稳定距腓前韧带的磁共振图像。（a）箭头提示距腓前韧带变细；（b）箭头提示距腓前韧带变粗

后，B 超可以发现韧带局部缺失、肿胀和韧带的异常延长[11]。

MRI 可以显示踝关节外侧韧带损伤，包括不连续或缺失、韧带信号增高和相对正常而不规则或波纹状的信号强度[84]（图 5.7）。MRI 的敏感性为 97%，关节镜下诊断距腓前韧带损伤的敏感性为 100%[104]。在 MRI 上距腓前韧带的状态，厚或薄，缺失或减弱等有助于确定踝关节外侧不稳的手术选择。MRI 还能明确其他病变，如骨软骨缺损。MRI 对踝关节扭伤后前外侧撞击造成的踝关节疼痛是很好的诊断工具。

治疗

保守治疗

对于慢性扭伤和不稳定的患者，本体感觉、肌力和灵活性的恢复足以缓解患者症状。另外，矫形鞋、足踝矫形器（ankle-foot orthosis，AFO）和足跟外侧楔形矫形器也是非手术治疗的手段。但是，这些治疗需要相对较长的时间。对于没有进行治疗的慢性不稳定患者，我们通常推荐进行 3 个月的加强腓肠肌力量训练与本体感觉训练。然而，我们发现它对于轻度至中度功能不稳定的患者是有效的，对于有机械不稳定的患者效果不佳。

已经有超过 150 种的手术方法认为能解决慢性踝关节不稳定，可大致分为解剖修复，如改良 Broström 方法（MBP），和其他改进方法，如采用腓骨短肌腱非解剖重建，用游离肌腱解剖重建修复。

手术治疗

适应证

我们必须区分功能和机械不稳定。我们定义的机械不稳定：①患者有不稳症状，如反复扭伤和打软腿，②体检发现踝关节不稳或松弛，③内翻应力试验和前抽屉试验检查阳性。我们高度依赖内翻应力试验的角度来评估距骨倾斜，表示踝关节外侧韧带损伤后力学不稳定的程度，是决定韧带行手术治疗的重要因素之一。当机械不稳定患者进行至少 3 个月的运动康复训练后，如果没有恢复就需要行韧带修复或重建。另外，功能性不稳定通常没有物理松弛或应力位片的表现，可行功能康复治疗。

直接韧带修复（韧带重叠缝合）

直接韧带修复的优点是，在或多或少地恢复踝关节的解剖学和运动学的同时，保留距下关节的运动[4,71,93]。然而，解剖修复的缺点是依赖于组织质量、维持韧带张力的能力和安全牢固的固定[88]。

虽然 Broström 手术是直接解剖修复的典型技术，但改良 Broström 手术利用伸肌下支持带加强时，它不再是真正的解剖重建手术。

改良 Broström 手术（MBP）

虽然最佳手术方案是有争议的，改良 Broström 手术仍然是最广泛使用的直接韧带修复方法[2,9,37,56]。改良 Broström 手术根据韧带修复方法不同可以被分类，例如重叠缝合技术、带线锚钉缝合技术、穿骨技术（骨隧道）、直接缝合于腓骨骨膜（图 5.8）。带线锚钉缝合技术的优点是缩短手术时间，避免创建骨隧道造成骨折的风险，技术上容易操作[70,83,88]。然而，使用带线锚钉缝合也有一些缺点，主要缺点是锚钉定位错误、打穿

骨道和拉出锚钉[78]。穿骨技术可以提供坚强的固定，不需要其他硬件，价格便宜。但是，在腓骨上多钻孔建骨隧道有骨折可能。我们更喜欢利用带线锚钉缝合修复较厚的距腓前韧带。另外，如果距腓前韧带相对薄弱，重叠缝合手术是最佳的选择。

手术技术

做从外踝前缘向后延伸至远端腓骨尖的皮肤纵向切口，小心保护好腓浅神经。解剖和分离伸肌下支持带（Inferior Extensor Retinaculum，IER）对于改良 Broström 手术（MBP）是很重要的，在长期不稳定的病例，技术上修复有困难，术中发现支持带常磨损消失（图 5.9a）。解剖腓骨前缘显示距腓前

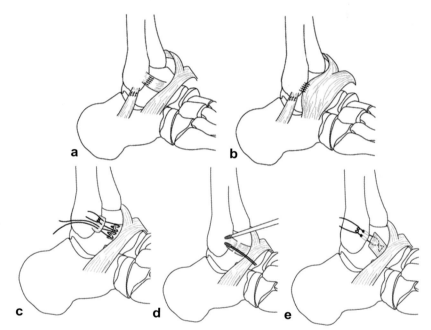

图 5.8　改良 Broström 手术。（a）距腓前韧带和跟腓韧带重叠缝合。（b）伸肌下支持带加强修复距腓前韧带和跟腓韧带。（c）Pants-over-vest 手术。（d）带线锚钉缝合技术。（e）骨隧道技术

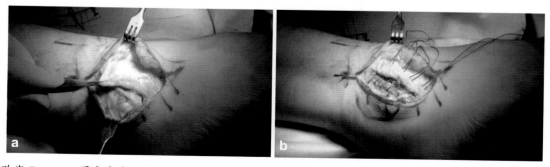

图 5.9　改良 Broström 手术术中照片。（a）伸肌下支持带辅助重叠缝合（pants-over-vest 手术）。（b）改良 Broström 术后。（c）带线锚钉固定技术：在腓骨上植入锚钉。（d）缝合韧带

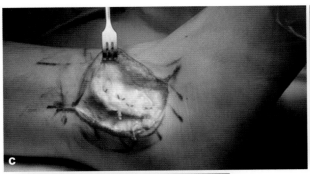
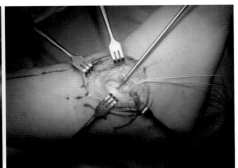
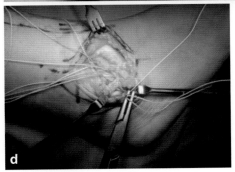

图 5.9 （续）

韧带（Anterior Talofibular Ligament，ATFL）的入点和关节囊。证实距腓前韧带后，拉开腓骨肌腱检查跟腓韧带的情况。如果韧带只是简单延长，可以重叠缝合。瘢痕化延长的距腓前韧带连着关节囊和跟腓韧带从腓骨边缘断开约 5 mm，用可吸收缝线重叠缝合（pants-over-vest 技术）韧带进行缩短修复距腓前韧带，在踝关节轻微外翻和中立背伸的位置时收紧缝线（图 5.9、图 5.10）。

> **经验和教训**
>
> 分离伸肌下支持带是增强踝关节稳定性手术的关键。在磨损或缺失伸肌下支持带的情况下，应解剖邻近的类似伸肌下支持带的纤维组织来加强，在这种情况下，创建宽厚的纤维组织层，让其尽量地拉近腓骨是较好的手术选择。

关节镜下 Broström 手术

近来，医生对关节镜下修复外侧韧带的兴趣明显增加。慢性踝关节不稳定修复技术[1]、关节镜和关节镜辅助设备的应用、门形钉、带线锚钉缝合技术已被越来越多地用于重建修复踝关节外侧韧带[17]。与标准 Broström 手术或改良 Broström

手术相比，关节镜下折叠缝合韧带避免了皮肤长切口，保留了大量周围软组织维持踝关节动态稳定性[17]。

关节镜下修复距腓前韧带、跟腓韧带有一定风险，锚钉放置过程中容易损伤邻近解剖结构[17,24]。这些结构包括腓浅神经（SPN）中间分支、腓浅神经的主干、伸肌腱和腓骨肌腱[24]。Acevedo 等研究认为，增加辅助入路修复跟腓韧带，增加了修复的成功率[1]。有些作者不修复跟腓韧带，而是利用伸肌下支持带（IER）进行加强修复，这些手术过程和 Lee 等的研究结果相一致[67]。Lee 等报道认为，与同时修复距腓前韧带和跟腓韧带对比，解剖修复距腓前韧带和利用伸肌下支持带加强修复能对踝关节提供相同的稳定性[67]。

一些研究已经描述了全关节镜下外侧韧带修复技术，结果良好[1,18]。Acevedo 等报道 23 例患者（24 踝）关节镜下行外侧韧带修复手术，所有患者踝关节稳定性均有改善，并发症发生率低[1]。

手术技术[1]

术前准备时，用记号笔标明解剖标志。确定腓浅神经的中间分支、大隐静脉、胫前肌腱、腓骨远端腓骨肌腱。如果使用拉钩，在缝线收紧踝关节外侧韧带前要去除拉钩。进行标准的前内侧和前外侧入口关节镜探查，对外侧沟行广泛的清理可以减少

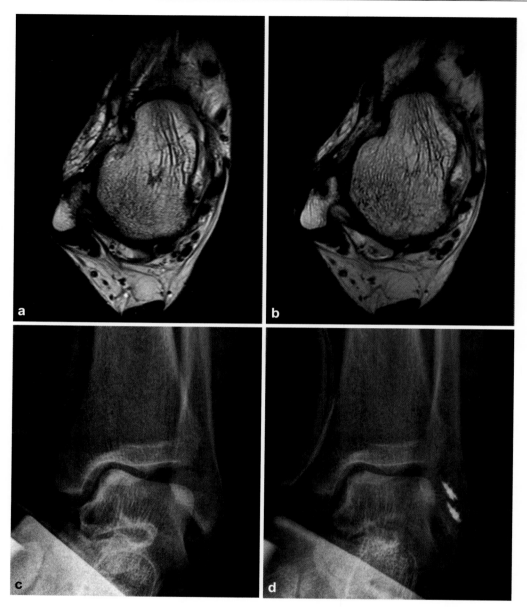

图 5.10 （a）术前 MRI 显示破裂的距腓前韧带。（b）术后 6 个月，MRI 显示带线锚钉修复的距腓前韧带。（c）术前应力位片显示距骨倾斜。（d）改良 Broström 手术后应力位片显示距骨倾斜的情况

关节撞击，并获得足够的关节镜视野[1]。使用等离子刀可以用来暴露距腓前韧带、跟腓韧带的足印区。第一枚带线锚钉置于腓骨尖上 1 cm，缝线从前外侧入口引出。该锚钉的第一缝线用带线缝线钩缝合，缝线出点在腓骨的前方远端至少 2 cm 的位置，在腓骨肌腱的前方，确保缝住伸肌下支持带[25]。该锚钉的第二缝线在前一缝合部位再向前及向远端各 1 cm 处沿着伸肌下支持带的边缘贯穿组织。第二枚带线锚钉置于第一枚锚钉上 1 cm 的腓骨前面。此锚钉的第一缝线从第一个锚钉的背侧向前 1 cm 沿着伸肌下支持带的边缘贯穿组织。

此锚钉的第二缝线在前一缝合部位再向前侧及背侧各 1 cm 处贯穿组织。两缝合线组之间做一个小切口，缝合线组通过这个中央切口收紧缝线打结。踝关节保持在中立和轻微外翻位时，收紧缝合关节囊和伸肌下支持带。

非解剖腱固定

当解剖修复失败或有 Broström 手术的禁忌证时，如距腓前韧带或跟腓韧带组织的缺如或过度肥厚，外科医生必须选择一种腱固定或重建的方式[68]。有几种著名的固定技术，Watson- Jones 术、

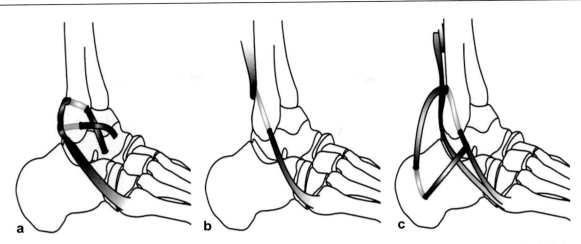

图 5.11　示意图：慢性外侧不稳定腱固定重建。（a）Watson-Jones 术，腓骨短肌腱移植固定在腓骨和距骨。（b）Evans 术，腓骨短肌腱移植固定在腓骨。（c）Chrisman-Snook 术，劈开腓骨短肌腱移植固定在腓骨和跟骨

Evans 术 和 Chrisman-Snook 术 是 具 有 代 表 性 的 方法[12,27,110]（图 5.11）。因为这些技术不能修复或重建外侧韧带复合体的原来的解剖结构，被认为是非解剖修复。上述方法中，改良 Chrisman-Snook 术是最常见的，尤其是在高弓足畸形合并踝关节外侧不稳定时的韧带重建。这种情况下经常伴有腓骨肌腱延长，所以强大的踝关节外侧稳定是必需的。此时，改良 Chrisman-Snook 术是一种很好的手术选择。

　　改良 Chrisman-Snook 术

　　由小腿中段外侧沿腓骨肌腱至第五跖骨基底做纵向切口。确认腓骨长短肌腱，从远端向近端剖开腓骨短肌腱的前半部分，在小腿中部水平切断。将腓骨短肌腱的前一半向下拉，在腓骨远端距腓前韧带附着的足印区，用略大于腓骨短肌腱直径，由前向后上方钻骨隧道。使用肌腱过腱器，使游离肌腱从前向后通过骨隧道，在踝关节中立位肌腱最大张力时用可吸收界面螺钉挤压固定。肌腱从腓骨肌腱表面向下拉，通过在腓骨结节的（跟腓韧带附着部位）从外侧到内侧的跟骨骨隧道，拉紧通过跟骨的骨隧道的腓骨短肌腱，在踝关节中立位用一个界面螺钉挤压固定。

　　报道认为，采用腓骨短肌腱非解剖固定会限制后足运动[93]。这些手术利用腓骨肌腱作为移植物或转移物，可能会引起踝关节和距下关节软弱和不稳[38]。另外，长期结果表明此类手术会增加踝关节后足退行性改变的发生率[38]。出于这个原因，作者建议避免这类手术。然而，在高弓足畸形行韧带重建时，非解剖固定如改良 Chrisman-Snook 术是一个很好的方法。

游离韧带重建

　　对于距腓前韧带或跟腓韧带严重瘢痕化或变薄，或缺乏这些韧带，不能行有效的 Broström 手术修复。通常韧带松弛和 Broström 手术失败的案例也不建议再次行改良的 Broström 手术。在这种情况下，采用自体肌腱或异体韧带重建术是可行的手术方法（表 5.1）。

　　采用半腱肌腱移植物和生物固定螺钉的解剖重建距腓前韧带和跟腓韧带

　　Jung 手术[54]首先需要对踝关节进行关节镜下检查，观察是否有任何并发损伤。然后行 U 形皮肤切口，注意保护腓肠神经。确定距腓前韧带和跟腓韧带组织明显薄弱或缺失后，我们使用游离的同种异体肌腱行外侧韧带重建。选取光边的半腱肌腱移植物（Community Tissue Services，Dayton，USA），肌腱厚度 4 mm（3.5~4.5 mm），同种异体半腱肌腱两端用 2 号 Ticron 缝合针（Tyco Healthcare- Syneture，Connecticut，USA），两端编织长度分别为 15 mm，先用牵张装置（ACUFEX™ GRAFTMASTER™，Smith & Nephew，USA）牵张，张力 15 磅维持 15 分钟。切口为腓骨前缘到距腓前韧带在距骨颈植入点的 T 形切口，在距腓前韧带附着点足印区的上缘，透视下在距骨颈后上方向打一个直径 5.5 mm（5~7 mm）、深度 18 mm 的骨隧道。据我们的经验，在距骨颈 5.5 mm 直径是骨隧道最理想的尺寸，可容纳 3.5~5.5 mm 直径半腱肌腱和 4.75 mm 挤压螺钉，并能提供稳定的固定。移植物的一端穿入孔内，4.75 mm 可吸收固定螺钉（Arthrex，Inc.，

表 5.1　用游离肌腱解剖重建治疗踝外侧不稳定

作者（s），时间	N	手术方法	随访（年）	结果（%，良好）	可信度
Anderson[3]	9	Plantaris	8	100	Ⅳ
Pagenstert et al.[86]	50	Plantaris	4	96	Ⅳ
De Vries et al.[21]	37	Plantaris（仅 ATFL）	24	60	Ⅳ
Coughlin et al.[19]	28	Gracilis	2	100	Ⅳ
Paterson et al.[87]	26	Semitendinosus	2	81	Ⅳ
Okuda et al.[85]	27	Palmaris（仅 ATFL）	2	100	Ⅳ
Sugimoto et al.[102]	13	Bone-patellar tendon	2	-	Ⅳ
Takahashi et al.[103]	13	EDL	7	95.6[a]	Ⅳ
Vammen et al.[111]	38	EDB	9	90	Ⅳ
Horibe et al.[49]	13	Allograft	2	100	Ⅳ
Jung et al.[54]	66	Semitendinosus	6	98.5	Ⅳ

EDL，趾长伸肌，EDB，趾短伸肌
[a] Karlsson score.9

Naples，FL，USA）挤压固定，术中证实固定牢固。在腓骨远端距腓前韧带、跟腓韧带附着足印区，在后上方向从前往后打两个基本平行的骨隧道，直径相等于同种异体肌腱厚度，保持隧道边缘 2~3 mm 的空间。腓骨远端近段骨隧道为从前向后方向在距腓前韧带入点钻骨道，骨道直径与肌腱直径相同（3.5~4.5 mm），使用镍钛缝针过线（Arthrex，Inc.，Naples，FL，USA），植入半腱肌腱重建距腓前韧带。踝关节维持在伸展 0°、外翻 10°，肌腱最大张力时，用一个 3~4 mm 可吸收螺钉固定肌腱。肌腱从后往前方向通过远端骨隧道重建跟腓韧带，暴露跟腓韧带的腓骨肌腱后下方的腓骨结节区域的跟骨足印区，注意保护腓肠神经，从外向内方向在跟腓韧带足印区建立 5.0 mm 直径的骨隧道。移植物的末端缩短，目的是插入约 3 cm 的肌腱末端，并在缩短的肌腱末端锁边编织缝合 2 cm。肌腱引导器引导移植的肌腱通过骨隧道。踝关节伸展 0° 和外翻 5° 时，拉紧保持较高肌腱张力，用 4.75 mm 可吸收螺钉牢固固定肌腱。最后确认固定螺钉的稳定性和重建距腓前韧带、跟腓韧带的张力（图 5.12 和图 5.13）。

结果

踝关节外侧不稳定患者保守治疗失败后必须行手术治疗。许多报告证实，改良 Broström 手术提供了良好的长期结果，有超过 85% 的满意率和良好的运动恢复[23]，经解剖重建后 90% 有优良的结果[54]。在 2001 年 Sammarco 报道，解剖修复后神经并发症发生率 3.8%，解剖重建 1.9%、非解剖解剖重建 9.7%[96]。为了固定肌腱需行更广泛的清理，增加了神经损伤和伤口并发症[43]。解剖修复、非解剖固定、解剖重建后都能达到正常强度[77]。过度收紧解剖重建韧带移植物能产生距下关节和胫距关节僵硬和撞击的疼痛[48,95]。术后不稳定可以复发，早期不稳定复发是由急性损伤引起，而后期不稳定的复发可能是由较长时间的慢性损伤的累积[96]。复发不稳定往往与韧带组织差造成的韧带固定不牢靠有关。据报道，解剖重建后不稳定复发率是最低的[96]。

我们已经评估了 66 个踝关节，采用半腱肌肌腱移植物和生物可吸收固定螺钉解剖重建治疗慢性踝关节外侧不稳定，平均随访 22.1 个月[5]。手术时患者平均年龄为 30.1 岁[17-20,22-48,50-62]。平均 VAS 疼痛评分从 5.5 下降到 1.3（$P<0.05$），平均 AOFAS 从 71 提高到 90.9（$P<0.05$）。这意味着卡尔森 - 彼得森得分（Karlsson-Peterson score）从 55.1 提高到 90.3，而距骨倾斜角从 14.8° 下降到 3.9°。踝关节的背伸和内翻平均活动度均显著降低。90% 的患者满意。在 14 个患者的 14 个踝关节中，共发生 15 种并发症（21.2%），但无严重并发症需要翻修手术，

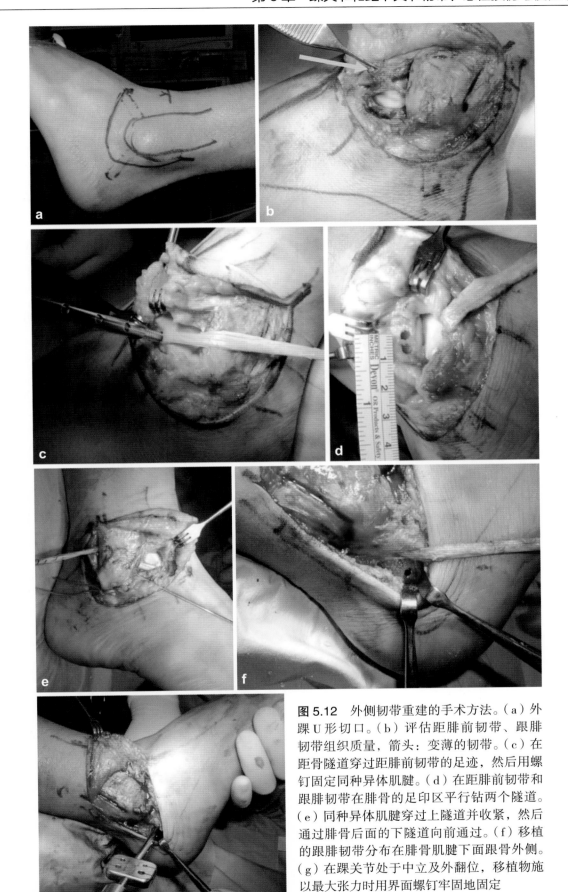

图 5.12　外侧韧带重建的手术方法。（a）外踝 U 形切口。（b）评估距腓前韧带、跟腓韧带组织质量，箭头：变薄的韧带。（c）在距骨隧道穿过距腓前韧带的足迹，然后用螺钉固定同种异体肌腱。（d）在距腓前韧带和跟腓韧带在腓骨的足印区平行钻两个隧道。（e）同种异体肌腱穿过上隧道并收紧，然后通过腓骨后面的下隧道向前通过。（f）移植的跟腓韧带分布在腓骨肌腱下面跟骨外侧。（g）在踝关节处于中立及外翻位，移植物施以最大张力时用界面螺钉牢固地固定

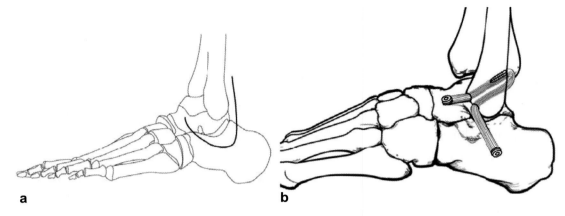

图 5.13 使用游离的肌腱解剖重建距腓前韧带、跟腓韧带示意图。（a）手术皮肤切口为 U 形。（b）使用游离的半腱肌腱解剖重建距腓前韧带和跟腓韧带

如肌腱完全拉出、腓骨骨折、伤口深部感染或不稳定复发[54]。持续的功能不稳定患者，尽管确认组织结构已修复，仍然可能会有难以治疗的症状[30]，以本体感觉恢复为基础的康复治疗在减轻症状方面是有效的[96]。

■ **病例** 5.1　不稳定的腓侧跗骨。24 岁男性患

者，有复发性踝关节扭伤，踝关节外侧疼痛，不稳定的跟腓韧带。（a）踝关节内翻应力试验表明，不稳定的腓骨尖骨块附着距腓前韧带。（b）MBP 手术过程中分离伸肌下支持带。（c,d）腓骨尖骨块取出，MBP 手术行重叠缝合技术，覆瓦状修复距腓前韧带、跟腓韧带。

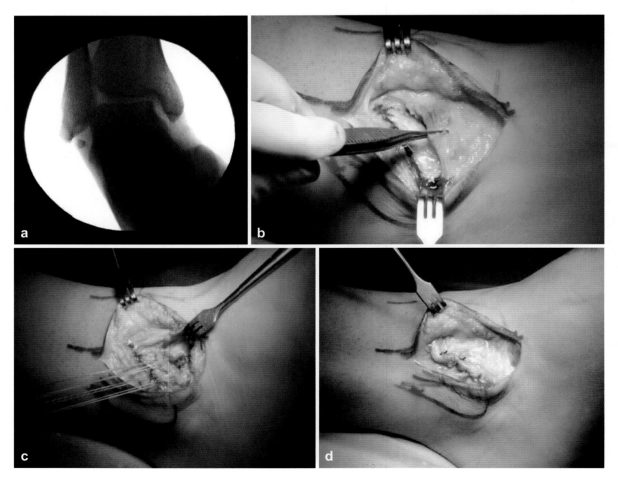

■ **病例 5.2**　外侧不稳行 MBP 术后复发。一位 21 岁的优秀运动员有复发性踝关节扭伤（2~3 次 / 周）4 年，身高 173 cm，体重 125 kg。患者最初在其他诊所采用改良 Broström（MBP）手术，但踝关节外侧不稳定症状持续（术前 VAS 6，Karlsson 49）。（a,b）踝关节内翻应力试验显示胫距内翻倾斜 18°，踝关节 MRI 轴位显示增厚的中度完全损伤的距腓前韧带。（c）术中发现：韧带严重瘢痕化，磨损缺失。（d,e）半腱肌腱移植术（semitendinosus muscle transplantation，SMT）解剖重建踝关节外侧韧带（距腓前韧带、跟腓韧带）。（f,g）术后 1 年，踝关节稳定（VAS 3，Karlsson 97）踝关节距骨倾斜 0°，B 超显示重建良好的跟腓韧带。作者认为，对体重大、体力要求高的外侧不稳定患者，游离肌腱解剖重建外侧韧带是一个很好的手术选择，尤其是初始韧带重叠缝合有失败的病例。

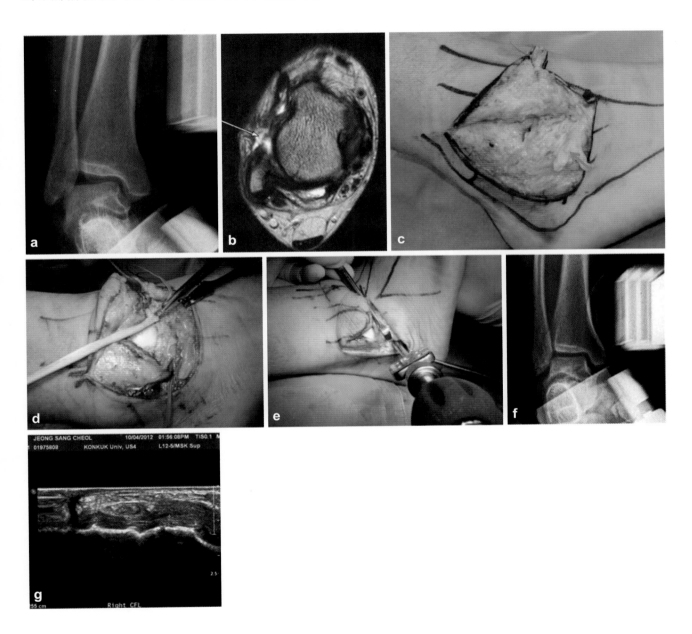

病例 5.3 外侧不稳合并撞击。（a）一位 42 岁右侧踝关节不稳定的男性患者，3 年前有严重的脚踝扭伤病史，1~2 次 / 周扭伤。有明显的踝关节不稳定，跗骨窦疼痛和压痛（VAS 8、AOFAS 62，Karlsson 68）。踝关节距骨倾斜 19°，关节间隙有骨刺和疼痛。（b）MRI 显示骨刺形成和距下关节间隙变窄。诊断为踝关节外侧不稳，继发顽固性撞击。（c）中关节突切除和距下关节松解。（d,e）外侧踝关节行半腱肌腱同时重建。

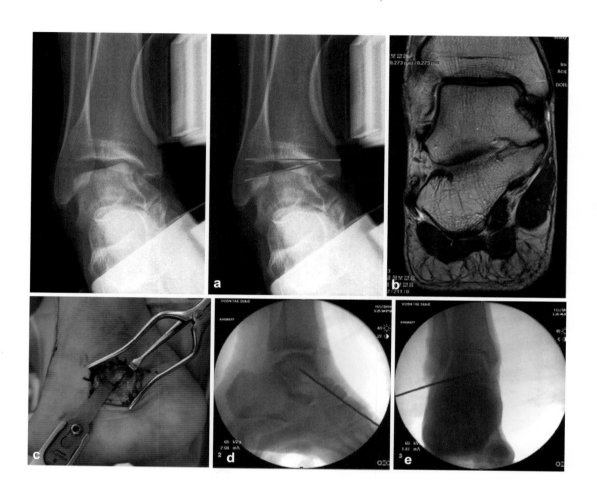

踝关节内侧韧带：急性扭伤和慢性不稳定

踝关节内侧急性扭伤

概述

三角韧带是踝关节内侧主要的支持韧带。它由浅层和深层组成，每一层又由若干部分组成。浅层由跟舟韧带、胫舟韧带、胫距后浅层韧带和胫跟韧带组成。深层由胫距前深韧带和胫距后深韧带组成。

踝关节内侧扭伤较外侧少见，因为内翻损伤发生更频繁。所以，踝关节内侧损伤常与外侧韧带损伤、腓骨骨折和（或）下胫腓联合韧带损伤同时发生。

诊断

临床特点

踝关节内侧扭伤是旋前损伤的结果，经常发生在跑步下楼时、碰到粗糙的地面时或跳舞时相反方向的旋转等[46]。

在大多数情况，三角韧带损伤同时伴有外侧韧带或骨损伤。完整的三角韧带断裂，经常同时有外踝骨折[47]或双踝骨折[106]。

通过体检，必须除外下胫腓联合韧带损伤、外侧韧带损伤或腓骨骨折。急性损伤常见的症状和体征包括三角韧带上的压痛及血肿。

影像学

标准的 X 线平片可以用来排除骨折或骨损伤。急性三角韧带断裂经常伴发踝关节骨折，这些可以在踝关节正位 X 线片证实。距骨和内踝间距超过 4 mm 意味着三角韧带断裂，经常同时伴发高能量的外踝骨折。

外翻应力下 X 线片有助于间接诊断三角韧带损伤。MRI 或造影可显示损伤的三角韧带，客观地诊断急性三角韧带断裂。MRI 检查也可以评价三角韧带损伤以及胫后肌腱、踝关节和距下关节的状态。

治疗

保守治疗

踝关节内侧扭伤的治疗取决于相关损伤。腓骨骨折或下胫腓联合韧带损伤复位和固定后，大多数情况下修复三角韧带是不必要的，虽然对此仍有争议。

在单独的内侧踝关节扭伤（三角韧带扭伤 1 级）用支具保守治疗效果良好。内侧踝关节扭伤 2 级，也不需要手术治疗，必须用行走管型石膏或行走靴固定 6~8 周，以防止外旋，使三角肌韧带浅层愈合。

手术治疗

当踝关节内侧有明显间隙，不能解剖复位或有持续性距骨外翻倾斜时，需要手术开放修复内侧三角韧带。如果腓骨骨折固定或下胫腓联合复位固定后，踝关节内侧维持复位有困难，就需要缝合修复完全断裂的三角韧带。这些情况可以在手术室通过 C 臂机摄片加以明确。

慢性踝关节内侧不稳定

概述

慢性的单独三角韧带损伤是不常见的[50]。这些损伤可以在下列几种情况中见到，包括胫后肌腱疾病、创伤相关的三角韧带断裂、三关节融合术、全人工踝关节置换术后力线紊乱或松弛，以及距骨外翻倾斜[46]。

诊断

踝关节内侧不稳定的患者经常表现为打软腿、踝关节内侧沟疼痛、外翻足[48]和足长期旋前畸形导致的骨关节炎改变。踝关节内侧不稳定经常伴发胫后肌腱功能不全（posterior tibial tendon dysfunction，PTTD）导致的获得性平足症，表现为距骨倾斜外翻。

外翻应力试验可评估三角韧带浅层的完整性，而外部旋转试验可用于评估三角韧带深层的情况[74]。前抽屉试验可以用来评估三角韧带损伤后前内侧半脱位的情况[45]。慢性内侧不稳定的患者通常感觉踝关节内侧不适、每走一步有轻微外翻和踝关节外展。三角韧带慢性损伤的一个重要的发现是在内踝前缘有压痛[45,48]。患者承重时，后足过度外翻和旋前，表明踝关节内侧三角韧带慢性松弛[45,48,82]。随着踝关节外翻，胫后肌腱失能，前足外展是常见的症状。

治疗

内侧踝关节不稳定的保守治疗包括使用内侧楔形垫、定制的鞋垫、护踝、足踝矫形器和更积极的支撑支具。

如果慢性内侧踝关节不稳保守治疗未能达到满意的效果，需要手术治疗。胫后肌腱功能不全和随后的平足症也可能加重三角韧带损伤引起的韧带功能不全，可能需要手术治疗。如残余组织状态良好，可以进行直接的重叠缝合。然而，如果组织条件差，三角韧带重建可使用游离的第三或第四趾趾长屈肌腱、腘绳肌腱移植物、劈开的部分胫后肌腱或同种异体肌腱移植物移植治疗[50,80]。

Deland 等进行三角韧带深层重建，采用腓骨长肌腱移植物穿过骨隧道，从外侧到内侧经过距骨，然后通过第二隧道穿过内踝尖到胫骨外侧。这个手术需要两个骨隧道和 2~3 个皮肤切口以及牺牲腓骨长肌腱（图 5.14）[22]。

Haddad 等利用胫骨前肌腱进行三角韧带深层和浅层重建。骨隧道建立在胫骨远端三角韧带的起点和在距骨和跟骨三角韧带止点。移植韧带穿过预制隧道后用界面螺钉固定（图 5.15）[39]。

在进行性外翻及足旋前畸形的情况下，为了纠正踝关节外翻倾斜和保护重建的三角韧带，需要行额外的跟骨延长术或跟骨滑动截骨术进行扁平足的

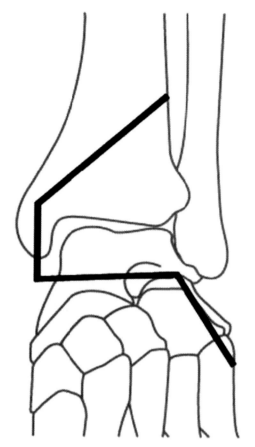

图 5.14 示意图，采用腓骨长肌腱重建三角韧带，骨隧道在距骨和内踝尖

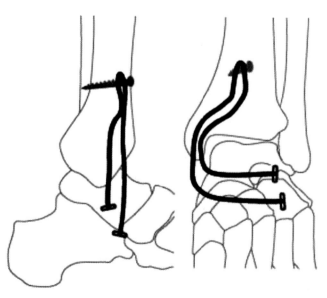

图 5.15 采用胫前肌重建三角韧带，三角韧带通过在胫骨远端、距骨和跟骨的骨隧道[79,101]

矫形[45]。临床上，需要三角韧带重建的情况比需要踝关节外侧韧带修复或重建的情况少。因此，方

便和可靠的手术技术比复杂或技术要求较高的手术方式更理想。

距下关节不稳定

概述

相对于踝关节不稳定，距下关节不稳定长期以来被忽视了，直到最近才被认为是一个需要特殊处理的独立的临床疾病[57]。普遍认为：距下关节不稳定（subtalar instability，STI）时，大多数的距下关节韧带损伤通常伴发于踝关节外侧韧带损伤。10%~25% 的踝关节不稳定患者有距下关节不稳定[19,60,73,87,95]。踝关节外侧韧带损伤（LAI），最常见的是距腓前韧带（ATFL）和跟腓韧带（CFL）的损伤。其病因仍然是讨论的重点，包括跟腓韧带（CFL）、颈韧带（CL）或骨间韧带（interosseous ligament，IOL）的慢性撕裂或失能。

诊断

临床特点

同踝关节损伤一样，经常需要改变运动方向和重复跳跃的运动，如排球、篮球和足球等，有较高的距下关节损伤发生率[30,34,41]。距下关节不稳定的诊断主要结合临床不稳定的症状确定[51]。然而，很难区分踝关节和距下关节不稳定，因为两者的临床症状非常相似[58,60,115]。大多数患者抱怨长时间或反复的不稳定，感觉脚踝 "翻身" 或 "打软腿"[60]。他们经常抱怨在晚上必须看地面行走，或他们无法舒适地在一个不规则的地面行走[31]。其他症状包括反复的肿胀，距下关节的疼痛、僵硬，在体育活动或在不平的地面行走时跗骨窦疼痛明显加重[31,58,60]。

解剖学改变也可以引起距下关节不稳定[108]。Kato 描述了发生在年轻女性的距下关节不稳定，表现为足部慢性应力和缺乏骨性阻挡。这些患者比其他距下关节不稳定的患者，关节面有一个较浅的角度[59]。这被认为是一个发展为距下关节不稳定的诱发因素。同时，后足畸形也可导致距下关节不稳和功能障碍[62]。

体格检查

熟练的检查者可能会发现距下关节内旋增加，

相对距骨跟骨向前移，内翻增加[60,105]（图 5.16）。做内翻应力试验时内旋跟骨，会发现跟骨相对于距骨内侧移位和距跟角的增大[105]。

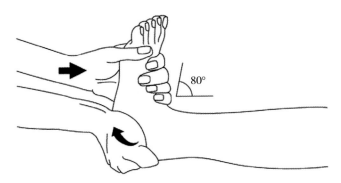

图 5.16　距下关节不稳定的检查。内旋 / 内翻应力作用于后足，而内收力作用于前足，同时背伸踝关节 10°

Keefe 等[60]认为，必须应用特异性试验诊断距下关节不稳定，来评估每一位踝关节外侧或后足疼痛，或早期诊断为跗骨窦综合征的踝关节不稳定患者。

Jung 等提出了距下关节不稳定的诊断标准（表 5.2）[53]，术前诊断标准中 6 个因素至少有 4 个符合，其中包括体检后足不稳和 C 臂机透视显示明确的距下关节不稳定，明确的距下关节张口和内翻应力图像[53]。有别于踝关节外侧不稳定，我们认为在标准中：①跗骨窦疼痛 / 轻度压痛、②透视发现距下关节不稳、③关节镜检查发现骨间韧带撕裂，这三点是距下关节不稳中最重要的因素。

表 5.2　距下关节不稳定的诊断标准

STI 诊断标准	
术前	1. 反复扭伤
	2. 跗骨窦疼痛，触痛
	3. 打软腿 / 后足不稳
	4. 体检有不稳定
	5. 距下关节不稳定，距下关节倾斜角 >10°
	6. MRI 表现骨间韧带撕裂，颈韧带撕裂
术中	7. C 臂机在内旋 / 内翻应力下透视
	8. 关节镜发现 IOL 撕裂（图 5.17）

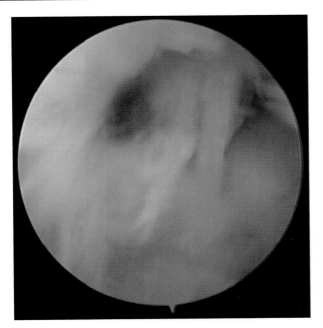

图 5.17　关节镜下距下关节骨间韧带撕裂

影像学

利用 SE 2000 应力装置（ARD Medizin Produkte GmbH，Marburg，Germany）得到脚踝的 Broden 内翻应力 X 线图像。在踝中立位用 150 N（牛顿）内翻应力施加于后足，得到踝关节内翻应力位图片。跟骨向前的应力或内翻应力的 X 线片中，可以观察到过度的距下关节运动。内翻应力时 40° 的 Broden's 位能直接显示距下关节后关节面，在正常的关节是平行的（图 5.18）。Heilman 等[42]认为距骨和跟骨分离大于 7 mm 有助于距下关节不稳的诊断。

在脊髓麻醉下，内翻应力试验连续 C 臂机透视可用于诊断距下关节不稳定（图 5.19）。检查者可以观察到明显的距下关节增宽。Jung 等报道，距下关节不稳定是相对距骨、跟骨有明显的内翻，表现为距下关节外侧增宽和跟骨相对于距骨内侧移位[53]。

距跟角 >5° 和跟骨内侧位移 >5 mm 作为距下关节不稳定的一个诊断标准[114,116]。利用后足对线图进行评估是必要的[94]，因为后足畸形可导致距下关节不稳定[62]。术前踝关节磁共振（MR）检查用于评估踝关节和距下关节的关节面和韧带，包括距腓前韧带、跟腓韧带、骨间韧带与颈韧带[76,112]（图 5.20）。同时，MRI 可确定其他病变，如与不稳定相关的骨软骨缺损。

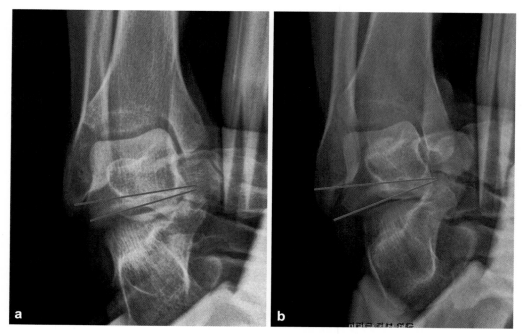

图 5.18 应力位 Broden's 片。(a)正常时，平行的后关节面。(b)距下关节不稳定，异常的后关节面关系

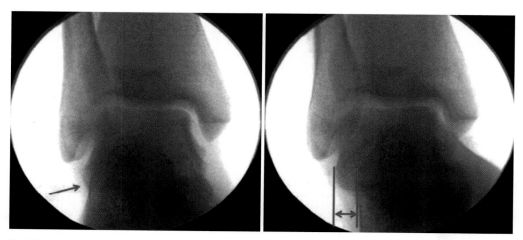

图 5.19 全身麻醉下 C 臂机透视应力位摄片。跟骨内侧平移被定义为：两条线之间的距离，第一条线是距骨体的最外侧边缘，第二条线穿过距下关节面跟骨侧的外侧边界，与第一条线平行

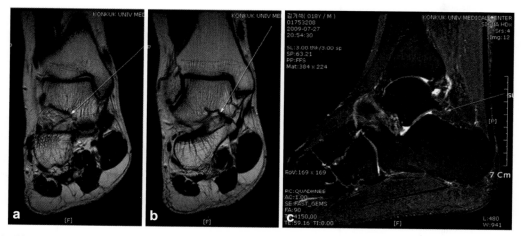

图 5.20 距下关节不稳定的 MRI。(a)颈韧带变薄后距下关节不稳定。(b)距跟骨间韧带增厚。(c)距下关节的跟骨前移

治疗

保守治疗

对距下关节不稳定来说，保守治疗是必要的。首先要遵循 PRICE 原则。在康复阶段包括腓骨肌肌力加强训练、本体感觉训练以及支撑保护[26,99]。对于腓肠肌挛缩患者，跟腱拉伸能更好地改变后足位置和防止后足僵硬[6,13]。

手术治疗

经过功能康复治疗如腓骨肌力加强训练 3 个月后症状没有改善就需要手术治疗。一些治疗距下关节不稳定的重建手术方式是有效的[12,51,55,59,65,73,91,97]。

Broström 手术通过分离、拉紧重叠缝合距腓前韧带和跟腓韧带能够纠正距下关节不稳定。Kato 等首次进行了距跟骨间韧带重建，采用部分跟腱的移植物，从距骨的内上穿向跟骨足底外侧方向[59]。单独的 2 例进行了距跟骨间韧带重建，另外 12 例患者合并三条韧带同时重建。使用该技术取得了满意的结果，具有良好的临床效果和较低并发症发生率[59]。Pisani 等行开放手术，采用腓骨短肌腱前半部分重建距跟骨间韧带，在 47 例患者中取得了良好的效果。然而，准确定位骨隧道是有一定难度的[91]。

Elmslie 法或 Chrisman-Snook 法韧带重建术可恢复距下关节稳定，得到满意的结果[6,17,27]。然而，这些手术牺牲了维持距下关节稳定性的自体腓骨短肌或跖肌腱，而且手术技术有一定难度[97]。

最近，Jung 等[51] 报道了一种新的重建距下关节不稳定手术方式，包括同时重建跟腓前韧带（anterior fibular ligament，AFL）、距下关节韧带前部分和跟腓后韧带。Jung 的手术报道，跟腓前韧带，从跗骨窦底部到腓骨远端前缘，被重建以代替距跟骨间韧带和颈韧带的作用，而用游离半腱肌腱（STA）移植解剖重建跟腓韧带后部[51]（图 5.21）。这种技术被认为是一可行的手术选择，能达到临床和影像学满意结果，患者满意度高，并发症少（图 5.22）。

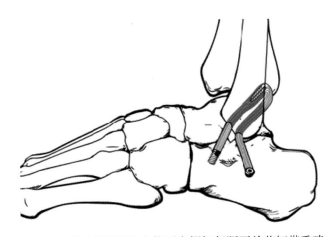

图 5.21　采用半腱肌和生物固定螺钉行距下关节韧带重建

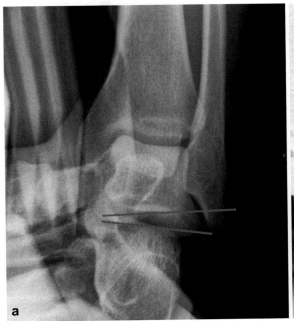
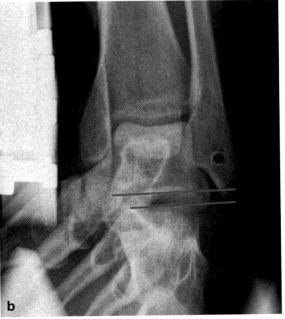

图 5.22　（a）术前应力位片示距下关节倾斜角增加。（b）术后应力位片显示距下关节倾斜角度减少和距下关节平行线的恢复

利用半腱肌、同种异体肌腱和生物固定螺钉重建治疗距下关节不稳定

手术技术（Jung 手术[51]）

行从腓骨远端后缘开始向下 2 cm 到腓骨的尖端向前延伸到跗骨窦的 U 形 12 cm 的切口，解剖过程中注意保护腓肠神经。定位跗骨窦底部的一个点作为同种异体肌腱重建距下关节前韧带的起点（前跟腓韧带的位置），肌腱用界面螺钉固定。

距腓前韧带腓骨起点以上建立腓骨骨隧道，近端隧道用界面螺钉固定重建前部分。另一个腓骨骨隧道，在腓骨后部 1～1.5 cm 位置瞄准跟腓韧带腓骨起点以上的腓骨远端打孔建立。

跟骨骨隧道是由外侧向内侧，紧靠跟腓韧带入点。移植肌腱的远端，通过腓骨尖的腓骨肌腱下方。肌腱通过跟骨骨隧道后，在踝关节伸展 0° 和轻微外翻位时，拉紧跟骨内侧的肌腱，用界面螺钉固定（图 5.23、图 5.24）。

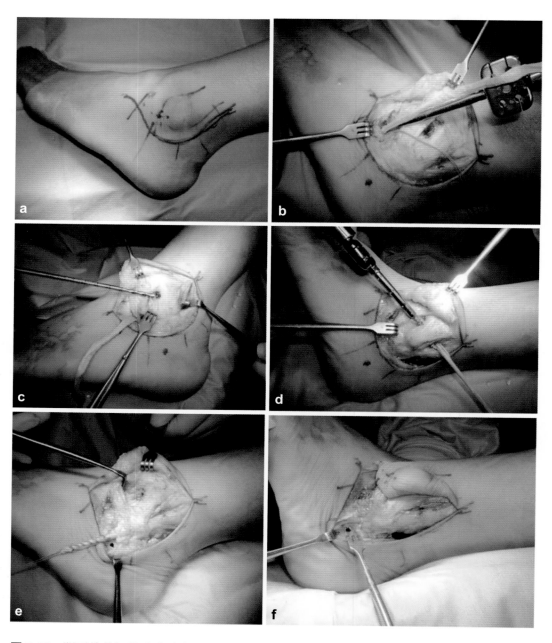

图 5.23 距下关节韧带重建手术过程。（a）皮肤切口及表面解剖。（b）固定移植物在跗骨窦底部到距跟间韧带跟骨植入点。（c）钻腓骨骨隧道。（d）穿过移植物，然后用界面螺钉固定。（e）在腓骨肌腱下面腓骨尖远端穿过移植物。（f）通过跟骨钻孔和穿过移植物

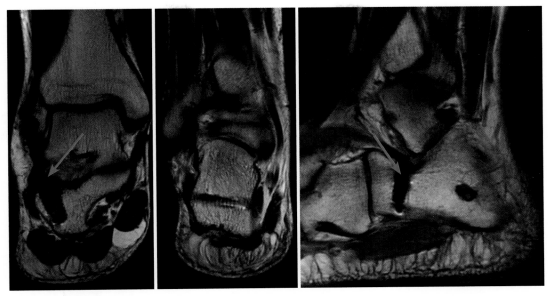

图 5.24　MRI 显示距下关节重建后界面螺钉的位置。跗骨窦底部跟腓韧带前部螺钉位置（箭号）。在跟骨骨隧道跟腓韧带的后部界面螺钉位置（箭头）

根据我们的临床经验，许多病例同时发生踝关节和距下关节不稳定。同时发生踝关节和距下关节不稳的情况下，Broström 手术可用于当前的手术中，不必扩大切口或增加复杂的操作。因此，这个手术也是治疗同时有踝关节和距下关节不稳定的理想选择。

结果

Broström 方法随着距腓前韧带重叠缝合，跟腓韧带被分离和拉紧，能够纠正距下关节不稳定。此外，增强伸肌下支持带也有助于稳定距下关节。Karlsson 等进行距腓前韧带、跟腓韧带和颈韧带的修复，并用伸肌下支持带增强，在 22 例距下关节不稳定患者，18 例有优良的结果[57]。Chrisman-Snook 手术有效稳定了踝关节和距下关节，但其非解剖的特点改变了关节的运动学并限制了距下关节运动[57]。为此，一些作者更喜欢解剖重建，提供了稳定并避免限制距下关节的运动[16,53]。

Jung 等报道称，AOFAS 评分平均为 66，在最后的随访中提高到 89.6[54]。术前平均 Karlsson

Peterson 评分为 57，在最后的随访中明显升高至91.1（P<0.05）。在患者满意度方面，所有 20 个踝关节（100%）患者对手术效果非常满意。平均 2.6 个月返回工作岗位。

除了技术，细腻地处理软组织，避免损伤腓浅神经的外侧支和腓肠神经，避免过度拉紧移植物也是很关键的。

■ 病例 5.4　误诊距下关节不稳的病例。一名16 岁的优秀足球运动员，有明显反复的踝关节扭伤和多年的打软腿症状。诊断为外侧韧带损伤。他 1 年前在其他骨科医院进行了 MBP 手术。然而，踝关节外侧不稳定和打软腿症状持续。（a）患者有明显的后足外侧松弛和跗骨窦压痛。30° 的 Broden's 内翻应力试验显示距下关节倾斜8°。（b,c）MRI 显示慢性骨间韧带撕裂，这也被关节镜检查所证实。（d,e）诊断为距下关节不稳定，通过半腱肌腱移植物对跟腓韧带的前部和后部进行距下关节重建。术后患者恢复踝关节稳定，继续参与足球比赛。

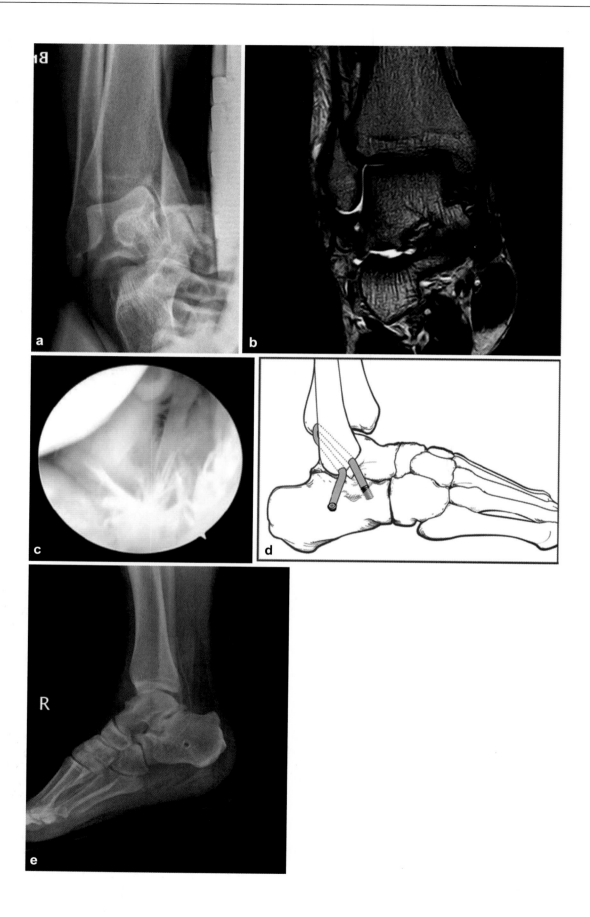

■ **病例 5.5** 距下关节不稳定与距软骨损伤。19 岁男性患者，左踝关节疼痛和反复扭伤（2 次 / 周）8 个月（VAS 5，AOFAS 80）。（a,b）踝关节 Broden's 应力位显示距下关节倾斜和跟骨内侧的移位。（c,d）伴有 15 mm×6 mm 的关节侧穹隆距软骨损伤病变；关节镜下进行软骨碎片清理和微骨折术。（e,f）距下关节镜显示明显的后关节面前向半脱位与慢性骨间韧带撕裂和滑膜炎。（g,h）行游离肌腱距下关节韧带重建术。跟腓韧带前部用生物界面螺钉固定，跟腓韧带后部穿过腓骨肌腱下方固定在跟骨结节区跟腓韧带入点。

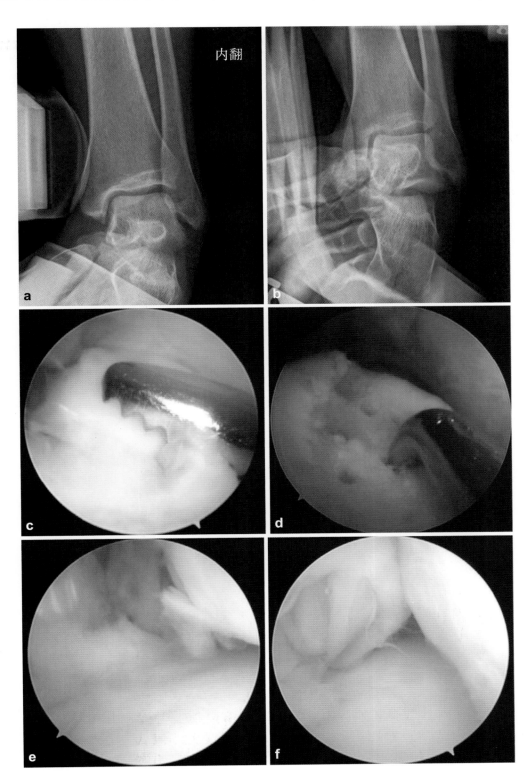

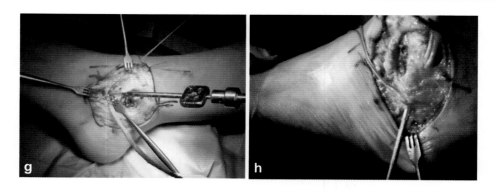

■ **病例5.6** 距下关节不稳引起的距下关节骨性关节炎。74岁男性患者，右踝关节外侧疼痛10年，1年前加重。他年轻时打了40年的排球，历经多次踝关节扭伤[22-42]。由于剧烈的疼痛，他最近行走不能超过100 m。查体时有严重的距下关节疼痛、压痛和内翻/外翻不稳定。（a）X线平片显示严重的距下关节骨性关节炎终末期。这是创伤后由于忽略距下关节不稳定引起的典型骨性关节炎，这也证实了距下关节不稳定的存在。（b）后足力线视图显示右侧后足同时内翻10°。（c）CT显示距下关节半脱位，距下关节炎。（d）行距下关节融合术，术后6个月疼痛完全缓解。

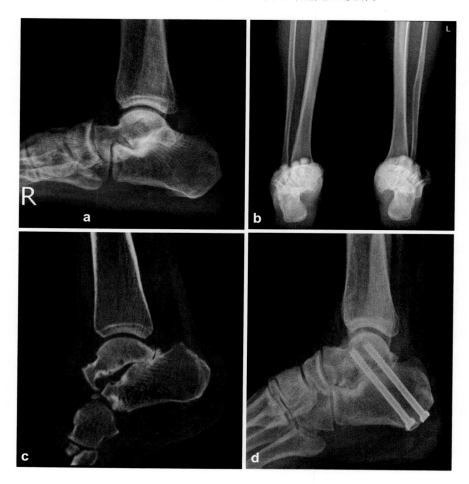

（Sang-Hun Lee，Hong-Geun Jung 著；丁文鸽 译；顾雪平 审校）

参考文献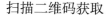

扫描二维码获取

第6章 踝关节骨性关节炎（1）：保关节手术

概述

曾有研究报道踝关节骨性关节炎发病率为1%[1,2]，但是其准确的发病率目前仍不清楚。Valderrabano等报道其病例中78%发生创伤后踝关节炎，并认为创伤是踝关节骨性关节炎的主要原因，原发性踝关节骨性关节炎非常少见[1,2]。临床经验和已发表的文献均表明原发性踝关节骨性关节炎十分少见，而踝关节骨折和韧带损伤导致的创伤性踝关节炎是主要病因[3-7]。

踝关节软骨的特点

和下肢的其他主要关节相比，踝关节具有独特的解剖学、生物力学和生化特征。目前普遍认为由远端胫骨、远端腓骨和距骨组成的踝关节具有高度的匹配性和稳定性，这是比其他关节更少发生退行性改变的原因。与膝和髋相比，踝关节在负重条件下接触面积更小。Kumizuka等[8]报道，在500 N负荷下，踝关节接触面积350 mm²，膝关节为1120 mm²，髋关节为1100 mm²，这提示和髋、膝相比，踝关节的峰值接触应力更高。

踝关节软骨的厚度和拉伸特性也与髋、膝不同。踝关节面软骨厚度均匀，为1~1.5 mm，而膝关节软骨厚度分布不均，从2 mm到6 mm不等[9]。Kempson[10]的研究显示踝软骨和髋软骨的拉伸特性不同，并且这种差异随年龄增大而增加。特别是踝关节软骨的拉伸断裂应力和抗拉刚度随年龄衰减的速度比髋关节缓慢。近来研究报道，与膝关节软骨相比，踝关节软骨含有更多的蛋白聚糖成分和水分，并且蛋白聚糖代谢和合成更快，这是形成踝关节软骨高刚度和低渗透性的因素[9]。与膝关节相比，踝关节软骨细胞对分解代谢因子如白介素-1、纤维连接素片段的反应弱。进一步研究显示，在损伤发生反应时，踝关节软骨细胞合成蛋白聚糖的速度比膝软骨细胞更加快速，这提示踝关节软骨有更强的修复能力。除关节软骨外，膝和踝关节的软骨下骨对退变性改变的反应也有所不同[9,11]。

病理生理学

原发性踝关节骨性关节炎发生率低的原因可能是关节的高度匹配性、高度稳定性、有限的关节活动范围，以及关节软骨的拉伸和代谢特性，或是上述因素的共同作用[12]。由于关节软骨较薄，关节接触面积较小，导致关节接触峰值应力增大，这也使得软骨损伤后更易发生创伤性关节炎。特别是和髋、膝较厚的关节软骨相比，相对较薄和较硬的软骨不易适应关节面的不匹配和接触应力的异常改变，同时踝关节面接触应力的绝对值也相对较高[12]。创伤后关节不匹配和不稳定是关节炎加重的潜在因素。这可以解释为什么原发性踝关节炎发生率远较创伤性踝关节炎低，而创伤性踝关节炎总是和过去的严重踝关节扭伤、踝关节继发不稳和踝关节骨折有关。

当外伤后踝关节残留明显关节不匹配和关节面严重破坏，可预见关节退变会在伤后数年内发生[13]（图6.1），这一点和过度接触应力会导致关节软骨退变的假设一致。即使看上去关节软骨损伤不严重，也会在伤后2年出现严重的关节退变。这可能导致在一些非常年轻的患者中也会出现严重进展的踝关节炎（图6.2）。在这些病例中，关节面可能已受到损伤但是影像学检查却并不明显。在另一些病例中，踝穴结构变化诱发的关节不稳也可导致关节退变，如下胫腓联合增宽，腓骨的短缩和旋转，关节囊和韧带的松弛等。然而有一些患者踝关节外伤后尽管没有明显的关节面损伤，关节结构改变，或关节不稳定，仍然发展为进展性的关节退变；另外，一些患者虽然表现出关节不匹配和不稳定，却

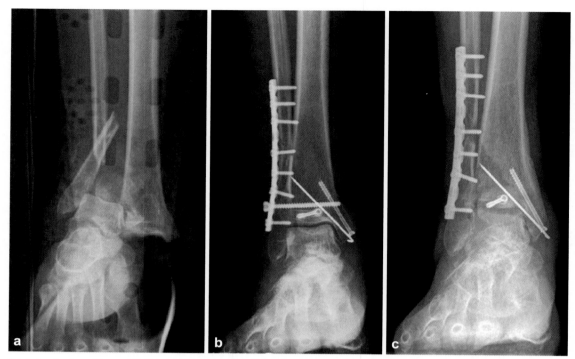

图 6.1 （a）一位 59 岁男性患者被农场的作物粉碎机绞伤，导致开放性踝关节骨折脱位。（b）早期行切开复位内固定。（c）术后 12 个月迅速进展为终末期踝关节炎，关节间隙消失

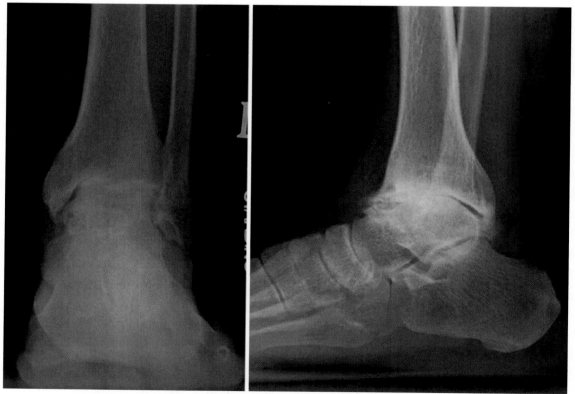

图 6.2 一位 41 岁男性患者有严重踝扭伤病史 10 年，表现为终末期踝关节炎

没有发展为进展性关节退变。因此踝关节创伤性关节炎的发生机制并非像看上去那么简单，需要进一步深入的研究[14]。

诊断

病史和体格检查

全面的病史采集和体格检查非常必要。陈旧创伤，例如曾经有过踝关节或 Pilon 骨折，踝关节扭伤，或坠落伤后踝关节轴向暴力损伤，均是踝关节骨关节炎的致病因素。系统性疾病导致的关节炎，例如痛风、类风湿关节炎、血清阴性脊柱关节病等也是踝关节骨关节炎的发病原因。确定做什么动作诱发疼痛或活动受限是非常重要的。如果在上山、下山或走在不平路面时出现疼痛往往提示踝关节的其他问题。体检应当在患者站立位进行。踝关节活动度，踝周围和跗骨关节压痛点，特别是距下关节的压痛均需仔细检查。踝关节和距下关节同时发生骨性关节炎的情况并不少见。伴随的畸形和步态异常也必须仔细评估。确定疼痛和问题的部位，以及这些异常是影响整个关节还是关节的某一部分也是非常重要的。

影像学

应尽可能拍摄站立位 X 线片。站立位踝关节正侧位、踝穴位、后足力线位片对于评估踝 - 后足的力线必不可少。对于后足存在内翻或外翻，或踝关节在冠状面存在倾斜时后足力线位摄片尤其重要（图 6.3）。在评估关节炎的具体情况时，如软骨下骨硬化、软骨下骨囊性变、胫距骨刺、游离体、各种畸形等，三维 CT 检查是非常有用的（图 6.4）。如利用对比剂增强检查还可评估软骨的退变情况（图 6.5）。

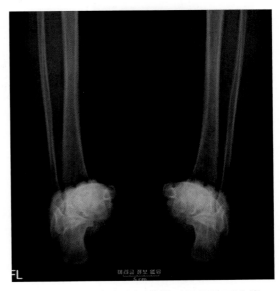

图 6.3　后足力线位片评价踝后足冠状面力线

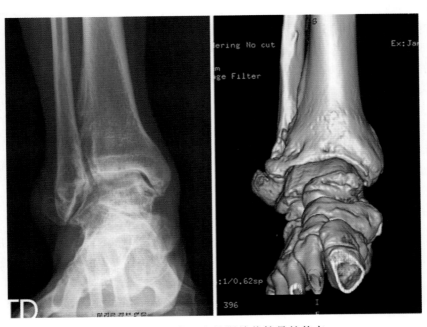

图 6.4　CT 技术使我们能够评价退变的踝关节软骨的状态

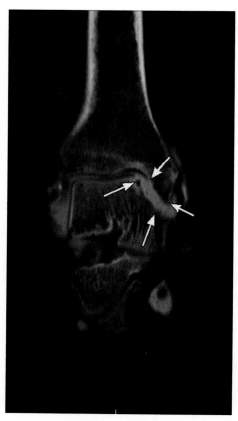

图 6.5　计算机断层成像结合关节造影使我们能够评价踝关节软骨退变的状态。箭头指示内侧间沟距骨 - 内踝关节的软骨剥脱和软骨下骨暴露

治疗

治疗原则

确定治疗计划时必须考虑很多因素，如患者年龄、生理要求、骨关节炎的程度。从关节炎的严重程度看，对于早期骨关节炎可采用保守治疗，如非甾体类抗炎药（NSAIDs）、注射激素、支具、关节镜清理等，对于晚期骨关节炎可采用关节置换或关节融合。然而对一些 40 岁到 60 岁之间相对年轻的患者，存在早期踝关节炎和冠状面关节畸形，负重时疼痛严重，保守治疗如止痛药、理疗、关节内注射等无效，这时如何选择治疗方案存在两难。轻到中度踝关节炎的手术方式选择十分有限，如关节镜清理和牵开成形，如存在冠状面畸形可行胫骨踝上截骨。

保守治疗

保守治疗包括 NSAIDs、踝关节腔注射、使用鞋垫或楔形垫块等。有关踝关节炎保守治疗的文献

较少，总的来说保守治疗主要依据医生的经验和患者喜好。

非甾体类抗炎药

NSAIDs 和阿片类药物都可用于治疗踝关节炎，但药物治疗踝关节炎的文章却很少发表。有文献提出针对髋、膝骨性关节炎的治疗指南，其中水杨酸作为一线用药，NSAIDs 和阿片类药物分别作为二线和三线药物[15,17-19]。然而对于长期使用 NSAIDs 和阿片类药物的安全性和有效性也有人表达保留意见[15,16,19,20]。甚至有综述反对长期使用这两种药物[21,22]。一篇 meta 分析文献总结了 NSAIDs 和安慰剂的对照研究结果：16 项研究共包含 4431 例患者，长期使用 NSAIDs 发生严重上消化道并发症的 OR 为 5.36（95%CI 为 1.79，16.1）；在共包含 25 732 名患者的 23 项病例对照研究中，消化性溃疡和出血发生率的合并 OR 为 3.0（95%CI 为 2.5，3.7）[23]。我们的经验是 NSAIDs 的有效性并不稳定，在处方这些药物时必须谨慎可能发生的副作用，如胃肠道溃疡。

支具

足踝支具（AFO）和踝固定器对于缓解踝关节炎导致的疼痛是有帮助的。鞋垫对缓解力线异常导致的症状也有益处。对于后足内翻，用足跟外侧楔形垫块可矫正后足力线内翻并缓解踝关节内侧的疼痛。

关节内注射

玻璃酸

近来选择关节腔内注射玻璃酸治疗踝关节炎开始受到关注。然而和治疗膝关节炎相比，该方法用于踝关节炎的有效性仍然未被证实。最近一些文献报道了关节腔内注射玻璃酸钠治疗踝关节炎的疗效。Witteveen 等对 55 例患者治疗后并进行随访，3 个月时平均 VAS 评分从 68.00 mm（基线）下降至 33.8 mm（P<0.001），并且其疗效一直保持到第 6 个月（34.2 mm，P<0.001）[24,25]。然而 DeGroot 等报道关节腔内注射玻璃酸无效[26]。尽管对于黏性添加剂在安慰剂效应之外的作用还有争论，但目前尚未发现这种注射疗法有任何显著的副作用[16-18]。我们的方法是关节腔内注射 2 ml 玻璃酸钠每 1 周或每 2 周 1 次，连续 3 次。Chang 等在一篇 meta 分析中分析了 4 项随机对照试验（RCT）、1 项对比研究、1 项单臂前瞻性研究，共包含样本数 354 例。

其结论显示关节内注射可显著减轻踝关节炎疼痛[27]。他们推荐通过多次注射和适当的注射剂量来获得最佳疗效。最近 Hernandez 等报道对 26 例患者进行的前瞻性研究，每例患者注射 3 次，随访结果显示黏性添加剂对于缓解踝关节炎疼痛有显著作用[28]。不仅如此，单次注射玻璃酸钠近来也开始被应用。尽管没有证据证明哪一种注射药物更有效，美国 FDA 仍然批准了一些相关药品（表 6.1）。文献报道，单次注射玻璃酸对膝关节炎也有显著疗效[29]。

表 6.1　玻璃酸制剂（美国 FDA 批准）

单次注射

1. Gel One
2. Monovisc
3. Synvisc One

3 次注射

1. Euflexxa
2. Synvisc

其他

1. Orthovisc：3~4 次注射
2. Supartz：3~5 次注射
3. Hyalgan：5 次注射

激素注射

激素注射被用来缓解踝关节炎疼痛和抗炎，然而其文献报道很少。有文献报道了关节腔注射激素治疗膝关节炎的疗效[30]。2 篇 meta 分析评价了关节注射皮质激素（intraarticular corticosteroid injection，IACI）治疗膝骨关节炎的疗效。其中一篇包含 5 个 RCT 研究（$N = 312$），结果显示注射 1 周后膝关节疼痛在临床上显著缓解并且有统计学意义。其效果可能持续 3~4 周，但其后继续保持的可能性不大[31]。另一篇 meta 分析显示，症状改善的患者占所有接受治疗的患者比例是 1 :（1.3~3.5）[32]。经 IACI 治疗后疗效仅维持 2 周，如希望疗效更加持久则需要用相当于 50 mg 泼尼松的剂量。

在一篇发表于 2009 年的系统综述中对比了 3 种药物对骨关节炎的疗效，即氟氢泼尼松龙、倍他米松和甲泼尼龙。结果显示氟氢泼尼松龙的效果优于后两者，尽管文献中未采用一致的疗效评价方法如 VAS 疼痛评分[32]。

激素注射的副作用很罕见或非常轻微[33,34]。对膝关节骨性关节炎患者多次关节腔注射激素后未发现关节间隙狭窄，对类风湿关节炎患者行单次关节腔注射激素后也未发现关节和软骨的侵蚀。很少出现异常子宫出血、高血压和高血糖等临床问题[35]。其风险主要与注射过程不适、局部注射后疼痛和面部潮红有关。通过膝关节注射激素治疗儿童青少年关节炎时，为缓解注射相关的疼痛，局部 2.5 g 利多卡因 / 普鲁卡因乳胶外敷 60~90 min 并不能获得具有统计学意义的止痛效果[36]。化脓性关节炎的发生概率非常低，概率可能在 1/10 000。仔细的无菌技术是避免化脓性关节炎最好的防护措施。其他罕见的副作用包括关节腔和关节周围钙化、皮肤萎缩（0~2%）、皮肤色素脱失、缺血坏死、股骨头急性损伤、急性滑膜炎、Charcot 关节病、肌腱病、Nicolau 综合征以及关节脱位等[30]。不推荐重复注射激素，因为这会造成软组织代谢风险如脂肪坏死和皮肤脱色。

我们的做法是用 2 ml 氟氢泼尼松龙和 1 ml 利多卡因做关节腔内注射治疗疼痛性踝关节或距下关节骨关节炎，每年 1~3 次。

富血小板血浆

富血小板血浆（platelet-rich plasma，PRP）近来被用于多种疾病的治疗。一项研究报道了 PRP 治疗踝关节软骨损伤的疗效，但对于踝关节骨关节炎的疗效尚无报道[37]。一些文献报道了注射 PRP 治疗膝关节炎的疗效。一篇系统综述[40]显示关节腔注射 PRP 对缓解膝关节炎疼痛的效果明显优于安慰剂（证据等级：有限，存在高风险的偏差）。和玻璃酸相比，PRP 也显示出更强的止痛效果（证据等级：轻度，由于存在总体上高风险偏差）。此外，和对照组相比 PRP 注射后功能也获得显著改善（等级证据有限到轻度）。然而需要更多高质量和低偏差风险的研究才能明确 PRP 是否应成为治疗踝关节骨性关节炎的常规选择[38]。

干细胞注射

干细胞移植是另一项备受关注的能用于治疗多种疾病的新方法。据我们所知，目前尚未见到干细胞治疗踝关节骨性关节炎有效性的文献报道。Filardo 等[39]发表的一篇系统综述认为尽管对于这种生物学方法在软骨再生中作用的兴趣不断增加，但相关的知识仍然处在初级阶段，这体现在大量研究只是临床前实验和低质量的临床研究。许多方面需要完善，需要更多的 RCT 研究评价这种生物学方法对软骨修复的功效，以及作为治疗方法的利弊。

手术治疗

踝关节镜清理

对于早期踝关节炎，踝关节镜清理联合滑膜切除 / 微骨折技术是一项合理的技术。它通过下述几个方面缓解疼痛并延缓关节炎进展：①通过切除炎症滑膜清除分解代谢酶；②清除游离体避免了进一步的软骨损伤，减轻了相关症状；③通过骨髓刺激操作如微骨折和钻孔技术刺激纤维软骨再生，进而使软骨下骨再血管化。踝关节镜也被用于结合其他外科技术诊断疾病。踝关节镜的适应证：①保守治疗无效的早期踝关节炎，②踝撞击（骨性和软组织性），③滑膜炎。

■ 病例 6.1 （a,b）一位 46 岁女士患有早期踝关节炎，症状为轻度踝关节疼痛 2 年（VAS 5）。数年前患者有多次严重的踝扭伤。（c,d）关节腔造影 CT 显示关节软骨缺损，关节面不平整。（e）关节镜检查显示距骨穹隆软骨轨道样缺损合并滑膜炎和韧带纤维化。（f,g）予以踝关节镜滑膜切除、清理，对暴露的软骨下骨做微骨折处理。

在一篇系统综述中，Glazebrook 等推荐利用踝关节镜治疗踝关节撞击症。他们报道用踝关节镜治疗踝关节炎，不包括单纯骨性撞击症，并非充分有效，现有的文献也没有充分的证据支持或反对用踝关节镜治疗踝关节滑膜炎[40]（表 6.2）。我们通常不单纯采用踝关节镜技术治疗踝关节炎，而是结合其他骨性外科技术如踝前方骨刺切除或踝上截骨等。

表 6.2 踝关节镜干预的循证医学适应证[40]

适应证
1. 撞击（前方骨性和软组织撞击）：干预指征 B 级
2. 骨软骨缺损（面积 <15 mm²）：干预指征 B 级
3. 踝关节融合：干预指征 B 级
4. 游离体：干预指征 C 级
5. 踝不稳定：干预指征 C 级
6. 化脓性关节炎：干预指征 C 级
7. 关节纤维化：干预指征 C 级
8. 踝骨性关节炎：干预禁忌 C 级

分级和骨科处理的建议类别
A：良好证据
B：一般证据
C：低质量证据
I：不充分或有争议证据

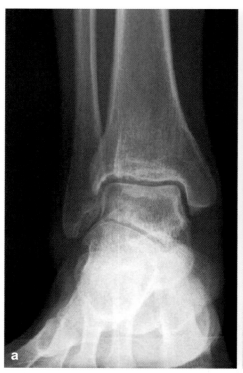
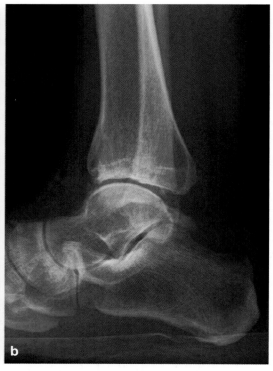

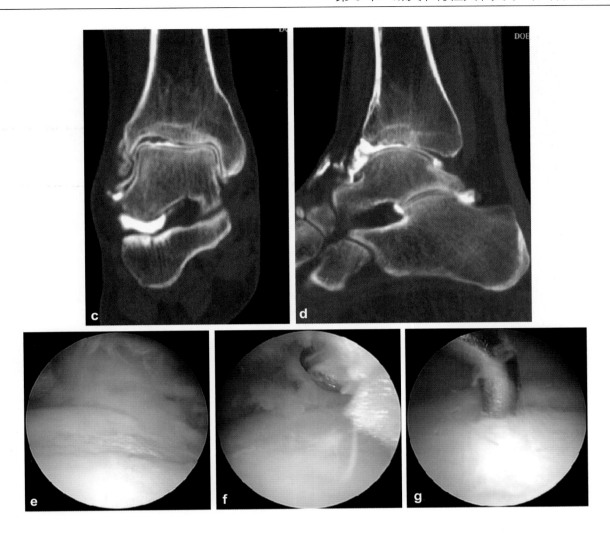

踝上截骨

低位胫骨截骨与膝关节的高位胫骨截骨（high tibial osteotomy，HTO）相对，是一种治疗伴有内翻或外翻踝关节炎的有效方法，也被称为踝上截骨（supramalleolar ostoetomy，SMO）。研究显示踝关节软骨细胞在退行性改变和创伤修复能力方面优于膝关节软骨细胞[9,11]。伴内翻的踝关节炎的特征是胫骨远端关节面的内翻畸形。Oneda 等[41] 报道在踝内翻畸形中内侧关节的应力集中主要是由于负重力线的内移而非远端胫骨内翻畸形本身。因此，当理想的生物力学环境通过低位胫骨截骨重新建立后，应当能获得和 HTO 相类似的治疗效果（图 6.6，表 6.3）。

适应证

SMO 是纠正力线的手术，它通过纠正负重力线的内移或外移，将不均匀的集中应力转移到踝关节

表 6.3　Takakura 踝骨性关节炎分期

I	无关节狭窄，但有早期骨硬化和骨赘形成
II	内侧关节间隙狭窄
IIIA	局限于内踝间隙的关节间隙消失合并软骨下骨接触
IIIB	关节间隙消失发展至距骨穹隆顶部伴软骨下骨接触
IV	关节间隙完全消失合并完全的骨接触

内另外一侧完整的关节软骨上，从而实现改变内翻或外翻踝关节生物力学条件的目的。SMO 可保护踝关节免于退行性改变和丧失正常生物力学功能[42,43]。SMO 的适应证目前还没有被专门确定，但通常认为可用于踝关节的不均匀疼痛伴有内翻或外翻畸形［异常的胫骨前方关节角，TAS（tibial anterior surface）角］，同时尚保留有大部分胫骨、距骨关节面软骨（至少 50%）。SMO 的理想适应证是踝关节内侧沟骨关节炎（Takakura II 期和 IIIA 期），但在一些 IIIB 期病例也可使用，这时必须考虑患者年

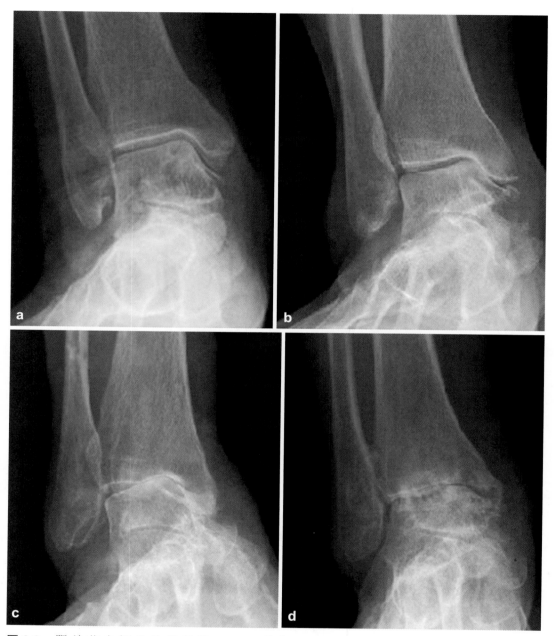

图 6.6 踝关节内侧骨关节炎的 Takakura 分期。(a) Takakura Ⅱ 期;(b) Takakura Ⅲ A 期;(c) Takakura Ⅲ B 期;(d) Takakura Ⅳ 期

龄和距骨倾斜角等重要因素。存在不均匀的踝关节沟骨关节炎而 TAS 角处于正常范围也是 SMO 结合腓骨截骨的良好适应证,术中可矫正踝关节到轻度外翻位或内翻位,从而通过增加关节沟间隙缓解患者疼痛。SMO 不适用于胫骨距骨软骨完全磨损的终末期关节炎(Takakura Ⅳ 期)[44],伴有未处理的后足不稳定的踝关节炎,急性或慢性感染,严重的血管或神经病变,以及神经性关节病(如 Charcot 关节病)。相对禁忌证包括患者年龄大于65 岁,胫骨远端或距骨骨质损害(如患者长期使用皮质激素或伴有巨大软骨下囊肿、严重骨质疏松或类风湿性关节炎)。

手术选择

为矫正踝关节(或低位胫骨)的内翻或外翻畸形,外科医生可选择如下三种方式:

1. 内侧闭合楔形截骨(medial closing-wedge osteotomy, MCWO)(图 6.7)。

2. 内侧撑开楔形截骨(medial open osteotomy, MOWO)(图 6.8)。

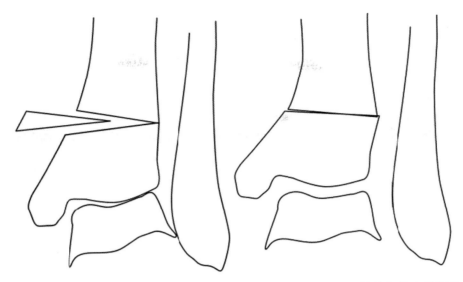

图 6.7　示意图显示内侧闭合楔形截骨，治疗胫骨远端穹顶和距骨外翻伴有外侧关节间隙消失的骨关节炎

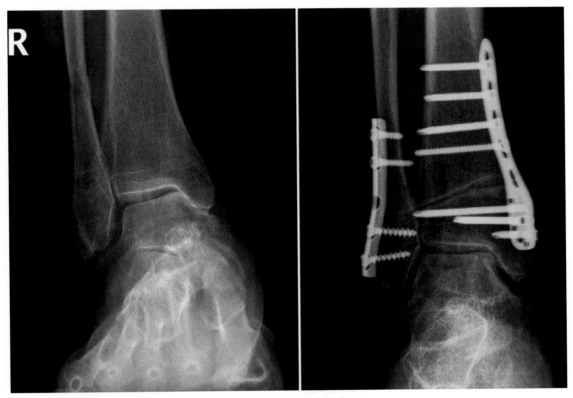

图 6.8　图片显示内侧撑开楔形截骨治疗踝关节内侧骨关节炎

3. 外侧闭合楔形截骨（lateral closing-wedge osteotomy，LCWO）（图 6.9）。

两种截骨矫形术（矫正外翻或矫正内翻）均可在局部麻醉或全身麻醉下施行。确定采用哪种截骨方式主要依据术者的偏好。我们偏爱采用 MOWO 矫正伴内翻畸形的踝关节内侧关节炎。尽管 LCWO 看上去对于矫正力线和保持关节间隙是理想的选择，但对于不均匀的内翻性踝关节炎，我们发现其损伤较大并伴有更高的神经损伤风险、伤口并发症和肢体短缩问题。通常情况下，在进行骨性重建手术前，我们会利用踝关节镜判断退变踝关节软骨的损害情况，清除游离体和骨刺，切除炎症滑膜。

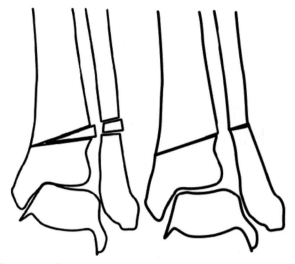

图 6.9 示意图显示外侧闭合楔形截骨治疗踝关节内侧骨关节炎

对于关节内损害如软骨剥离并没有明确的治疗选择。尽管先前一份研究报道应用 SMO 结合微骨折治疗内翻踝关节炎结果满意[45]，我们观察到即使单独应用 SMO 而不结合任何其他骨刺激技术如微骨折或钻孔，也可获得满意的临床效果，即使对 Outerbridge Ⅳ 度软骨损伤也是如此。所以我们在实施 SMO 结合关节镜治疗踝关节炎时不附加任何骨刺激技术。

内侧撑开楔形截骨

我们通常应用内侧撑开楔形截骨（MOWO）治疗踝关节内侧骨性关节炎。影像学评估必须包括踝关节前后位、侧位和后足力线位。此外，评估下肢的力线也必须拍摄小腿全长片和包括踝、膝的双侧胫骨片。通过评估下肢和后足力线结合查体细致评估力线异常发生水平，如踝关节上（胫骨内翻或 TAS 角）、膝关节水平或踝下方的足水平。踝冠状面的倾斜可能源于高弓内翻足畸形（图 6.10a~e）。如果确认主要的畸形发生在踝上方，如原发的胫骨远端内翻，需注意必须评估是否需要增加踝下方足部的重建。例如，一个病例存在胫骨内翻或轻度 TAS 角以及后足僵硬性内翻畸形，医师必须决定是否增加跟骨外移截骨或外侧闭合楔形截骨。如果原先伴有踝关节外侧不稳定，并且 SMO 和腓骨外翻截骨后这种不稳定仍然存在，必须增加改良 Broström 或改良 Chrisman-Snook 手术（图 6.11）。有趣的是，在 MOW SMO 结合腓骨截骨后踝关节外侧不稳定或松弛也常常改善。这可能是截骨后距骨在踝穴中方向更符合生理要求。TAS 角的目标角度（矫正力度）并没有特别规定。Takakura 等[9]建议目标 TAS 角为 94°~95°，另一些研究报道目标 TAS 角从 90° 到 95°

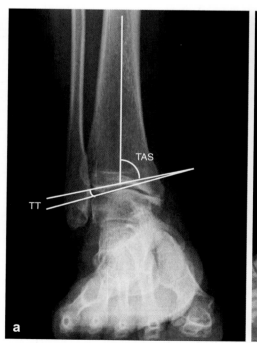
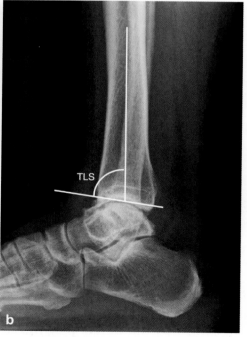

图 6.10 （a）踝关节正位像显示测量胫骨前侧关节面角（tibial anterior surface，TAS 角）和距骨倾斜角（talar tilt，TT 角）。（b）侧位片显示测量胫骨侧位角（tibial lateral surface，TLS 角）。（c）测量楔形撑开角（a）和楔形高度（y）。（d,e）大体像显示轻度踝内翻畸形，正位片显示踝关节内侧骨性关节炎，Takakura ⅢA 期

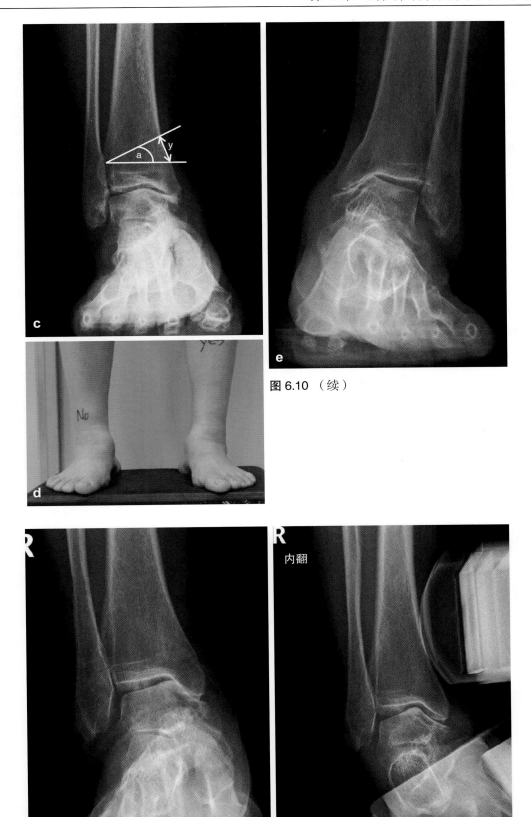

图 6.10　（续）

图 6.11　（a）一位 61 岁老年女性，踝关节内侧骨关节炎。（b）伴有踝关节不稳定，应力像显示距骨倾斜角 20°。我们予以内侧撑开楔形截骨及改良 Broström 手术

不等[49,50]。我们矫正内翻踝关节的目标是比正常TAS角（89°~90°）外翻3°~4°。但是由于术中撑开楔形截骨时依靠C臂机透视主观判断矫正度数，这个数字并不精确。

手术技术

采用全麻或脊柱麻醉，患者平卧位，髌骨朝前，使用大腿气囊止血带。我们常规在SMO前做踝关节镜检查关节软骨的炎症情况并做滑膜切除（图6.12）。

关节镜检查之后再施行SMO手术。通过C臂透视，用克氏针在踝关节前方标明内侧斜行截骨的位置。在标明的截骨水平近端5 cm和远端3 cm做胫骨内侧纵向切口。剥离骨膜。为确定截骨位置，按照透视所定位置，将一枚1.6 mm克氏针从内向外在踝关节水平上方3 cm约倾斜30°打入胫骨，沿克氏针做截骨。用摆锯做倾斜的不完全的胫骨截骨，注

意保留胫骨外侧皮质和骨膜作为撑开楔形截骨的铰链并防止移位。C臂透视下用一个宽骨凿撑开间隙模拟外翻3°~4°的过度矫正，测量撑开楔形间隙的高度。依据术前计划确定合适的楔形高度。正常的TAS角（88°~90°）仍然存在争议[49]，通常我们过度矫正超过正常TAS角3°~4°。依据测量的理想矫正高度，用微型摆锯适当修整异体骨块后紧密地塞入截骨间隙。从同侧胫骨近端取自体松质骨植入楔形骨块周围以促进骨愈合（图6.13和图6.14）。然后用内固定板固定截骨位置。我们倒立放置肱骨近端锁定钢板以获得良好的贴合。胫骨撑开楔形截骨完毕后，在大多数病例中可增加做腓骨斜行外翻截骨，以最大限度增加狭窄的内侧踝关节沟间隙（对于外侧沟间隙正常的病例尤其必要），这样有助于预防距骨腓骨的撞击。如用影像增强器观察到外侧沟间隙狭窄，我们怀疑可能会发生距骨和腓骨撞击。

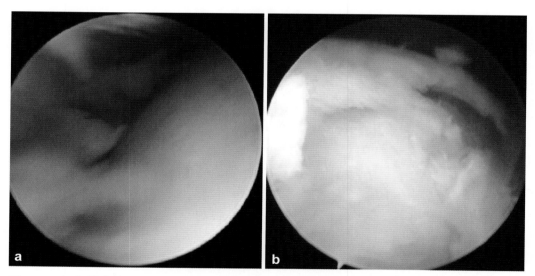

图6.12 （a）关节镜照片显示踝关节前内侧间隙滑膜炎。（b）关节镜照片显示距骨内侧穹隆软骨剥脱和软骨下骨外露

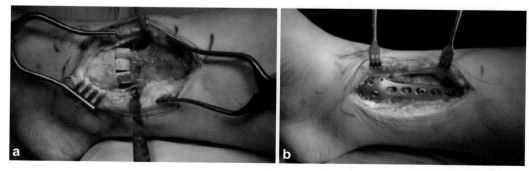

图6.13 （a）临床照片显示在撑开楔形截骨位置植入三皮质骨块。经常取自胫骨近端的自体松质骨植入骨块周围以促进愈合。（b）截骨部位用钢板内固定

在需要腓骨截骨的病例中，腓骨截骨的方向是从后上向前下，截骨水平在踝关节水平近侧 15 mm、下胫腓联合区域内的近侧部分（图 6.15）。我们通常计划把胫骨和腓骨的支点设计在同一区域。关闭手术创面，使用加压包扎和短腿支具。

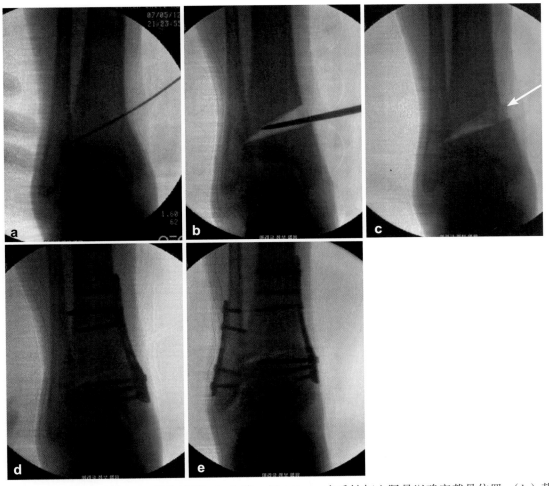

图 6.14 C 臂机透视 SMO 操作步骤。（a）将一根 1.6 mm 克氏针打入胫骨以确定截骨位置。（b）截骨处插入骨刀小心矫正畸形，避免远侧的皮质断裂移位。（c）箭头示在撑开楔形截骨的位置插入三皮质骨块。（d）用钢板固定截骨部位。（e）经常需要做腓骨外翻截骨

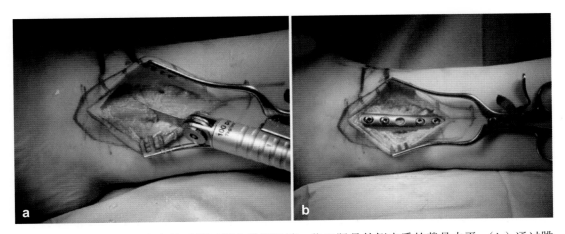

图 6.15 （a）腓骨截骨方向从后侧近端向前侧远端，位于胫骨外侧皮质的截骨水平。（b）通过腓骨充分外翻来扩大踝关节内外侧沟的间隙，然后用 1/3 管型钢板固定截骨

腓骨截骨的明确适应证尚不清楚。我们在大多数 MOW SMO 中都增加腓骨截骨，因为我们相信通过最大增加内侧沟间隙和恢复胫骨力线才能消除内侧沟疼痛。所以当行 MOWO 时，必须行腓骨外翻截骨以外移距骨和增加内侧沟间隙。在我们 20 例 SMO 手术经验中，相比未行腓骨截骨的 8 例病例，行腓骨截骨的病例（12 例）内侧沟间隙显著增宽（图 6.16）。

术后 2 周使用短腿石膏固定，建议患者足尖负重行走。术后 6 周拆除石膏，开始理疗和关节活动练习，建议患者戴短腿支具部分负重行走 6 周。术后 12 周允许完全负重。

外侧闭合楔形截骨

手术技术

外侧入路需要包括腓骨截骨。切口位于腓骨前缘表面，皮瓣向前方游离。清理骨间膜，保留腓动脉及其穿支。接着分离胫骨前方的全层软组织，在胫骨前内侧嵴放置 Homann 拉钩显露术野。显露后侧时沿腓骨后外侧缘切开腓侧筋膜，腓骨肌腱牵向前方，沿着腓骨后外侧缘小心切开屈蹬长肌腱表面的筋膜，注意不要损伤腓血管。锐性分离腓骨表面附着肌肉，用骨膜剥离器钝性分离骨间膜和胫骨表面附着的肌肉组织，形成一个 1~2 cm 宽的通道。在通道内将骨膜剥离器插入到胫后肌和胫骨之间，用 Homann 拉钩替换骨膜剥离器显露术野[51]。用摆锯做腓骨 Z 形截骨[46]，切除一个骨块来短缩腓骨。腓骨简单横行截骨的自身稳定性较差，可能发生腓

骨愈合位置不良[47,48]。腓骨截骨后，按照术前规划时测量的角度在胫骨上钻入克氏针。透视检查克氏针的位置，切开骨膜并游离骨膜。用 Homann 拉钩牵开并保护软组织，做胫骨 LCWO，以及腓骨短缩截骨和钢板固定[52]。

附加（纠正力线）手术

后足纠正力线手术

在合并后足力线异常的胫骨内翻或低 TAS 角的病例，可以做 SMO 结合跟骨内侧或外侧滑移截骨。

外侧踝关节韧带手术

对于伴有踝关节外侧不稳定的小 TAS 角胫骨内翻的病例，做 SMO 时可增加 Broström 术或踝关节外侧韧带重建手术。有时需要术中麻醉后在透视下做踝内翻试验以决定是否增加踝关节外侧稳定手术。我们观察到，很多病例的踝关节外侧松弛经过 SMO 及腓骨截骨后得到改善，这可能是由于距骨位置的调整和腓骨外翻截骨后的韧带整复作用（见图 6.16）。

结果

已有很多研究报道了应用 SMO 治疗内翻踝关节内侧骨关节炎的临床效果[45,50,53,54]，其中大部分的结果令人满意。Lee 等[53] 报道一组 16 例患者经 SMO 后 AOFAS 评分显著改善（从 62.3 升高到 82.1）。Kim 等[45] 报道行 SMO 结合骨髓刺激技术后 AOFAS 评分显著改善（从 62.9 提高到 83.1）。Cheng 等[54] 也报道了良好的临床结果。我们对连续 18 例患者共 20 个踝

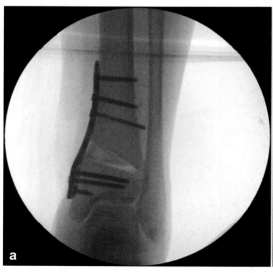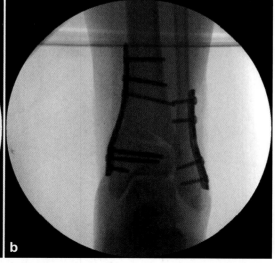

图 6.16 （a）腓骨外翻截骨之前。（b）腓骨外翻截骨的目的是为了最大限度扩大现在的踝关节内侧沟间隙，特别是对于踝外侧沟间隙正常的病例，这样也可以预防腓骨下方撞击

关节行 SMO 手术治疗，随访时间超过 1 年，结果令人满意。VAS 评分从术前的 6.7 下降至术后的 1.2，AOFAS 评分从术前的 60.9 提高到 80.9。关于患者总体满意率，12 例报告优秀，8 例报告良好，无一例报告不满意。踝关节活动度（背伸 / 跖屈）从术前的 16°/40° 变为 17°/43°。平均 SMO 角和楔形角分别为 27.5°（21.3°~38.9°）和 12.8°（7°~17°）。平均楔形高度 10.7 mm（7~14 mm）。按照 Takakura 分期，6 例 Ⅱ 期，13 例 ⅢA 期，1 例 ⅢB 期。所有术前 ⅢA 期和 ⅢB 期病变术后均改善为 Ⅱ 期。然而术前 Ⅱ 期病变术后均无改善。

关节镜再次检查

一些研究报道，经 HTO 手术治疗膝关节内侧间室骨关节炎后出现关节软骨的再生[55-58]。据我们所了解，目前还没有文献报道踝关节内侧间室骨关节炎经 SMO 治疗后出现关节软骨再生的现象。在我们的研究中观察到 10 例患者中（12 例中 10 例，占 83%）出现软骨再生，再生位于距骨穹窿或内踝关节面，同时无一例 SMO 术后出现软骨退化。这些发现说明踝关节 SMO 术后关节软骨可以再生，这是由于 SMO 使不均衡的负重接触重新分布到完整的关节面上，这和 HTO 术后膝关节的改变类

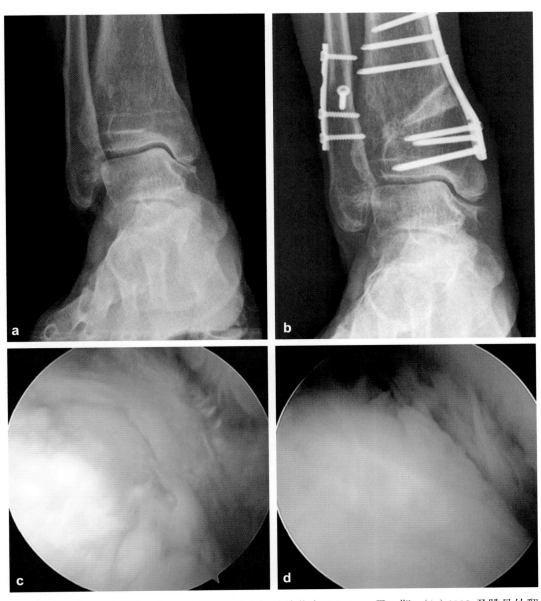

图 6.17　一位 50 岁男性。（a）术前踝关节内侧骨关节炎 Takakura ⅢA 期。（b）SMO 及腓骨外翻截骨术后 TAS 角增加和内侧的距骨内踝间隙增宽。（c）SMO 术前可见距骨内侧穹窿的软骨下骨完全暴露（改良 Outbridge 4 度）。（d）行 SMO 术并且没有任何骨髓刺激操作 15 个月后，相同的距骨内侧穹窿部位可见再生的软骨覆盖（Outbridge 2 度）

似[64]（表 6.4，图 6.17）。

表 6.4　关节炎关节软骨的改良 Outerbridge 分级

0 度	正常软骨
1 度	软骨软化和肿胀
2 度	软骨部分厚度缺损，但没有软骨下骨暴露
3 度	有部分区域出现软骨下骨暴露
4 度	整个区域都有软骨下骨暴露

对于伴有冠状面力线不良的不均匀踝关节骨关节炎，SMO 结合腓骨截骨是有效的手术方式，这种手术可以显著缓解踝关节负重疼痛。我们相信在矫正踝关节内翻或外翻畸形时轻度的矫枉过正对于踝关节负重重新分布和疼痛缓解是非常重要的，因为我们发现即使狭窄的内侧踝关节间隙没有充分增宽，患者的疼痛也能得到显著缓解。

总体来说 SMO 的并发症很少见[42,59]，有关踝上截骨矫形术中术后并发症的数据十分有限（表 6.5）。我们也发现并发症并不常见，仅发现 2 例因内固定失效延迟愈合和 1 例隐神经痛性神经瘤。我们曾在 MOW 术中用异体的三面皮质骨块植骨，但是这种方式并不能完全保证骨性愈合。因此，我们通常另外取同侧胫骨松质骨植骨以促进骨愈合。我们也推荐取自体髂骨的三面皮质骨块植骨。至于内固定，我们通常用肱骨近端锁定板固定，因为这种板能很好地贴合胫骨表面轮廓。

表 6.5　踝上截骨术的术后并发症

研究	踝关节数量	手术技术	并发症
Cheng 等[54]	18	内侧 o/w[a] OT[b]	迟发感染[1] 内植物失效延迟愈合[2]
Hinterman 等[60]	74	内侧 c/w OT[37] 内侧 o/w OT[8] 外侧 c/w OT[11]	骨关节炎进展需要全踝置换（TAR）[2] 踝关节不稳定需要融合[1]
Knupp 等[61]	94	内侧 c/w OT[60] 外侧 c/w OT 或 内侧 o/w OT[33]	深部感染[1] 胫前肌腱撕裂[1] 隐神经神经瘤[2] 骨关节进展需要 TAR[9] 或融合[1]
Pagenstert 等[62]	35	内侧 c/w OT[18] 内侧 o/w OT[7] 外侧 c/w OT[4]	骨关节炎进展需要 TAR[3] 畸形复发[2] 不愈合需要植骨[1]
Stamantis 等[43]	13	内侧 c/w OT[7] 内侧 o/w OT[6]	延迟愈合需要植骨[1] 踝关节 ROM 减少[3]
Takakura 等[50]	18	内侧 o/w OT[18]	延迟愈合[4] 矫正不足[2]
Takakura 等[63]	9	内侧 o/w OT[9]	延迟愈合[2] ROM 减少[6] 持续的内侧疼痛[2]

[a] o/w,open wedg 撑开楔形；c/w,closed wedg 闭合楔形

[b] Osteotomy 截骨

■ **病例 6.2** （a,b）一位 45 岁女性患者主诉踝关节内侧严重疼痛 2 年（VAS 6，AOFAS 61）。她 30 多岁时出现外踝不稳定的症状。放射学检查提示踝关节内侧沟 Takakura ⅢA 期关节炎。（c,d）行胫骨远端 MOWO 手术，获得内侧沟正常的关节间隙。内侧踝关节疼痛完全消失，术后 1 年 AOFAS 评分 100。

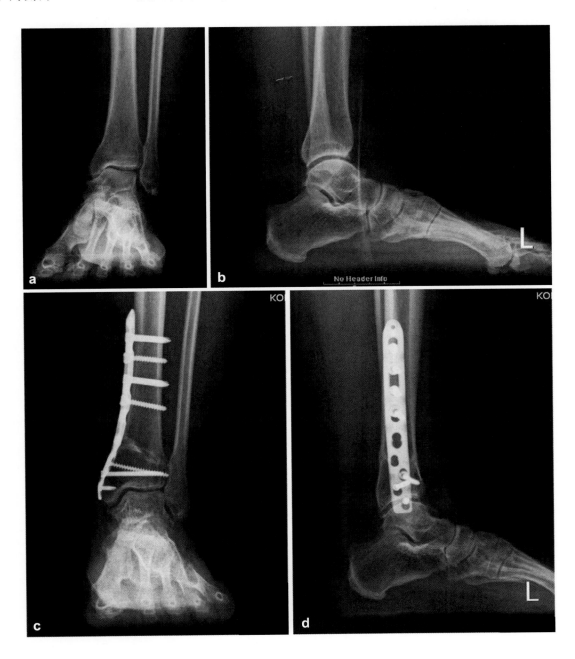

■ **病例 6.3** （a）一位 55 岁女性患者踝关节内侧沟骨关节炎（Takakura ⅢA 期），TAS 角 84°，胫骨侧面关节（TLS）角 76°。（b）行 SMO 和腓骨外翻截骨，TAS 角被过矫正到轻度外翻位（TAS 角 100°），内侧间室的过度负重得到重新分布。（c）术前的大体照片。

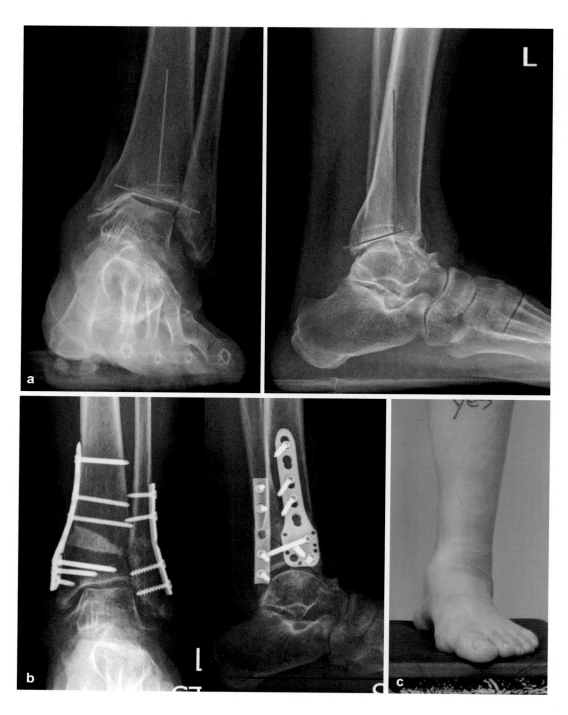

■ **病例 6.4**　53 岁女性患者，踝关节内侧间室骨关节炎伴胫骨远端内翻（Takakura ⅢA 期）。（a,b）可见距骨和内踝之间间隙消失，术前 VAS 8，AOFAS 31。放射学测量 TAS 角 81°。（c）踝关节镜显示距骨内侧穹隆和内侧间室软骨剥脱。（d,e）行内侧撑开楔形 SMO 及腓骨外翻截骨。术后 1 年踝关节内侧间隙恢复，胫骨内翻得到矫正，骨性愈合。踝关节内侧疼痛完全缓解。（f）踝关节镜复查可见距骨内侧穹隆软骨再生。

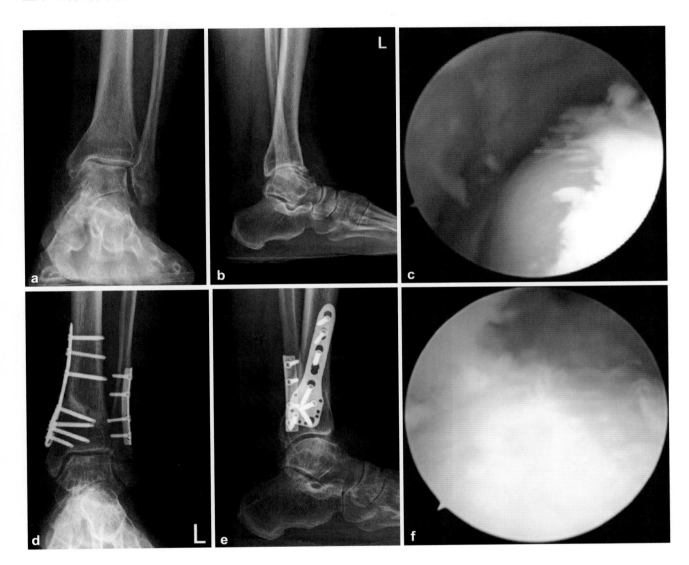

■ **病例6.5** （a）74岁男性患者，踝关节内侧间室骨关节炎（TAS角81°，TLS角78°）。（b）患者有胫骨骨折病史，胫骨内翻13°畸形愈合。（c）两个平面存在内翻畸形：胫骨中段和踝关节水平。（d）行SMO、腓骨外翻截骨矫形及跟腱延长术，术后1年力线得到良好恢复，但残留踝关节内侧轻度疼痛。此例中，如在胫骨畸形愈合部位行截骨矫形应最理想，但也可能出现更多合并症如截骨不愈合和神经并发症。

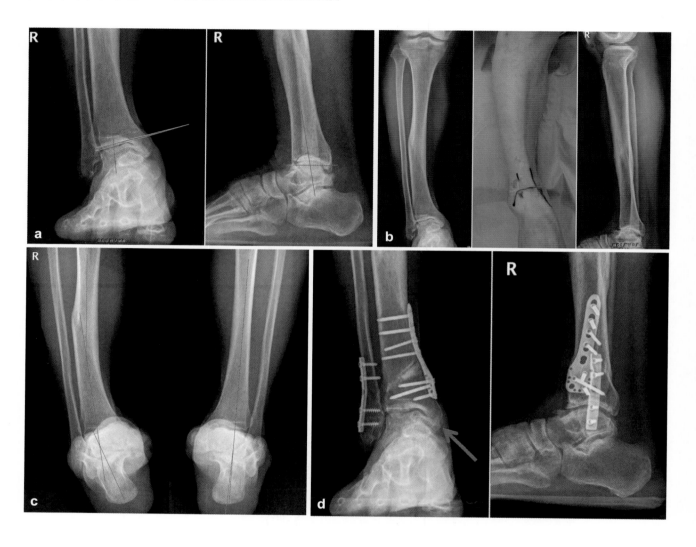

■ **病例 6.6** （a）一位 53 岁女性患者，踝内翻合并后足内翻 20°，主诉踝内侧疼痛 10 年（VAS 8，AOFAS 53）。她在 30~40 岁间有多次踝扭伤病史。（b）放射学检查显示匹配的内翻踝关节（术前 TAS 角 76°）和踝关节内侧沟骨关节炎（Takakura ⅢA 期）。（c）后足轴位显示后足内翻 12°。（d）行内侧斜行（30°）撑开楔形截骨，截骨止于胫骨外侧皮质、关节面近侧 1.5 cm 处，撑开模拟内翻矫形。（e）植入异体楔形骨块和取自近端胫骨的自体松质骨，用 1 枚带有楔形块的钢板固定。同时行跟骨截骨并外移 9 mm（VAS 3，AOFAS 83）。（f）踝关节力线良好伴后足轻度外翻。

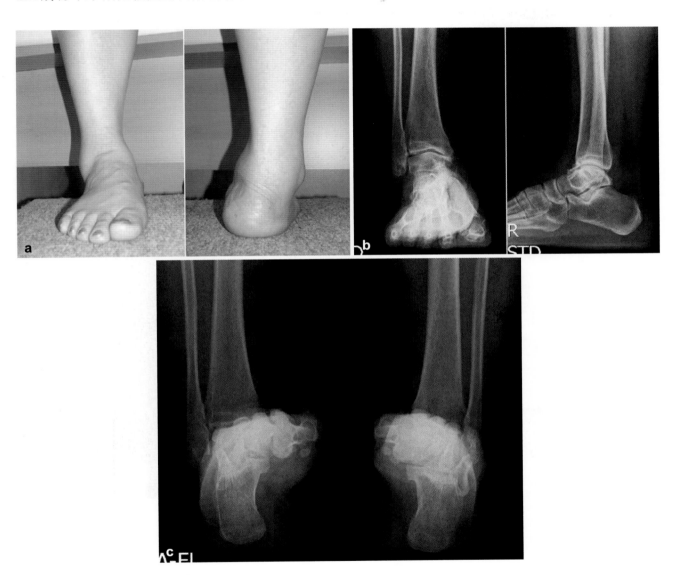

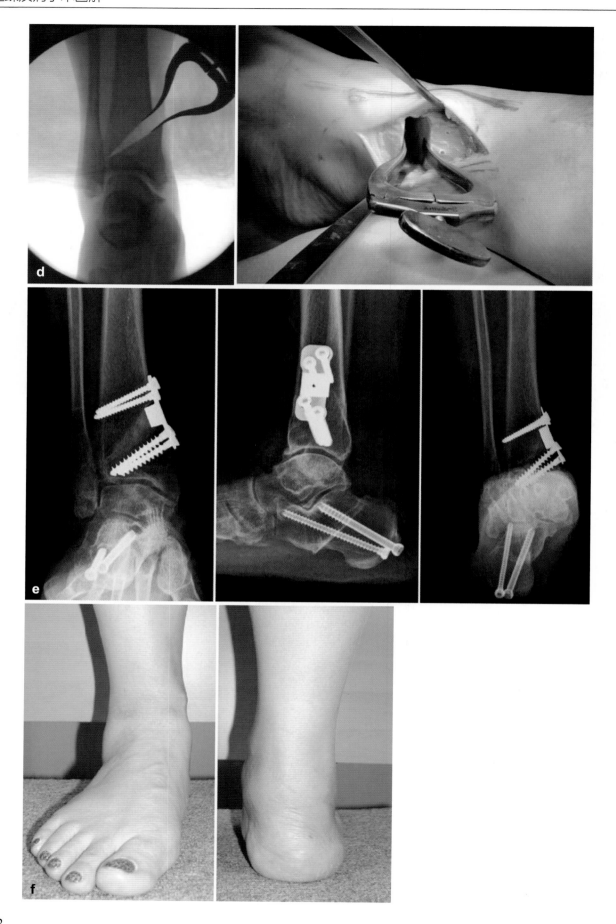

■ **病例 6.7** （a）67 岁女性患者，踝关节内侧沟痛性骨关节炎（VAS 6，Takakura ⅢA 期），有多次踝扭伤史。（b）应力位片显示距骨内翻倾斜15°。（c）行 SMO+ 腓骨外翻截骨矫形，以及改良

Broström 手术。疼痛评分 VAS 改善至 1，Takakura分级从 ⅢA 期改善至 Ⅱ 期。TAS 角和 TLS 角分别从84° 改善为 95° 和 82° 改善为 87°。

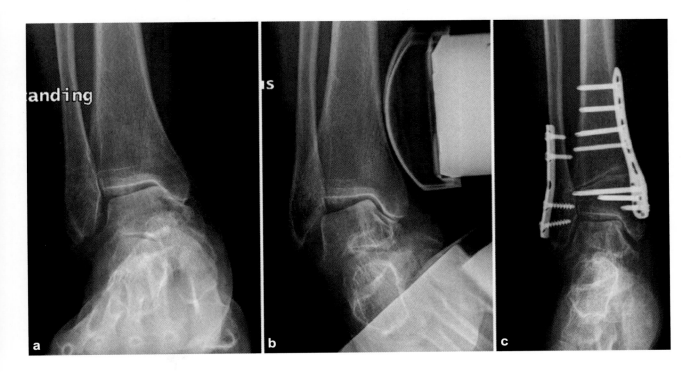

牵开关节成形术

概述

对于踝关节骨性关节炎，牵开关节成形术是一种能保留关节的可靠的治疗方法。牵开关节成形术的基本原理基于如下假设，即在周期性的关节去负荷和间歇性关节液压力改变作用下，软骨细胞可出现修复[65]。通过环形外固定装置（静力和动力性牵开）固定数月后可获得去除关节机械负荷的效果。在这段时间内，肢体负重时关节交替负重和不负重，其结果是关节液压的改变[60,61]。体外实验和动物实验发现去除机械负荷和液压间歇性变化可以改变软骨基质的代谢[65]。此外，关节牵开时软骨下骨出现再塑型，这也可能影响软骨的修复[67]。软骨下骨的再塑型和临床症状的改善相关[68]。尽管临床研究报道其结果良好，但关于这项技术的效用和长期临床结果的文献仍然有限。文献已介绍了治疗骨关节炎牵开技术的两种类型（固定牵开和动态牵开）[65,66,69–71]。关节牵开技术已发展成为一种

能代替非保关节手术（如关节融合和置换）的治疗选择[72]（图 6.18）。

适应证和禁忌证

关节牵开成形术没有确定的适应证。然而总体来说应考虑以下几点：患者依从性良好且积极配合，年龄小于 50 岁，有创伤性踝关节炎或伴有关节不稳的踝关节炎，没有关节化脓性感染或强直的病史，有适当的心理支持体系能方便康复和系统护理。此外，患者总体健康状况良好，没有糖尿病、血管病变、神经病变和其他影响功能的医学问题，也是牵开关节成形术获得成功的条件[73]。

牵开关节成形术适用于伴内翻或外翻畸形的不均匀踝关节骨关节炎，可视情况行 SMO 术。以下情况不适用于牵开关节成形术：急性或慢性感染，神经病变，动脉/静脉功能不全，有心理社会问题难以维持下肢长时间安装外固定架。

手术方法

手术可在局部或全身麻醉下施行。在牵开术

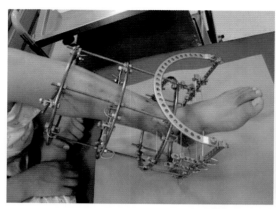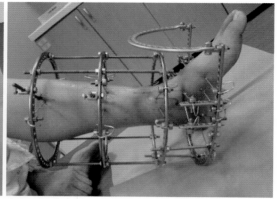

图 6.18 临床照片显示用环形外固定行踝关节牵开成形术

前，可行骨刺（特别是胫骨远端前缘的小块骨刺）切除，滑膜切除，或关节内游离体摘除，这可以通过关节镜或小切口技术完成。然后安装环形外固定架。外固定架可以是微动（铰链撑开）或不伴微动（固定撑开）。按照术前计划，以标准方式安装外固定架。首先安装胫骨部分结构，外固定环垂直于胫骨长轴。其次按照足外形安装足部结构。胫骨上环用 2 根 5 mm 半针固定，胫骨下环用 1 根 15 mm 半针连接和细针（1.8 mm）交叉固定，细针的牵张力达 50~59 kg（110~130 lb）。足部外固定部分由 1 根横行穿过距骨的细克氏针、2 根交叉穿过跟骨的细克氏针和 2 根交叉穿过跖骨的细克氏针连接固定，所有克氏针被牵张到 32~41 kg（70~90 lb）。在动力性牵开时需用 1 根带有铰链的牵开棒，而在术后运动治疗时应将后侧无铰链的牵开棒松开。通用铰链应置于内踝和外踝尖的水平，这样可接近踝关节轴线的平均位置[45]。在非活动牵开术中需使用无铰链牵开棒。不论哪种牵开方式，踝关节均被牵开约 5 mm，术中可通过透视判断牵开距离[77]。

常规方式覆盖切口，所有克氏针和半针的针道干燥以前均覆盖敷料。允许患者在可承受限度内负重，一般术后 2~4 周需要使用拐杖，之后可间歇使用。外固定在术后 3 个月后拆除。患者根据是否舒适穿行走靴 1~3 个月。允许患者在可承受限度内负重，物理治疗对于恢复运动、步态和本体感觉功能是有帮助的。

结果

Ploegmakers 等[74]对接受牵开关节成形术治疗骨关节炎的患者进行了至少 7 年的随访观察，结果显示在 22 例患者中 16 例（73%）在所有临床指标中均获得显著改善，其余 6 例（27%）未获成功。Tellisi 等[75]报道了 23 例患者平均 30.5 个月的随访结果，17 例（74%）AOFAS 评分获得明显改善（术前平均为 55，术后平均为 74）。

2012 年 Saltzman 等[70]进行了一项Ⅰ级前瞻性随机对照研究，比较前方骨赘切除结合固定牵开成形术或关节可动铰链式牵开成形术治疗严重踝关节炎的疗效。支架拆除后继续随访 24 个月。通过踝关节炎量表（ankle osteoarthritis scale，AOS）评分比较，两组患者的踝关节功能均获得显著改善。并且在术后不同随访时间，关节可动的牵开成形组的 AOS 评分结果相对更好。

我们已完成一些牵开成形术，大部分的效果不满意。但是我们仍然相信，对于轻到中度踝关节炎、骨性力线无异常、患者相对年轻且保守治疗无效的病例，牵开关节成形术是一种切实有效的手术方法。

踝关节牵开成形术最常见的并发症包括针道感染、固定失效、持续疼痛。有时因为创伤后解剖变形和瘢痕形成，尽管术中小心操作仍然有损伤血管神经的可能。其他的一般风险还包括麻醉问题、手术伤口问题和感染，以及血栓性疾病[76]。

■ **病例 6.8** 一位 38 岁男性患者，由于坠落伤后胫骨远端软骨挤压伤导致早期踝关节炎。（a）MRI 显示早期踝关节炎表现，关节面呈波浪状改变。（b）关节镜检查可见胫骨和距骨关节面的软骨剥离。（c,d）由于持续性踝关节痛，我们予以关节镜清理和 Ilizarov 环牵开成形术，并允许患者在可承受限度内负重 3 个月。（e,f）然而，拆除外固定后患者仍感严重疼痛。（g,h）最终行踝关节融合术，术后 9 个月疼痛完全缓解。

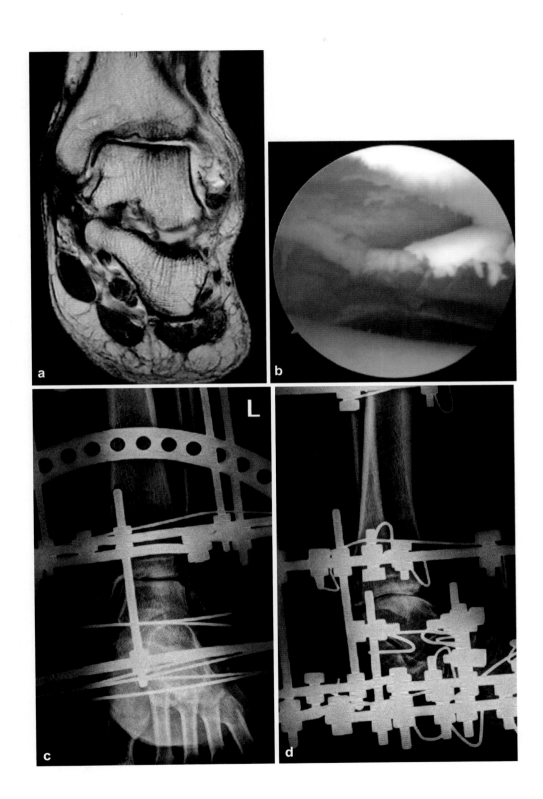

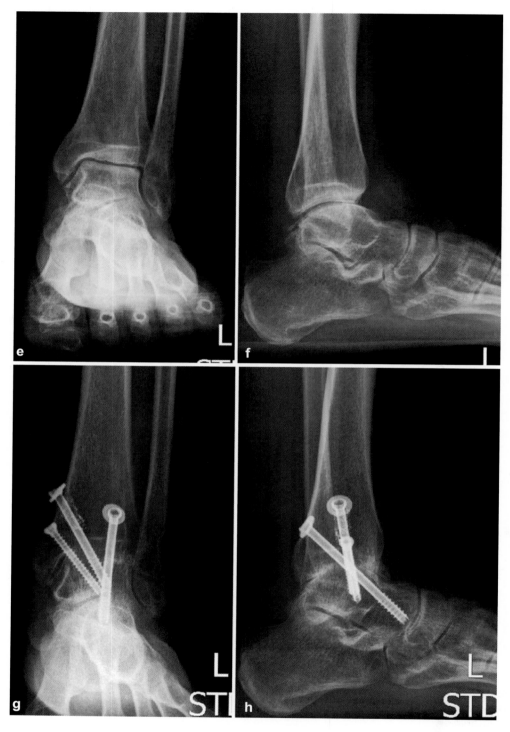

（Joon Sang Eom，Hong-Geun Jung 著；韩庆林 译；董佩龙 审校）

参考文献

扫描二维码获取

第 7 章　踝关节骨性关节炎（2）：关节融合术

关节融合术

概述

流行病学

关节融合术作为一种治疗晚期踝关节疾病的可靠方式已经被广泛接受（图7.1），比如治疗终末期的骨性关节炎、感染性关节炎以及全踝关节置换术后的严重并发症等。而胫距关节融合术是目前效果最确切、研究最多的治疗终末期胫距关节炎的手术方式[35]。根据一份外科医生的工作报告可知，

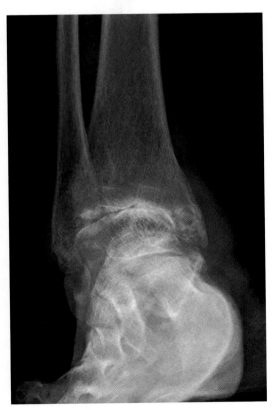

图 7.1　关节融合对于终末期踝关节病是一种最终可靠的外科选择

2010 年在美国有接近 25 000 例踝关节融合手术，而同期行踝关节置换手术的仅有 4400 例[41]。

解剖学

踝关节的骨性结构能提供高度的稳定性和匹配性。距骨的顶部前方较宽，这允许踝关节跖屈的时候有一定旋转运动的角度[41]。相比之下，踝关节完全背伸的时候就几乎没有旋转活动度。踝关节的接触面积（350 mm²）相较膝关节（1120 mm²）和髋关节（1100 mm²）要小得多[41]。踝关节软骨的厚度从不足 1 mm 到不足 2 mm 不等，和髋膝关节的软骨相比要薄很多[3]。但是根据 Kempson 的报道，随着年龄增长，踝关节软骨的拉伸破裂应力和强度发生退变的速度较髋关节慢[47]。此外，Aurich 等发现踝关节软骨的软骨基质有着更快的更新速度，这使其相较膝关节更耐磨损[4,41]。

病因

病因方面，临床上没有畸形等合并症的原发性踝关节骨性关节炎并不多见，这是因为踝关节软骨在解剖和生物力学方面与髋膝关节不同[68]。创伤性关节炎是骨性关节炎最常见的病因，约占 70%[74]。而踝关节骨折（37%）是创伤后关节炎最常见的病因，其他还有反复发作的踝关节不稳定（14.6%），单纯扭伤后关节持续疼痛（13.7%）[74]。软组织损伤、骨折复位不良、反复扭伤及距骨的骨软骨囊性变都是发展成为创伤后关节炎的加重因素。类风湿关节炎占踝关节骨性关节炎的 10%~15%，它常引起足踝部的慢性疼痛，并且会逐渐发展到多个关节。

诊断

患者的临床评价[66]

细致的病史采集及体格检查对于踝关节炎诊断

147

表 7.1　不同病因的踝关节骨性关节炎的临床及放射学特点

病因	病史	体格检查发现	放射学发现
创伤后骨关节炎	创伤，外科手术，单侧	其他后遗症（肌腱、软组织等）	软骨下骨硬化，骨赘，关节不匹配，脱位，关节间隙变窄
炎症性的骨关节炎	风湿性关节炎家族史，对称，多关节，全身症状	热敏感性，关节外损伤	皮下结节，关节半脱位，对称的关节间隙变窄，关节僵硬
原发性骨性关节炎	老年，超重		关节间隙变窄，骨赘，软骨下骨结节、硬化等

非常重要。踝关节骨性关节炎最常见的病因是创伤后骨性关节炎，但不是累及多个关节的疾病的常见病因（表 7.1）[52]。X 线片及 CT 检查对于诊断和手术计划是非常必要的。

必须明确疼痛的具体位置和区域，区分神经根病变或周围神经病变。针对疑似病变的关节使用局部注射局麻药物的方法对于确定疼痛的来源很有帮助。在注射前后分别让患者采取感觉疼痛的姿势，如果疼痛没有减轻 75%，表明疼痛可能来自其他的关节[52]。但是临床医生不能完全依赖诊断性注射判断，因为有报道称外科预后与注射后疼痛症状减轻之间没有相关性[69]。

踝关节融合最终决定与否需要准确地评估患者对术后活动的期望值以及彻底了解患者疾病的确切的病因。

咨询

一旦确定了采取踝关节融合手术治疗的办法，那么在手术治疗之前，应该通过咨询的方式来与患者讨论期望效果，因为这极大地影响了患者对手术疗效的满意度。这些手术效果的期望因素，包括劳动、运动或日常生活活动，穿鞋的限制，还有一些患者的术后护理。

患病状况

患者如果有心肺疾病，需要在手术前治疗控制病情。因为全踝关节置换术后可能需要增加功能锻炼，例如使用助行器。最近的研究表明：在糖尿病患者中，血糖推荐将糖化血红蛋白控制低于 7.0%。吸烟会干扰血液循环和伤口的愈合，所以，至少需要 1 个月禁止吸烟，术后戒烟 4~5 个月直至完全愈合。为避免感染，炎症性关节炎的患者应在手术前停用抗肿瘤坏死因子-α 药物，直到切口部位愈合为止。

其他关节及软组织

术前评估包括膝关节、距下关节及跗骨间关节在内的邻近关节的功能非常重要，因为这些关节将代偿被融合的踝关节的功能[18]。大多数需要予以关节融合的患者都有踝关节的外伤史或曾接受过踝关节手术治疗，因此在制订手术方法时应考虑软组织的瘢痕形成。只有在瘢痕或之前手术切口稳定并且有很好的软组织条件的情况下才可以做切口。另外，外科医生必须要有血管分布的概念，还要考虑到下肢的力线，包括髋膝关节。因为其他关节的内外翻，比如膝关节，也会影响手术的结果。

在矢状面上，术前必须检查跗横关节和跖跗关节的活动度，因为踝关节融合手术之后，这些关节在矢状面上的活动对于步态的维持非常重要。如果有必要的话还应该检查和调整后足的柔韧性及力线，因为它们会导致患者术后的残留痛或不适感。关节融合术可以同时在某种程度上纠正畸形，即使某些严重的畸形也可以通过使用额外的手段来矫正。

影像学检查

常规影像学检查包括轴位片、前后正位片和脚踝外侧位平片。对于下肢的整体对准，站立时脚后跟力线视图（例如 Saltzman 视图和从髋关节到踝关节的长轴视图）是必需的。CT 可以评估骨储备的质量以及是否存在囊肿或缺损，进一步评估包括可能会使用到的同种异体移植物。骨扫描、镓或者锝标记的白细胞成像之类的核素显像方法可以在手术前帮助区分活动性感染是否存在。

在矢状面，胫骨前方远端角（anterior distal tibial angle，ADTA）是指胫骨的机械轴与踝关节关节线在矢状面上的成角（通常为 80°±3°），需要在术前评估[18]（图 7.2a）。在冠状面，应测量胫骨外侧远端角（lateral distal tibial angle，LDTA）和胫距角。胫骨外侧远端角被定义为胫骨远端关节面与胫骨的解剖轴所成的角度（通常为 89°±3°）；MDTA（medial distal tibial angle）（胫骨内侧远端角）可以和 LDTA 交替使用[18,51,70]（图 7.2b），内翻畸形意味着这个角度会减小。胫距角（tibiotalar angle, TTA）是指在踝关节中，胫骨远端关节面与距骨上部穹隆表面所形成的角度（图 7.2c）。如果这个角度超过10°，那么可以认为踝关节不匹配[18,36]。距下关节可以代偿 15° 的外翻和 30° 的内翻。术前必须评估距下关节的代偿和活动角度，因为胫骨力线重调，包括截骨或者全踝关节置换，如果出现了残留后跟畸形或疼痛则提示距下关节出现畸形[18]。

角度测量的旋转中心（center of rotation of angulation，CORA）是指骨干的轴线与一条由关节中间开始正交于异常的 ADTA 或 LDTA 的线的交点。如果此点位于严重畸形的近端，那么在关节镜融合之前可能需要重新矫正力线[18]。

治疗

治疗原则（方案）

踝关节融合的适应证

一般存在以下之一情况（表 7.2）的终末期踝关节炎患者可以采取保守治疗方式。对于存在下面这些情况的患者，临床医生必须决定是否有必要予

以全踝关节置换或者踝关节融合治疗。

表 7.2　踝关节融合的适应证和禁忌证

可能的适应证
1. 原发的骨性关节炎
2. 创伤后关节炎：
通常是硬化骨，且血供较差，所以，应该更多地注重去除骨皮质和软组织的覆盖
3. 风湿性的或者自身炎症反应性关节炎
4. 感染后的关节炎
5. 全踝关节置换失败
行踝关节融合而非全踝关节置换的适应证
1. 由腓总神经麻痹或者神经肌肉疾病引起的背伸力量缺失或不稳定
2. 年轻的成年人，因为职业或者运动等，对体力活动有较高要求者
3. 没有其他关节出现关节炎需要融合，尤其是距下关节

关节融合技术

基本原则

踝关节融合成功的基本原则包括关节位置恰当的摆放、足够的骨皮质支撑、充分的关节面接触和软组织松解。去除所有的关节软骨，暴露软骨下

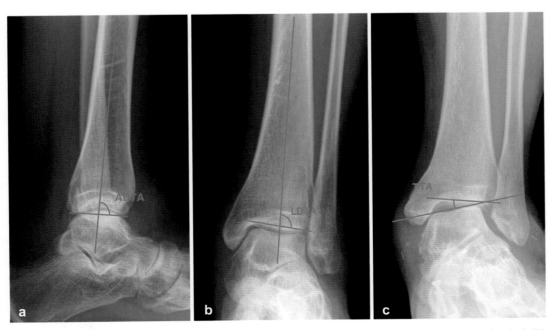

图 7.2　有几个角度可供放射线照相评估前关节固定术。（a）胫骨前方远端角（ADTA）。（b）胫骨外侧远端角（LDTA）。（c）胫距角（TTA）

骨，创造健康松质骨面相吻合，这对创伤后踝关节炎患者更加重要[52]。Clissan 描述成功的踝关节融合的四个要素：①完全去除所有关节软骨，②精确的闭合对合融合面，③理想的位置，④维持理想的位置不被干扰直至融合，比如，刚性的固定[15,22]（表7.3）。理想的踝关节融合的位置是中立位，外旋，外翻 5°，并且距骨轻度向后平移。另一个基本原则是去除软骨、软骨下骨、骨赘，以暴露健康的松质的有血运的骨。双向加压牢靠固定是基本保障。如果两侧骨表面存在缺损，推荐使用同种异体或自体骨移植物植于其中。

表 7.3 成功的踝关节融合的重点原则[15,22]

骨组织准备
1. 完全去除关节软骨
2. 软组织松解
3. 显露健康的匹配的松质骨表面和软骨下骨钻孔（图 7.3）

位置摆放与固定
1. 融合后恰当的力线（后足到小腿的及前足到后足的）
2. 闭合对合融合面并且加压固定
3. 稳定的坚固内固定或者外固定
4. 维持直至融合完全结束

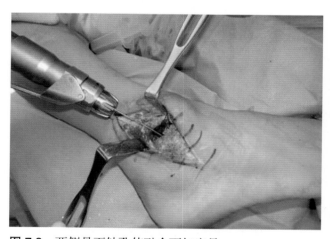

图 7.3 两侧骨面钻孔使融合更加容易

任何的足背伸都将导致跟部的疼痛，因此需要避免这个动作。任何的内翻或者是距骨向前平移也需要避免，因为这将导致跳跃步态或者膝关节痛。相对的，可以保持足的稍微跖屈位。

术后的护理因不同患者及固定的方法而异。一般来说，推荐患者在术后 6~12 周内不要负重，也可以根据复查拍片看到关节已融合再下地负重[22]。只

要通过 X 线或 CT 检查发现融合部位出现骨小梁，就可开始过渡到使用充气步行靴来部分负重[24]。在骨性愈合后，患者或许需要穿矫形鞋（比如舟形鞋）来达到更加自然的步态。

固定方法[22]

几种不同的固定形式（图 7.4）[通过几种不同的入路（图 7.5 和图 7.6）]都是可取的，至于哪种方法是最好的目前仍存在争论。在一些需要用到螺钉固定的病例中，一般推荐使用 4.5 mm、6.5 mm 或者 7.0 mm 的空心钉[22]。Hendrickx 等描述了他们使用 3 枚 4.5 mm 全螺纹拉力螺钉固定的方法[22,37]。将内侧的螺钉向前插入距骨体，外侧螺钉插入相较内侧螺钉更靠后位置进入距骨体，最后一枚 4.5 mm 的螺钉穿过复位的腓骨向内打入胫骨。有时采用 Steinman 针临时固定非常方便。Holt 等应用 3 枚螺钉技术，第一枚螺钉通过内踝打入外侧距骨体[39]。他们认为第三枚螺钉（后侧的）最重要，它能阻止足的屈曲和伸展，复位马蹄足，拉着距骨向后，通过关节面提供加压作用[22]。"全垒打"的螺钉被认为是最理想的位置，它通过胫骨的后外侧打入距骨颈的位置（图 7.7）。Jeng 等认为螺钉置入的先后并不影响融合部位获得加压的效果[43]。其他有关螺钉的固定技术也在表 7.4 中描述。

前侧窄的加压钢板也是另外一种比较好的固定选择。前方钢板非常适合于踝关节的融合，近端弯曲 30°，远端弯曲 40°，总弯曲 70°[54]。内固定相较于外固定有较多的优势，相较于其他方法能增加融合率，减少感染率，减少融合时间，较少不适，能促进早期的活动[22,24]。

锁定钢板也可以应用于踝关节融合中，而且较普通钢板具有较多的优势，尤其是对于骨质疏松的患者。髓内钉固定也是一个比较好的选择，但是它不适用于距下关节完好的患者。外固定在一些病例中也非常有用（见下面讨论）。

关节镜下踝关节融合术

1983 年，Schneider 进行了第一例踝关节镜下关节融合术。在过去的 20 年中，这一技术变得流行起来，并且目前已经完全研究了它的适应证以及优、缺点[18]。最近的研究显示，相较于开放手术，关节镜下关节融合术后具有减少疼痛、快速康复和较低的花费等优点[61]。但是，应该注意该手术适合的患者，因为大部分踝关节炎的主要原因是创

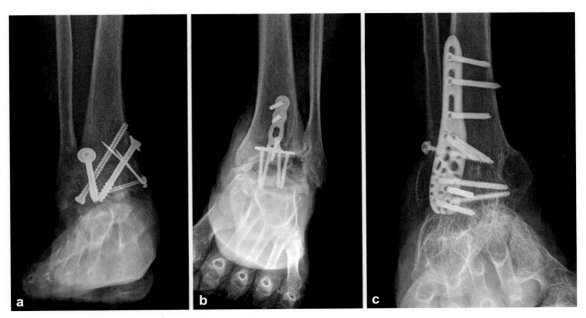

图 7.4 多种固定方法。（a）空心钉系统。（b）钢板螺钉系统。（c）锁定钢板螺钉系统

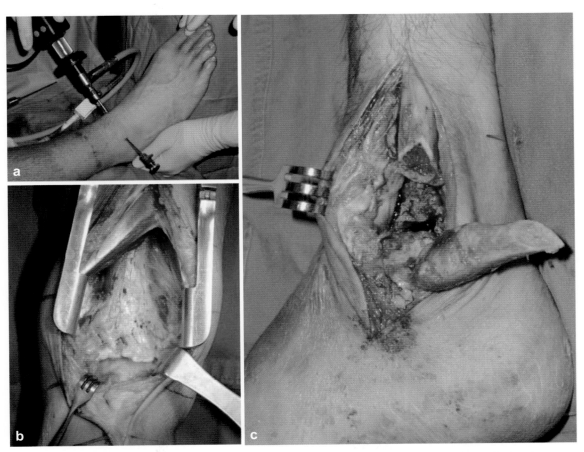

图 7.5 踝关节融合的不同手术入路。（a）关节镜下融合。（b）前侧入路。（c）外侧经腓骨入路

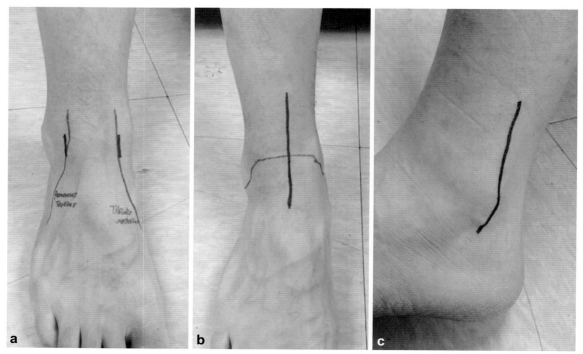

图 7.6 踝关节融合手术入路切口线。(a) 微型关节镜切口。(b) 前侧切口。(c) 外侧经腓骨切口

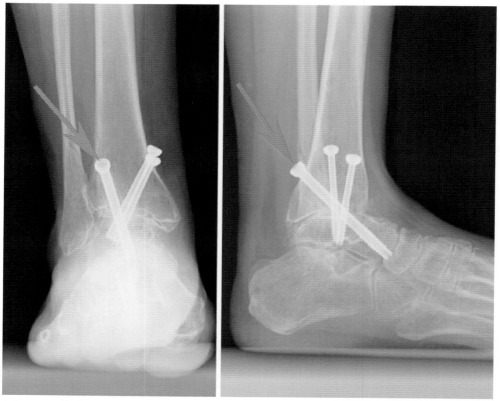

图 7.7 3 枚空心钉固定:"全垒打"螺钉从后外侧向前内侧 (箭头)

表 7.4　螺钉技术及其空间配置

技术	起始位置	到达位置
Hendrickx 等	（1）内踝	距骨体的前侧
	（2）外踝	距骨体的后侧
	（3）复位的腓骨	向内穿过胫骨
Holt 等	（1）内踝	距骨体的外侧
	（2）外踝	距骨体的内侧
	（3）后踝（重要）	距骨颈
Zwipp 等（4 枚螺钉，6.5 mm 空心拉力螺钉）	（1）胫骨远端前侧	距骨体
	（2）胫骨远端前侧［平行于（1）］	距骨体
	（3）内踝近端 3 cm	
	（4）后外侧 / 距腓骨尖 1.5 cm	距骨背侧体部

伤后的踝关节炎（表 7.5）。在风湿性关节炎的患者中，为了达到完美的关节融合，骨移植物可被放在内外侧沟的位置[22]。

表 7.5　关节镜下踝关节融合的禁忌证

1. 活跃的感染
2. 距骨广泛的缺血性坏死
3. 非常大的骨缺损，占到距骨顶的 1/3[12]
4. 严重的踝关节冠状面的畸形 >15°

外科技术[18]

术前可以在大腿下面垫一个垫子，大腿根部使用止血带。清创铺巾后，可以利用牵引器来更好地观察踝关节。不使用牵引的话可以通过关节活动来增加前侧关节腔的空间，帮助清除距骨后侧部分的软骨。踝关节镜通常需要 2.7 mm 或者 4.0 mm 的 30° 关节镜，用刨刀或刮匙清理关节前侧的软组织，用刨刀去除软骨和骨性肿块。有一些外科医生主张保留距腓关节和简单清理胫距关节面[75]。可以通过放松止血带来检测胫骨和距骨表面的渗血情况。如果骨面准备得比较好的话，解除牵引就可以发现一个比较好的踝关节固定位置。可以通过植入自体的或者同种异体的骨移植物材料来增加融合的概率。固定可以用 2 枚或者 3 枚 6.5 mm 空心钉在透视下经皮加压固定。

Mini- 关节切开技术

Paremain 等[53]描述了一种特殊设计的方法，这种方法结合了微创切开和关节镜技术的优点。该操作的适应证和关节镜下融合的适应证是相似的，比如踝关节骨性关节炎伴有较小的畸形。这里列举该技术的几个优点：第一，除了板状撑开器外不需要相对昂贵的设备。第二，相似的结果，需要相对较少的手术时间。第三，血运相对于其他开放手术保护得更好。我们多基于这些优点应用该技术进行踝关节融合。

可以通过延长关节镜两个入路在踝关节前方做小切口（图 7.8）。在踝关节水平处，于胫前肌腱内

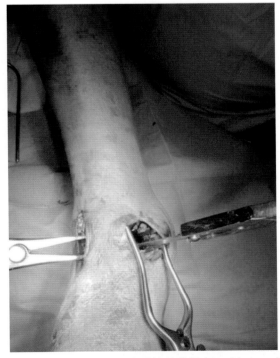

图 7.8　两个小切口，通过延长关节镜切口行 mini- 关节切开技术

侧做 1.5 cm 的前内侧切口，于第三腓骨肌腱外侧做 1.5 cm 的前外侧切口，注意避免损伤腓浅神经。然后，切开伸肌支持带，用或不用板状拉钩显露关节腔。用咬骨钳、骨刀或刮匙等清理关节内滑膜及软骨，尤其要注意内外侧沟。尽管后踝关节很难进入观察，但是目前认为这并不影响踝关节融合的结果。将踝关节调整到适当的位置后，即可在透视下置入导针和螺钉。

腓骨作为支柱移植物的经腓骨踝关节融合术

Mann 的改良的技术使用带有血运的腓骨瓣来增加融合部位的机械稳定性和血供[66]。

手术技术

在外侧扩大切口时，应注意避免损伤到腓浅神经，将腓骨前半部分的骨膜掀起，切开踝关节囊，入路的远端到达骰骨，形成一个 J 字形。在去除骨赘后，将腓骨在踝关节平面进行近端截骨，并通过二次平行截骨，切除约 1cm 骨质。在矢状面上，切除内侧 2/3 的腓骨，保留外侧 1/3 的骨膜附丽。清除两侧关节面软骨，准备好松质骨融合部位，如果有必要，可以用牵引器将关节牵开（图 7.9），也可以使用由取下的腓骨制成的自体颗粒骨移植物植骨。在踝关节被适当放置后，可以通过几枚半螺纹空心钉由胫骨的后外侧到距骨或由后内侧到距骨体固定。在固定融合部位时，可以利用几种加压装置（图 7.10）。一个附加的由跗骨窦到胫骨的螺钉可能对固定有一定的帮助。在准备好外侧胫骨和距骨关节面之后，就能将外侧腓骨放置在关节面旁起支撑作用。

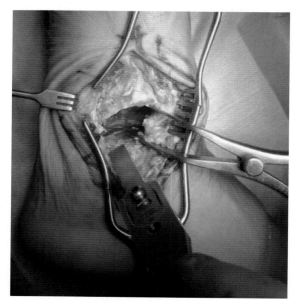

图 7.9 用撑开器获得更好的手术视野

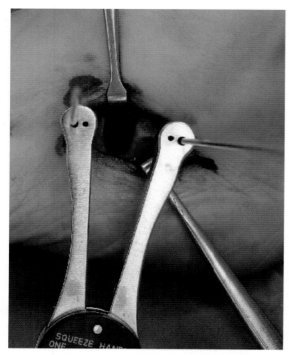

图 7.10 加压装置相较于徒手加压通常可以提供更强的加压力量

用钢板固定的前方入路[52]

相较于经腓骨的入路，该入路可以更好地显露胫距关节，这样有利于清除关节软骨面。而且，相较外侧入路，该方法会减少软组织损失，减少骨坏死，保护距下关节，固定更牢固。缺点是在显露外侧间沟方面较为受限，而且存在软组织覆盖不完整及伤口问题。因此，其适应证应该是很小的畸形且没有明显的外侧间沟的问题。

前正中入路可以暴露胫距关节和距骨颈，如果可能，外侧间沟和下胫腓关节可以保留下来保护血供。用咬骨钳去除胫骨远端和距骨颈的骨赘，用板状拉钩或 Hintermann 拉钩牵开胫距关节。然后用刮匙或者骨刀去除关节面的软骨，并且在软骨下骨钻洞。一旦调整好力线，就可以用克氏针临时固定并测量所需前方钢板的长度。如果钢板放置得不是很服贴，可以通过去除部分距骨颈骨质或折弯钢板来纠正。

Ilizarov 外固定架固定

Ilizarov 技术对于踝关节融合是一种非常好的办法，尤其是对伴有感染、骨缺损或骨短缩的患者[26]，该方法可以作为原始固定或者内固定的辅助（图 7.11）。

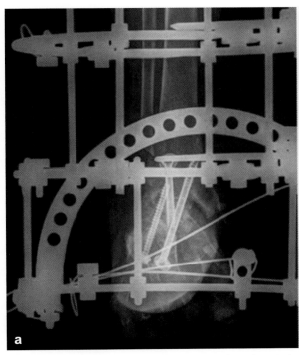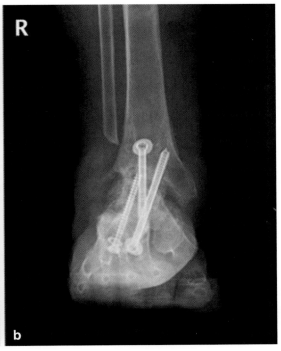

图 7.11　外固定架（Ilizarov）可以辅助内固定。（a）联合固定。（b）Ilizarov 架去除后

外科技术[28,66]

在准备好关节软骨面后，暂时用小巾钳夹闭切口，放松止血带。将 Ilizarov 装置应用于肢体上。用张力的细针穿过胫骨的近端和踝关节上方，同时使用两个半针和一个针，通过两枚克氏针成 50°~60° 角固定于距骨颈和体部形成距骨半环。再增加一个跟骨 - 前足伸展的半环，通过克氏针固定于跟骨和跖骨，同时将一个针和横行固定跟骨的针固定于距骨的半环上。外固定架一旦被固定好，就可将巾钳去除，并且要在矢状位、冠状位和轴位上确保踝关节被摆放在合适的位置。然后，在胫骨近端环和距骨半环之间加压。最后有必要在透视下来判断踝关节是否在正确的位置和关节面的接触。由于环是金属的，因此，要找到一个合适的透视位置来显示和评估关节是有一定难度的。

其他方法

几种其他的治疗方法在上文未被讨论，比如，Blair 踝关节融合对于跟骨体缺血坏死的病例是一种比较好的选择（图 7.12）。

特殊决策

距骨缺血坏死

距骨的坏死通常是由距骨颈或距骨体的骨折引

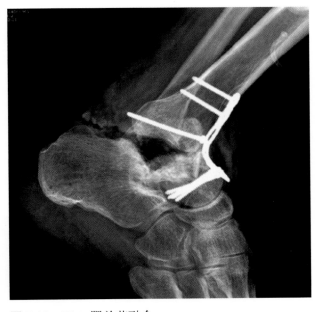

图 7.12　Blair 踝关节融合

起的，当然，还有一些其他原因，比如使用皮质激素（图 7.13）。距骨坏死的原因比较难确定，但并不是所有的患者都需要临床确诊坏死原因。小的局部的坏死，没有症状的可以观察。疼痛的来源通常可以通过关节腔注射局麻药来鉴别。当疼痛的原发不源于关节，而是来自坏死骨，可以通过核心减压术或者骨移植来解决。其他的方法还包括带血管蒂的骨移植、保守治疗和距骨置换[32,34]。

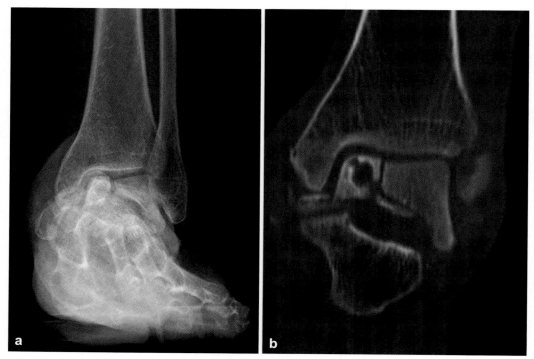

图 7.13　距骨坏死通常由距骨颈或距骨体部骨折引起。（a）平片。（b）CT 片

如果距骨出现塌陷，则需要行踝关节融合术。可以通过 MRI 或骨扫描来评估距骨的血供。必须在确认距骨的结构和血供状态之后选择手术治疗方法。如果可能，应该避免胫距跟融合，因为这样会导致下肢长度改变以及穿鞋困难[66]。尽管需要进行关节融合，但是没有必要融合所有的关节（图 7.14）。在一些特殊的条件下，比如伤口问题，或者严重的冠状面畸形，推荐后侧入路，而非经腓骨的外侧入路。从理论上讲，该入路不会影响保留的距骨头和距骨颈的血供。

失败的踝关节置换

随着全踝关节置换变得越来越流行，一些需要翻修的病例也逐渐增多。Gross 等报道，应用踝关节融合作为全踝关节置换失败的补救措施通常会有一个比较好的治疗结果。总的来说，如果踝关节融合手术成功，短期的随访结果是令人满意的[33]。在他们系统综述的行翻修融合的 193 例患者中，用多叶钢板合并植骨的融合率最高达 100%，然而，那

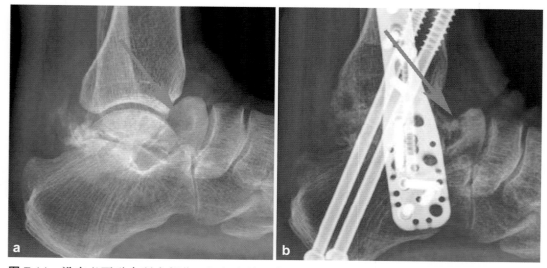

图 7.14　没有必要融合所有部位。（a）术前影像。（b）尽管距骨颈没有融合，但是没有症状（箭头）

些用融合器行胫距跟融合的融合率最低，为 50%。总的并发症率为 18.2%，总的不融合率为 10.6%[33]。

在融合前必须排除感染的存在。在保留距下关节的病例中，通过前侧入路行结构性植骨和双钢板固定，优先选择前侧切口，这个入路比较容易去除内植物。在一些需要联合融合距下关节的病例中，经腓骨的外侧入路非常方便进入距下关节。一些研究者建议使用带小梁的金属内植物，比如 Trabecular Metal Tibial Cone（Zimmer,warsaw, IN USA）应用于全踝关节置换术后失败的踝关节融合，有利于恢复肢体的长度[24,38]。

> **作者的经验**
>
> 对于全踝关节置换术失败的并且距骨骨量很少的病例，我们选择通过经腓骨的外侧入路行胫距跟融合，通常应用多枚空心螺钉联合钢板固定。

感染，包括骨髓炎、化脓性关节炎[66]

外固定是对一些有感染的患者进行固定的优选方式。这一操可以分为两步来完成，第一步是先应用抗生素骨水泥，用或不用外固定均可，然后通过静脉进行 6 周的抗生素治疗。第二阶段，将抗生素骨水泥取出，植骨，通过外固定架或内固定加压固定。Saltzman 报道了对 8 例伴有弥漫性踝关节骨髓炎的患者进行感染组织清除，并行多平面的加压固定[67]。平均随访 3 年，除 1 例外，其余所有病例均不需要进一步手术。

Charcot 神经关节病[66]

对于这些患者，不论是否有必要行踝关节融合，选择合适的手术时机非常重要。因为这些患者往往都有非常严重的畸形，当矫正这些畸形时，皮肤有很大风险坏死或感染。如果一个患者有多发的神经病变，有 Charcot 关节病史，或者其他糖尿病相关性疾病，比如肾疾病，当发生骨折时，特别是粉碎性的骨折，一般建议包括全距关节融合术在内的初始融合手术。通常要做到充分固定（图 7.15），而且推荐使用内固定延长制动，制动时间是常规制动时间的 2 倍，可以额外辅助外固定架。总之，可以通过合适的融合方法来矫正畸形（图 7.16）。

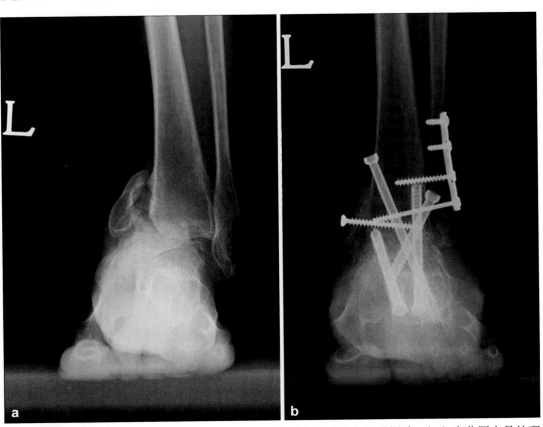

图 7.15　（a）Charcot 关节伴有骨折并脱位，可观察到内翻畸形和距骨塌陷。（b）充分固定是处理 Charcot 关节的标准方法

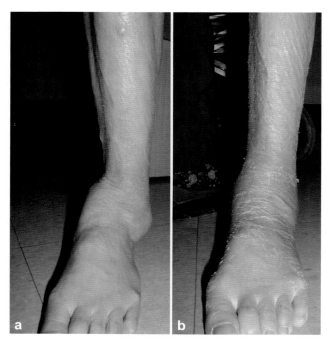

图 7.16 （a）Charcot 踝关节。（b）融合后的 Charcot 踝关节

一旦达到稳定，没有非取出内固定不可的原因一般不建议去除固定物（图 7.17）。

骨移植物

自体骨移植物

中间植入骨移植材料通常是行踝关节融合的辅助手段[9]。松质骨比较容易血管化和与宿主部位长合，皮质骨移植提供了良好的结构支撑，但其再血管化要慢很多。常用于跟骰关节融合术或跟骨骨折后创伤性距下关节炎[29]。

既往在髂嵴取皮质骨或松质骨已经被用作常规标准做法[29]。但是，髂嵴取骨的患者往往会抱怨取骨部位的疼痛。取骨部位疼痛、股外侧皮神经麻痹、感染及血肿等并发症并非少见。其他移植物供区包括胫骨近端、胫骨远端、跟骨和股骨大转子。在局部，腓骨远端可作为嵌体移植或经外侧腓骨入路使用髋臼锉

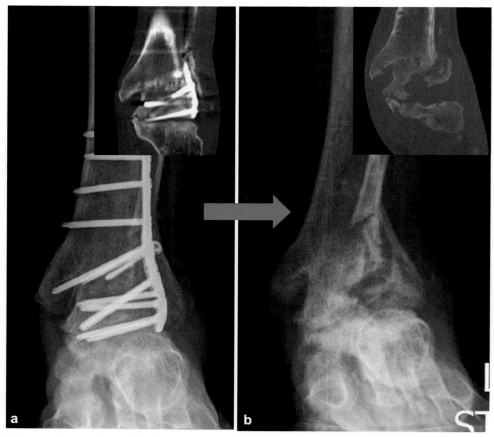

图 7.17 （a）在实现骨融合后，内固定因轻度硬件刺激症状而被移除。（b）取出植入物后，再次发生骨折

进行踝关节融合。

胫骨近端骨移植物[45]

从 Gerdy 结节的远端 1 cm，与胫骨顶平行的内侧 2 cm，沿纵向切开 3~4 cm（图 7.18）。使用 Weitlaner 牵开器牵开手术区域，并在横向 2 cm 和纵向 3 cm 处进行解剖和标记。皮质骨在使用微型锯锯开后掀起，取完骨后会将其再盖回去。通过刮取获得松质骨，并且在骨髓中抽取 3~5 ml 血液。然后，充分冲洗，用明胶海绵填塞进洞中止血，皮质骨窗板被重新放入然后逐层关闭。

技巧

在大部分足踝外科手术中，我们普遍应用这一技术获取松质骨，因为该方法很容易获取且很少有并发症。在我们的研究中，平均获取松质骨量 14 ml（5~28 ml）。在被观察的 58 例患者中，97% 的患者最终愈合。供区疼痛或不适的发生率很低，没有病理性骨折发生。

跟骨骨移植物

在跟骨外侧做一 1~1.5 cm 大小的斜行切口，注意避免损伤腓肠神经以及胫神经的皮支、跟骨支等周围神经。切口位于跟骨后侧面的前 2 cm 以及足底上 2 cm 的中央部分[29]。将骨膜掀起，刮取松质骨。

Raikin 等报道 11% 的患者穿鞋时切口有感觉问题[62]，虽然如此还是比较推荐跟骨骨移植物。因为总体来讲，并发症相对比较少，而且该技术可以在局麻下进行，手术范围比较邻近下一步操作的区域。

同种异体骨材料

在很多时候同种异体或骨替代品也是可以使用的。它的优点包括不受量的限制、没有供区的并发症和手术时间缩短[29]。同种异体骨可以被分为结构性的和非结构性的。结构性的包括新鲜的、新鲜 - 冰冻的、冻干的骨块。非结构性的包括脱矿质的骨基质（demineralized bone matrix，DBM）、粉末、片状、糊状、混合有活性的干细胞的同种异体跟骨松质骨移植物（表 7.6）。

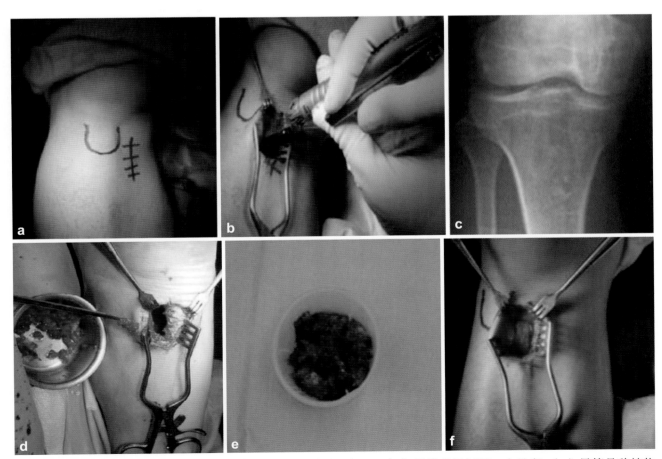

图 7.18　胫骨近端骨移植物。（a）皮肤画线标出胫骨结节和切口。（b）用微型锯打开一个骨窗。（c）尽管骨移植物被取出，但是在常规的影像学片上没有明显的痕迹。（d、e）刮取骨移植物。（f）将皮质骨块重新盖回去

表 7.6　融合可以用的同种异体移植物[29]

1. 新鲜
2. 新鲜冰冻
3. 冻干
4. 脱矿质的骨基质（粉末、块状）
5. 脱矿质的骨基质与骨髓抽取物
6. 混合有活性的干细胞的同种异体跟骨松质骨移植物
7. 人工合成替代物（陶瓷的、粉末的、骨水泥）

术前畸形

如果术前是一个明显的马蹄足，那么采用一些额外的外科治疗或许非常有利，比如，①跟腱或腓肠肌延长。②后侧关节囊切开术（表 7.7）。

表 7.7　相应的操作治疗明显的马蹄足或马蹄内翻足

1. 跟腱或腓肠肌延长
2. 如果残留马蹄足出现，应行后侧关节囊切开术
3. 如果仍有马蹄足残留，应检查踇长屈肌或趾长屈肌，必要时行松解或延长

结果

随着现代技术的应用，比如骨膜有限剥离、牢固内固定和细致的对位对线，踝关节融合的短期结果和并发症的发生率已经得到了明显的改善[52]。尽管如此，我们必须记住关节外固定技术还有很多的限制。第一，关节初次融合成功的概率在60%~100%。第二，普遍出现功能限制，甚至在成功融合的病例中也会出现[52]。第三，尽管不需要做进一步的融合，但邻近关节的退变十分常见。接近 50% 行踝关节融合的患者 7 年内会出现邻近关节的关节病[52]。

并发症及补救措施

踝关节融合最常见的并发症是不愈合、畸形愈合和感染[71]。其他包括神经血管损伤、胫骨应力骨折和邻近中后足关节的关节炎[71]。患肢融合后可能会出现短缩，但是如果术前仔细准备，可以接受患肢短缩 1 cm 以内[22]。

不愈合或畸形愈合 [52,66]

不愈合或畸形愈合发生率通过文献报道在0~40%[23,30,31,49,50,56,60,64,73]。这些概率有下降的趋势，最近的文献报道融合率达 90% 以上[71]，而且现实

融合结果与多种因素有关（表 7.8）。临床诊断其真正不愈合并不容易，因为平片往往显示不够充分，有一些不愈合的病例，1 年后可自行愈合。CT 对检查骨桥通过融合部位和诊断真正的骨愈合有意义。

表 7.8　已知的与踝关节融合后骨不愈合的相关因素[16,52,60]

有害因素
1. 吸烟
2. 高龄
3. 依从性差：心理疾病，非法的毒品应用等
4. 神经关节病，比如 Charcot 关节
5. 开放性创伤的病史
6. 糖尿病，血糖的控制，糖化血红蛋白 <7.0%[66]
7. 距骨坏死
8. 酗酒
有利因素
1. 关节镜或是 Mini 开放技术
2. 行 2 枚螺钉或是辅助钢板（或腓骨支撑）
3. 原发性骨关节炎而不是其他病因

检查是否具备这些因素非常重要，并且可以通过延长制动时间，用脉冲式电磁装置刺激骨生长等促进骨愈合，这些方法已经被美国 FDA 证实是非常有效的。尽管有这些补救程序，仍有一些病例需要再次手术植骨和稳定固定，翻修手术的原则和初次手术无异。

邻近关节的关节炎

踝关节融合后，长期站立的患者经常会出现邻近关节的进展性关节炎，尤其是距下关节。踝关节融合后，距下关节是最常发生关节炎的关节。尽管确切的发生率没有统计出来，但是，所有的患者 20 年后都有影像学证据显示距下关节炎[17]。但是并不是所有的邻近关节的关节炎都需要进一步融合手术，所以，对于踝关节融合的患者，非常有必要明确诊断有疼痛出现及疼痛的部位。

残留畸形

踝关节融合的位置（对位）是成功操作的关键。马蹄足在矢状面上对线不良可引起膝反屈。在冠状面上内翻畸形可导致足底痛性胼胝、步态不稳和其他后足症状[17,22,50,55]。可能出现的残留畸形以及相应的处理方法在表 7.9 中描述。

表 7.9　残留畸形[52]

畸形和处理选择
1. 背伸：增加足跟部应力，可以通过舟形鞋来处理
2. 跖屈：导致后膝拉力和拱形步态。结实的后跟足垫有一定帮助
3. 内翻：引起应力集中在足的外侧，导致距下关节不稳，矫形鞋垫有帮助
4. 外翻：引起应力在足的内侧，导致平足症。矫形鞋可以提供帮助
5. 内旋或外旋：很难通过矫形鞋等来代偿

■ **病例7.1**　创伤后踝关节骨性关节炎。（a）63 岁女性，三踝骨折，在外院行切开复位内固定术。但是，术后持续存在严重的踝关节疼痛，这是因为打入关节面的螺钉穿出所致。（b）内固定物拆除后出现严重损坏的踝关节，并且内踝骨折未愈合。（c）最后通过多枚空心钉固定行踝关节融合术后愈合。

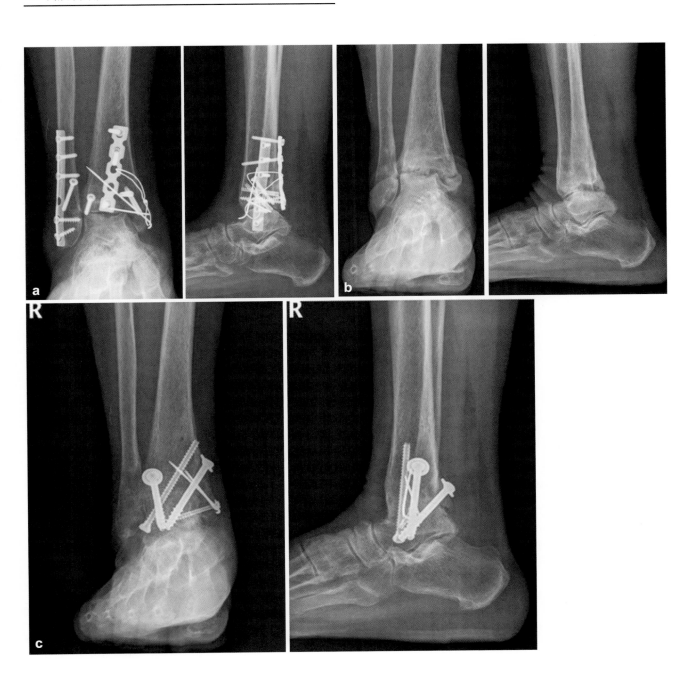

■ **病例 7.2**　踝关节骨性关节炎合并巨大距骨软骨囊性变。（a）62 岁女性，出现创伤后踝关节骨性关节炎。（b）CT 显示在距骨外侧穹窿处有一巨大的骨软骨缺损，缺损太大难以支撑全踝关节置换中的内植物。（c）因此采取了经腓骨的踝关节融合术。（d）3 枚空心钉固定，联合自体骨和去矿质骨基质植骨（胫骨近端），1 年后复查证实融合成功。

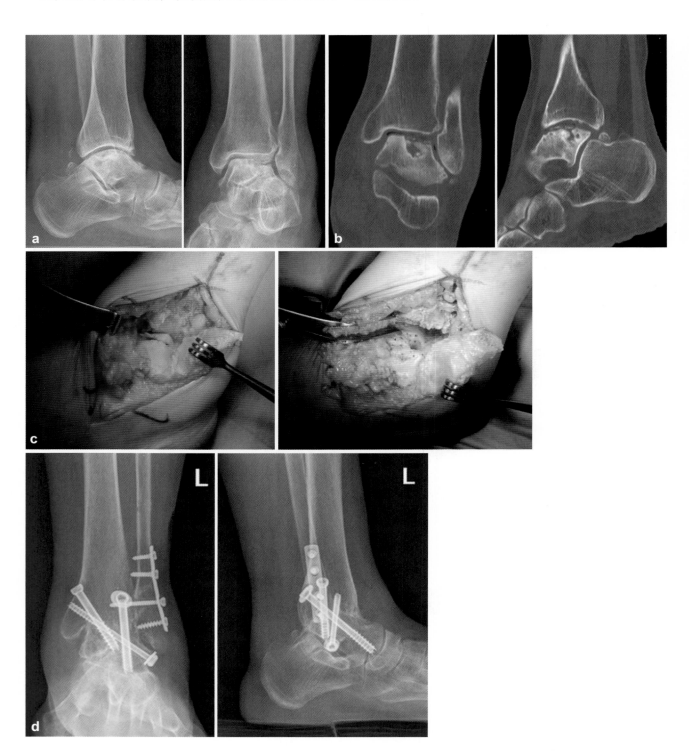

■ **病例 7.3** 踝关节马蹄内翻融合。（a）37 岁男性，因机动车事故造成踝关节马蹄内翻 60° 畸形愈合。（b）跟腱和胫后肌腱 "Z" 形延长及踝关节闭合楔形截骨，联合应用 Ilizarov 技术。（c）6 周后，多枚空心钉行踝关节融合及胫骨近端取骨植骨。

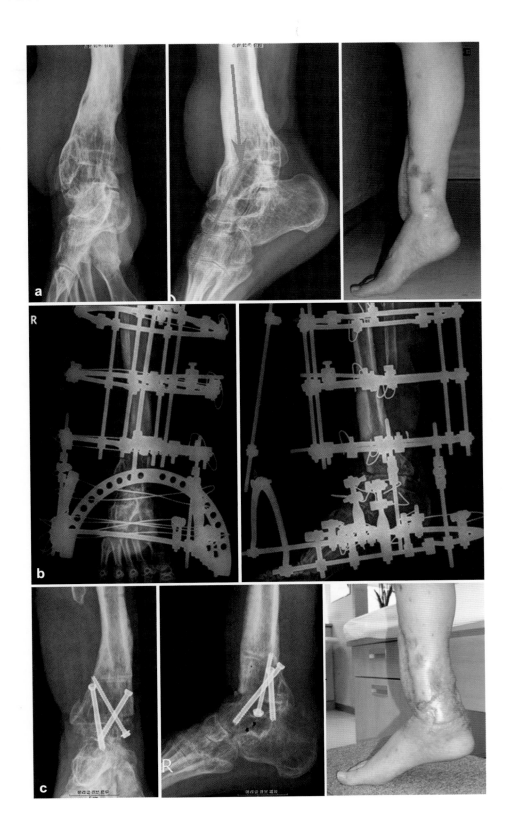

■ **病例 7.4** TAA 术后感染行踝关节融合术。（a）77 岁男性，最初因高弓内翻足重建行 TAA。（b）术后患者并发亚急性骨髓炎，局部肿胀、肤温高、踝关节周围骨溶解。胫骨和距骨的假体周围出现骨溶解。移除假体后，混合骨水泥填充间隙。（c）踝关节植骨融合术。经前正中入路植入骨块并用 1 块已塑型前侧锁定板牢固固定。

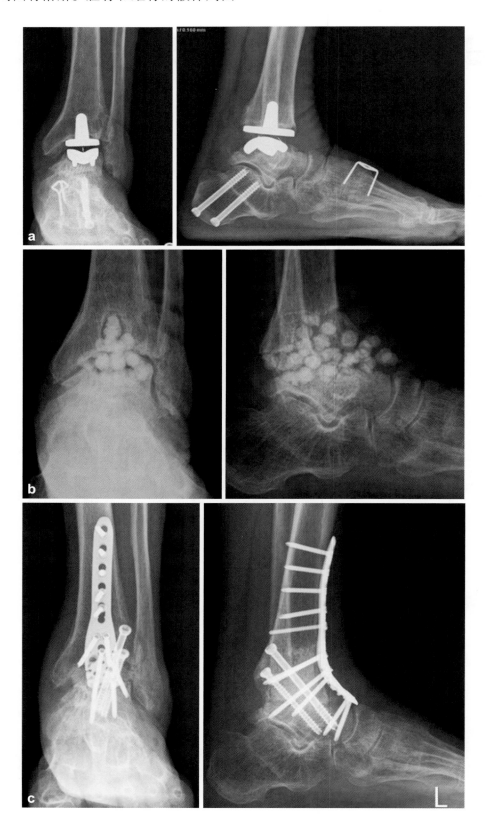

■ **病例 7.5**　踝关节融合骨不连。（a）术前踝关节 X 线片：48 岁女性，因晚期踝关节炎行踝关节融合术，术后因缺乏加压和稳定性导致骨不连。

（b）术后 2 年踝关节 X 线片。TTC 融合术：经腓骨入路，应用肱骨近端锁定板和腓骨自体骨植骨，最终实现关节融合骨愈合。

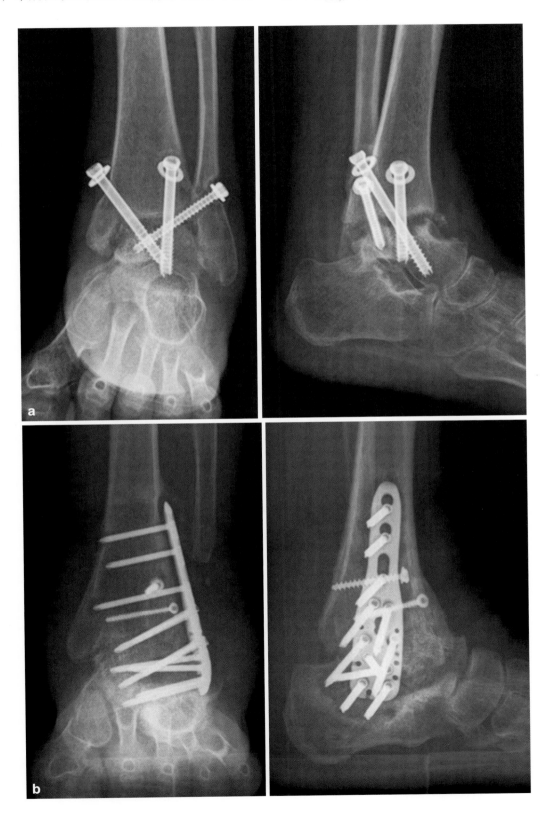

■ **病例 7.6** 胫骨畸形愈合行踝关节融合。（a）64 岁男性，胫骨骨折内翻畸形愈合，并发踝关节创伤性关节炎。（b）胫腓骨外翻截骨及踝关节融合术。使用肱骨近端锁定板固定并同时行取胫骨近端松质骨植骨。（c）术后 33 个月，中立位可靠的骨愈合，且疼痛缓解。

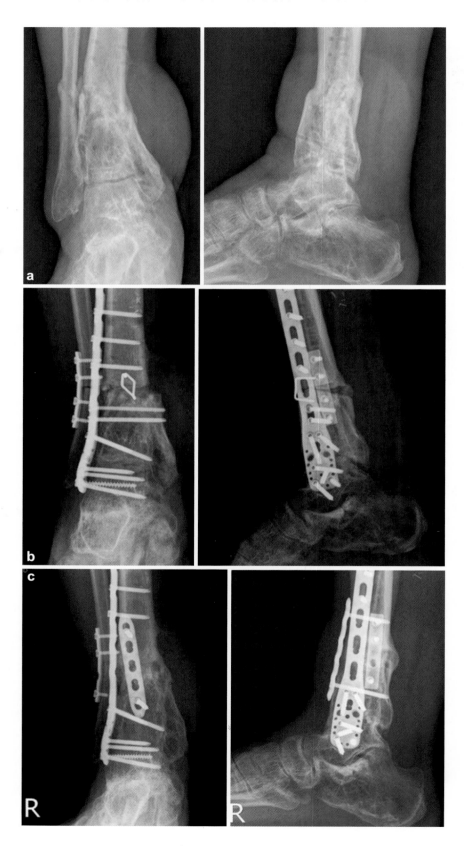

■ **病例 7.7** 内翻性踝关节炎行踝关节融合。（a）57 岁女性，踝关节习惯性扭伤史 35 年，现为明显疼痛的内翻性踝关节炎。（b）内翻的踝关节畸形、僵硬。肌电图正常，未见神经病变。（c）经腓骨入路行踝关节矫正融合术。通过外侧远端胫骨面楔形截骨和植入切除的腓骨，后足畸形矫正并见骨愈合。

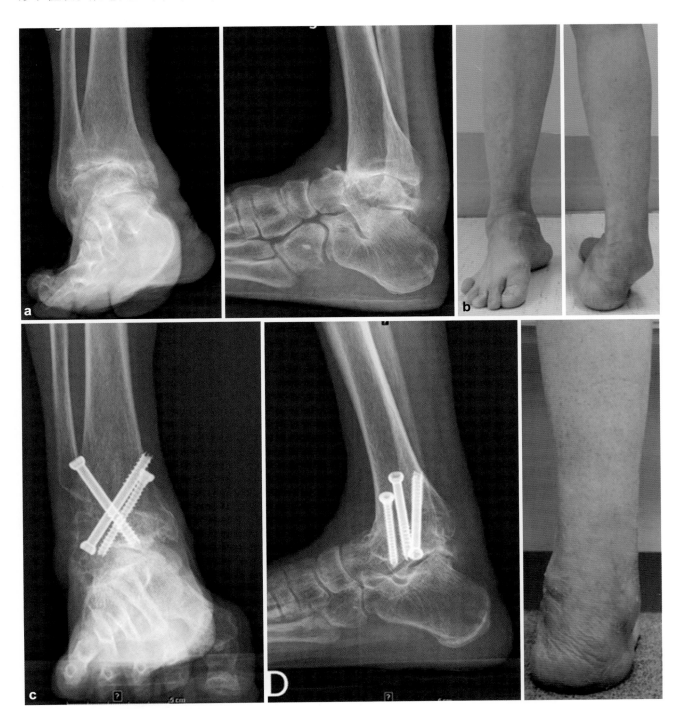

距下关节融合术

概述

距下关节是一个复杂的关节，在足的内外翻过程中扮演重要角色[72]。单独的需要融合的距下关节炎常发生在跟骨骨折切开复位内固定术的后遗症中。虽然目前距下关节炎的发病率未知，但距下关节在踝关节融合后发展为关节炎在临床上十分多见。单独的距下关节融合术能够对相关畸形进行有效纠正并缓解疼痛，使患者恢复大部分活动能力。

这个手术的其他适应证包括复杂的后足骨折、原发性骨关节炎和有症状的畸形足或末期平足症[40]。然而非创伤性疾病的距下关节融合术的成功率优于创伤性疾病，具体原因尚不明确[52]。

手术方法

入路

手术医生必须考虑手术入路的两个方面：首先是患者体位；其次是显露范围。患者通常采用健侧卧位或者髋部抬高的仰卧位[22]。表7.10和图7.19、7.20分别描述了三个进入的切口。

表7.10　三个被报道的最常用的切口[72]（图7.19）

入路		
（1）	腓骨尖至第4跖骨基底	金标准入路
（2）	跗骨窦上方斜入路	
（3）	后纵向切口用于跟骨骨折畸形愈合后的距下关节撑开融合	
迷你切口[10]	（1）跗骨窦上1 cm切口 （2）跟腱外侧1 cm切口	

切口

当开放手术的切口相对于患足过大时，切口感染（1089个足中超过5%，范围1%~45%）、神经血管损伤（426个足中超过10%，范围3%~33%）、切口延迟愈合（262个足中超过2.5%，范围1%~5%）的风险较为常见[72]，此时关节镜入路可能是减少这些问题的替代方案。

显露

通常使用骨刀、刨刀、刮匙、骨钻来去除软骨[5,11]。因为距下关节间隙的暴露范围有限以及内部结构复杂，所以这是一个相当困难和费时的工作[7]。横板撑开器或者其他牵引装置可以更好地显露软骨（图7.20、图7.21、图7.22）。

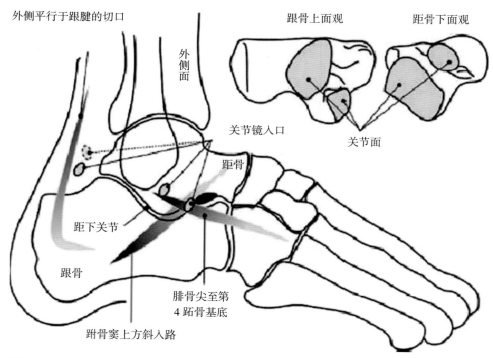

图7.19　用于距下关节融合的切口（Tuijthof 等[72]）

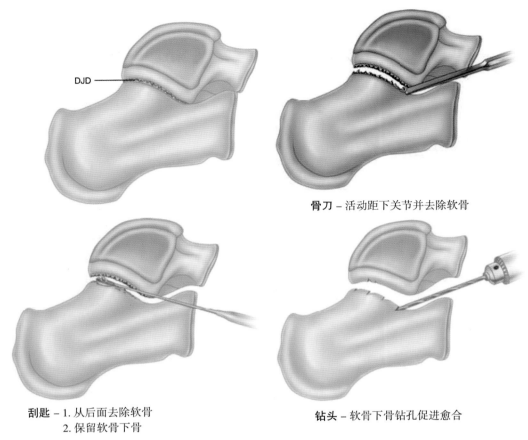

图 7.20　距下关节融合的准备——软骨去除和软骨下骨钻孔

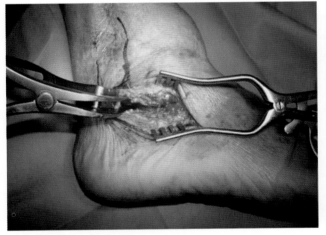

图 7.21　横板撑开器或者其他牵引装置有助于更好地显露软骨

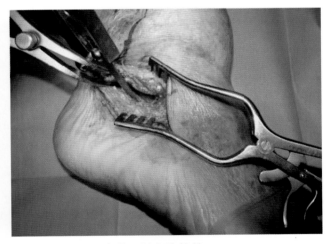

图 7.22　可以用多种工具去除软骨

固定

理想状态下应该对三个面进行固定来获得牢固的距下关节融合。保持融合面足够的接触压力并且使其活动最小化能够增强骨愈合[20]。通常使用 1~2 枚通过距跟关节表面中心的空心加压螺钉进行加压[72]。然而为了阻止距下关节的旋转，可以使用 2 枚螺钉固定[14,25,72]。第 1 枚螺钉应该是加压的，因此我们一般使用 1 枚部分螺纹的空心加压螺钉。也就是说，第 1 枚螺钉是用来加压的，第 2 枚螺钉是用来抗旋转的。

各种各样的固定技术，包括小切口手术，都可以完成这个手术[10]（图 7.23~图 7.26）。对于仅后面固定，可以选择使用 Jung 等建议的前、

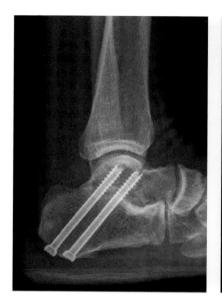

图 7.23 2 枚部分螺纹螺钉。站立
位踝关节侧位片

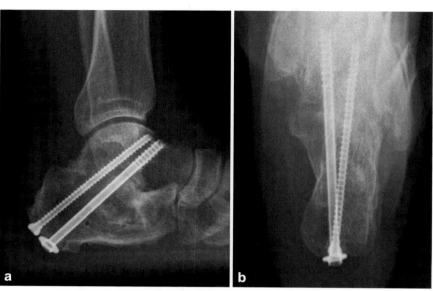

图 7.24 1 枚部分螺纹和 1 枚全螺纹螺钉。(a) 站立位踝关节侧位片；(b) 后足
轴位片

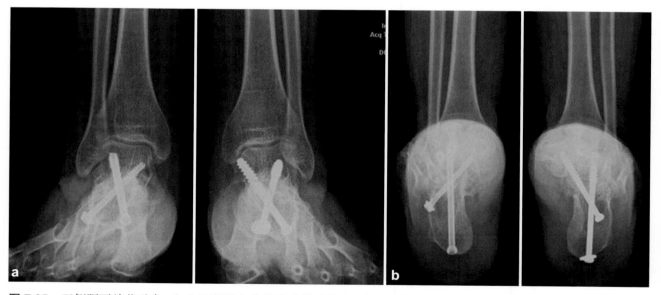

图 7.25 双侧距下关节融合。(a) 双侧站立位踝关节前后位片；(b) 双侧后足轴位片

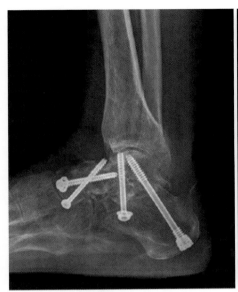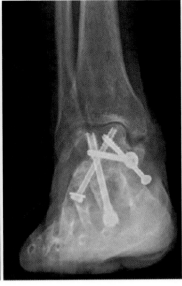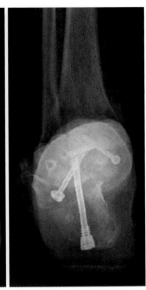

图 7.26　距下关节和距舟关节融合

中、后三面固定技术（图 7.27）[44]。Hungerer 等报道在假体上将螺钉的直径从 6.5 mm 增加至 8.0 mm 并不能增加稳定性，三角构型能够获得最大的结构刚度[40]。

后足畸形矫正

在粉碎性跟骨骨折或者初次距下关节融合失败后，可能会出现跟骨高度和距骨倾斜度的丢失或前踝撞击。对于这些患者，距下关节撑开植骨固定术可能有帮助（图 7.28）。

矫正外翻或内翻畸形的技术：①手动调整，②去除距下关节水平的外侧或内侧多余骨头，③开放楔形植骨[72]。根据报道，后足矫正获得满意的结果比较困难，除了没有对矫正的精确评估外，还缺少

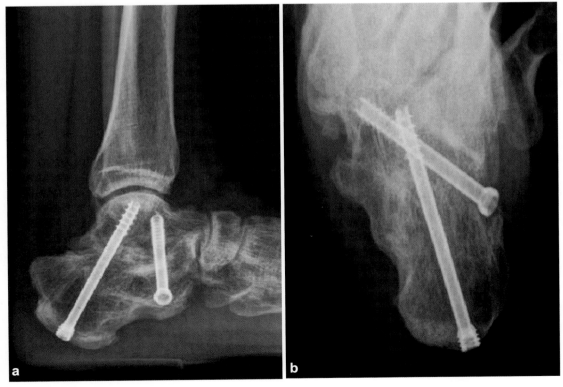

图 7.27　前、中和后面固定。（a）站立位踝关节侧位片；（b）后足轴位片

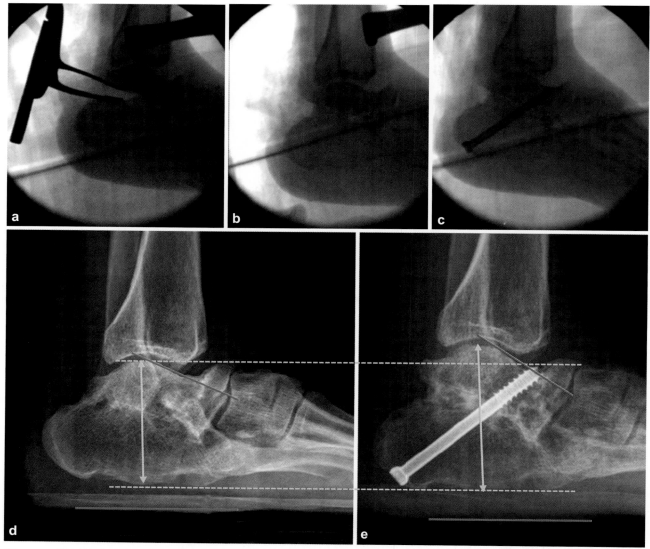

图 7.28 距下关节融合翻修撑开植骨来处理因为距骨塌陷引起的前踝撞击。(a)透视下使用撑开器,决定撑开间隙;(b)插入植骨块;(c)空心加压螺钉固定;(d)撑开前;(e)撑开融合后

术前、术中和术后评估的相关性对比分析[7]。尤其是两个准备好的融合面没有完全刨平,因此实际上成角固定比较困难。既然这样,滑动跟骨截骨术可能是有效的替代选择(表7.11)。

表 7.11 后足矫正评估中的误区[7]

注意事项
1. 非负重位状态(手术室)下的X线片和角度测量值与负重位是不一样的
2. 小腿通常作为后足力线评估的参照(因此,仰卧位和俯卧位比侧卧位有优势)
3. 因为缺少精确性和可靠性,所以要避免测量角度
4. 术中使用关节镜来评估后足力线是目前最好的选择

术后方案

传统上通过负重侧位X线片来评估骨愈合[72]。然而Coughlin等最近证实标准的X线片并不能精确地判定真实的骨愈合状态[19]。因此推荐使用CT来评估骨愈合,融合面积超过距下关节面的50%作为牢固愈合的标准[19,21]。术后一般先用非负重石膏固定6周,然后用负重石膏再固定6周[72]。

结果

Easley等在184个接受距下关节融合的患者中随访了148例患者,结果表明总融合率为84%,

其中初次融合率为 84%，翻修融合率为 71%[25]。在排除吸烟史、先前融合失败或有踝关节融合史等因素后，其融合率高达 96%[25]。相关并发症主要包括 20% 有需要去除的硬性突起和 6% 有症状的对线不良。Mann 等报道了 AOFAS 评分显著增加到 89 分，在其 48 个足的研究中有 12.5% 的患者不满意[48]。他们的研究人群康复情况良好，70% 的患者能参与自行车和滑雪这类休闲运动，但有一半的患者在不平的地面行走或登山时存在问题[52]。

■ **病例 7.8**　跟骨骨折切开复位内固定术后距下关节骨关节炎。（a）57 岁男性，跟骨骨折行切开复位内固定术。（b）患者发生创伤后距下关节骨关节炎，关节边缘不规则。（c）自足跟打入 2 枚 6.5 mm 的空心加压螺钉行距下关节融合术。

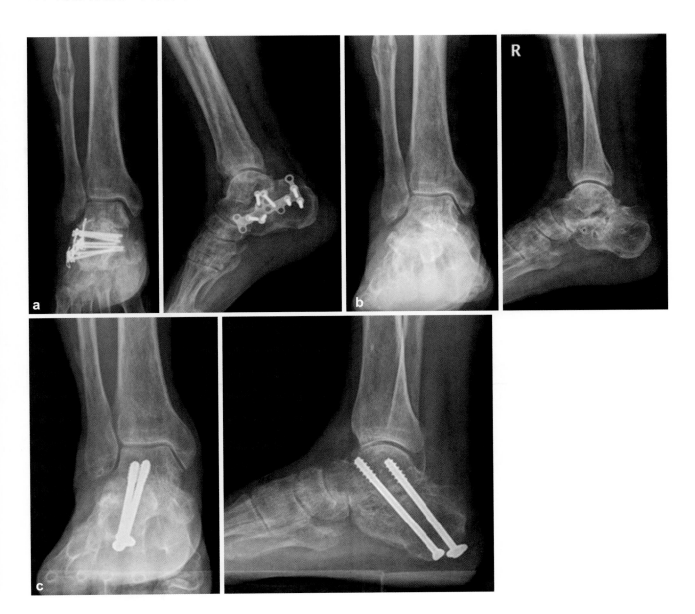

胫距跟关节融合术 [63,66]

概述

定义

胫距跟关节（tibiotalocalcaneal，TTC）融合术可能是为数不多的需要截肢替代的手术治疗（图7.29）。手术目的是为了缓解疼痛、矫正畸形、稳定踝和后足。发病原因包括类风湿关节炎、Charcot关节、失败的踝关节置换术、各种原因导致的距骨大量骨丢失、感染后遗症等（图7.30）。

TTC融合术会导致踝和后足完全僵硬，限制全足功能。因此这个手术的目的是为了消除行走过程中的疼痛与不稳定，是作为严重的畸形或踝和距下关节并发关节炎的最终选择。与踝关节融合相似，Ajis等报道TTC融合术获得同样不错的功能结果与满意度。行踝关节融合手术的患者对术后活动能力有较高的期望值，这在目前临床阶段难以达到[2]。因此术前沟通需要对患者设定期望值。

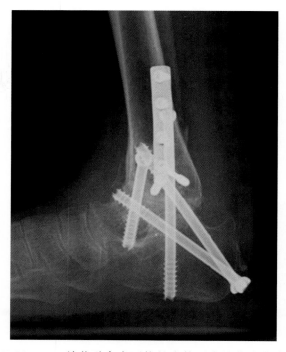

图7.29 TTC关节融合术可能是为数不多的截肢替代手术中的一个

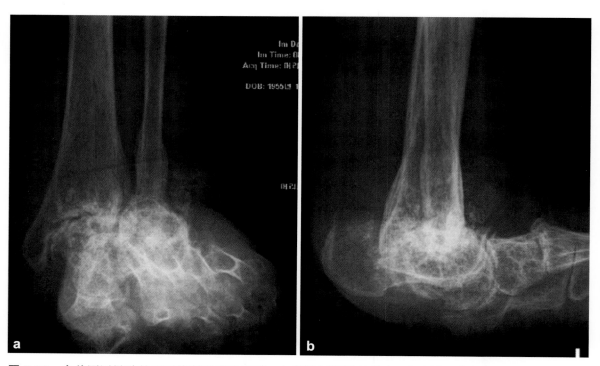

图7.30 多种原因导致的不可恢复的严重畸形，包括类风湿性关节炎。（a）站立位踝关节前后位片；（b）站立位踝关节侧位片

入路

有多个入路，如前侧、前外侧、后侧、经腓骨外侧入路（图 7.31）。

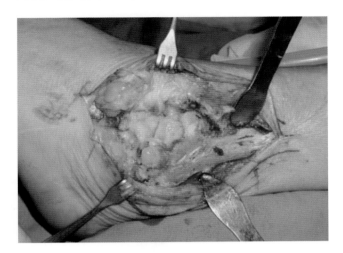

图 7.31 经腓骨外侧入路

经腓骨外侧入路（图 7.32）

比前外侧入路相比，经腓骨外侧入路更有优势。第一，因为此入路从腓浅神经和腓肠神经之间进入，所以极少发生神经损伤。第二，因为腓骨去除后软组织松弛，所以发生严重软组织问题的概率较低。第三，因为此入路显露范围广，所以可以用

一个切口显露跗骨窦加上两个关节。这样从技术上来说，用这个入路就可以实现切除最少的软骨下骨而较容易地对中至重度畸形进行矫正。第四，腓骨可以用来植骨。

> **作者的经验**
>
> 如果有必要的话，可以应用异体骨或自体骨行结构性植骨，另加一块外侧锁定板更有助于稳定关节（图 7.33）。相对而言，我们更多应用空心加压螺钉，同时使用 3.5 mm 肱骨近端锁定板（PHILOS plate，Synthes）来增加关节稳定性。Ahmad 等首先报道了关于 TTC 融合术附加使用这种锁定板的良性结果[1]。

踝和距下关节融合的后入路[66]

后入路能够在一个切口内行跟腱延长、关节外手术以及其他多种固定技术（如内、外固定）。跟腱内侧做一长 7.5 cm 的纵切口并将踇长屈肌腱牵向内侧，接着显露出踝和距下关节囊。关节外手术则不需要切开关节囊。用骨刀将胫骨后侧的骨瓣翻向远端，将跟骨的骨瓣翻向近端并重叠起来。可以使用髓内钉或锁定板来固定。如果有必要可再行自体骨植骨。

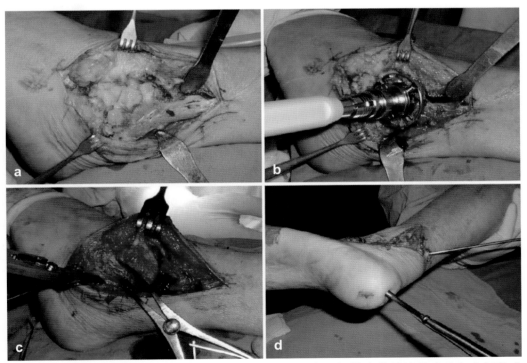

图 7.32 经腓骨外侧入路。（a）术野显露；（b）髋臼磨锉提供自体骨植骨碎片和广阔的术野；（c）用撑开器和骨凿去除软骨；（d）完成固定

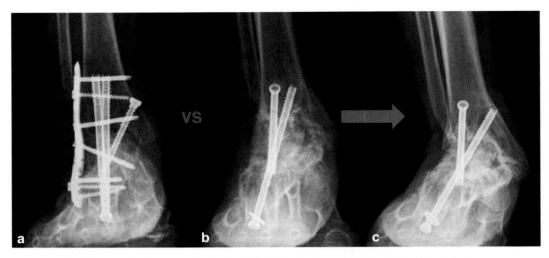

图 7.33 （a）另加一块外侧锁定板有助于提高稳定性。（b，c）螺钉系统可能会失败

固定方法

有多种固定方法可以用于 TTC 融合术，如螺钉、接骨板、髓内腓骨植骨、倒打髓内钉、Ilizarov 外固定架等（图 7.34），目前尚未有统一标准。

多个螺钉固定

自从 Russotti 等首次报道后，多螺钉固定术就一直在广泛使用。Russotti 报道了在 TTC 融合术中应用螺钉或外固定器[65]。一般而言，踝关节手术中应用空心加压螺钉不仅简单有效，还可减少手术时间[12]。

> **作者的经验**
>
> 因为某些原因，相对于其他固定方法（如髓内钉），我们更喜欢空心加压螺钉固定技术（图 7.35）[46]。第一，距骨体积较小，使用比空心加压螺钉直径大的髓内钉并不能提供足够的接触面，而亚洲患者的骨骼相对较小，因此该优势尤为突出。第二，对融合来说关节间的加压固定是必须的，而此时应用部分螺纹的螺钉来固定则是不错的选择。第三，这个技术需要切开的软组织较少，且愈合后不需要取出植入物。第四，如果需要可以从多个位置插入螺钉，这样在翻修的病例中可以增加螺钉（图 7.36）。

多个螺钉和外侧板固定

随着在更多的 TTC 融合术中应用髓内钉固定，Chiodo 等在骨质减少的尸体模型上对髓内钉和普通钢板螺钉进行了对比[13]。结果表明在最初和最后的刚度上，普通钢板螺钉系统比髓内钉更高，且能显著改善塑性变形[1]。然而，从技术上说普通钢板螺钉系统为第二次手术留有的余地不大，且并不能提供多平面固定。

相比之下，锁定板在骨科手术中得以广泛普及，且能提供多个方向的固定。虽然没有专门用于 TTC 融合术的锁定板，但是一些报道已经表明从生物力学和临床观点看锁定板和多个空心加压螺钉固定对于 TTC 融合术是个不错的选择[1,57]。

倒打髓内钉

自 1967 年首先报道应用倒打髓内钉后，越来越多的医家开始报道了应用髓内钉行 TTC 融合术[6,59]。然而，直线髓内钉有损伤足底外侧动脉和神经的风险，且由于在跟骨内侧皮质固定较少而引起皮质增生、胫骨应力骨折和髓内钉自足底穿出[63]。近年来，一些带弧度的髓内钉被用于临床且取得了不错的疗效。后足融合髓内钉（HAN，Synthes AG；Bettlach，Switzerland）的直径有 10 mm、12 mm、13 mm。长度有 150 mm、180 mm、240 mm 可供使用，在冠状面上有 12° 的弧度。可以根据厂家使用说明应用髓内钉（表 7.12）。

结果

一篇关于髓内钉的回顾性研究报道了其 86.7% 的愈合率，平均愈合时间 4.5 个月[42]。总的并发症发生率 55.7%，再次手术率 22%。3% 的患者进行了翻修融合术，1.5% 的患者截肢。

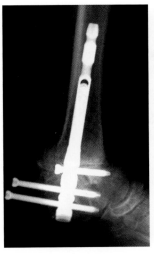
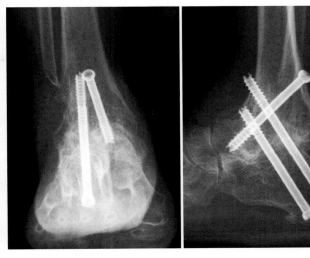

图 7.34　用倒打髓内钉行 TTC 融合术　　图 7.35　用空心加压螺钉行 TTC 融合术

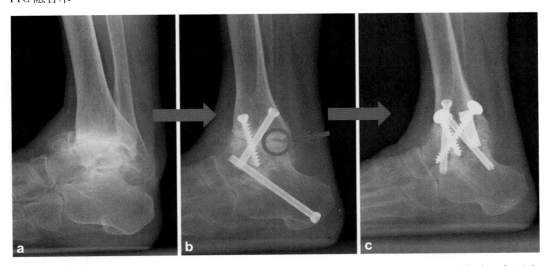

图 7.36　在翻修的病例中增加螺钉。（a）术前状态；（b）尽管做了第一次 TTC 融合术，但固定的稳定性不够。箭头所指为胫骨和距骨关节面之间的分离；（c）增加钢板和螺钉固定

表 7.12　各种固定方法的优缺点

固定方法	优点	缺点	费用
空心加压螺钉	使用容易	轴向加压少	↑
	便宜	需要技术	
	固定可靠	小的部分固定不足	
锁定板	熟悉	费用高	↑↑
	有固定角度的结构	轴向加压不一致	
髓内钉	使用容易		↑↑↑
	间接固定	远端固定相对少	
	绞刀获得的骨质用来植骨 可靠的轴向加压	较高的并发症率	
外固定器	早期负重	耐受性差	↑↑↑↑
	感染可用	加压不足	

另外，Russotti 等报道了使用多个螺钉或外固定器治疗的结果，在 21 个患者中有 16 人获得较满意结果（76%），21 个患者中则有 18 人骨愈合（86%）[65]。之前的研究比较了 53 例踝关节融合术与 64 例 TTC 关节融合术，在患者满意度方面，两者是一致的[2]。

■ **病例 7.9** TTC 融合术（Ⅰ）。（a）63 岁女性，有内翻的踝关节炎，习惯性踝关节扭伤史 30 余年。踝及距下关节疼痛，AOFAS 评分 35 分。（b）经腓骨入路用 3 个空心加压螺钉行 TTC 融合术。因为距骨剩余较少，此 TTC 融合术与踝关节融合术类似。结果获得了正常的力线，疼痛完全缓解。

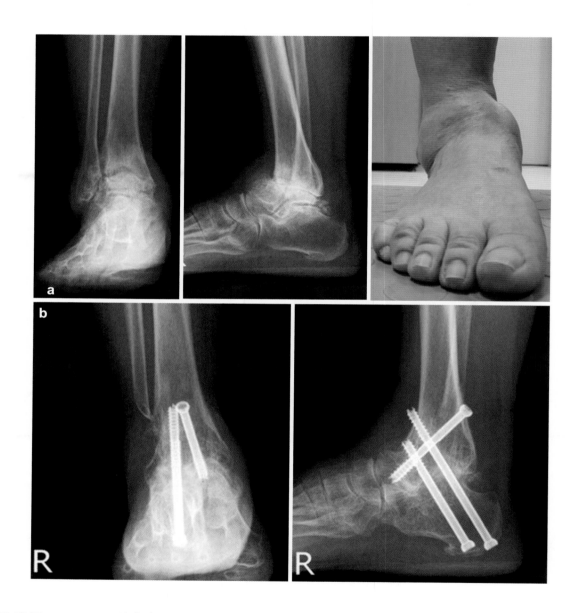

■ **病例 7.10** TTC 融合术（Ⅱ）。（a）67 岁男性，疼痛的踝关节骨关节炎，严重的僵硬的内翻畸形，疑似原因不明的神经性损伤。（b）距跟角内翻 38°。（c）经腓骨入路和内踝截骨行恢复力线的 TTC 融合术。（d）术后 6 个月踝及距下关节得到坚固的骨愈合。（e）然而，他在树上采摘水果时不慎坠落，出现了胫骨远端骨折，融合后的踝及后足承受了大多数的冲击力。（f）胫骨骨折行切开复位内固定术，使用胫骨远端锁定板并植骨。骨折愈合并且疼痛缓解。

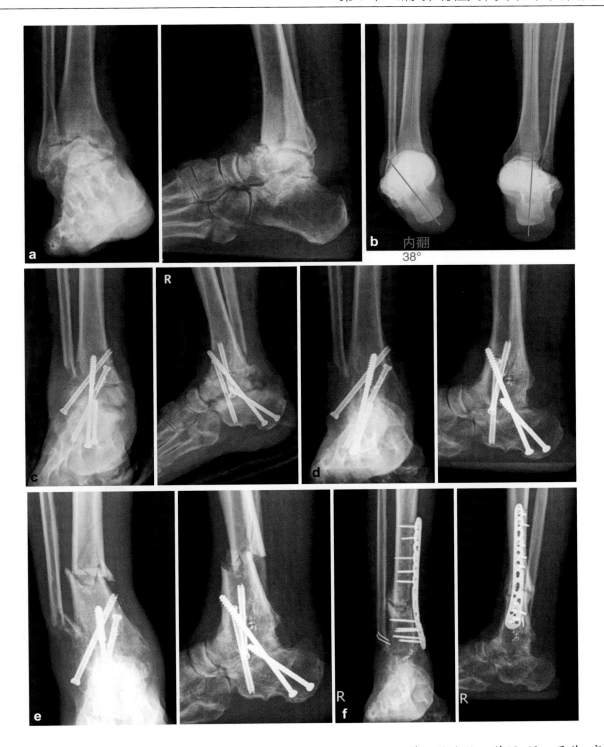

（Dong-Oh Lee and Hong-Geun Jung 著；陶友伦、茆军 译；吴伟 审校）

参考文献

扫描二维码获取

第8章 踝关节置换及并发症处置

概述

自20世纪70年代以来，外科医生尝试过许多不同的全踝关节置换方法，但早期的治疗效果令人失望，因为其失败率较高（22%~75%），同时存在很多并发症。目前，全踝关节置换的假体及手术方法已经经历了数十年的改进。第二代假体不再需要骨水泥固定，这可以降低假体松动概率，减少术中截骨量。尽管如此，仍然有一些问题存在，例如聚乙烯磨损增加、假体会出现半脱位等。目前由三组件构成的第三代假体已经上市，许多研究表明该假体有着较好的中期临床使用效果。

全踝关节置换的假体分类见表8.1，在本书写作时，由美国FDA批准使用的假体有：Agility假体（DePuy,Warsaw,Ind）、Scandinavian Total Ankle Replacement（STAR假体）（Small Bone Innovations,Morrisville,Pa）、Salto-Talaris假体（Tornier Amsterdam,the Natherlands）、INBONE假体（Wright Medical, Arlington,Tenn）、捷迈TM假体（Zimmer,warsaw,Ind）（表8.1）。

表 8.1　全踝关节置换的假体分类[46]

手术入路
1. 前侧、外侧、内侧、后侧
假体
1. 表面形态：圆柱体、圆锥体、椭圆体、球体
2. 槽沟的类型：没有、正常、深的
3. 假体外面材料：羟基磷酸石、多孔金属
4. 轴承表面材料：陶瓷、超高聚乙烯、高度交联聚乙烯
5. 轴承类型：固定式、活动式
6. 带涂层的关节面：只有距骨穹顶、内侧/外侧
器械
1. 力线导向：髓内[a]、髓外、导航器
2. 摆锯：闭合/开放、可调/固定杆

[a] 注意：据报道，一开始使用髓内参考比使用髓外引导更准确地在矢状面对齐胫骨假体。

三组件设计是由胫骨、距骨假体和超高聚乙烯嵌入式轴承构成。轴承可分为固定式和活动式两种。美国医生常使用的固定式是将聚乙烯轴承固定在胫骨基底部。欧洲医生常使用的活动式是不将聚乙烯轴承固定在组件上。由美国FDA批准使用的假体类型多数是固定式，但这并不表示固定式比活动式假体更好，事实上，活动式假体在世界范围使用更广泛，例如欧洲，所以目前轴承类型的选择问题仍存在争议[54]。

适应证

各种原因引起的经过保守治疗无效的终末期踝关节炎是全踝关节置换的主要适应证。踝关节炎最常见的原因是创伤性关节炎，这与髋、膝关节的主要原因是原发性骨性关节炎不同，踝关节几乎很少受原发性骨性关节炎的影响。公认的全踝关节置换适应人群是年老、体形瘦、活动量少、畸形少，同时保留有踝关节活动度的患者。

如果患者同时存在其他关节尤其是距下关节的关节炎，需要对该关节行关节融合治疗时，那么选择全踝关节置换要比踝关节融合治疗的效果更好。比如，一名患者同时存在踝关节炎和距下关节关节炎，为提高患者的生活质量，更大程度保留踝关节活动度，选择全踝关节置换和距下关节融合比行踝关节融合治疗效果更好（图8.1）。

患者具有较好的骨质、良好的软组织覆盖、合理的期望值以及没有明显的合并症，这类患者是行全踝关节置换的理想人群。目前全踝关节置换的适应证范围正在扩大，例如近期有利用全踝关节置换及额外的手段治疗内翻超过10°的踝关节取得了满意结果的报道。通常我们认为踝关节超过20°内翻畸形是全踝关节置换的绝对禁忌证[14,29]。

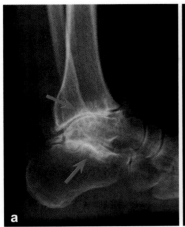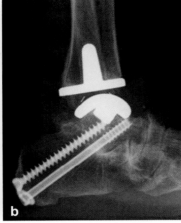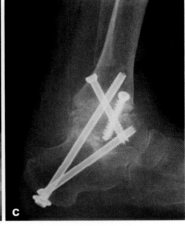

图 8.1 （a）显示关节炎同时累及踝和距下关节（箭头），如果条件允许，踝关节置换和距下关节融合（b）比胫距跟融合更被推荐（c）

然而，最近有报道称内翻畸形达 30° 的患者行全踝关节置换也获得了好的效果[27]。我们认为踝关节炎同时伴有严重高弓内翻畸形可以通过全踝关节置换及矫正高弓内翻畸形来治疗，而不是利用踝 - 后足融合来治疗，因为这样可以在保留踝关节活动度的同时给纠正内翻畸形提供空间[29]。此外，最近也报道了踝关节融合术转行踝关节置换术的案例[25]。

选择合适的患者最需要重视的是充分评估患者对全踝关节置换术的实际期望值。有报道类风湿关节炎患者对全踝关节置换手术的满意度较高，因为他们活动需求和期望值较低。相反，创伤性踝关节炎患者手术治疗的满意度普遍较低。此外据报道，全踝关节置换术后患者踝关节活动度改善并不显著，和患者的期望值有一定差距。

全踝关节置换绝对禁忌证包括急性或慢性感染、距骨缺血坏死达到 1/3 以上、青少年、从事重体力劳动、软组织覆盖较差、血管功能不全、关节广泛松弛（如马方综合征）及 Charcot 神经关节病。

重度吸烟者以及与体型不相称的小距骨患者是相对禁忌证。糖尿病尽管不是绝对禁忌证，但血糖必须要严格控制。Choi 等报道糖尿病，尤其是血糖控制欠佳，对全踝关节置换患者的中短期治疗结果存在负面影响[11]。与全踝关节置换术（TAA）相比，对于处于 Takakura ⅢA 期而未达到ⅢB 期内侧间室的踝关节炎的治疗，选择踝上截骨术（supramalleolar osteotomy，SMO）更合适（表 8.2）。

表 8.2　踝关节置换的绝对禁忌证和相对禁忌证

绝对禁忌证
1. 急慢性感染，活动性感染或近期感染
2. 距骨严重缺血性坏死（范围超过距骨的 1/3）[46]
3. 软组织条件差
4. 关节广泛松弛或肌腱功能不全
5. 神经关节病
6. 严重不稳定伴或不伴不能矫正的力线异常（图 8.2）

相对禁忌证
1. 重度吸烟者 [a]
2. 距骨相对体型较小
3. 既往有感染史
4. 骨质量显著差

[a] 存在争议

治疗方法

术前评估

临床检查

需要收集患者的所有医疗资料，并且要个性化考虑患者本身是否适合行全踝关节置换。系统性疾病如糖尿病、类风湿关节炎、血管功能不全、Buerger 病等可能影响伤口愈合，导致皮肤坏死。对于伴有脊髓病变或糖尿病神经病变的患者，应在术前告知患者术后合理的预期。需要细致评估踝关节负重时疼痛的等级，因为它可能和患者踝关节炎的严重程度有关。患者的疼痛是由踝关节而不是其他关节如距下关节引起的，这一点同样需要重点确认。

患者查体非常重要，外科医生需要仔细检查患者的步态、姿势及踝关节的活动度。需要仔细检查评估皮肤和软组织覆盖，尤其是前侧切口处（或者其他部位以防需要利用其他入路）。此外，还需要检查运动神经和感觉神经的功能以及患肢末梢循环情况。肌肉例如胫骨前肌、屈肌、腓骨肌的功能包括背伸功能应该是完整的，否则应该选择融合手术治疗。我们治疗过一位有晚期踝关节炎的脊髓灰质炎后遗症患者，他的踝关节背伸功能完好，所以满足全踝关节置换的条件。

此外，术者还需要评估站立位时后足力线及踝关节的不稳定性。在设计踝关节置换手术方案时，评估站立位后足是否存在内翻或外翻尤为重要。若有，则同时需要行重建手术，比如跟骨截骨术或第一跖骨背伸截骨术。

影像学

评估踝关节的基本影像学检查包括负重位时的前后位、侧位和踝穴位 X 线检查，通过这些 X 线检查，能在术前计划时评估距骨的形态、骨缺损程度以及胫骨远端关节面不对称侵蚀和骨赘（图8.3a）。踝关节站立时测量前后位像的距骨倾斜度对手术计划制订和最终手术成功非常重要。为了解踝关节术前活动度需要完善踝关节背伸和跖屈时的侧位片以及踝关节内翻或外翻的应力位片，以此决定

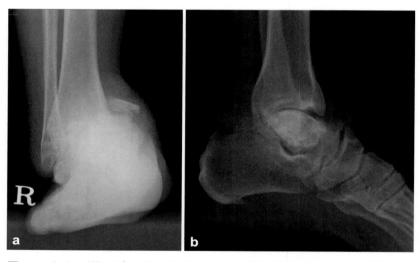

图 8.2 （a）不能重建力线的踝关节。（b）严重距骨体缺血坏死是踝关节置换的绝对禁忌证

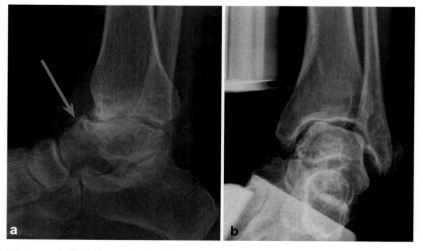

图 8.3 术前评估：（a）箭头指距骨骨赘。（b）距骨形态和骨量丢失，三角韧带或外侧韧带松弛或挛缩

当存在三角韧带或外侧韧带松弛时是否需要做韧带的重建或松解（图 8.3b）。站立位的下肢全长片和胫骨前后位片有助于术者检查整个下肢的力线，判断术中是否需要胫骨远端不对称截骨。如果使用髓内导航，那么将需要完善胫骨前后位 X 线片来观察胫骨的弯曲度及髓腔狭窄程度，避免影响导航杆。

踝部的力线评估有几个角度范围可以参考（表 8.3）。胫骨远端关节面（TAS）角是正位片上胫骨干与胫骨关节面的夹角，一般为 92.4°±3.1°（范围 88°~100°），在大体样本上为 93.3°±3.2°（范围 88°~100°）[36,37]（图 8.4a），TAS 角对把握胫骨远端

冠状面截骨非常重要[2,64]。胫骨远端前（TLS）角是侧位片上胫骨干与胫骨远端关节线的夹角，测量为 83.3°±3.6°（范围 71°~97°）[44]（图 8.4b）。

距骨穹顶水平面角（TD-GSA）是在站立位时正位片上距骨穹顶与水平面之间的夹角（图 8.5a）。距骨倾斜角（TTA）是站立位时正位片上距骨穹顶与胫骨远端关节面的夹角（图 8.5b）。

后足力线能帮助临床医生评估患者踝关节的稳定性，判断是否需要增加额外治疗手段。后足力线片需要放射线与水平成 20°，患者的足内侧缘与射线平行[46,60]。这个角度拍摄的 X 线片非常重要，因为视觉评估后足力线存在误差[19]。TCA（作者常常使用）是在后足力线片上胫骨与跟骨轴线的夹角（图 8.6a）。TA-TDA 是胫骨解剖轴线与距骨顶垂直线之间的夹角（图 8.6b），当 TCA 或 TA-TDA 超过 10°，我们考虑存在踝内翻[24,69]，同样也可选择其他检查如后足力线像间距（HAVD）来判断[19]。

计算机断层扫描（CT）能够提供更多关于骨密度、骨赘、关节匹配情况等信息，有助于判断是否需要同时行植骨或关节融合治疗。3D 重建图像可以将骨赘位置、大小充分展现，有利于术中将其去除。因此我们常规在关节置换术前做 CT 三维重建。MRI 检查可以明确肌腱韧带的情况，但我们通常很少进行该项检查。SPECT-CT 有助于评估关节形态学变化和生物活性特点。

表 8.3　用于评估踝 - 后足力线的角

踝关节前后位 X 线片

1. 胫骨远端关节面（distal tibial articular surface，TAS）角

2. 距骨穹顶水平面角（talar dome-ground surface angle，TD-GSA）

3. 距骨倾斜角（talar tilt angle，TTA）

4. 胫骨与距骨轴线角（tibia axis-talar dome angle，TA-TDA）

踝关节侧位 X 线片

1. 远端胫骨前（anterior distal tibial，TLS）角

后足力线 X 线片

1. 胫跟角（tibiocalcaneal angle，TCA）

2. 后足力线像间距（hindfoot alignment view distance，HAVD）

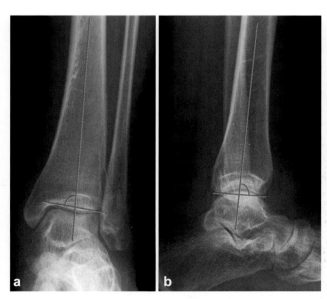

图 8.4　测量胫骨力线的角。（a）TAS 角是正位片上胫骨干与胫骨关节面的夹角。（b）TLS 角是侧位片上胫骨干与胫骨关节前后最低点连线的夹角

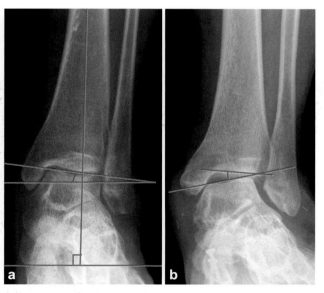

图 8.5　测量距骨力线的角。（a）TD-GSA 是站立位时正位片上距骨穹顶与水平面之间的夹角。（b）TTA 是在站立位时正位片上胫骨远端关节面与距骨穹顶的夹角

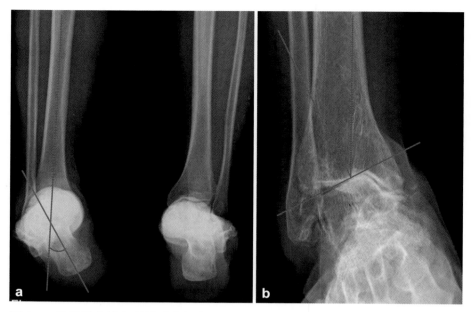

图 8.6　后足跟力线和距骨形成的角。（a）TCA 是在后足力线片上胫骨轴线与跟骨轴线的夹角。（b）TA-TDA 是胫骨解剖轴线与垂直距骨顶线的夹角

手术入路

全踝关节置换有前正中入路和侧方入路两种入路，虽然入路的确定原则上取决于假体的要求，但是前正中入路是绝大多数全踝关节置换中常见的方式（图 8.7）：

1. 全身麻醉或区域阻滞麻醉。
2. 取仰卧位，使用大腿充气止血带。
3. 手术部位消毒，铺无菌单。

4. 大腿止血带充气到 250~350 mmHg，止血带使用时间不超过 2 小时。

5. 取踝前正中纵行长 10~15 cm 切口，在胫前肌和踇长伸肌腱之间切开伸肌支持带。

6. 牵拉开内侧胫前肌和外侧踇长伸肌，游离并保护腓浅神经内侧支和踇长伸肌与趾长伸肌间的神经血管束。

7. 显露并切开前方关节囊。扩大去除可能引起撞击的骨赘，这些骨赘可位于胫骨远端前侧、内外

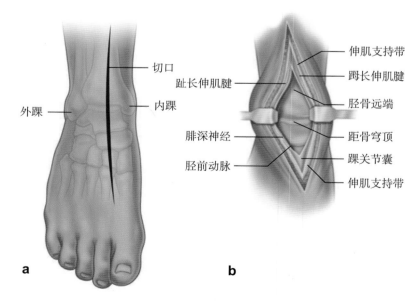

图 8.7　在大多数全踝关节置换中最常用前正中入路。（a）前正中切口。（b）在踇长伸肌和趾长伸肌间显露踝关节

踝和距骨颈（图 8.8a）。

8. 假体的植入和截骨操作应遵循 TAA 厂家的指导。在这些操作中远端胫骨关节面截骨是最重要的步骤（图 8.8b、图 8.9 和图 8.10）。

9. 在检查力线和假体位置后大量冲洗，再逐层缝合伤口。按照骨膜、伸肌支持带、皮下组织到皮肤的顺序关闭伤口。通常会使用负压引流，但并不是所有患者都需要。

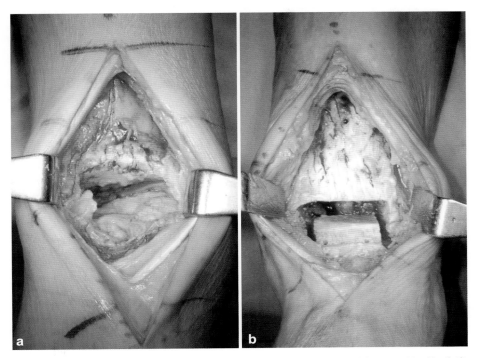

图 8.8　去除大量骨赘很重要。（a）在胫骨远端的前面，踝内外侧和距骨颈部位常形成骨赘。（b）之后再截骨植入假体

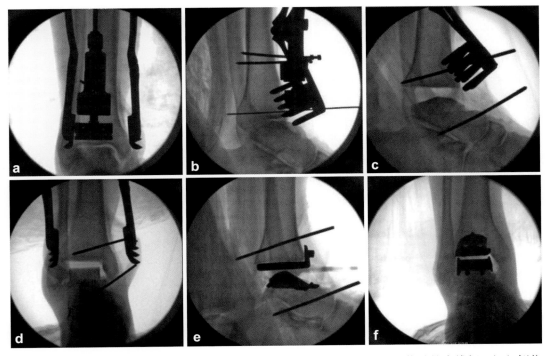

图 8.9　使用 Hintegra 假体全踝关节置换时术中透视检查（a）检测胫骨截骨的力线杆。（b）侧位透视判断后部倾斜角和胫骨截骨的截骨量。（c，d）胫骨远端和距骨的截骨。（e，f）植入假体

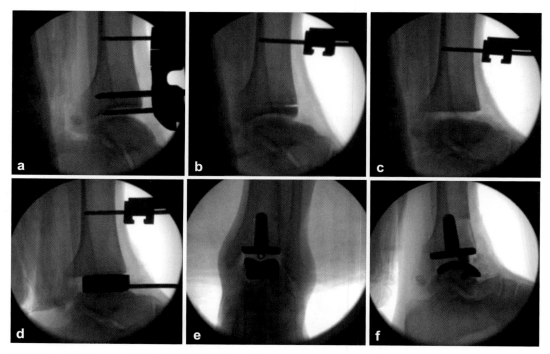

图 8.10　使用 Zanith 假体全踝关节置换时术中透视检查。（a）检测胫骨截骨的力线杆。（b，c）胫骨远端截骨后侧面观。（d）测量间隙并选择合适大小的假体。（e，f）植入假体

附加的手术方法

矫正畸形

在骨关节炎晚期常常可以观察到各种畸形，关节置换术前或术中应当处理这些问题（图 8.11、图 8.12、图 8.13）[24,69]。处理畸形有很多方法[34]，如果后足内翻或外翻畸形倾斜角小于 10°，通过胫骨截骨就可以在一定程度上矫正。显著的内翻或外翻畸形（倾斜角大于 10°）是全踝关节置换的禁忌证。然而，最近有研究报道这些患者通过额外的截骨如跟骨截骨可以取得较好的治疗效果。术前踝关节僵硬、胫骨远端截骨量不足及未矫正内外翻畸形等可能会导致全踝关节置换后出现跟腱张力大，这种情况需要做跟腱延长术治疗。以前，外科医生都尽量避免手术时松解过多软组织，防止假体因为胫骨远端干骺端薄弱出现下沉，但是这就经常需要延长跟腱或松解腓肠肌来解决假体植入困难或踝关节背伸受限问题。在跟腱张力过大的情况下，即使行经皮三切口跟腱延长，也不能明显改善踝背伸活动。

踝关节内翻畸形（图 8.14）

存在内翻畸形的踝关节行全踝关节置换手术治疗，因临床效果差、翻修率高，已经成为具有挑战性的难题。踝关节内翻畸形有很多原因，如先天性

胫骨内翻、胫骨畸形愈合、踝关节外侧慢性不稳、后足内翻、高弓内翻足等。多数人建议把严重内翻踝关节炎作为全踝关节置换手术禁忌证。然而，近期踝关节内翻畸形行全踝关节置换的适应证又被扩大了。常规的治疗步骤如图 8.15 所示，但需要额外的手术步骤矫正踝关节内翻（表 8.4）。

表 8.4　合并高弓内翻畸形矫正可能需要的手术手段

截骨术

1. 踝上截骨

2. 胫骨远端不对称截骨

3. 跟骨截骨（外侧滑移截骨，Dwyer 截骨）

4. 内踝延长截骨[15]

5. 第一跖骨基部背伸截骨

软组织手术

1. 外侧韧带修复

2. 外侧韧带重建（Chrisman-Snook 手术，改良 Evans 术和解剖重建）

3. 腓骨韧带移位

4. 内侧收缩结构的松解（骨赘清除、骨膜抬高、三角韧带松解、胫后韧带松解）

5. 跟腱延长

关节融合

1. 矫正后距下关节融合

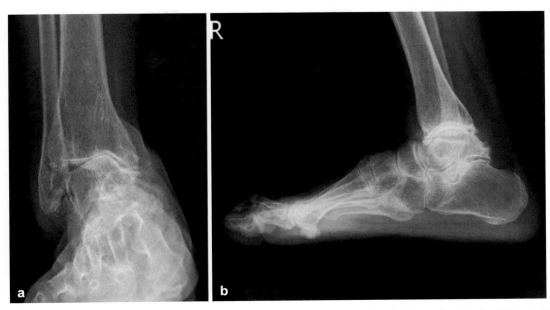

图 8.11　一位 65 岁女性踝关节炎患者伴高弓内翻畸形，需要额外手术矫正高弓内翻畸形。（a）踝关节的距骨严重倾斜。（b）侧位片观察到高弓内翻畸形

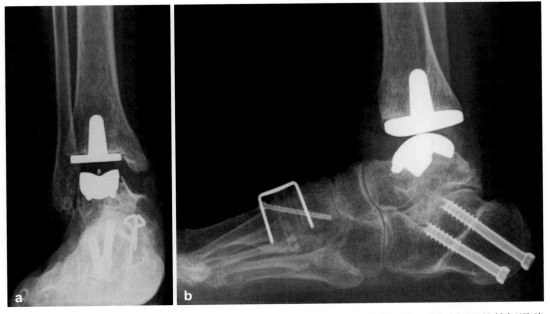

图 8.12　术后 2 年复查的 X 线片。她采用了 Mobility 方法行全踝关节置换，同时行跟骨外侧滑移截骨和第一跖骨背伸固定矫正了高弓内翻畸形。（a）正位片。（b）侧位片

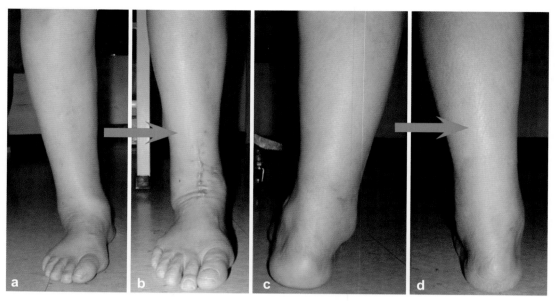

图 8.13 术前和术后 2 年照片。(a，b) 前面观。(c，d) 跟后观

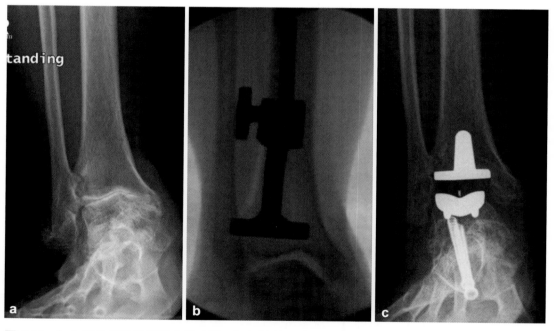

图 8.14 (a) 踝关节炎伴严重内翻畸形。(b) 胫骨远端不对称截骨。(c) 全踝关节置换同时行跟骨外侧滑移截骨

内翻畸形可根据踝关节水平分为三种类型：第一类型如踝上畸形超过 10° 应考虑踝上截骨，踝上截骨包括外侧闭合楔形截骨、穹顶截骨和笔者偏好的内侧开放楔形截骨。第二类型有两种：包括踝关节相匹配的关节内和踝关节不匹配的关节外因素在踝关节水平上所引起的内翻畸形。距骨倾斜角大于 10° 是不匹配型关节，而距骨倾斜角小于 10° 是匹配型关节[24]。无论属于哪种类型，在大多数病例中都需要不对称胫骨截骨和内侧松解。一开始需要通过不对称的胫骨远端截骨来解决远端畸形，其中胫

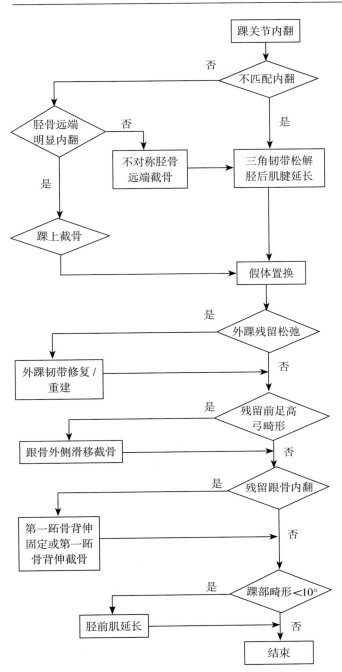

图 8.15　晚期踝关节炎伴有内翻畸形的治疗策略

增加第一跖骨背伸截骨术。最近我们发现踝关节炎晚期伴有严重冠状位畸形的患者，可以通过截骨重建成功行全踝关节置换，且效果优于踝关节或三关节融合，因为可以通过踝关节韧带平衡和胫距骨截骨术纠正力线。

踝关节外翻（图 8.17）

踝关节外翻畸形较内翻畸形非常少见，尤其是在亚洲更少见[13]。关节炎导致的踝关节外翻可分成两种类型[3]。第一种类型是严重的平足外翻畸形，伴有三角韧带或胫后肌功能不全[3]。第二种类型是由骨畸形包括踝关节骨折后遗症引起。这种类型通过距骨倾斜角度可进一步分成两个亚型。ⅡA 型距骨倾斜角小于 10°，ⅡB 型距骨倾斜角大于 10°[46]。

踝关节外翻治疗的一般步骤如图 8.18。为了避免踝关节骨折后对位不良，可以通过胫腓联合上方行韧带延长和腓骨远端旋转截骨治疗[13]。一般而言，胫骨远端不对称截骨，同时适当松解软组织，就可使截骨面垂直于下肢力线（图 8.17b）[46]，这种方法能处理小于 10° 的外翻。如果仍残留外翻畸形，可增加手术步骤来补救，这由畸形的位置（如踝上或踝下）和程度来决定（表 8.5）[46]。

表 8.5　踝关节外翻矫正附加的手术方式

截骨术
1. 踝上截骨
2. 韧带延长和（或）腓骨远端旋转截骨
3. 跟骨截骨术（内侧滑移截骨、外侧柱延长截骨）
软组织手术
1. 内侧韧带重建 / 修复
2. FDL 转位
3. 跟腱延长
融合
1. 距下融合矫正术
2. 关节固定术

韧带因素

需要全踝关节置换治疗的踝关节炎晚期患者，普遍存在多种因素导致的踝关节僵硬，如长期的踝关节运动受限，关节周围骨赘生长，软组织挛缩等。在踝关节截骨和软组织松解后，即使术前距骨

骨远端截骨需垂直于下肢的机械轴（图 8.16）。在此阶段，必须彻底清除踝关节周围的骨赘包括踝周所有的关节间隙。许多踝关节内翻病例，在胫骨穹顶截骨前，应做三角韧带的松解，使距骨穹顶完全同胫骨远端关节面平行。三角韧带需要松解的程度不同，如果有必要甚至可以松解整个浅表和深部的三角韧带。在胫距关节置换后，需检查后足力线，排除后足内、外翻畸形。如果残留后足内翻，可做跟骨外侧双平面滑移截骨。如果前足高弓畸形，可

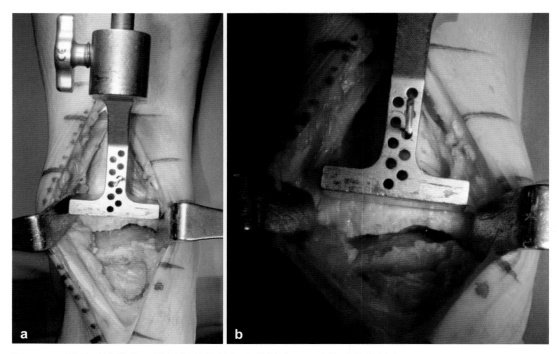

图 8.16 胫骨远端关节面外侧楔形截骨与力线轴成 90°（非对称截骨）

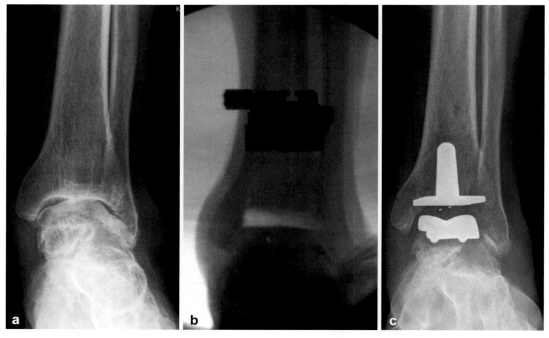

图 8.17 （a）踝关节炎伴有严重外翻畸形。（b）在松解软组织后，胫骨远端和距骨平行截骨。（c）全踝关节置换没有进一步截骨

存在不对称倾斜，踝关节残留的不稳常常消失。实际情况中需要紧缩或重建侧副韧带手术治疗的 TAA 病例比预期要少。

如果在全踝关节置换和韧带松解后出现外踝不稳，应当考虑修补加强或重建韧带。踝关节韧带重建后出现外踝关节不稳，非解剖的腱性固定手术如改良 Chrisman-Snook 术式比解剖性修复手术如改良 Broström 术式更有效，这是因为踝关节置换时，踝关节前方被打开，很难做到外侧韧带有力的紧缩。在行全踝关节置换术时，用游离肌腱做韧带重建在技术、时间及精力上都是令人烦恼的事。

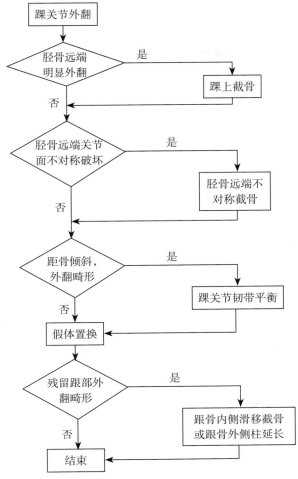

图 8.18　晚期踝关节炎伴关节外翻的治疗策略

并存的关节炎

考虑到患者的疼痛部位和整体关节退变，可能需要同时对邻近关节进行融合固定。全踝关节置换常常需要同时行距下关节融合术。判断是否需要附加融合邻近的关节可以通过对可疑的关节进行仔细检查或者局部穿刺。对于距下关节疼痛较轻的可不做关节融合处理，因为全踝关节置换后可以去除距下关节接触压力进而缓解疼痛。距舟关节融合可以利用全踝关节置换的切口进行，也可以使用别的切口如距下关节切口。

手术技术要点

前路

暴露手术视野时牵拉皮肤会损害腓浅神经远侧分支，术后可能出现并持续存在相关皮肤区刺痛感或感觉迟钝。因此需预先在术前告知并与患者解释

这些有关并发症。

去除大量骨赘（图 8.19）

残留的骨赘或游离体能导致撞击征或异位骨化。必须要强调的是在去除大量骨赘或游离体的同时需要预防韧带松弛。当骨赘去除后，应仔细清理关节后间隙残留的碎骨片。

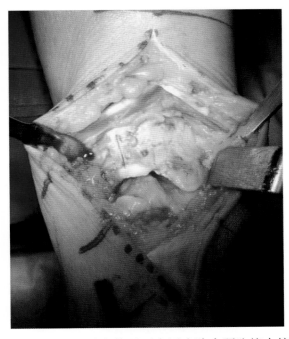

图 8.19　骨赘和游离体需要广泛去除来预防撞击综合征、异位骨化和侧副韧带松弛

胫骨远端截骨

在骨赘去除后，就可以为假体植入进行截骨。胫骨远端截骨，通常是截骨的第一步，也是非常重要的阶段，它决定了整个假体的力线：距骨、胫骨假体及轴承垫片。胫骨远端截骨面需要垂直于胫骨轴的力线。为了成功安放假体，需要时刻保持踝关节周围良好的视野。整个流程按照计划的步骤进行，并多次仔细检查。

软组织平衡

在截骨后准备安放假体时，需要检查内外侧松紧程度来进一步调整软组织平衡。三角韧带通常需要松解，可以用骨凿或骨刀将深部的三角韧带从距骨体上松解。如果松解仍然不够充分，可以切除内侧的三角韧带或者做滑行截骨术（图 8.20）[65]。三

191

角韧带的松解首先从深层开始，可以进一步松解三角韧带浅层。

矢状力线

行胫骨远端截骨时，传统使用角度是后倾 4°~7°。最适宜的截骨角仍存在争议，这主要由术者偏好决定。我们认为在矢状面上胫骨远端后倾 4°~5° 是较好的选择，因为一般而言从站立位的侧位片上可见胫骨总体轴线是前移的，这可以使远端胫骨截骨平面与地面平行（图 8.21）。

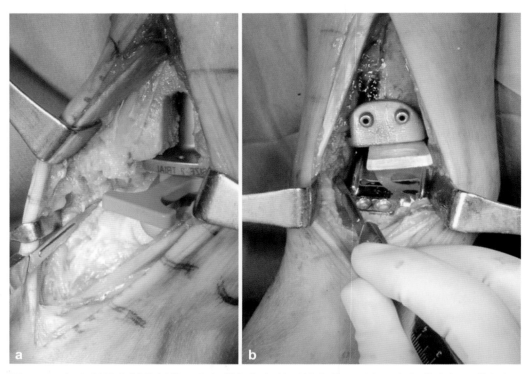

图 8.20 如在距骨和胫骨侧的三角韧带松解仍然不够充分，可在三角韧带内侧面做松解。（a）用 15# 刀片从距骨水平插入松解三角韧带。（b）张力大的三角韧带在韧带内松解

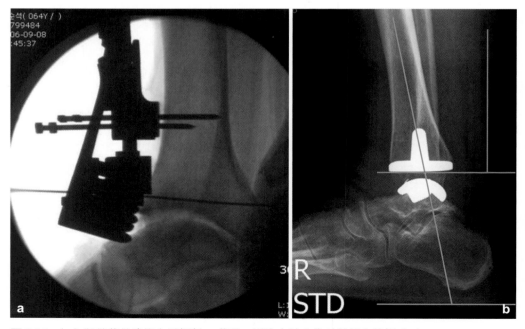

图 8.21 （a）胫骨截骨建议向后倾斜 4° 截骨。因为在站立位时胫骨会前倾（b）

如果胫骨平面宽度测量值介于两种可用的假体尺寸之间，应根据冠状面胫骨底板的宽度选择较小尺寸的胫骨假体，较大尺寸的假体可能会造成撞击。另一方面，胫骨底板在矢状面的前后长度建议能够覆盖胫骨远端的后骨皮质，因为包括胫骨后皮质在内骨的支撑可以减少胫骨假体下沉和异位骨化的可能，并且降低胫骨底板上的峰值压力。

据报道：即使距骨相对于胫骨偏前，在进行全踝关节置换术后，距骨在矢状位的位置绝大多数在6个月内恢复[43]。

骨水泥使用

虽然目前市场上使用的踝关节假体都是非骨水泥型的，但是如果全踝关节置换的初始固定稳定性不足以牢固地支撑假体并希望假体能和骨整合，使用骨水泥可能会很有帮助，它对于存在骨缺损或者血供不足的踝关节翻修有利（图 8.22 和图 8.23）[5,50,58]。早期设计的踝关节假体有很高的概率出现松动，目前尚未明确其原因。以前的数据表明：导致松动的主要因素是假体设计缺陷及使用骨水泥固定。

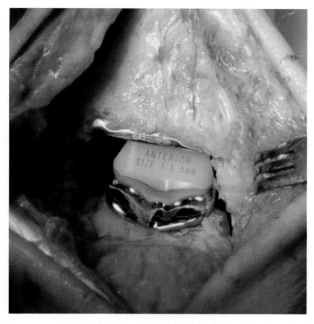

图 8.22　使用骨水泥有助增强假体初期的稳定性及有利于处置骨缺损

全踝关节置换可同期进行的手术：改良的 Chrisman-Snook 手术

如果选择前方切口，那么需要切开伸肌支持带

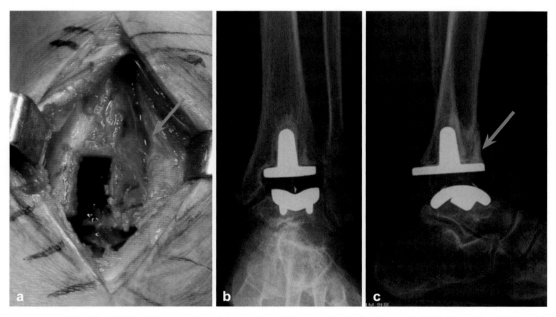

图 8.23　使用骨水泥尤其是在翻修病例中有较大帮助。（a）箭头所示大的骨缺损，影响最初假体稳定的牢固性。（c）箭头指示 X 线不透明区使用了骨水泥

并在最后修复。在这种情况下，改良的 Broström 手术预期效果不佳。如果踝关节外侧存在不稳定，作者更喜欢行外侧韧带重建手术治疗，比如改良的 Chrisman-Snook 手术，而不是改良的 Broström 手术（图 8.24）[29]。

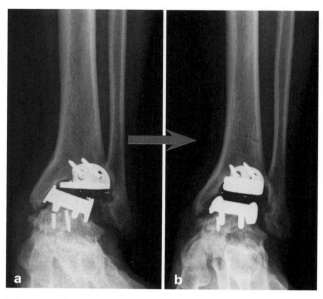

图 8.24 改良的 Chrisman-Snook 手术较改良的 Broström 手术能使关节假体更牢固稳定

术后护理

第一次换药应在术后 3 天内。术后直至 2 周拆线前使用短腿夹板和 U 形夹板来控制肿胀，再用短腿石膏固定 4 周。在这之后逐步增加锻炼活动度和负重。

在我们医院，患者住院时间一般为 1 周。术后通常予患者鼻导管吸氧，使用四代抗生素预防感染。除非患者有深静脉血栓的危险因素，我们一般使用低分子肝素预防深静脉血栓。

术后的护理因假体类型而异，我们常规会使用短腿石膏固定，并延迟负重到 6 周。一般术后 2 周切口拆线。6 周去除石膏后，开始主动锻炼踝关节活动度，逐渐增加负重，加强小腿肌肉锻炼及本体感觉的训练。6~10 周时会使用轻的踝关节支具，在 3 个月后或小腿肌肉完全恢复后开始完全负重锻炼。

■ **病例 8.1** 距骨的 3 个关节面不需全部修整。（a）63 岁男性，骨性关节炎晚期，距骨的 3 个关节面骨融合。（b）使用活动式的假体行全踝关节置换，只需要处理距骨穹顶的关节面。当内外侧关节间室重新获得活动空间就能缓解疼痛。

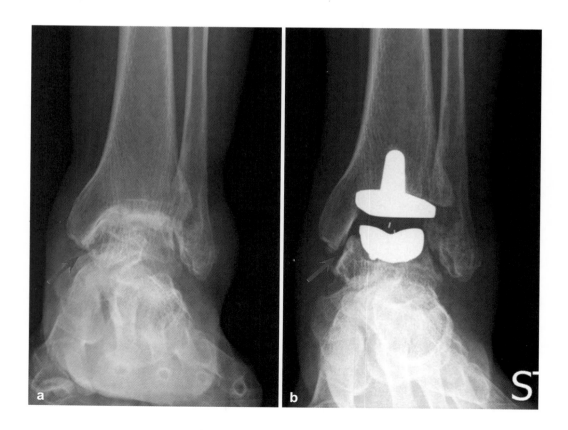

■ **病例** 8.2　踝关节骨性关节炎伴巨大骨软骨缺损——TAA 禁忌证。一位 62 岁女性患者慢性踝关节疼痛，有踝关节反复扭伤病史。患者的踝骨性

关节炎伴有巨大的骨软骨缺损。尽管患者想行全踝关节置换手术治疗，但距骨骨质很差，是 TAA 的绝对禁忌，因此做了踝关节融合术。

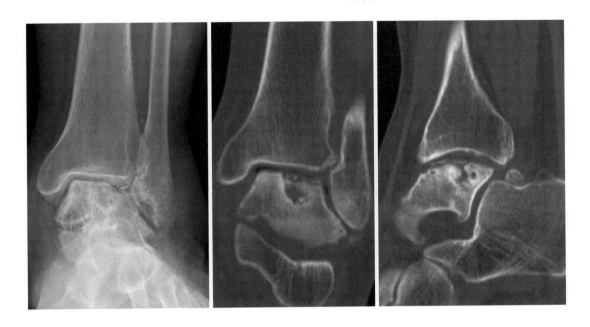

■ **病例** 8.3　踝关节骨性关节炎伴侧隐窝撞击。（a）一位 56 岁男性患者踝关节反复扭伤，出现创伤性踝关节骨性关节炎和侧隐窝撞击。（b）使

用 Zenith 假体行全踝关节置换后，患者疼痛完全缓解，原来骨性接触的侧隐窝获得自由活动空间。（c）踝关节活动度达到满意。

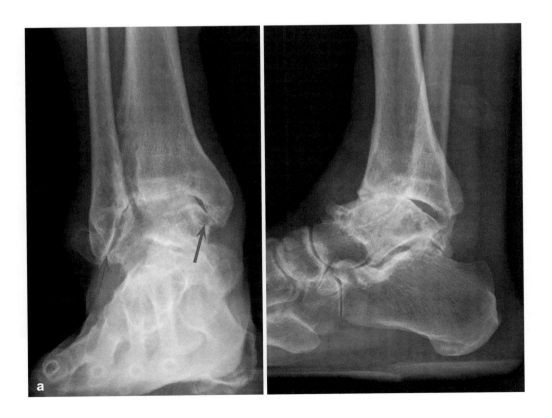

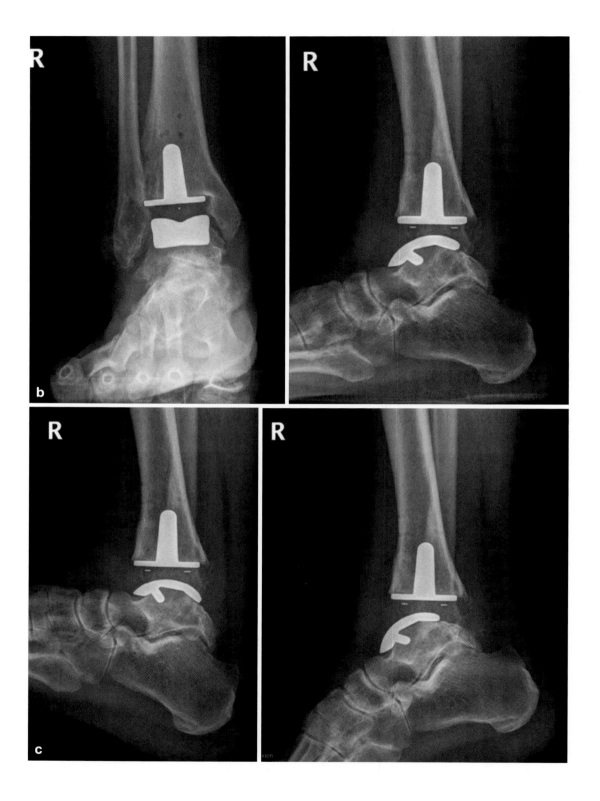

■ **病例 8.4**　女性，57 岁，踝关节融合术后骨不连。（a）患者由于踝关节融合术后骨不连出现严重的慢性踝关节痛。（b）行全踝关节置换（术后 X线片）。（c）术后 43 个月，距骨假体相对于胫骨假体向外侧移位，在侧位后部也相对于距骨下沉。

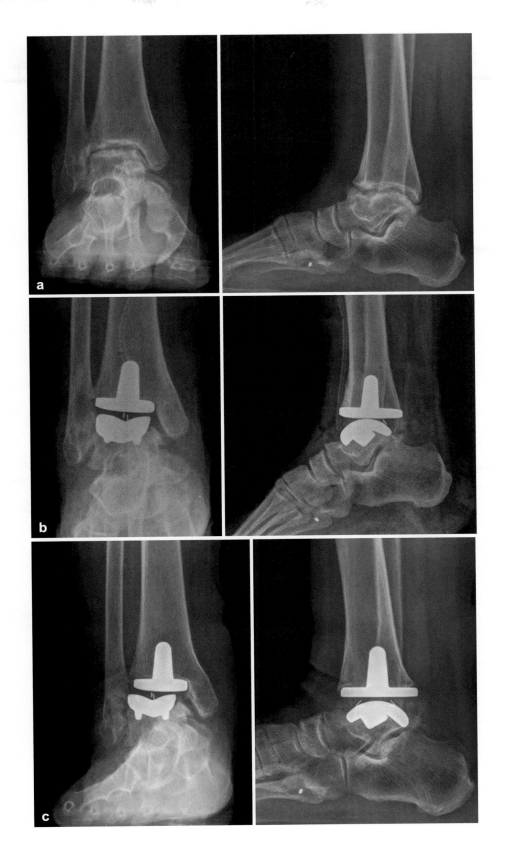

■ **病例 8.5** 全踝关节置换同期行距下关节融合。(a)一位 55 岁女性踝关节骨性关节炎伴有踝关节内翻,邻近的距下关节也存在骨性关节炎,并有疼痛症状。(b)非对称胫骨外侧楔形截骨及三角韧带松解使全踝关节置换假体与水平面平行,同时用两根 6.5 mm 空心钉融合距下关节。

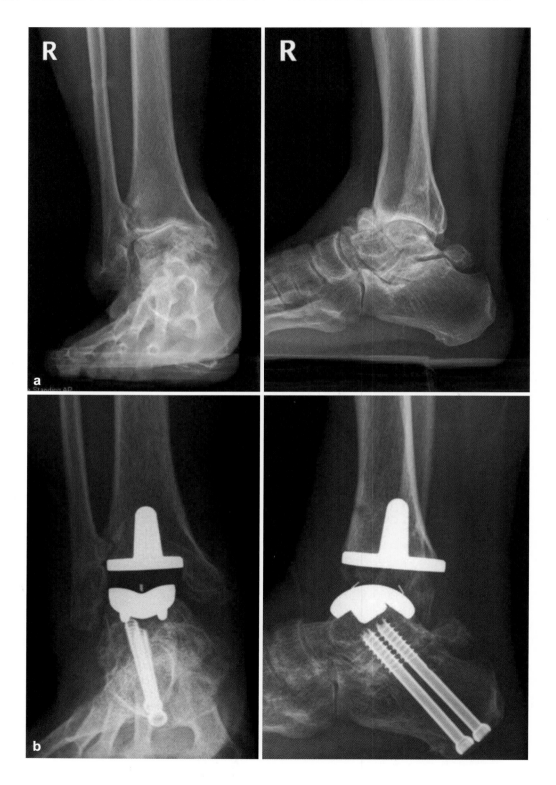

■ **病例 8.6**　双侧高弓内翻足行全踝关节置换术同时松解三角韧带。（a）一位 63 岁女性有两侧高弓内翻畸形。（b）左侧的全踝关节置换，因为踝关节韧带平衡稳定，没有松解三角韧带。（c）右侧的全踝关节置换需要在深浅层充分松解挛缩的三角韧带，并且行距骨外侧滑移截骨，第一跖骨背伸截骨，矫正马蹄内翻畸形。

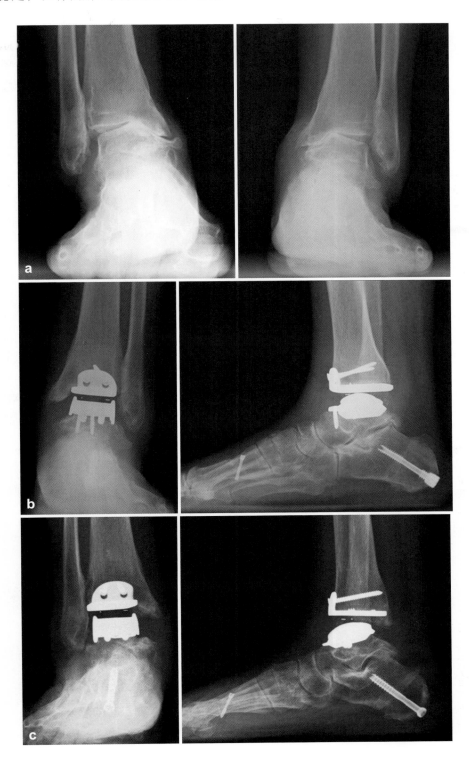

并发症与解决方法

与其他的关节置换术相比，全踝关节置换的并发症并不少见，因此处理相关并发症对取得良好的手术效果与预后尤为重要。Glazebrook 等根据全踝关节置换术的失败率将并发症分为三级，但没有包含撞击综合征等一小部分并发症：①低级（极少出现手术失败）：术中骨折和伤口愈合问题；②中级（失败率小于50%）：技术失误、假体下陷和术后骨折；③高级（失败率超过50%）：深部感染，无菌性松动和假体植入失败。Gadd 等为了更好地反映临床结果，提出了高低两个等级的分类（表8.6）[20]。除了这些问题，肌腱或神经损伤也有可能造成全踝关节置换失败。

表8.6　全踝关节置换术后并发症分类

Glazebrook 等的3级分类：
高级：深部感染，无菌性松动，骨不连，假体失效
中级：技术失误，假体下沉，术后骨折
低级：术中骨折，伤口皮肤愈合问题
Gadd 等的2级分类：
高级：深部感染，无菌性松动，骨不连，假体失效，技术失误，假体下沉，术后骨折
低级：伤口愈合问题，术中骨折

一些出现假体松动或深部感染的病例，可以通过踝关节融合或使用另外一种类型的假体来处理，也可以通过踝关节假体翻修治疗[67]。有一些并发症可能需要增加额外的手段或者翻修来治疗，这些会在下文进一步描述。

术中或术后踝部骨折（图8.25）

关于几种不同类型假体的报道总结表明，术中最常见的并发症是内、外踝的骨折，这种情况发生率和假体类型相关，而且存在学习曲线[59]。距骨后侧入路甚至会出现跟骨骨折[59]。在胫骨远端和距骨截骨使用摆锯时，应注意避免损伤内外踝。使用厂家提供的闭合式锯齿形截骨导板可以避免过度截骨，但是有学者认为这样会影响力线。在胫骨远端最低点预防性使用克氏针固定（通常使用1.6mm的克氏针），可以防止医源性过度截骨损伤踝尖，尤其是内踝[10]。在整个TAA过程中，在内侧的助手必须要保护好内踝，不能过度牵拉损伤内踝。

感染与创口问题[46]

踝关节在解剖上是一个外周远端的关节，与膝或髋关节相比而言缺少软组织的覆盖。另外，踝关节置换通常需要额外的手术时间来矫正畸形，这一点也不同于膝或髋关节置换术。尽管有关感染及伤口愈合不良的报道研究很少，深部感染的发生率也

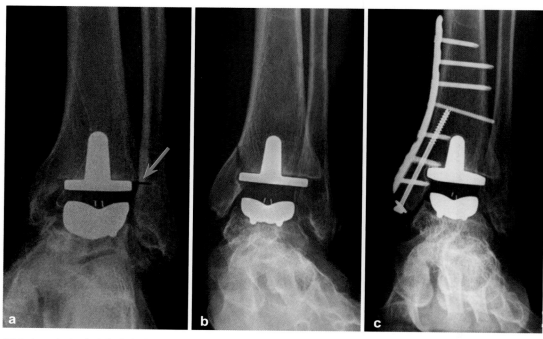

图8.25　（a）术中摆锯切割过多或（b）有时术后出现需要手术处理的踝部骨折，（c）内固定处理

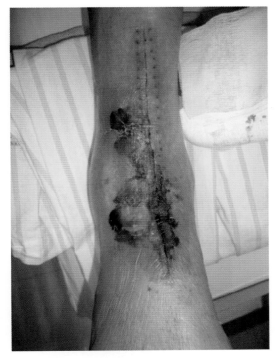

图 8.26　与膝或髋关节相比，踝关节缺少软组织包裹且踝关节置换时需要额外的步骤处理其他问题，所以必须要重视手术切口愈合问题

很低，但是伤口愈合问题会显著影响患者的术后包括活动功能（图 8.26）。

Raikin 等回顾性分析 106 例全踝关节置换术后出现伤口问题的危险因素，其中 27 例（25%）伤口局部换药处理及应用抗生素，无不良后果。9 例（8.5%）需要清创引流[46,55]。糖尿病、女性、炎症性软组织疾病、皮肤感染、激素使用等都是导致感染的危险因素。Whalen 等报道 57 例病例中有 16 例切口裂开[66]。此外，周围血管疾病、心脏病以及吸烟超过 12 年都是伤口愈合的危险因素。Kessler 等报道假体周围发生感染与踝关节的既往有手术史、术前较低的 AOFAS 评分及手术操作时间过长有关[33]。

避免这个问题的最好的方法是做好最初的预防，需要严格选择适应证，控制潜在感染，缩短手术时间，减少踝关节周围软组织手术创伤，彻底止血，严密缝合。

尽管如此，伤口仍然有可能出现问题，这就要求临床医生辨别浅表的伤口问题是否由深部严重的急性感染导致。踝关节周围弥漫性发红和局部皮温增高伴肿胀提示存在深部感染，可以进行局部穿刺取分泌物化验诊断。如果已经排除深部感染，可以使用抗生素及局部换药处理，再密切观察。

如果怀疑存在深部感染或是皮肤伤口已经裂开导致关节腔假体与外界相通，可以行清创冲洗引流，去除聚乙烯假体（图 8.27）。假如不能一期闭合伤口，可以使用肌腱覆盖伤口（如趾长伸肌腱）。

深部感染通常需要二期手术，一期去除所有的假体，植入抗生素骨水泥间置物，二期行关节融合或植入新的假体（图 8.28）[26]。有报道使用抗生素骨水泥物后，如果患者没有明显不适症状，并且不愿再次手术治疗或自身条件无法再次手术，可以将骨水泥植入作为最终的治疗方法（图 8.29）[18]。

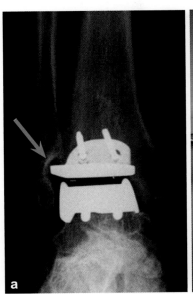
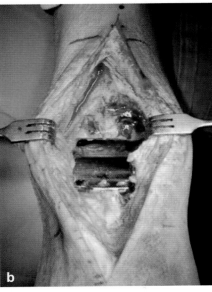
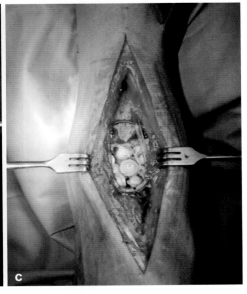

图 8.27　仔细检查排除感染非常必要。（a）70 岁老年男性，主诉踝关节置换术后踝关节慢性疼痛；（b，c）慢性低等级感染导致外侧撞击，明确诊断后二期翻修

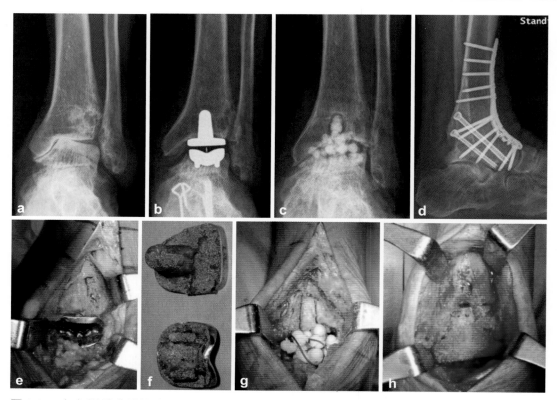

图 8.28 （a）踝关节骨性关节炎；（b）全踝关节置换术；（e，f）存在深部感染；（c，g）抗生素骨水泥填塞；（d，h）二期踝关节融合

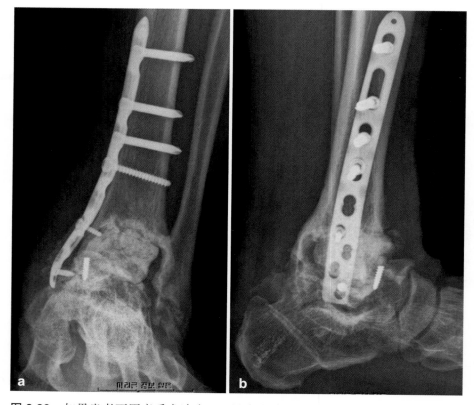

图 8.29 如果患者不愿意手术治疗，又没有有效的药物治疗，可以考虑植入骨水泥作为最终的治疗方法

提示

　　TAA 术后患者如果出现原因不明（无法解释）的慢性踝关节疼痛，那么必须要排除低等级的术后感染，即使没有出现像局部皮温高、C 反应蛋白高等感染的症状。局部的轻微的骨溶解也应该怀疑存在慢性低等级感染。

假体的下沉与松动

　　在全踝关节置换术后，需要密切随访观察假体是否出现下沉或松动，尤其要关注距骨假体，因为距骨本身体积小，并且有时因为血运差而出现骨塌陷。为了避免出现胫骨假体下沉，术中胫骨远端截骨有时会过少，这又"牺牲"踝关节活动度。假体覆盖较多骨面可以减轻骨与假体接触面的峰值压力[59]。

　　患者主诉起立时患肢疼痛或是肿胀，这种症状并不能表明假体出现松动。每年随访发现即便是稳定且位置好的假体也有可能出现无症状的下沉[59]。

　　可以在 X 线片上测量几个角度来检查假体是否出现下沉（图 8.30 和图 8.31）。测量胫骨假体柄轴线与胫骨轴线之间的夹角（γ），以评估胫骨假体在冠状面的对齐情况（图 8.30a）。也可以测量 TAS 角，即在侧位片上测量胫骨假体相对于胫骨轴的后倾角（δ）（图 8.30b）。最终随访时发现 γ 或 δ 与起始测量的角度相差大于 5°，就可以认为胫骨假体移位[6]。

　　距骨假体的下表面与距舟关节上缘和跟骨结节的连线所形成的夹角（ε）如果出现了 5° 的差异，可以认为距骨假体出现了下沉（图 8.31）。

　　动态观察：同样需要完善踝关节背伸或跖屈的侧位片和正位片。

跟腓撞击征

　　跟腓关节的骨赘或软组织很容易发生撞击，这会导致术后疼痛。即使手术很成功，患者的疼痛仍然可能持续存在。在这些病例中，滑膜炎或撞击综合征可能是导致疼痛的原因。所有类型的假体都有报道在全踝关节置换术后出现撞击综合征。因为每份报道定义和诊断的标准不同，所以无法准确地评估发病率。

　　虽然具体病因并没有完全证实，但是可能因素

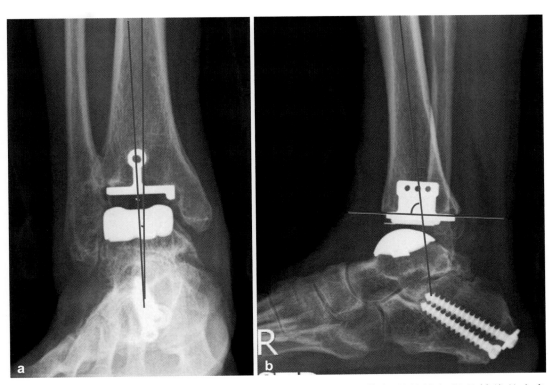

图 8.30　几个检查胫骨假体位置的角。（a）侧位片上胫骨假体柄的轴线与胫骨轴线的夹角（γ）。（b）侧位片上胫骨假体相对于胫骨轴的后倾角

包括假体的设计缺陷、使用假体大小不匹配、不可控制的内外翻畸形、假体下沉或松动、骨赘和软组织卡顿等[61]。在我们的病例中，内外翻畸形或使用的假体尺寸偏大经常会引起撞击症[31]。因此，一开始安放假体时准确判断力线非常重要。

活动式假体下沉的发生率高，这种情况也可能是撞击引起的。有报道表明最近设计的假体的下沉发生率有所下降，因此不用担心因选择假体类型引起的撞击。在我们的病例中，使用 Hintegrn 假体发生撞击率要比使用 Mobility 假体高。我们认为：在使用 Hintegrn 假体术后出现没有明确原因的内侧沟疼痛是由于距骨假体的内壁撞击内踝关节面造成的（图 8.32）。因此，当使用需要修整距骨外侧关节面的假体时，需要花更多的精力来试用假体，并选择

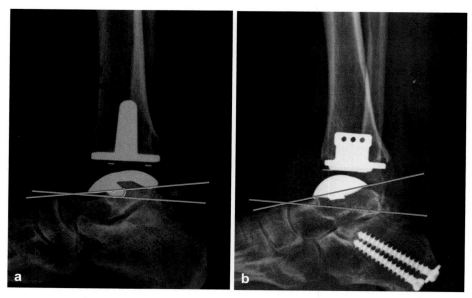

图 8.31　可以评估距骨假体移位或下沉的角：距骨假体的下表面与距舟关节上缘和跟骨后缘的最高点的连线形成的夹角（ε）。（a）Zenith 假体，（b）Salto 假体

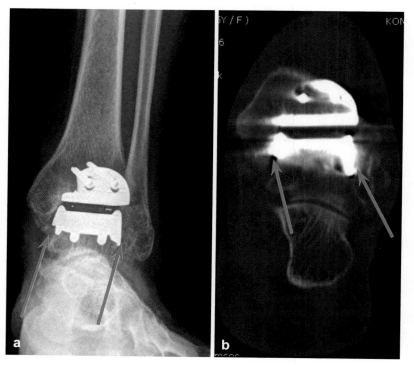

图 8.32　在安放假体和选择假体大小的时候需要格外注意，尤其是使用需要修整距骨两侧关节面的假体

合适的大小。我们更喜欢选择能够保留原来的内外侧关节面的全踝关节置换假体，以防止由于假体植入占用空间导致潜在的撞击风险。

Schuberth 等提出预先修整距骨内外侧关节面能明显降低距骨关节面的撞击发生率。关节镜或开放手术处理距骨内外侧关节面可以解决撞击症状（图

8.33）。如果出现由于假体位置不佳或骨支撑不够出现骨碰撞导致的撞击症状，可以通过重新安放假体或者截骨来将假体放置合适的位置来调整（图8.34）。当全踝关节置换同期行距下关节融合时，处理距下关节时需要额外小心，因为融合后的距下关节在冠状面的活动度没办法代偿（图 8.35）。

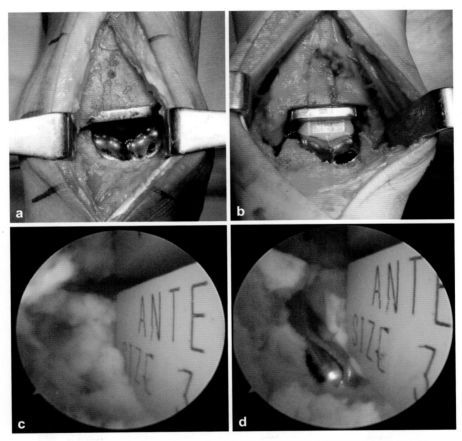

图 8.33 （a，b）开放清理；（c，d）关节镜清理可能会减轻踝关节撞击症状

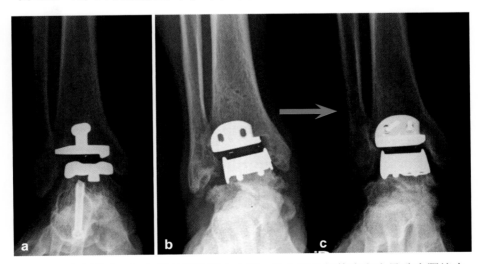

图 8.34 内侧撞击。（a）距骨假体撞击内踝。（b）胫骨假体内翻会导致内踝撞击。（c）翻修胫骨假体处理撞击

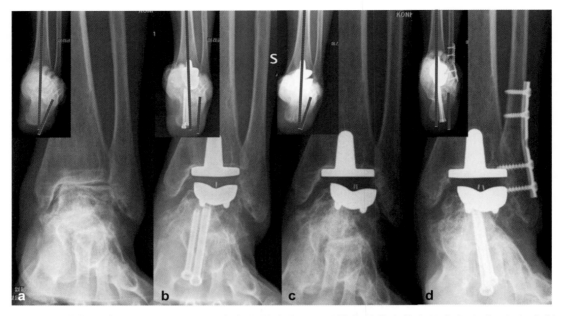

图 8.35　外侧撞击。（a）这名女性患者存在踝关节和距下关节关节炎伴有足内翻畸形。（b）全踝关节置换同期行距下关节融合。（c）缺少距下关节的代偿，加快了距骨假体的内翻。（d）跟骨和腓骨截骨解决撞击症状[40]

垫片失效或移位[46]

虽然报道结果不一致，但是垫片失效往往是因为骨折或聚乙烯磨损。暂时还没有长期随访结果表明全踝关节置换后聚乙烯垫片因为磨损导致假体失效。有报道全踝关节置换术后出现严重的骨折或聚乙烯垫片脱位（图 8.36）[1]，肥胖或假体力线不正患者的发生率更高。活动式假体需要更仔细地检查垫片，因为这些垫片为避免脆性通常不是高度交联的，并且和固定式假体的垫片相比更容易发生半脱位或出现边缘应力聚集。

骨溶解

概述

骨溶解，最早期的定义是假体周围出现超过 2 mm 的透亮区。在全踝关节置换术后并不少见，这和髋或膝关节置换术后出现骨溶解一样是严重的问题[10]。AES 假体因为骨溶解发生率较高，已于 2008 年退出市场[62]。骨溶解是膝或髋关节置换术后长期随访中一个主要的并发症。因此，伴随着全踝关节置换手术数量的不断增加，骨溶解也会成为一个主要的令人担心的问题。

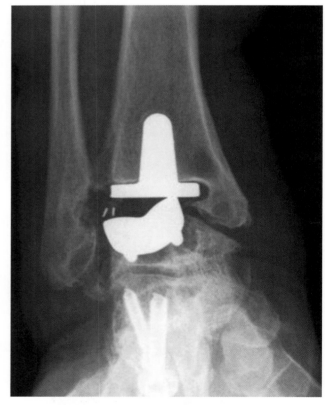

图 8.36　轴承型假体更容易发生严重的骨折和聚乙烯垫片脱位

发病机制

骨溶解的发病机制尚不明确[59]，但磨损的碎屑和细胞溶解反应可能会逐渐导致骨与假体之间出现溶解[51]。尽管研究是以髋关节置换为基础，但磨损的碎片会导致骨溶解破坏的发生。Koivu 等报道称在早期使用 AES 假体出现的骨溶解是由 RANKL 调控的。然而，Yoon 等报道：不到术后 1 年的早期骨溶解可能是由上述过程以外的其他两种机制引起的：第一，假体移动或早期的在骨长入假体表面之前出现的不正常微动。第二，踝关节持续较大的流体压力[35,53]。

出现的时间

有报道称：全踝关节置换术后发生骨溶解的时间比髋关节置换术后发生骨溶解要早[23,49,52]，Kohonen 等报道 130 例 AES 的全踝关节置换术后发生骨溶解的平均时间是术后 43.1 个月[38]。

发生与进程

可以查到的假体周围发生骨溶解的发生率为 0~94.7%，关于整个骨溶解发生进展速度的报道很少。Yoon 等报道 99 例 Hintegra 假体病例中骨溶解发生率是 37.4%，作者的单位报道在 61 例 Hintegra 及 Mobility 假体病例中发生率是 20% 左右。

易感因素

骨溶解的主要因素包括：碎屑、假体稳定性差、持续的高关节压力、假体的设计缺陷、手术技巧不足以及患者的因素，比如：年老、体重大[70]。Koivu 等报道使用双界面假体的病例发生骨溶解的概率是单独使用 HA 涂层假体的 3.1 倍[38,39]，男性患者发生骨溶解的概率是女性患者的 2 倍。

诊断

骨溶解一般发生在松质骨，且金属假体也会影响 X 线显影，所以普通的 X 线片一般很难明确诊断假体周围的骨溶解[70]。X 线片不能完全显示实际骨溶解的范围（图 8.37），CT 检查是术后随访的常规方法[8,38]。

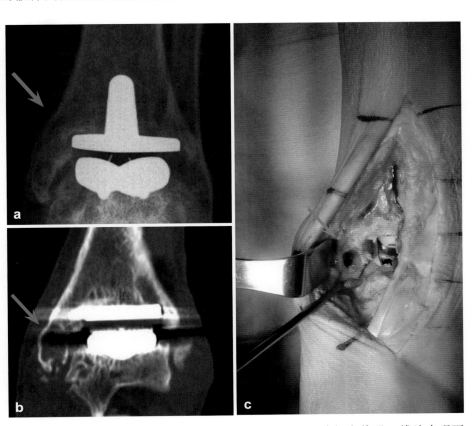

图 8.37　普通的 X 线检查会低估骨溶解的范围。（a）骨溶解在普通 X 线片表现不明显。（b）CT 显示踝部中间真实的范围和程度。（c）植骨可以避免踝部骨折

治疗

骨溶解经常发生，但它并不一定会导致假体松动或下沉以及假体失效进而造成骨折并引起临床症状[59]。在一项研究中，76%的患者在影像学上可以发现骨溶解，但只有6%的患者出现假体塌陷[35]。所以，只有影像学表现的骨溶解可以每年定期复查。

在临床实际中处理进展性骨溶解并没有想象中的那么多，可能的原因有：第一，技术要求过高；第二，临床医生没有强力劝说那些没有症状的骨溶解患者进行外科手术治疗；第三，需要额外手术治疗的病例不常见。

骨溶解导致假体或骨结构破坏，可以通过植骨或选择合适大小的翻修假体来避免假体失效或出现骨折。然而事实上，骨溶解部位植骨对于技巧要求很高，因为各种原因例如胫骨假体的阻挡会导致骨溶解定位困难且在术中很难看到或接触到这个部位。

异位骨化（图8.38）[12,42,59]

异位骨化在全膝、髋关节置换术后并不少见，其发生率为4%~40%，但是影响关节功能的据报道只有1%~2%。全踝关节置换术后异位骨化的发生率在7%~64%，不同类型的假体异位骨化的发生率不同。

有报道认为：异位骨化的发生率与性别（男性）、术前活动度差、异位骨化病史、创伤性关节炎、强直性脊柱炎、感染以及长时间的手术操作等有密切的关系[59]。Lee等对手术操作时间较长的手术提出以下观点：软组织过度剥离以及止血不彻底会导致术后异位骨化发生。在他们的病例中，大部分异位骨化发生在踝关节的后方。因此，他们建议软组织剥离时需要足够细心耐心，要充分切除骨赘及选择合适大小的胫骨假体[42]。

异位骨化在临床上对患者的影响仍有争议。Lee等认为异位骨化与踝关节活动度受限及手术效果欠佳有关。相反，Choi等报道异位骨化的形成与手术效果没有关系。根据作者的经验，异位骨化并不需要专门的手术治疗。因此，术者需要仔细判断患者术后踝关节疼痛及踝关节活动度受限的主诉与异位骨化有关才会考虑对其手术治疗。

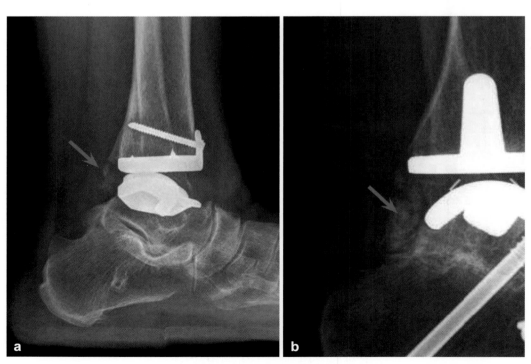

图8.38 踝关节后缘形成异位骨化。（a）距骨假体后方的异位骨化。（b）踝关节后方的异位骨化

■ **病例 8.7**　女性，71 岁，全踝关节置换术后腓骨骨折骨不连。（a）患者因为在其他医院行全踝关节置换手术后距骨假体倾斜、聚乙烯垫片脱位、腓骨骨折骨不连来我院就诊。（b）最后采用联合距骨假体和聚乙烯垫片翻修及腓骨内固定治疗。

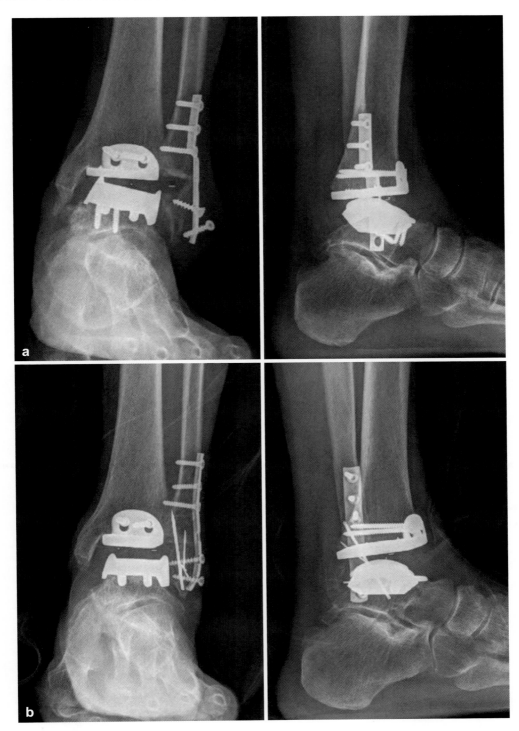

■ **病例 8.8** TAA 术后出现慢性低级别感染。（a）66 岁的女性患者在 TAA 后 2 年主诉慢性踝关节疼痛。（b）X 线平片和 CT 显示胫骨假体周围多处骨溶解，ESR/CRP 轻度升高。（c，d）在明确低级别慢性骨髓炎的诊断后，去除胫骨假体和聚乙烯垫片。（e）充分刮除、灌洗并植入抗生素骨水泥链珠 6 周。（f）重新安放胫骨假体，骨水泥充填入死腔。

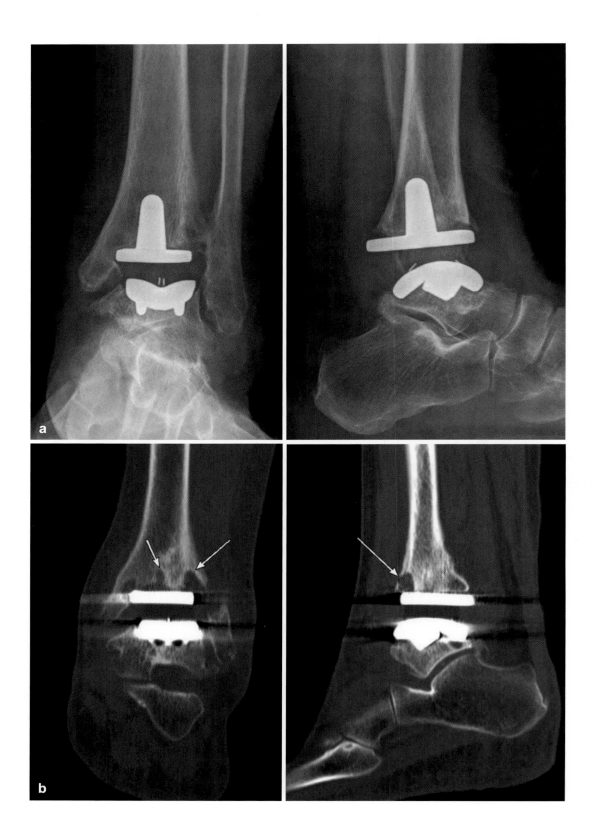

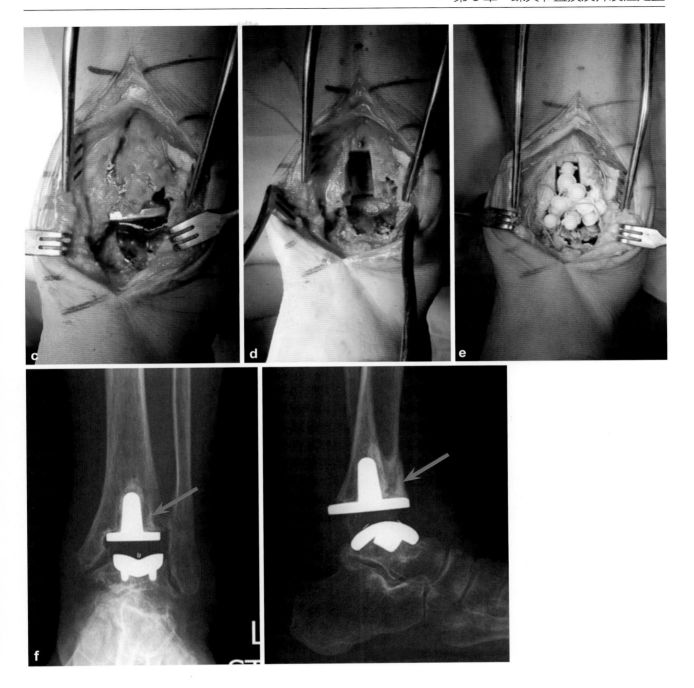

■ **病例 8.9**　TAA 术后慢性感染。（a）51 岁男性患者在外院 TAA 手术后出现疼痛肿胀和局部皮温升高，踝关节 X 线平片提示透亮线。（b）在明确慢性感染诊断后，取出内植假体，并且在充分清理之后，植入抗生素骨水泥链珠。（c）经过 6 周抗生素静脉注射治疗后，通过融合手术使踝关节稳定，最终骨融合。

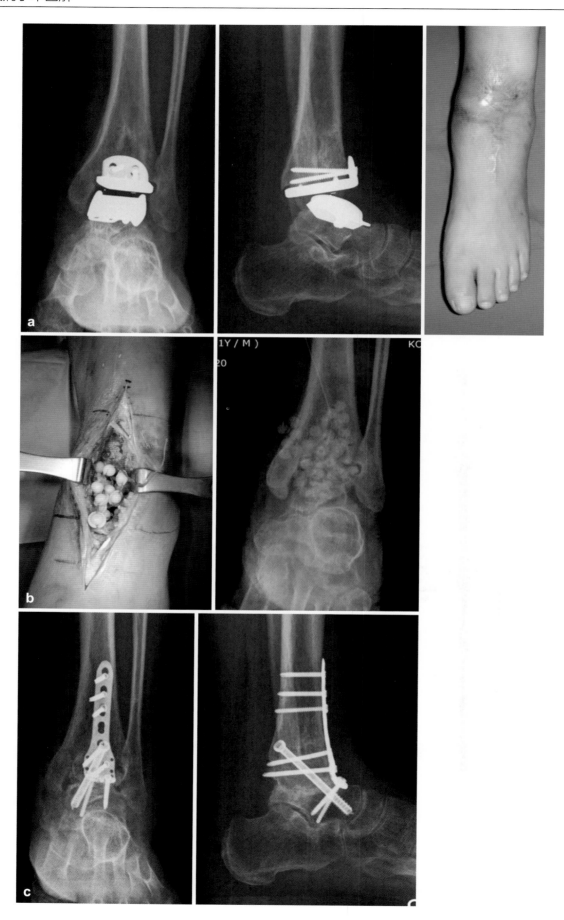

■ **病例 8.10**　距骨假体下沉。（a）女性，59 岁，TAA（活动型假体）失败，出现距骨假体下沉。（b）采取股骨头同种异体移植的方法进行踝关节融合。

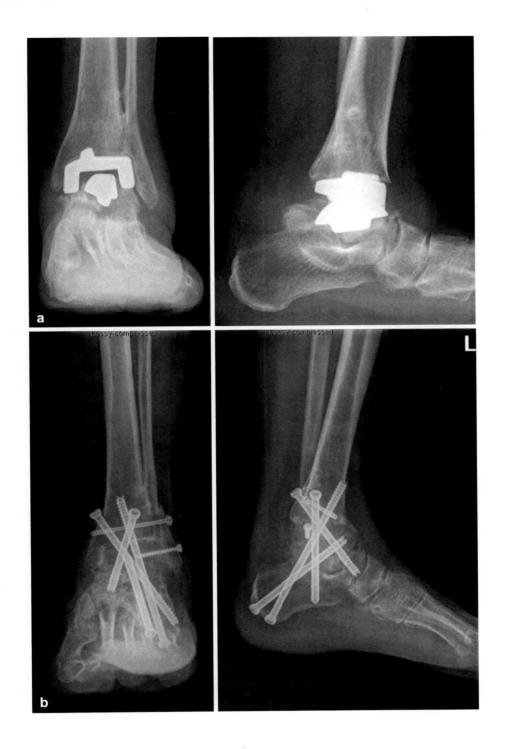

■ **病例** 8.11　TAA 术中距骨骨折。（a）女性，53 岁，术中由于距骨骨折而出现距骨假体下沉（活动型假体）。（b）取出假体，并且在残留的胫距关节间隙用髋臼扩孔钻扩孔。（c）将具有近端胫骨移植物的同种异体股骨头植入胫骨跟骨间隙中，（d）用空心螺钉和锁定钢板固定融合踝关节，术后 6 个月达到骨性连接。

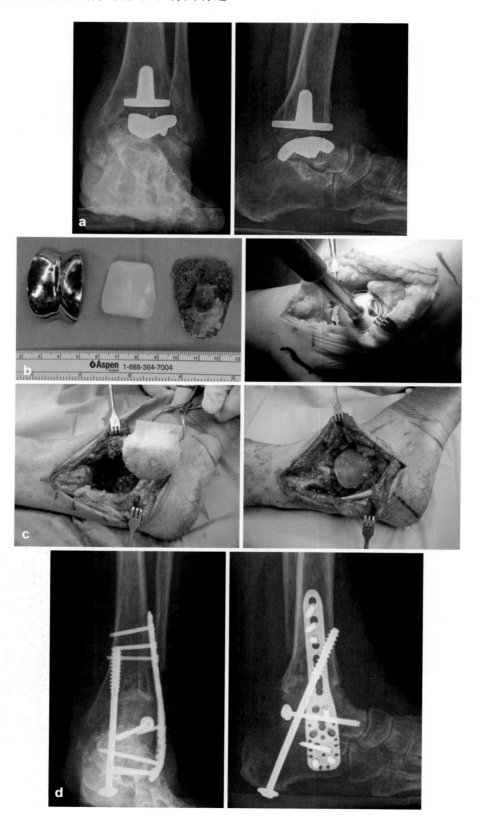

临床和影像学结果

最近有报道：总体来看，踝关节置换术患者的中期随访结果是令人满意的。患者疼痛等级和功能恢复情况等于或优于踝关节融合的患者[17]。多中心研究的 2240 个全踝关节置换患者假体的使用寿命有 70%~98% 达到 3~6 年，有 80%~95% 达到 8~12 年[17]。

有大量个案报道全踝关节置换的病例，但大多数全踝关节置换都被推荐为 C 级。评估全踝关节置换术最终结果的方法仍有待商榷[17]。Labek 等发现假体的设计者发表了相关方面约 50% 的文章，而且在国家登记册中记录的翻修率是报道的 2 倍[41]。就我们所知，有 4 个 meta 分析已经发表关于全踝关节置换整体结果的分析（表 8.7）。所有作者一致认为全踝关节置换术有较好的手术效果，但仍然缺乏大家普遍接受的效果评估方法。

研究表明，包括假体寿命和并发症发生率等在内很多手术效果会随着外科医生的学习曲线而优化。学习曲线是指在外科医生熟练地实施全踝关节置换术之前获得经验和专门知识的时期[17]。在经历过学习使用一种假体的学习曲线后，可以减少或消除其他假体的学习曲线[17,69]。

目前还没有关于哪种假体比其他的产品更好的研究报道。充分了解假体的每个特征和方法、缺点，并且为患者个性化选择合适的假体对于全踝关节置换术结果非常重要。最近有几个关于假体的报道如下（表 8.8）。

STAR 假体具有最悠久的历史，是欧洲最受欢迎的假体之一，也是美国 FDA 唯一批准的活动式假体。在美国，STAR 假体的 10 年有效率为 94.4%（17/18）[28]。最近，Nunley 等报道了 82 名使用 STAR 假体的全踝关节置换术患者的长期随访结果，在患者自我评估的生活质量、疼痛和踝关节功能方面较术前有显著改善[48]。他们的研究结果表明：以翻修为终点，在术后 107 个月时假体有效率为 88.5%。Brunner 报道，77 个全踝关节置换就有 29 个（38%）至少翻修了一种假体部件。假体有效率在 10 年时为 70.7%，在 14 年时为 45.6%。假体无菌性松动、距骨假体下沉和囊肿是翻修的主要原因[9]。

Salto（Tornier SA，Saint Ismier，France）三组件构成的活动式假体未在美国临床使用，但是两组件设计的活动式假体（Salto-Talaris）是可在美国使用的。Bonnin 报道了 1997 年至 2005 年使用 Salto 假体全踝关节置换的 145 例患者的运动活动水平[7]。大多数骨关节炎患者可参加一些体育活动，但普遍情况下不能参与踝关节会受到冲击的运动[69]。Nodzo 回顾性地分析了 2007 年至 2011 年使用 Salto 假体全踝关节置换的 75 个患者。在 43 个月时假体有效率为 98%，其他包括足踝结果评分（Foot and Ankle Outcome Score，FAOS）、生活质量评分（SF-12）和视觉模拟量表（VAS）等结果均显著改善[47]。在作者的经验中，需要注意胫骨较大的患者，因为胫骨假体的前后长度跨度较小。

Hintergra（Newdeal，Lyon，France/Integra，Plainsboro，New Jersey）是一种三组件构成的活动式类型的独特设计假体。这种植入物从 2000—2005 年以来就已广泛在欧洲、加拿大、韩国等广泛使用。Barg 报道在 2000 年和 2010 年之间进行了 779 例全踝关节置换。5 年和 10 年后的总生存率分别为 94% 和 84%[4]。踝关节翻修包括更换部件或转行关节融合术共有 61 例。Deleu 报道，50 例全踝关节置换手术的失败率为 10%，并且整体临床和影像学结果令人满意，但是无症状的假体周围骨溶解病变发生率相当高（24/50 踝）[16]。

Mobility（Depuy International，Leeds，Uinted Kindom）是具有短的和锥形柄的 Buechel-Pappas 型假体。Rippstein 随访了术后平均 3 年的使用该类型假体的患者 233 例[57]。在术后 27 个月时有 5（2.1%）例失败，有 30 例（13%）进行了翻修。临床和影像学检查结果与其他三组件的假体相似。Muir 等回顾性分析了踝关节置换术后 4 年的 178 例患者，其中有 10 例（5.6%）需要进行翻修。虽然仍然有很大概率出现持续性疼痛，尤其是内侧疼痛，但仍有超过 85% 的患者表示满意。在制造商停止生产该类型假体后，市场上就找不到该假体了。在作者的经验中，使用 Mobility 假体的患者没有发现假体存在明确的缺陷[30]。也有类似于 Mobility 设计的 Zenith（Corin，Cirencester，England）假体可以使用。

表 8.7 全踝关节置换结果的 meta 分析

研究	文献	踝关节数	假体类型	结果
Stengel 等[63]	18	1107	B-P，ESKA，LCS，RAMSES，STAR（Mobile bearing only）	5 年有效率 91%
				并发症 2%~15%
				二次手术 12%
				关节融合 6%
Haddad 等[22]	10	852	Agility，B-P，LCS，Salto，STAR，TNK	优良结果 70%
				5 年有效率 78%
				翻修 7%
Gougoulias 等[21]	13	1105	Agility，B-P，Hintegra，Mobility，Salto，STAR，TNK	5 年总体失败率 10%（0~32%）
				深部感染 0~4.6%
				后遗疼痛 27%~60%
				假体设计的优越性未证实
Zaidi 等[71]	60	7942	Agility，BOX，B-P，Hintegra，Mobility，Salto，STAR，TNK	10 年有效率 89%
				平均失败率 1.2%
				骨溶解 23%（平均 4.4 年）
				AOFAS 评分 40（术前）到 80（平均 8.2 年）

表 8.8 不同方法的全踝关节置换术后结果分析

假体	文献	踝关节数	结果
Hintegra	Barg 等（2013）[4]	684	5 年有效率 94%
			10 年有效率 84%
			翻修 61 例（8.9%）
	Deleu 等（2014）[16]	52	平均随访 45 个月
			AOFAS 评分 43.5~83.8
			失败率 10%（主要在术后 4 年）
			融合 24 例（48%）
Mobility	Wood 等（2010）[68]	100	平均随访 43 个月
			4 年有效率 93.6%
			翻修 5 例（5%）
			AOFAS 评分 34.9~79
	Rippstein 等（2011）[57]	233	平均随访 32.8 个月
			疼痛评分 7.7~1.7
			失败 5 例（2.1%），再次手术 8 例（7.7%）
			AOFAS 评分 48.2~84.1
	Ramaskandhan 等（2014）[56]	106	2 年随访
			AOFAS 评分 77.2
			翻修 1 例（0.9%）

续表

假体	文献	踝关节数	结果
STAR	Karantana 等（2010）[32]	54	平均随访 60 个月
			5 年有效率 90%，8 年有效率 84%
			AOFAS 评分 78
	Mann 等（2011）[45]	80	平均随访 9.1 年
			5 年有效率 96%，10 年有效率 90%
			AOFAS 评分 43~82
	Nunley 等（2012）[48]	82	平均随访 61 个月
			5 年有效率 93.9%，9 年有效率 88.5%
			AOFAS 评分 33.8~85.9
	Brunner 等（2013）[9]	65	平均随访 12.4 年
			10 年有效率 70.7%，14 年有效率 45.6%
			AOFAS 评分 25~73
			翻修 29 例（38%），异位骨化 30 例（91%）
			AOFAS 评分 25~73
Salto	Bonnin 等（2011）[6]	98	平均随访 8.9 年
			有效率 85%
			AOFAS 评分 26.7~79.3
			下沉 3 例（3.1%）
	Nodzo 等（2013）[47]	75	平均随访 43 个月
			有效率 98%
			撞击 2 例（需要翻修）
			SF-21 评分 30~41
			满意度评分 9

（Hong-Gewn Jung，Dong Oh Lee 著；董红华、张德荣 译；郝跃峰 审校）

参考文献

扫描二维码获取

第9章　先天性扁平足、副舟骨疼痛、跗骨联合

先天性扁平足

概述

扁平足又称平底足，是指足内侧纵弓塌陷导致足底完全或近完全贴近地面。内侧纵弓塌陷一般可见于先天性或后天性扁平足，后天性扁平足多是继发于胫后肌腱功能不全。先天性扁平足可分为可复性平足和僵硬性平足。可复性平足大多是生理性的，一般无症状，无需治疗，10岁以前多可自行恢复[1]，而僵硬性平足是由于骨结构异常所致，如垂直距骨、跗骨联合、关节弯曲，若不予治疗可持续存在[2]，因此需要早期诊断、早期治疗，以减少晚期并发症。本章主要研究可复性平足，其是扁平足中最常见的一种类型。

可复性平足的特点是在站立或者其他负重情况下足弓消失，而在无负重时足弓恢复正常。平底足畸形实际上是一种三维畸形，包括前足外展、内侧纵弓塌陷和跟骨外翻，其阻碍了在正常步态中肌肉的正常活动，从而导致患者在行走时不能保持一个平衡状态。

诊断

诊断时需要观察患足站立时的形态和在非负重情况下内侧纵弓是否恢复正常，其临床表现主要包括由于足内侧纵弓塌陷导致的足内翻、前足外展及足跟外翻（图9.1）。此外，足距骨移位而表现为距骨外突。临床诊断可以通过视诊获得，但放射学检查也是必需的。先天性伴有生理性松弛的扁平足一般在青春期前可自行矫正[3]，但是如果扁平足是由于跟腱紧张所致，其多可持续到成年期，而且需要通过手术治疗获得矫正[4]。

诊断扁平足常用的放射学检查为足部负重位X线片，相关放射学测量指标包括距舟覆盖角、正位

距骨第一跖骨角、跟骨倾斜角及侧位距骨第一跖骨角（图9.2）[5]。距舟覆盖角[6]是经过距骨前关节面直线与经过舟骨近端关节面直线的夹角（图9.3）。正位距骨第一跖骨角是指经过距骨前关节面的中线与第一跖骨长轴中线的夹角。跟骨倾斜角[8]是指足底软组织影的连线与跟骨下缘连线的夹角。侧位距骨第一跖骨角[7]是指距骨头中点与距骨颈中点的连线与第一跖骨长轴中线的夹角。先前已有研究[7,9-11]给出了这些影像学指标的正常值范围及扁平足的诊断依据，但这些影像学测量指标不适用于跗骨尚未完全骨化的儿童（表9.1）[12]。

表9.1　足踝部放射学测量正常值

	正常值（[12]）	值异常增大情况
侧位片		
跟骨倾斜角（°）	17（6.0），5~32	背伸
距跟外侧角（°）	49（6.9），36~61	外翻及外展
胫跟角（°）	69（8.4），44~86	跖屈
侧位距骨第一跖骨角（°）	13（7.5），1~35	中足塌陷
跖骨重叠角（°）	8（2.9），1~13	旋后
舟骰重叠率（%）	47（13.8），22~85	旋前
内外侧柱比	0.9（0.1），0.8~1.1	内侧柱增高
正位片		
正位距舟覆盖角（°）	20（9.8），5~39	外展
正位距骨第一跖骨角（°）	10（7.0），-3~28	外展

治疗

保守治疗

10岁以内儿童的治疗原则以保守治疗为主，每

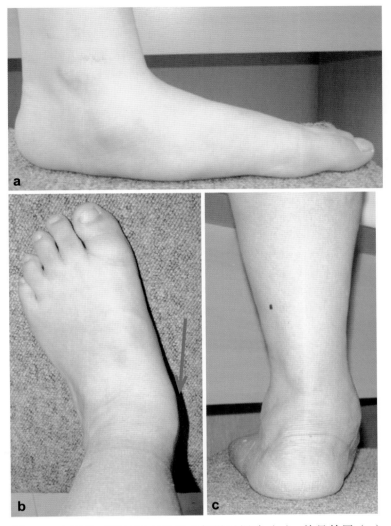

图 9.1　扁平足畸形的特点是足内侧纵弓塌陷（a），前足外展（b），足跟外翻（c），距舟骨半脱位导致距骨头中部突出（b，蓝箭头）

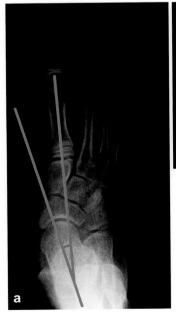
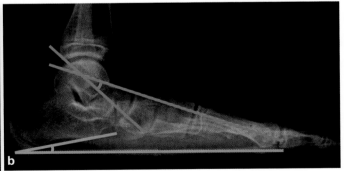

图 9.2　（a）足负重位正位距骨第一跖骨角，蓝线夹角表示相对于距骨的前足外展角。（b）足负重位侧位跟骨倾斜角（两红线夹角）和侧位距骨第一跖骨角（两蓝线夹角），跟骨倾斜角代表足内侧弓塌陷导致后足背伸减少，侧位跟骨倾斜角代表相对于后足前足背伸程度

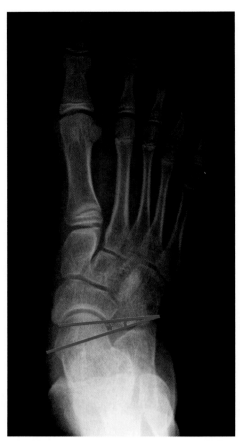

图 9.3 距舟覆盖角（星号）为经过距骨前关节面直线与经过舟骨近端关节面直线的夹角

年定期随访复查，跟腱及胫后肌腱拉伸运动可起到一定作用。如果患者活动时足部有劳累及不适感，可佩带足弓矫正支具。

手术治疗

手术治疗主要适用于青少年期后，扁平足畸形明显特别是伴有严重疼痛症状的患者适用。但如果扁平足畸形是由于跟腱紧张所致，可在 10 岁前行跟腱"Z"字延长成形术。

外科治疗扁平足畸形的方法包括外侧跟骨延长术、跟骨内移截骨术及距下关节制动术。Evans 等[13]介绍了通过将自体髂骨植入跟骨的外侧柱延长术。跟骨截骨时应在距离跟骰关节 1.5 cm 处[14]，朝着跟骨前、中关节面的中点方向进行截骨（图 9.4）。此前一项研究报道，扁平足伴有距舟关节异常时，即使不对足内侧进行手术干预也可获得矫正[15]。

跟骨内移截骨是一种常见的调整后足力线、恢复跟腱生物力学功能的手术。术中在足后外侧跟骨结节处行一斜行切口，其可避免腓肠神经的损伤，然后在距下关节和跟腱附着点之间到达跟骨外侧壁，完全截骨后将后部截骨块内移，用钢针或螺钉固定[16-17]。

距下关节制动术也是一种治疗扁平足的非常有效的方法。这种手术方法简单、微创，其原理是通过将一个制动器置入跗骨窦区以达到防止足内翻的目的。足内翻力量可以通过限制距骨外侧与跟骨跗骨窦区的接触而减少，使跟距关节保持在中立位。其通过减少距下关节的活动稳定足后部，不会减少足的总体活动度（图 9.5）[18]。

距下关节融合术及足三关节融合术可用于复发性及难治性扁平足，但它们不作为外科治疗的首选。

术后护理

外侧跟骨延长术和跟骨内移截骨术后，使用短腿非负重石膏固定 4~6 周，然后再用可拆卸的负重石膏固定 6 周。

结果

Mosca 使用 Evans 的方法完成 20 例外侧跟骨延长术，进行了 5~16 年的随访，其中 18 例患者获得了满意的临床疗效[15]。他认为这种术式可解决扁平足的临床症状而无需行关节融合术。Oh 等报道了 16 例通过外侧跟骨延长术及跟骨内移截骨术治疗的青少年及儿童，随访结果 15 例优，1 例可，术后影像学资料显示有显著改善[19]。

并发症

有研究报道外侧跟骨延长术使用髂骨植骨后发生骨不连的情况。最近有研究认为骨不连与年龄有关，此外，使用髋骨植骨的骨不连的发生率明显高于髂骨植骨[20]。因此对于年龄较大的青少年及较小的成年人，建议使用自体髂骨植骨及坚强内固定。关节制动术的并发症包括内植物排斥、骨溶解及跗骨窦区疼痛，这些原因可导致将内植物移除[21-22]。

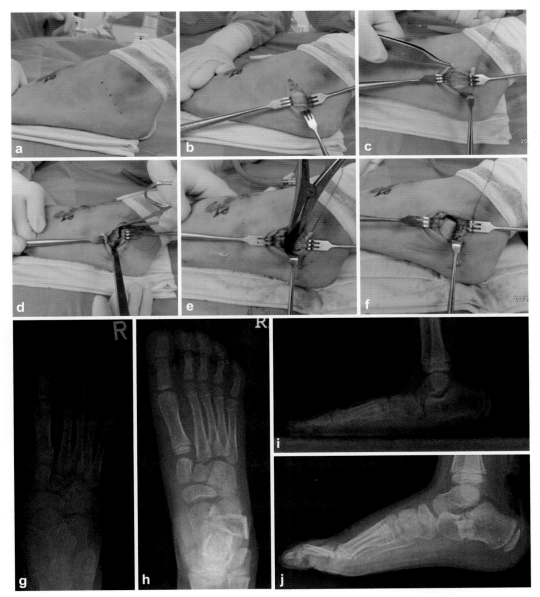

图 9.4 外侧柱延长（跟骨延长）术。（a）在踝外侧及骰骨间做一斜行切口，（b）防止腓肠神经损伤，（c）腓骨短肌行 "Z" 字延长成形术，（d）在距离跟骰关节 1.5 cm 处行跟骨截骨，（e）扩大截骨部位直到使用椎板撑开器矫正畸形，（f）在截骨处植骨，（g）与术前 X 线片比较，（h）正位距骨第一跖骨角，（i）术前侧位片显示足内侧纵弓减小，（j）跟骨延长术后恢复正常

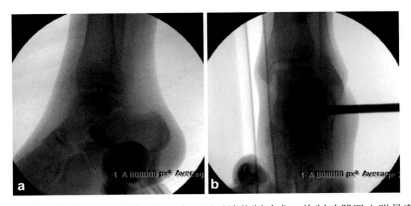

图 9.5 术中侧位（a）、正位（b）片，距下关节制动术，将制动器置入跗骨窦区

221

■ **病例 9.1**　跟骨外侧柱延长术（Ⅰ）。22 岁男性，扁平足伴有严重前足外展及跟骨外翻（a,b），予以外侧跟骨延长术及自体髂骨植骨手术治疗，用锁定钢板固定，其后又行 Kidner 手术（c）。术后距舟覆盖角由 24° 减少到 9°（d）。侧位距骨第一跖骨角从 19° 减少到 3°，跟骨倾斜角从 15° 增加到 19°（e）。足后力线图显示跟骨外展角从 21° 矫正到 1°（f）。

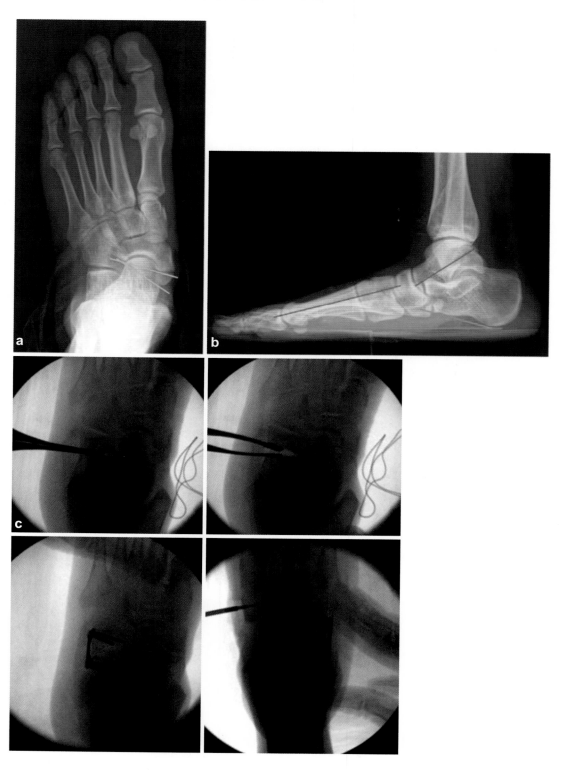

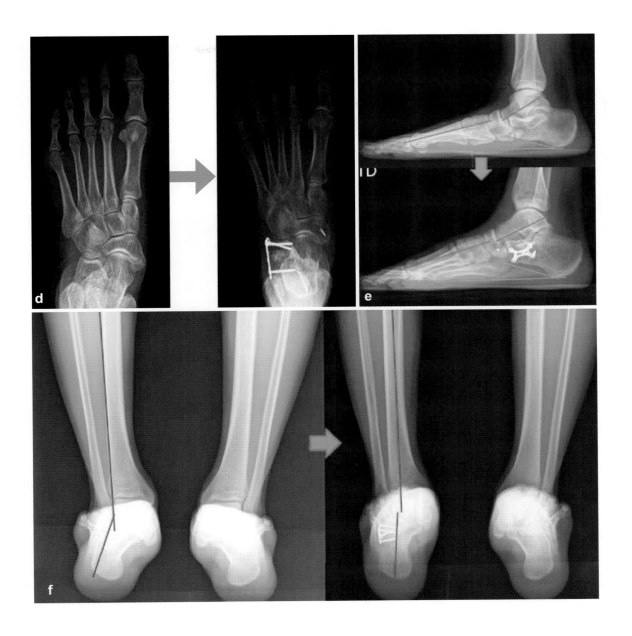

■ **病例 9.2** 外侧柱延长术（Ⅱ）。26 岁女性，被诊断为有症状的扁平足，X 线片显示前足外展明显，距骨轻度下沉（a,b）。予患者行外侧柱延长术，处理方法：在跟骰关节附近截骨，矫正前足旋前、外展畸形后，约 9 mm 厚的四边形异体皮质骨嵌入足外侧并用钢板固定，（c）同时将跟腱三半切适度延长。术后 1 年，前脚外展和内侧纵弓塌陷得到显著恢复（d,e）。

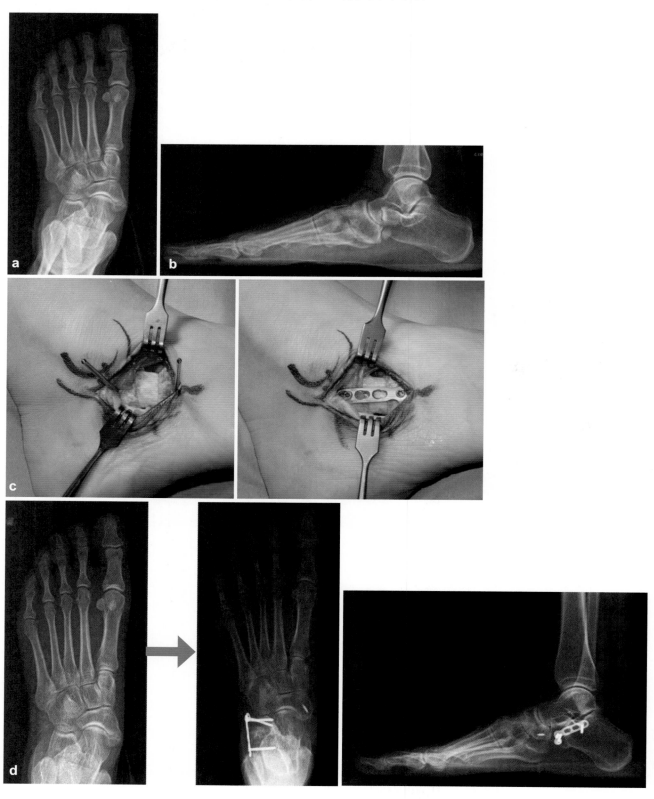

■ **病例 9.3**　距下关节制动术。13 岁女性，患有严重可复性扁平足，接受距下关节制动术治疗，纵弓塌陷得到明显改善。侧位距骨第一跖骨角从 20° 降至 1°，距骨倾斜角从 30° 降至 15°，跟骨倾斜角从 9° 增加至 12°（a），前足外展畸形也明显纠正（b）。术后 3 年随访，患者纵弓高度、侧位距骨第一跖骨角和距骨倾斜角未再次发生改变（c,d）。

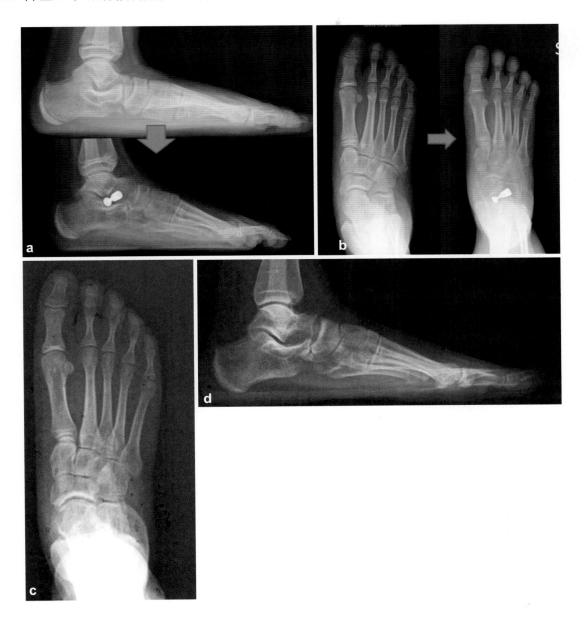

■ **病例 9.4** 距下关节制动术。9 岁男孩，患有可复性平足，在行走和运动时感足部疼痛明显，患者通过 Kalix 制动器进行距下关节制动，使平足得到明显改善。侧位距骨第一跖骨角从 35° 降至 1°，距骨倾斜角从 41° 降至 12°，跟骨倾斜角从 12° 增加至 17°（a），前足外展也得到明显改善，距舟覆盖角从 34° 降至 15°（b），跟骨外翻明显纠正，胫跟角从 22° 降至 1°（c）。

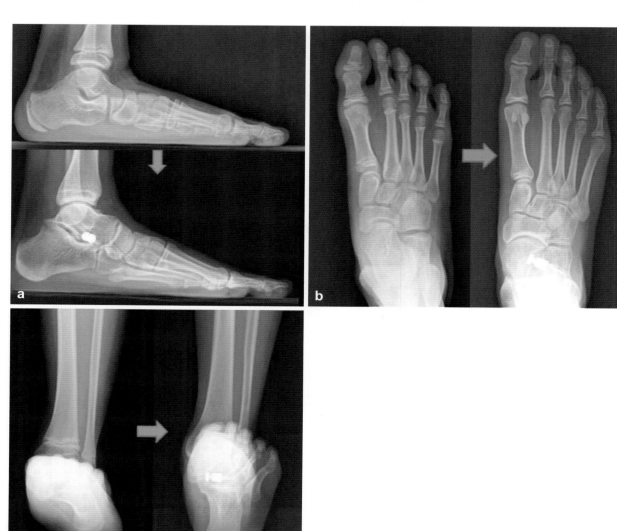

■ **病例 9.5** 距下关节融合术治疗严重的扁平足。61 岁女性，患有严重的扁平足畸形，患足疼痛明显（a,b）。患者足弓塌陷、前足外展、距下关节僵硬，跟骨外展明显（c）。术中通过撑开器把距下关节撑开，以便内侧纵弓的重建（d）。在距下关节融合术后易存在剩余前足内翻（e），处理方法是在内侧楔骨行 Cotton 截骨术，并行自体髂骨移植（f）。术后 2 年 X 线片示扁平足畸形得到明显改善（g~i）。

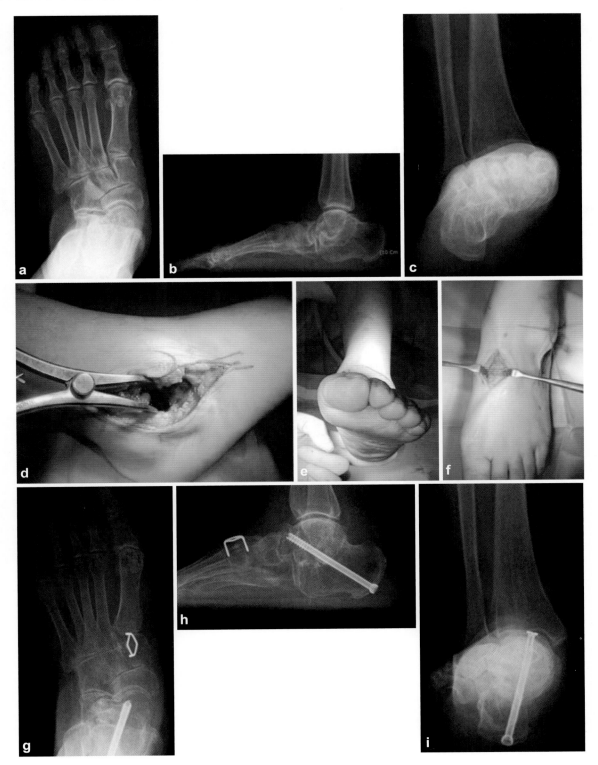

■ **病例9.6**   三关节融合术治疗严重的扁平
足。52岁女性，患有先天性双侧扁平足畸形，并
伴有先天性"摇椅足"和距骨头脱位（a,b）。患者
步态异常，双足畸形不可逆转。予患者三关节融合

并行同种异体骨块移植，同时行跟腱三半切延长术
（c）。术后1.5年，X线片示足纵弓及距骨头位置纠
正良好（d,e），踝关节高度恢复（f）。

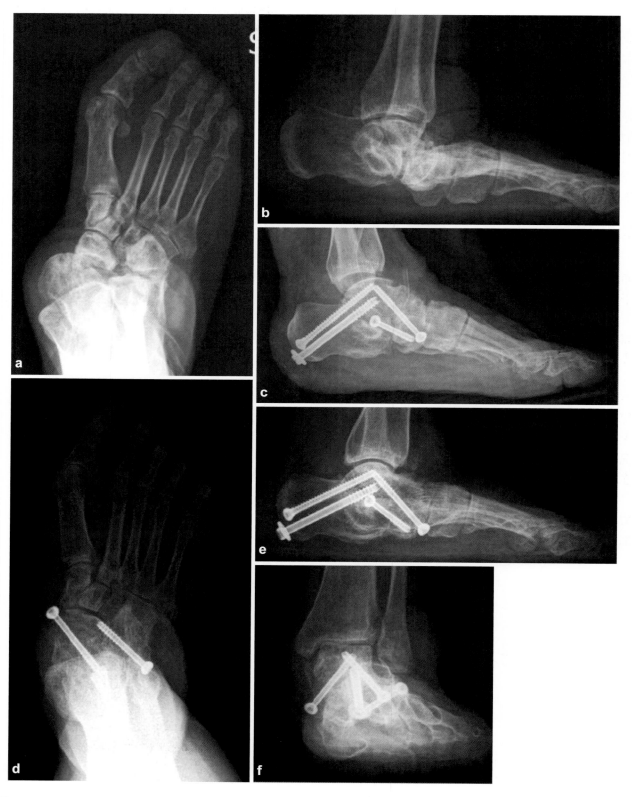

副舟骨疼痛

概述

　　足副舟骨是足舟骨异常骨化形成的二次骨化中心发育而来，是一种较常见的先天性异常。大多数副舟骨的患者没有症状，但是部分患者表现出疼痛等临床表现，需要手术治疗。

　　足副舟骨分为三型：Ⅰ型表现为胫后肌腱内与舟骨体不相连、境界清楚的圆形或椭圆形小骨块；Ⅱ型表现为与足舟骨以纤维软骨相连的小骨块；Ⅲ型表现为与舟骨以骨桥相连，使舟骨呈多角形隆起（图9.6）。在这些分型中，大部分有症状的患者属于Ⅱ型。

诊断

　　副舟骨疼痛常见的症状为足舟骨内侧局部疼痛、压痛明显及软组织炎症[23]。这种疼痛多来自于在软骨结合处因胫后肌腱张力形成而造成的剪切力引起[24]，负重活动时常导致疼痛加剧。除了疼痛以外，还可能造成足内侧纵弓逐渐塌陷，进而形成扁平足畸形。

　　外斜位片可以清晰地证实副舟骨（图9.7）。在软骨结合处的骨赘可能会造成异常的应力和局部的重构[25]，这种足舟骨及副舟骨结合处的增大可以在一系列放射片中发现[26]。足弓维持情况的评估可以参照负重位及侧位片[27]。骨扫描在显示疼痛性副舟骨中软骨结合处骨吸收的增加具有较高的敏感性，但特异性较低。由于长期应力、骨坏死、骨修复造成骨髓水肿，MRI可以明确诊断[28]（图9.8）。

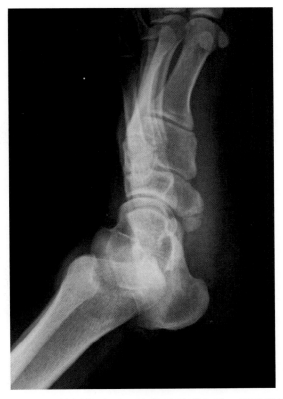

图9.7　足部外斜位片可以清晰显示副舟骨，无重叠影

治疗

保守治疗

　　对于无症状的副舟骨，使患者恢复信心就足够了。对于伤后剧烈疼痛的患者，用足弓垫保证足弓得到强烈支撑的情况下，建议用短腿石膏固定4~6周，一般可使症状减轻；或者应用非甾体抗炎药或者激素局部封闭来减轻疼痛；如果疼痛是由于对舟骨周围的挤压造成的，可以穿宽松的鞋来减少对舟骨的压力。

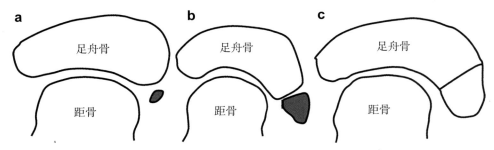

图9.6　Ⅰ型副舟骨为胫后肌腱内与舟骨体不相连、境界清楚的圆形或椭圆形小骨块（a）；Ⅱ型副舟骨为与足舟骨以纤维软骨相连的小骨块（b）；Ⅲ型表现为与舟骨以骨桥相连，使舟骨呈多角形隆起（c）

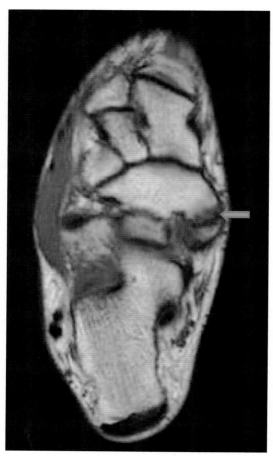

图 9.8 MRI 可以清楚显示在副舟骨软骨结合处由于长期应力及修复反应所形成的骨髓水肿

手术治疗

如果疼痛持续存在或保守治疗无效，手术治疗是唯一选择。I 型患者一般只需单纯副舟骨切除；II 型患者需切除副舟骨后对胫骨后肌腱缩短或重建（Kidner 术式）[29]。在胫后肌腱重建之前，副舟骨必须用摆锯充分切除，以减轻内侧的压力，如果副舟骨切除后内侧仍然存在明显突起，则需切除部分舟骨。重新固定胫后肌腱至舟骨上时，使用不可吸收线缝合或带线锚钉固定，并将舟骨结节周围的骨膜缝合固定于肌腱上（图 9.9）。作者一般对年轻患者用不可吸收线将胫后肌腱远端部分缝合于舟骨内侧；对于成年患者，常采用 2.7 mm 或 3.5 mm 锚钉固定，以便达到更好的稳定性。固定胫后肌腱时，将足置于跖屈内翻位，肌腱向远端牵拉至舟骨的跖侧，固定于跖侧的骨膜或筋膜上。患者行 Kidner 术后，锚钉固定处可能会遗留足部内侧不适等症状。当副舟骨过大时，例如其厚度超过了 10 mm，在彻底地清除足舟骨与副舟骨之间的软骨后，用骨折固定术将切除的骨块固定至足舟骨上（图 9.10）[30]。作者曾应用 Kidner 术式对 II 型患者进行接骨术中发现，具有较大副舟骨的患者获得了更好的减轻疼痛的效果。

术后护理

术后患肢不能负重，短腿石膏固定 3 周，然后负重位短腿石膏固定 3 周。对于接受接骨术的患者，石膏固定制动应延长至 8 周。

结果

Lee 等报道接受改良 Kidner 术治疗的患者在 AOFAS 评分及 VAS 疼痛评分上具有明显改善，在 41 例患者中期随访具有 82% 的满意度[31]。这种术式未导致足内侧纵弓的改变。Chung 等报道疼痛性副舟骨行接骨术的患者，随访结果骨愈合率 82%（34 足，28 愈合），其中 24 足术后评估效果优，2 足效果良好，1 足效果可[32]。

并发症

患者术后数月常出现胫后肌腱远端铆钉固定处疼痛，一般无大碍，常自行消退。缝合时采用的不可吸收材料在皮肤处明显触及，常引起刺激症状，需在肌腱愈合后行手术切除。重新附着的肌腱与足舟骨的愈合过程中可能受损伤或撕裂，特别是扁平足的患者病情加剧时，使胫后肌腱的张力增大。因此，这些患者在行 Kidner 术式时，外侧跟骨延长术及移动截骨术应同时使用，以便更好地矫正外翻位扁平足。

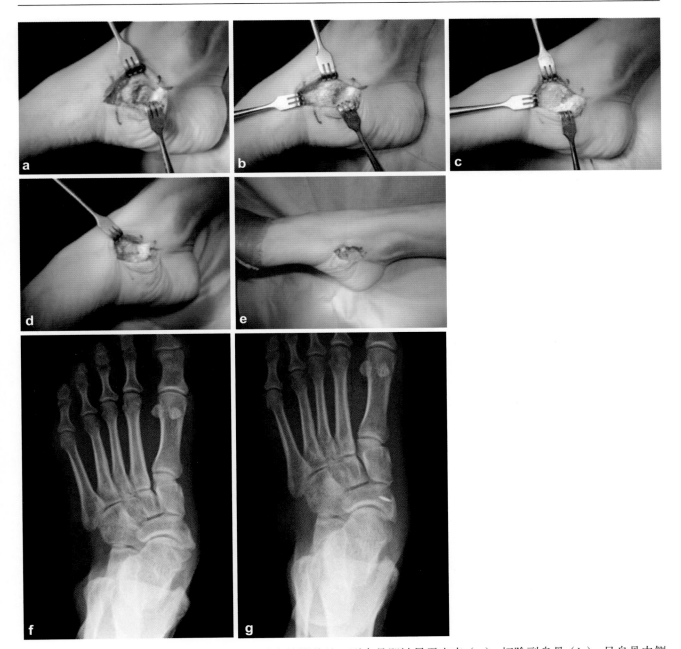

图 9.9　Kidner 术式。在骨膜下剥离胫后肌腱末端附着处，副舟骨即被暴露出来（a）。切除副舟骨（b），足舟骨内侧突出部分用摆锯切除（c）。胫后肌腱用锚钉固定于远端舟骨跖侧（d,e）。术后足前后位 X 线片示足舟骨被切除（f），胫后肌腱被带线锚钉重新固定（g）

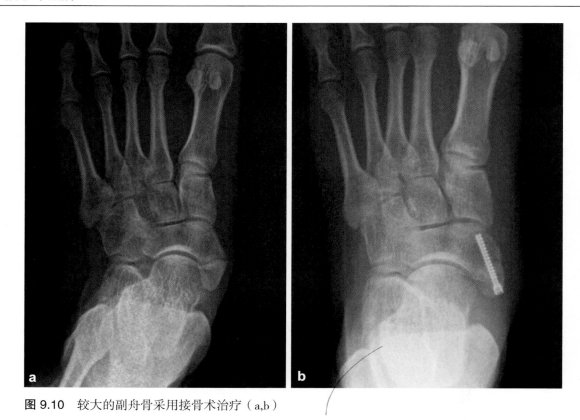

图 9.10 较大的副舟骨采用接骨术治疗（a,b）

■ **病例 9.7** 锚钉固定的 Kidner 术式。28 岁女性，患有长期足内侧疼痛（VAS 评分 6 分）和行走时局部挤压痛，尤其是穿较紧的鞋子时疼痛加重，斜位片（a）和轴位 CT（b）可以清楚显示Ⅱ型疼痛性副舟骨。患者行 Kidner 术式，用 2.7 mm 带线锚钉重新固定胫后肌腱（c）。

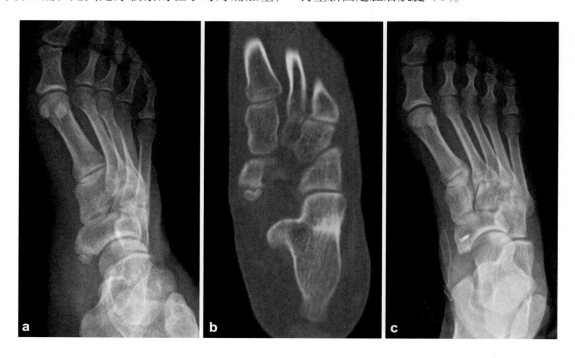

■ **病例 9.8**　Kidner 术式联合距下关节制动术。20 岁女性，患有 Ⅱ 型疼痛性副舟骨并伴有严重的扁平足，平片显示内侧纵弓塌陷（侧位距骨第一跖骨角 20°），前足外展明显（a~c）。予患者行 Kidner 术式，并使用 Kalis 植入物同时进行距下关节制动术（d,e），从而显著降低距下倾角（d,e）。

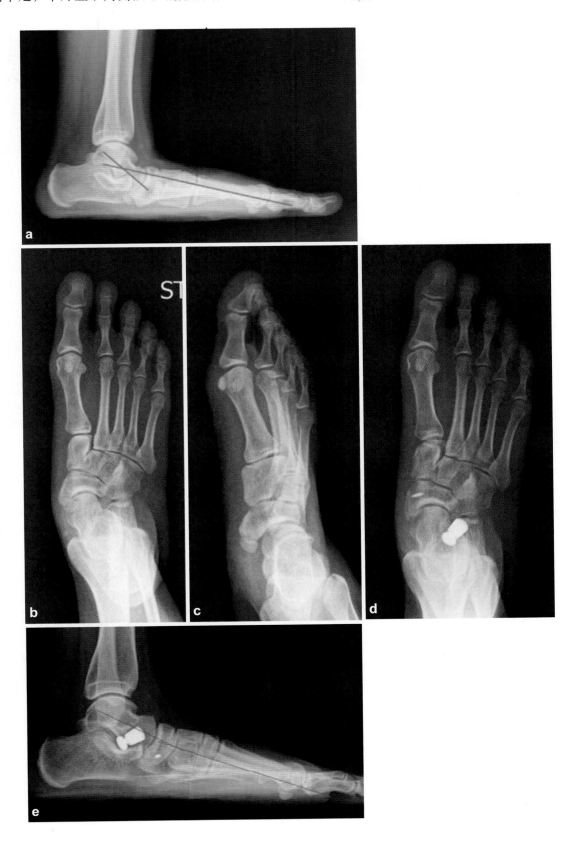

■ **病例 9.9** 缝合线固定的 Kidner 术式。12 岁男性，自 2 岁起就因Ⅱ型副舟骨在足中段内侧有明显疼痛（VAS 评分 8 分，AOFAS 评分 48 分）（a,b），术中发现其副舟骨极不稳定（c）。予患者施行 Kidner 术式，用单纯缝合线固定胫后肌腱（d）。

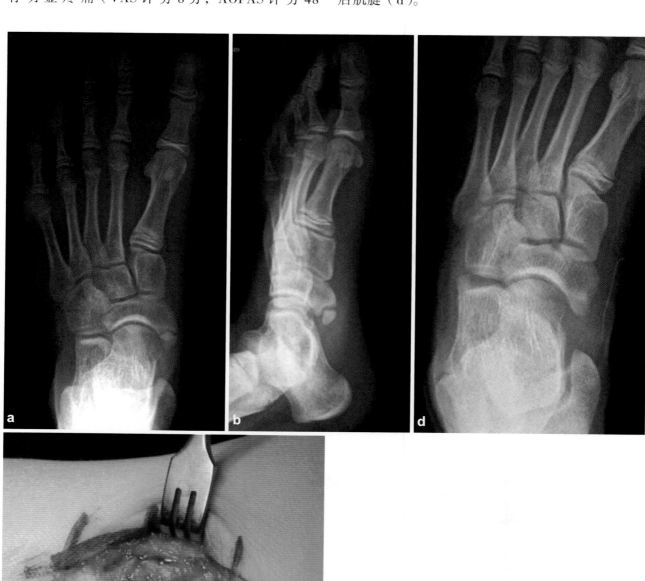

■ **病例 9.10**　接骨术治疗较大疼痛性副舟骨。16 岁男性，伴有较大的疼痛性副舟骨（长度大于 1 cm），并有足弓塌陷（a,b），2 年前有足部扭伤史（VAS 评分 8 分，AOFAS 评分 48 分），术前站立时患者足跟外翻，内侧触及骨性突出隆起（c）。患者接受 Kidner 式式的同时，行内侧跟骨移动截骨术来矫正扁平足畸形。术后 6 个月，该患者达到骨性愈合，并且疼痛完全缓解（d,e）。

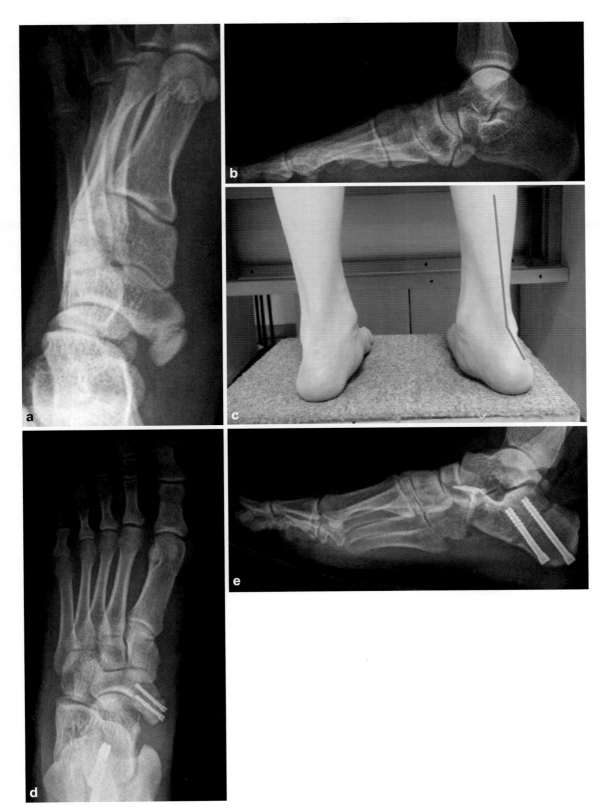

跗骨联合

概述

跗骨联合是指由两个或两个以上的跗骨先天性的联合并导致骨间运动受限。跗骨联合可以是软骨性、纤维性或骨性连接三种联合形式，总患病率为 1%~2%[33]。其中距跟联合和跟舟联合是最为常见的联合方式，而距舟联合和跟骰联合发生率相对较小。跟距联合多累及中间关节面[33-34]。有些患者一侧足可以存在多个先天性跗骨联合，或者双侧足同时受累。跗骨联合发生的最常见原因是原始中胚层细胞在胎儿期的分化和分裂不全导致关节形成受限，亦可继发于损伤、关节炎或肿瘤等疾病，最终导致僵硬性扁平足[35-36]。

诊断

大多数跗骨联合无临床症状[35]，患者可在青春期早期或青春期时因活动增加和体重增加而出现症状。间歇性后足疼痛，距下关节、踝关节外侧及联合点周围的局部压痛是常见的症状，并且往往因身体活动或轻微外伤而加重。在踝关节正中关节面内侧常可触及突起骨块，患者可伴有僵硬性扁平足畸形，一般为后足外翻、前足外展类似多趾症表现，因此应仔细检查排除其他可引起僵硬性扁平足疼痛的疾病，其中位于距下关节后关节突内侧的疼痛可由跗骨联合导致的跗管综合征引起。一些患者抱怨踝关节反复扭伤，这可以用距下关节僵硬和踝关节过度内外翻应力性代偿来解释。

足部和踝关节负重前后位和足内侧斜位 X 线片常规用于筛查跗骨联合，足部斜位片可以通过显示跟骨前部向舟骨的延伸来确定跟舟联合（图 9.11）。

足部负重侧位片可以通过显示由距骨滑车内侧轮廓和跟骨载距突的下轮廓形成的 C 字征来确定跟距联合（图 9.12）[37]。位于距舟关节的距骨颈后关节面变窄、侧面钝化以及距骨头前上关节面骨膜牵拉刺激产生的距骨喙突被视为跗骨联合在侧位片上的间接征象，足部负重前后位片可以用于检测距舟、跟骰联合。形成杵臼关节是跗骨联合的一种罕

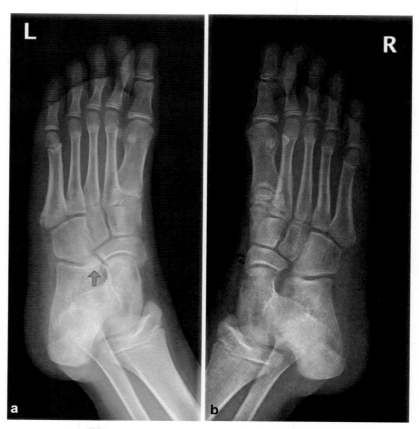

图 9.11 足部侧位 X 线片显示跟舟联合，与正常侧相比（b）可以观察到（a）跟骨前部向舟骨的延伸（箭头）

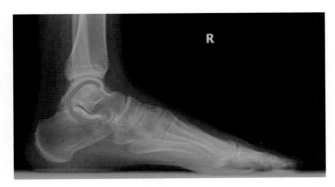

图 9.12　足部侧位 X 线片 C 字征可见于跟距联合的患者

见的继发性改变，可由踝关节前后位片明确诊断。

　　CT 因能够显示联合的骨质结构和类型，常用于诊断性检查（图 9.13）[38-39]，特别是对于跟距联合，CT 检查尤其有效。MRI 可用于确定儿童和青少年纤维性联合（图 9.14）[40]。锝 –99 骨扫描已被用于显示跗骨联合局部情况，但由于这种方式缺乏特异性限制了其作为常规的诊断方式[41]。

治疗

保守治疗

　　减少活动及使用短腿石膏临时固定有助于减轻疼痛；使用非甾体类抗炎药可进一步缓解症状；对

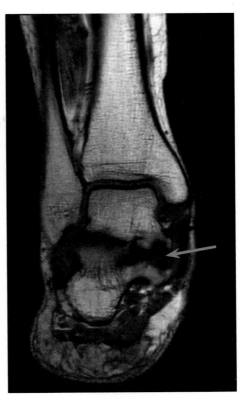

图 9.14　MRI 冠状位图像上，中间面可见跟距联合（红色箭头）

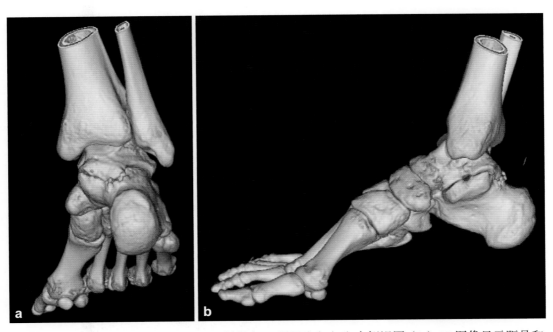

图 9.13　三维 CT 可以轻松显示出跟 - 距联合。后视图（a）和内侧视图（b）CT 图像显示距骨和跟骨之间的不完全骨性连接

于伴有扁平足的未成年患者可以在足跟内侧用楔形或拱形物支撑予以矫正。

手术治疗

在保守治疗无效时可以考虑手术治疗。对于关节软骨正常的幼儿或青少年可以采用跗骨联合单纯切除术或跗骨联合单纯切除合并中置脂肪或筋膜移植术；对于 50 岁以下没有关节炎的患者，我们采用 V 形截骨并涂抹骨蜡以切除联合中间面可以获得良好的手术效果；对于患有关节炎的老年患者，距下关节融合术或三关节融合术是一个适当的手术治疗方法，具体术式根据关节炎的严重程度选择，当并发扁平足时可采取额外的手术如跟骨延长术或联合滑行截骨术予以纠正。

术后护理

术后应鼓励助行靴的使用和距下关节适当程度的被动活动。数周后可停止使用助行靴。

结果

Gantsoudes 等最新的研究表明，对于有症状的跟距联合儿科患者采用切除术和中置脂肪移植术取得的手术效果优良率达 85%[42]。Scott 和 Tuten 报道称 18 岁以上的成年患者采用联合切除术和趾短伸肌移植术可成功治疗跟舟联合[43]。

并发症

跗骨联合切除术可缓解疼痛和改善跗骨间的运动，但可能不会使其运动恢复正常。因此，需要同患者充分地解释预期的手术效果。手术治疗时禁忌证包括无症状患者和要求保守治疗的患者。对于跟距联合，已有报道显示，当联合的面积超过距下关节所有三个关节面总面积的 1/3 时，单纯切除并没有取得令人满意的效果[44]。

■ **病例 9.11** 跟距联合。21 岁男性，具有典型的内侧面跟距联合，表现为踝关节疼痛和反复扭伤。前后位和斜位 X 线平片分别显示出内侧骨肿块和 C 形线（a,b），CT 显示内侧骨肿块为软骨结合（c）。

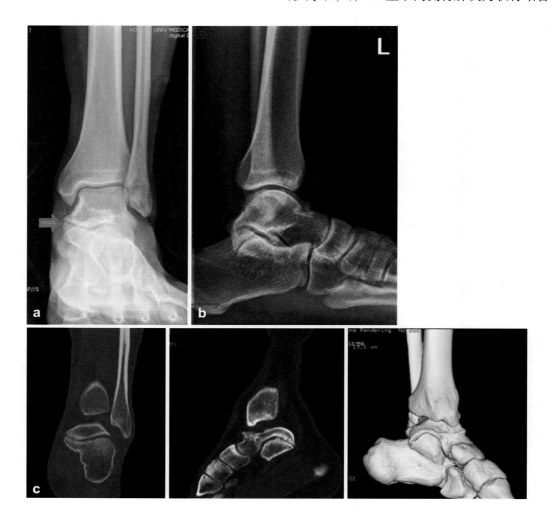

■ **病例 9.12**　跟距联合。12 岁男性，自发性内踝疼痛 10 个月。患者足内侧有骨性突起，跗骨窦区压痛，距下关节活动受限（a）。正位 X 线片显示了跟距关节处 C 字征及足内侧的骨性突起（b），三维 CT 示跟距联合（软骨联合）（c,d）。术中在足内侧行 "U" 形切口，显露骨性突起，注意保护趾长屈肌腱及踇长屈肌腱（e），用 1 cm 的骨凿将突起从前缘至后缘凿除（f）。在关节面中部做出一 "V" 形缺口，以防踇长屈肌腱脱位（g），骨锉修整平整后，用骨蜡压涂骨面防止粘连（h）。（i,j）为踝关节术后 X 线片。

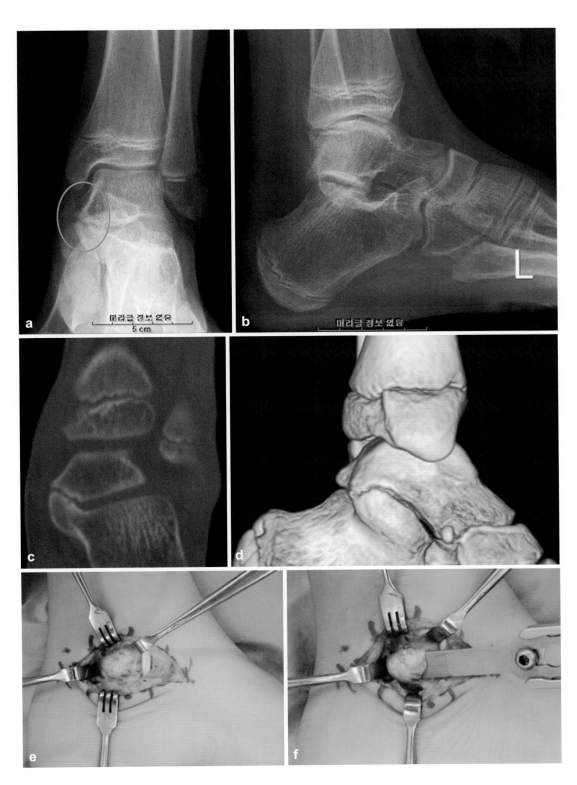

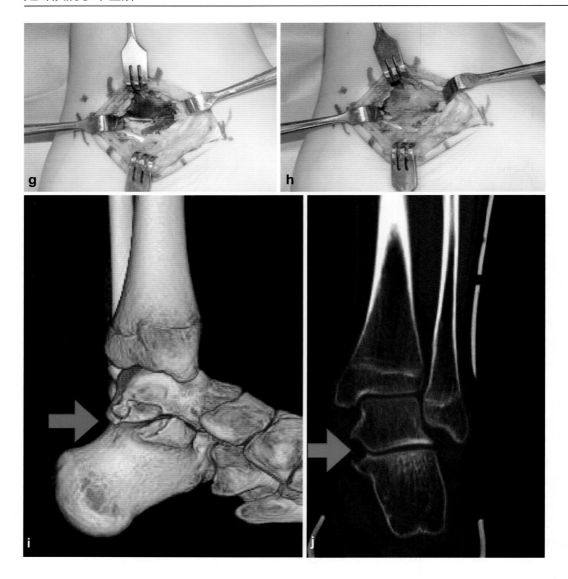

结论

先天性扁平足、副舟骨疼痛和跗骨联合是儿童和青少年常见的足踝部疾病，通过手术可以有效地解决。这些疾病往往相互之间伴随发生，诊断和治疗必须谨慎，矫形外科医生需要牢记在心。

（Kyoung Min Lee，Hong-Geun Jung 著；
王业华 译；郝跃峰 审校）

参考文献

扫描二维码获取

第 10 章　胫后肌腱功能不全

概述

胫后肌腱（posterior tibial tendon，PTT）功能不全包括从单独的肌腱变性到继发成人获得性平足畸形等一系列的病理变化，后者根据严重程度可以是柔软性或者固定性的。平足畸形以应有的足弓变平、后足外翻和前足外展为特征（图 10.1a）。目前的处理方法很多，包括手术方式，对柔软性畸形采用哪种方法最佳仍存争议。

胫后肌腱病变更常见于女性，在 55 岁时发病率最高[5]。胫后肌腱的反复微小创伤导致炎症反应或退行性改变，最终导致肌腱功能不全[3]。随着年龄的增长，肌腱的弹力顺应性下降，使肌腱更易损伤。由于胫后肌腱的长度伸展性不足 2 cm，任何拉伸肌腱的损伤都会对其功能产生不利影响[14]。据推测，由于肥胖、先天性扁平足、高冲击运动导致较高的机械应力反复作用于肌腱与胫后肌腱功能不全的发展密切相关[8,15,16]。许多人发现胫后肌腱在内踝水平有一个缺血区，在这一区域肌腱经常发生失能[12,25]。糖尿病和类固醇的使用也和胫后肌腱功能不全相关是进一步支持缺血理论的重要因素[15]。

成人获得性平足继发于胫后肌腱功能不全，一开始肌腱力量进行性减弱导致支撑的关节囊和韧带结构开始破坏。距骨头向下向内的应力拉伸弹簧韧带复合体，导致足弓下沉和经距舟关节前足外展。此外，肌腱功能无力引起跗横关节不能锁固。结果是，距舟关节变成足底主要的屈曲力臂，导致内侧弓韧带磨损[13,14]。最终，内侧足弓塌陷，产生了扁平足畸形。同时，距下关节的骨间韧带拉长，使足跟外翻。随着后足的外翻畸形，跟腱的机械应力相对距下关节轴线被转变为外翻的力量。这使跟腱转变为后足的外翻肌，加剧了外翻畸形和足趾离地无力。随着时间的推移，这种畸形可导致关节炎改变并变得更加僵硬。

诊断

胫后肌腱功能不全和成人获得性平足畸形程度的诊断是基于病史、体格检查、站立位足和踝关节的 X 线片。X 线片标准系列包括足的三视图和踝关节正位 X 线片。负重位 X 线片总是能很好地显示全部的畸形程度。在疾病早期，患者可能会因为继发于胫后肌腱腱鞘炎而主诉急性足内侧疼痛和肿胀但无影像学表现。在以后的阶段，肌腱出现拉伸或断裂，疼痛会随之加重或改善。同时随着后足畸形的进展，由于距跟或者腓骨下端表面的撞击，足外侧的疼痛会加重[9]。在更进一步发展期，关节炎成为更重要的组成部分，伴随着的是最大程度的痛苦主诉。

体格检查对诊断胫后肌腱功能不全是至关重要的。肿胀和沿胫后肌腱触诊压痛是一个重要的体征。患者赤足站立双膝向前检查力线，注意任何扁平足、后足外翻塌陷和前足外展（"多趾征"的标志）（图 10.1a）。对 PTT 功能的评价应采用单足提踵试验，要求患者双手扶墙或桌子单脚站立，挺直膝关节，前掌站立，足跟提起，而对侧脚尖离地。正常情况下，足跟抬起，距下关节内翻，锁定跗横关节，通过腓肠肌 - 比目鱼肌收缩上拉使足跟抬起。当患者无法抬起足跟离地或正常足跟不会发生内翻时试验阳性。

根据体格检查和放射学检查 PTT 功能不全病程可分成 4 期（表 10.1）。I 期患者仅在内踝远端胫后肌腱表面出现疼痛和肿胀。腱鞘炎是引起疼痛的主要原因。一般来说，肌腱的长度和运动强度仍完好，并没有发生畸形。患者能够完成单足提踵和正常的内翻倾斜。虽然 I 期患者的 X 线片是正常的，但仍需筛选其他因素如跗骨联合、副舟骨和陈旧性损伤。

在 II 期，肌腱发生变性和伸长，导致畸形。由

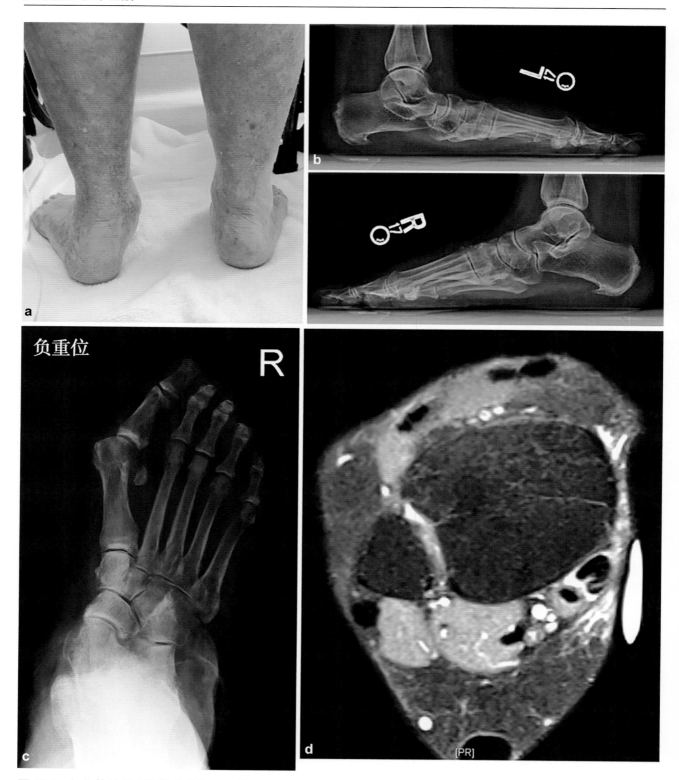

图 10.1 （a）体检发现Ⅱ期畸形左足跟外翻和前足外展。（b）双足站立负重侧位 X 线片证实和正常右足对比，左足距骨的屈度增大，距骨和第一跖骨轴线不连续。（c）左足站立负重正位 X 线片证实足外展，距舟覆盖面减小。（d）矢状位 MRI 确认在 T_2 加权像肌腱内信号增强和周围组织水肿的肌腱病理表现

表 10.1　成人获得性平足症分期

分期	畸形	治疗
I	没有畸形，尽管原来就可能有平足存在	矫形器或者铰链式支撑足踝支具，很少需要腱鞘切除术
IIa	轻至中度柔软性畸形，距骨头未被舟骨覆盖的关节面 <30%	趾长屈肌腱转位，跟骨内移截骨术。内侧楔骨背侧开放楔形截骨术（Cotton 截骨术）或者为了矫正前足旋后可能需要行内侧柱融合
IIb	严重柔软性畸形，距骨头未被舟骨覆盖的关节面 >30%	趾长屈肌腱转位，跟骨内移截骨术。内侧楔骨背侧开放楔形截骨术（Cotton 截骨术）或者为了矫正前足旋后需要行内侧柱融合。一些外科医生使用外侧柱延长术
III	包括三关节复合体的固定性畸形	三关节融合术矫正足部畸形
IV	足、踝部畸形，距骨外侧倾斜	对于明显关节炎的踝关节僵硬性畸形，行踝关节融合术并矫正足部畸形。踝关节置换术被认为是排除了患有肥胖症和医学合并症等禁忌证后踝关节融合术外的另一个选择。对于灵活性踝关节畸形，三角韧带重建并矫正足部畸形也许可以考虑

于距舟关节的塌陷和外展，导致后足外翻、前足外展。然而，这些畸形仍然可以被动纠正，这是 II 期和 III 期的区别。大多数患者不能完成单足提踵。影像学检查发现包括站立负重侧位片距骨屈曲角度的增加及距骨与第一跖骨轴线的不连续（图 10.1b）。这一期根据影像学进一步细分为 IIa 期和 IIb 期[7]。IIa 期包括经中足的有限塌陷和轻度至中度外展畸形，以及站立位足前后位 X 线片距舟未覆盖率 <30%。相反，IIb 期包括弹簧韧带损伤等更多器质性变化和继发粘连，造成更大的前足外展和距舟未覆盖率 >30%（图 10.1c）。

MRI 有助于确定胫后肌腱病理变化的潜在原因，并判断肌腱变性的严重程度（图 10.1d）。

在 III 期，出现三关节复合体僵硬性畸形（距下、距舟和跟骰关节）。经距舟关节的后足外翻和外展不能被动矫正到中立位。僵硬性前足旋后继发于后足外翻（图 10.2a）。X 线片可以证实腓骨表面的撞击和三关节复合体明显的关节炎。CT 扫描对显示后足关节炎和对位不良有帮助（图 10.2b）。用力跖屈引发疼痛试验是检查疼痛是否由距下关节炎激发的好办法。Myerson[20] 描述的 IV 期包括三角韧带的劳损变薄，导致另外出现了踝关节的外翻畸形。外翻的踝关节长期承受偏心负荷后导致三角韧带劳损，久而久之，发展为踝关节炎。虽然踝关节畸形可以是柔软的，也可以是固定的，但通常是固定的。踝关节正位 X 线片可以评估相对整个足跟外翻来说距骨倾斜和后足外翻的确切程度。

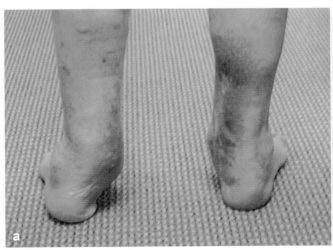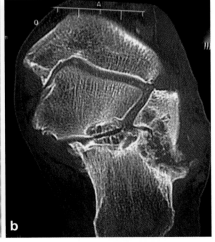

图 10.2　（a）左足胫后肌腱功能不全 III 期僵硬性获得性平足畸形。（b）冠状位 CT 图像显示距下关节炎与外翻畸形导致腓骨撞击

治疗

治疗程序

保守治疗对于那些从没做过任何治疗或者非手术适应证患者是一个合适的选择。手术治疗很大程度上取决于畸形的分期（图10.3）。无论何种分期，外科手术治疗的基本目标包括恢复后足 - 中足 - 前足关系和肌肉平衡，获得跖行足，并且在可能的情况下恢复运动。

Ⅰ期出现畸形前通常用固定和矫形器解决。Ⅱ期畸形通过关节外矫正治疗，而Ⅲ期畸形需要三关节固定术。Ⅳ期畸形不常见，但可能需要距下融合或三关节融合术与分期踝关节置换。

保守治疗

保守治疗已被证明能有效地减轻症状，特别是在疾病的早期[1,2]。保守治疗原则包括休息、药物治疗、物理治疗、使用矫形器和支具。在急性内侧足弓痛的患者中，固定或减轻胫后肌腱上的张力可通过用可拆卸支具或石膏固定来实现。在初始炎症消退后，矫形器和支具可以用于维持并且试图通过升高内侧弓并消除旋前来减轻肌腱上的应变。对于轻度和可矫正畸形患者，具有内侧纵弓支撑结构和内侧足跟楔形垫的半刚性支具或 UCBL 矫形器是有

效的。UCBL 矫形器使足跟稳定在中立位并防止前足外展，从而重建了足纵弓。在更严重和僵硬畸形的患者，需要使用有更多支撑的支具。短的铰链式踝足矫形器（ankle-foot orthosis，AFO）允许踝关节运动和借助胫骨和内侧纵弓提供支撑（图10.4）。亚利桑那州支具（亚利桑那州，Mesa 公司，Arizona AZ）凭借坚固的皮革系带靴设计来提供更高的稳定性和防止内侧柱塌陷[2]。

手术治疗

Ⅰ期

胫后肌腱功能不全Ⅰ期一般经保守治疗至少3个月失败后才考虑手术治疗。通常手术治疗包括腱鞘切除术和清理术或肌腱范围内修复肌腱纵向撕裂。胫骨肌腱的长度在Ⅰ期是正常的。最近，一些外科医生利用关节镜行滑膜切除术作为治疗Ⅰ期胫后肌腱功能不全的一项微创技术[4,18]。然而，这一手术并不常被实施，因为大多数轻症病例要么改善了，要么因为被延误手术评估，畸形已经发展到Ⅱ期。

Ⅱ期

术前计划：趾长屈肌腱转位 + 跟骨截骨术

在Ⅱ期畸形时，胫后肌腱失能，病变段不可能修复。为替代不足的肌腱，可将趾长屈肌腱（flexor

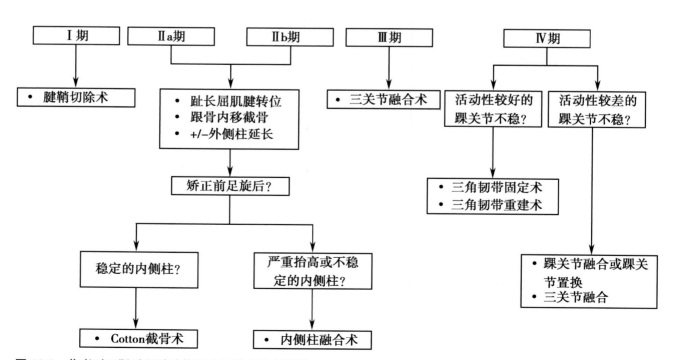

图10.3 作者对于胫后肌腱功能不全的手术治疗程序

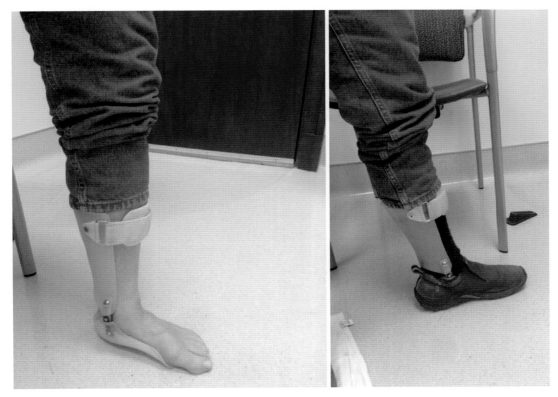

图 10.4 患者在佩戴定制的铰链式踝足矫形器

digitorum longus，FDL）转位至舟骨。为了使这种转位起作用，必须有足够的距下运动，以使肌腱转位能有助于阻止后足外翻的趋势。此外，跗横关节也必须是柔软的，并能够锁定以允许在步态周期中的脚跟抬起。行肌腱转位时同时行跟骨内移[19,21-23]，以使跟腱的机械牵拉力转向内侧，支持相对较弱的转位的趾长屈肌腱转移并加强内翻力量。此外，力线更靠近胫骨长轴理论上可以降低外翻畸形复发的风险。

手术技术

1. 患者取仰卧位，同侧髋关节下垫高以利于显露后足。大腿根部放置止血带并用 10 英寸 × 10 英寸的粘贴巾隔开。术野消毒包括同侧胫骨近端预备骨移植。

2. 首先完成跟骨内移。切口起自跟骨外侧面后结节上方近侧，在跟腱之前、腓骨肌腱之后，与足跖面成 45°角向远端延伸（图 10.5a）。

3. 用剪刀解剖时要小心避免损伤腓肠神经，它通常走行于手术入路前方。在小心进行完浅表性解剖之后，直接用手术刀切开骨膜，用骨膜剥离器将骨膜从跟骨剥离。

4. 在不剥离跟腓韧带止点的情况下，在骨膜下

进行解剖。截骨平面应该足够前，以便后结节能明显地被推移，并且螺钉能固定到足够多的骨质。通常截骨线与切口位于同一平面。于截骨线打入 2 枚 0.062 英寸克氏针，通过 X 线透视确认其位置（图 10.5b~d）。

5. 用摆锯截骨。首先，锯开外侧壁，然后深入到内侧皮质。注意不要穿透内侧皮质，以免损伤内侧肌腱和神经血管束。然后用骨凿完成截骨术，将其插入截骨线内并轻轻撬开未截断部分。薄片推开器可用于进一步撬开未截断部分（图 10.5e）。

6. 屈曲膝关节以降低腓肠肌的张力。将跟骨结节向内侧平移，然后用 6.5 mm 空心螺钉导针临时固定。导针在跟骨后结节外侧向放置以控制内移，并和跟骨前部牢固固定。通过跟骨轴位 X 线透视确认内侧平移的程度（图 10.5 f~i）。

7. 用 1~2 枚 6.5 mm 空心螺钉经导针固定。当在手术中使用 1 枚螺钉固定似乎不足以防止截骨结节的旋转时（例如骨质疏松患者），就使用 2 枚螺钉。截骨突起边缘予切削打磨光滑（图 10.5j,k）。

8. 接下来，进行趾长屈肌腱转位。移除髋关节下的垫子使中足内侧更易显露。以胫后肌腱腱鞘远

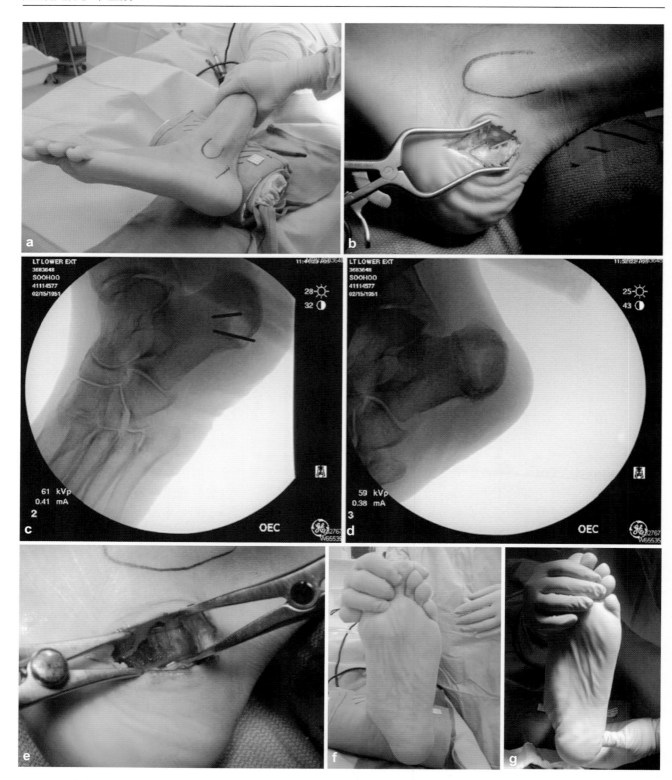

图 10.5 （a）跟骨截骨术患者切口定位与标记。（b）在拟截骨线处打入克氏针。（c）术中透视确认截骨位置。（d）跟骨截骨后的透视图像。（e）推移前放置椎板撑开器以松弛内侧软组织。（f）推移前的足跟部外观。（g）推移后的足跟部外观。（h）推移后导针定位下跟骨轴位透视图像。（i）术中透视跟骨轴位。（j）螺钉内固定后的跟骨轴位像。（k）螺钉内固定后的跟骨侧位像。（l）肌腱清理和趾长屈肌腱转位术切口定位和标记。（m）胫后肌腱的显露。（n）肌腱转位时舟骨的钻孔位置。（o）在 Henry 结处分离获得趾长屈肌腱。（p）把趾长屈肌腱穿过舟骨骨隧道。（q）转位的趾长屈肌腱在足内翻和轻度跖屈位拉紧。（r）趾长屈肌腱转位的最终止点

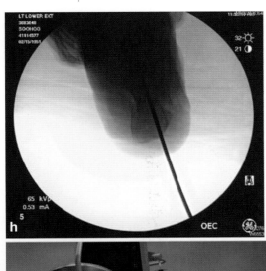

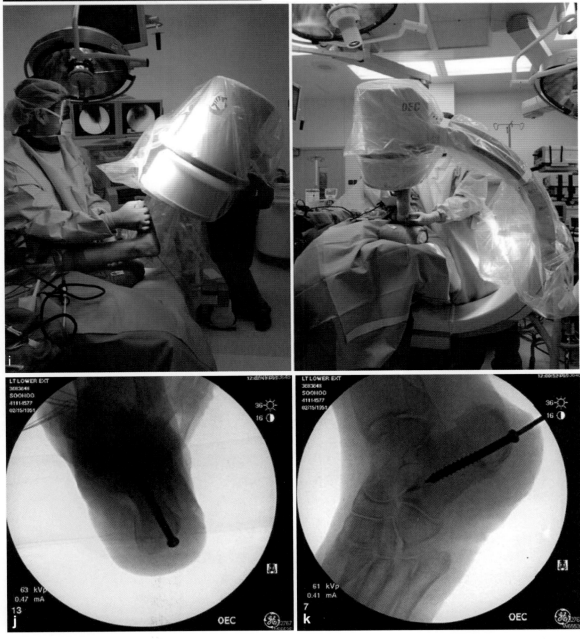

图 10.5 （续）

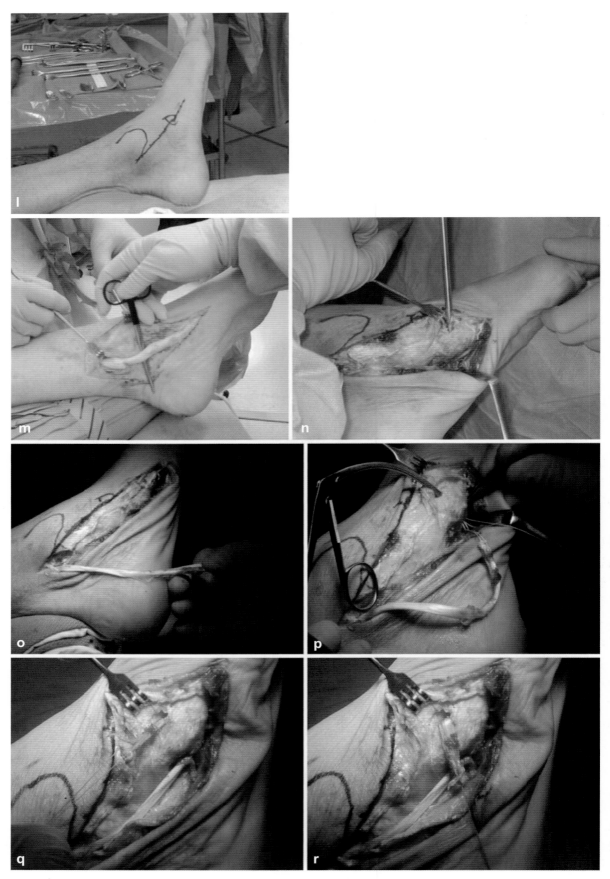

图 10.5 （续）

端止点为中心做一切口（图 10.5l）。

9. 首先用手术刀和剪刀将腱鞘打开。探查肌腱以判定肌腱炎症的程度。然后将其从舟骨远端分离，病变部分被利刀切到肌腱近端正常组织出现，一般在内踝水平（图 10.5m）。

10. 沿足内侧面延长切口，显露跛展肌。在第一跖骨干背侧和跛展肌之间进行解剖。那里总是有一个深静脉丛需要电凝以减少术后出血。然后显露跛短屈肌及其起点，显露 Henry 结节。在和更深的跛长屈肌交叉处离断趾长屈肌腱。在近端，趾长屈肌腱鞘与胫后肌腱鞘融合，切开腱鞘辨认趾长屈肌腱，并将其拉到近端切口内（图 10.5n~r）。

11. 显露舟骨的背内侧。逐步钻孔在舟骨中形成一个背侧到跖侧的隧道。通过这个骨隧道将趾长屈肌腱从跖侧拉到背侧。将足跖屈内翻位时拉紧肌腱，并用 2-0 Fiberwire 缝线缝合固定。转位的肌腱可以用肌腱固定螺钉进一步牢固地固定在舟骨上。

12. 松止血带严密止血。用无菌生理盐水冲洗伤口，并用标准的方式缝合。足踝部用一个短腿后侧石膏固定于跖屈内翻位。

一些作者强调将后足矫正至中立位后对前足旋后的处理。前足的旋后僵硬最常发生在 III 期畸形，通过横向部分跗骨间融合的三关节融合术可以矫正旋后畸形。因此，作者一般不同时进行截骨或内侧柱融合联合跟骨截骨和肌腱转位。如果修复了前足旋后，同时降低第一序列就可能获得一个跖行足。当患者舟骨与第一序列连线成为稳定的内侧柱，内侧楔骨背侧开放楔形截骨术（Cotton 手术）是第一跖跗关节融合术的代替方法[14]。对于舟楔关节或第一跖跗关节的严重抬高或者相当不稳定的病例，在塌陷处行内侧柱融合也许会更可靠。此外，一些作者强调了分别用跟腱延长术或腓肠肌延长术来矫正跟腱或腓肠肌挛缩的重要性。从我们的经验看，目前我们尚没有患者在矫正手术后抱怨出现挛缩情况，因此辅助性跟腱或腓肠肌手术并不是常规。

术后护理

在用石膏固定 2 周后，患者复诊行伤口拆线并继续跖屈内翻位固定 2 周。术后 4 周，患者需要继续不负重下石膏固定超过 4 周。然后穿着步行靴完全负重训练 4 周以上。在拆除石膏进行活动度训练之后，开始进行物理治疗。术后 12 周移位肌腱愈合后，进行内翻强化和站立平衡训练。应告

知患者，直到手术后 4~6 个月，患者的病情才会好转。

术前计划：外侧柱延长术

对于大多数前足外展畸形，外侧柱延长术就能足够矫正三关节复合体而不需要融合。延长通过撑开跟骰关节跟骨前部，将舟骨旋转回到距骨头处来实现。然而，几毫米的延长会减少距下关节的运动和限制外翻，导致外侧承重过大。临床上，外侧柱延长术曾经和足外侧承重过大及不适相关联[10,26]。这导致很多外科医生摈弃这一手术，而选择内移截骨术这样的有限矫正术。无论由于外侧超负荷引起的前足外展有多少，作者偏好在所有 II 期畸形都行屈趾长肌腱转位和跟骨内移术，而不是外侧柱延长。然而，为了满足读者的兴趣，我们来展示一下 Evans 外侧柱延长术的外科技术。

手术技术

1. 患者取仰卧位，同侧髋关节下垫高以利于显露后足。大腿根部放置止血带并用 10 英寸 × 10 英寸的粘贴巾隔开。无论是否做内移截骨术，该步骤都需要进行。如果所有截骨都完成了，在最终固定前，每个步骤都应临时固定并评估确认跟骨的恰当位置，以避免因过度矫正而导致的内翻。

2. 大腿止血带充气后，沿跗骨窦做一纵向切口并跨过腓骨肌腱，止于跟骰关节。逐步解剖到跗骨窦底部，然后骨膜下解剖到跟骨前外侧。显露跟骰关节背侧直至可以看到关节线。

3. 一枚克氏针被用作截骨导向。从距跟骰关节 1.5 cm 处开始，与背侧成 10°~15° 角并与跟骨外侧壁垂直方向直接打入，拟切割前行 X 线透视以确认。跟骰关节可以用 1.6 mm 的克氏针临时固定以防止在延长术中意外的位置变动。

4. 用摆锯切开，注意不要穿透内侧皮质。截骨部位用椎板撑开器向两边分开，以确定获得预期矫正长量。

5. 一旦确定了良好的中足位置及外翻运动，将所需尺寸的带三面皮质的移植骨块（通常外侧骨皮质厚度 9~11 mm）放到截骨部位中。跟骨表面和骨移植物之间应当良好接触。

6. 将一根导针穿过截骨部位以临时固定移植骨块。然后，将一根 3.5 mm 长的普通螺钉从远端部分穿过移植骨块打入到近侧跟骨中。在固定之后，确认移植骨块稳定且位置良好（图 10.6a,b）。

7. 松止血带严密止血。用无菌盐水冲洗伤口并

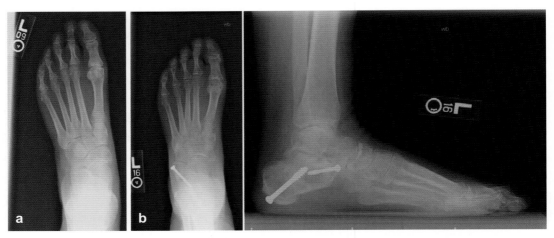

图 10.6 （a）足正位片显示前足外展畸形。（b）外侧柱延长术矫正足外展畸形后的正侧位片

以标准方式缝合，然后将踝以背伸中立位置于短腿后侧石膏托中。

术后护理

患者术后石膏固定禁止负重，8 周后在允许范围逐步完全负重。在拆除石膏后进行关节活动度康复训练。

Ⅲ期

术前计划

胫后肌腱功能不全Ⅲ期是一种僵硬性畸形，因此，必须行关节融合术来矫正畸形和稳定足部。尽管大部分的畸形位于距舟关节，复位距舟和距下关节获得跖行足是重要的（图 10.7a~d）。因此，大多数的Ⅲ期畸形，需要行三关节融合术进行纠正。三关节融合术后功能比内移截骨和外侧柱延长受限[7]。

手术技术

1. 患者取仰卧位，同侧髋关节下垫高。大腿根部放置止血带并用 10 英寸 ×10 英寸的粘贴巾隔开。术野消毒包括同侧胫骨近端预备骨移植。

2. 在跗骨窦处行 Ollier's 斜切口，注意不要损伤腓骨肌腱。分开趾短伸肌显露其下的距下关节和跟骰关节。在距舟关节前内侧处做另一切口。

3. 用骨凿和磨钻处理关节面准备融合，去除所有的软骨和硬化的皮质骨，露出软骨下的松质骨。在接触面用磨钻打孔创造骨长入的通道。

4. 接下来从胫骨近端取移植骨块。取胫骨结节内侧切口。用摆锯开一个 1 cm 的梯形骨窗，用刮匙取出大约 5 cm³ 的松质骨，然后用无菌生理盐水冲洗伤口并用凝血酶明胶海绵填塞封闭皮质骨窗，

用标准方式将伤口缝合。

5. 用无菌生理盐水冲洗远端创面。将松质骨移植物与 5 cm³ 脱钙骨基质混合后放置于融合部位。在前足处于中立位情况下，轻度外翻对齐距下关节（≤ 5°）。距下关节的位置通常需要跟骨向内侧平移以复位外侧的半脱位。当确定了最终位置后，用 1 枚或 2 枚逆行的 6.5 mm 空心螺钉将距下关节固定。

6. 舟骨和内侧柱从背伸和外展位复位。旋后的复位是很关键的，通过复位跗横关节的畸形来实现。这两个关节被压紧并临时固定。用 X 线透视确认位置和对合良好（图 10.7a,b）。使用 2 枚 4.5 mm 空心螺钉将距舟关节固定在适当位置。

7. 在确定最终位置后，用 1 枚或 2 枚逆行的 6.5 mm 空心螺钉固定距下关节。用 2 枚 4.5 mm 空心螺钉将距舟关节固定在适当位置。跟骰关节 U 形钉或者螺钉固定。

8. 松止血带严密止血。用无菌生理盐水冲洗伤口并用标准方式缝合。然后将足部背伸中立位放置于短腿后侧石膏托中固定。

术后护理

患者术后石膏固定禁止负重 8 周以获得完全骨性融合，以后 2~4 周在可拆卸行走靴保护下逐步完全负重。

Ⅳ期

在胫后肌腱功能不全Ⅳ期，手术治疗包括距骨外侧倾斜的矫正和足畸形的矫正，如上所述方法。除了三关节融合术外，踝关节融合术和全踝关节置换术是踝关节炎患者的手术指征。用全踝融合矫正

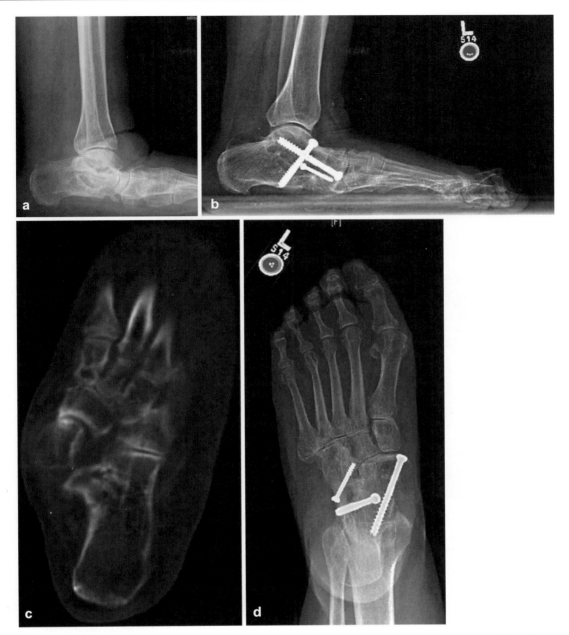

图 10.7（a）严重僵硬性平足畸形的侧位 X 线片。（b）三关节融合术矫正平足畸形的长期随访侧位片。（c）轴向 CT 扫描显示严重的前足外展畸形并有关节炎的表现。（d）长期随访正位 X 线片显示前足外展矫正

足部畸形限制了足部功能和行走。因此，可以考虑应用全踝关节置换术，但学者们普遍都不会认可这一点，因为大多数 IV 期畸形的患者患有肥胖症和医学合并症，随之具有更高的植入物失败或软组织并发症的风险。

对于没有严重踝关节炎的患者，一些作者建议三角韧带重建以复位距骨倾斜。尽管已经报道了几种三角韧带重建技术[6,11,17]，但长期随访研究仍尚未确定哪种技术是最佳的[24]。足部畸形的矫正被认为是手术成功的关键。足部畸形没有得到适当矫

正，外翻导致踝关节异常负重力线，踝关节畸形的重建可以预见会失败。一般来说，IV 期畸形更常导致明显的踝关节炎，作者通常用髓内钉进行扩大融合以矫正这些严重畸形（图 10.8a~c）。

并发症及措施

趾长屈肌转位和跟骨截骨术是缓解疼痛的可靠手段。作者尚没有观察到以上术式截骨术后骨不连和肌腱固定丢失的病例。有报道三关节融合术后一

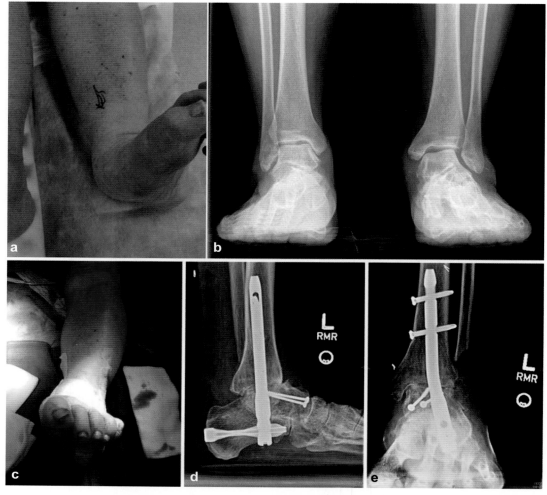

图 10.8 （a,b）Ⅳ期患者胫距关节受累畸形表现。（c）髓内钉矫正术后的外观。（d）踝关节炎进展到严重畸形行扩大融合术后的侧位 X 线片。（e）踝关节炎进展到严重畸形行扩大融合术后的正位 X 线片

个或多个关节融合失败，对此改进了植骨和固定技术。三关节融合位置不良是一个棘手的问题，可以通过后足外翻和前足矫正来避免。其中外旋是关键。如前所述，侧向僵硬和不适是外侧柱延长术众所周知的并发症。为此，作者避开了这个步骤，采取跟骰关节短缩融合来治疗外侧柱延长后的疼痛。这个补救措施在部分患者上效果喜忧参半。

总之，Ⅱ期胫后肌腱功能不全行病变肌腱清理重建、跟骨内移截骨和趾长屈肌腱转位至舟骨是一个有远期效果的术式。其他术式如外侧柱延长和跟腱或腓肠肌松解作者会选择应用于部分患者，并不常规使用。在个别情况下，内侧柱截骨或融合术也可供考虑。对于Ⅲ期严重僵硬畸形病例，三关节融合术是有效可靠的补救术式。有明显的踝关节病理

改变的患者可通过扩大融合踝关节或可能的踝关节置换术来重建。作者经常在因肥胖和医学合并症导致关节置换术有失败高风险的严重畸形患者中使用髓内钉进行包括踝关节的扩大融合术。

（Dean Wang，Nelson F. SooHoo 著；吴伟 译；

郝跃峰 审校）

参考文献

扫描二维码获取

第 11 章　高　弓　足

概述

定义

　　高弓足是一种复杂的足弓过度抬高引起的足部畸形，足部异常包括前足内侧跖屈、整个前足内收、后足内翻、跟骨倾斜角增大、足底软组织的挛缩和伴发爪形趾等多种畸形，主要的畸形可以局限于前足、中足、后足，或者同时累及以上多个部位（图 11.1）。

病因学[1,2]

　　肌 - 神经源性、创伤、先天性或特发性因素引起的肌力不平衡是导致高弓内翻足畸形的病因。患足的外观形态取决于病因和肌力不平衡的病程[4,5]。肌肉病变常由远端向近端进展，主要累及胫前肌和腓骨短肌，并出现继发性的足内在肌功能障碍。此时，胫前肌肌力相对比腓骨长肌弱，导致第一跖骨过度跖屈。由于胫后肌已经使后足内翻，导致跟腱止点相对内移而进一步内翻后

足，改变了踝关节处轴向力量的传递。当出现后足内翻和前足旋后时，腓骨长肌将使第一跖列进一步跖屈（表 11.1）（图 11.2）。随着高弓足的进展，跖腱膜也常常发生挛缩。在病程的早期，患足的畸形是柔软可矫正的，但会逐渐变得僵硬并出现关节炎。孤立的后足高弓畸形少见，但可见于脊髓灰质炎后遗症患者和特发性高弓足中（图 11.1d）。

　　周围神经病引起的足内在肌力下降可以导致爪形趾畸形[4,6]。由于胫前肌无力，趾长伸肌和跗长伸肌会过度收缩试图代偿胫前肌的背伸功能。但同时会导致趾长伸肌、跗长伸肌与足内在肌之间肌力的不平衡，结果是导致跖趾关节过度背伸和趾长屈肌引起的趾间关节过度跖屈。当出现僵硬性跗趾仰趾畸形和其他趾的爪形畸形后，会出现更严重的跖骨头压低和跖侧软组织挛缩[7]。

　　距骨外旋和相对于跟骨的背伸会限制踝关节背伸活动。距骨与后足的内翻畸形还会增加踝关节前内侧部分的接触压力。有作者的研究表明，踝关节外侧不稳、内翻高弓足畸形与踝关节炎之间存在关联[4,8-10]（图 11.3）。

表 11.1　Charcot-Marie-Tooth 病中的足部畸形

畸形	无力的主动肌	完整的拮抗肌	运动
马蹄足畸形	胫前肌	小腿三头肌	跖屈
后足内翻	腓骨短肌	胫后肌	内收足部，内翻距下关节
第一跖列跖屈	胫前肌	腓骨长肌	跖屈第一跖列，前足高弓
足趾畸形	足内在肌	外在伸肌和屈肌	当内在肌不能协调外在肌时发生爪形趾畸形；同时压低跖骨头、加重高弓
跗趾爪形趾畸形	足内在肌	跗长伸肌和跗长屈肌	当完好的跗长伸肌用来代偿无力的胫前肌背伸足部时会出现严重的跗趾爪形趾畸形

From Guyton and Mann[5]

253

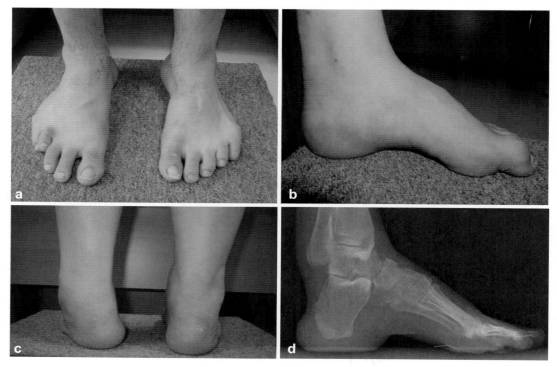

图 11.1 高弓内翻足具有诊断意义的典型临床表现。（a）前足旋前和内收。（b）前足内侧部分跖屈、足弓抬高和爪形趾畸形。（c）后足内翻畸形（左侧）。（d）在脊髓灰质炎后遗症患者中出现显著的后足内翻畸形和跟骨倾斜角增大

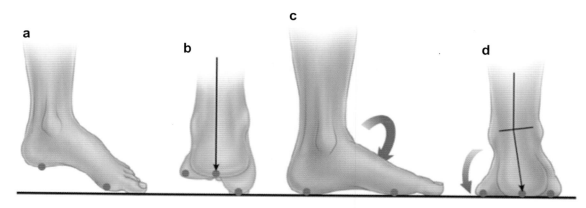

图 11.2 负重时前足马蹄足畸形导致后足内翻畸形的发病机制[36]。（a，b）非负重时前足跖屈。（c，d）负重引起后足代偿性内翻畸形

病因（表 11.2）

Charcot-Marie-Tooth（CMT）病

Charcot-Marie-Tooth（CMT）病也称为遗传性运动与感觉神经病（hereditary motor and sensory neuropathy，HMSN）或腓骨肌萎缩。CMT 病是高弓内翻足最常见的病因，因此在每个高弓足病例中都应当考虑 CMT 病的可能性。CMT 病不是由单一病因引起的疾病，而是由于复杂的遗传基因障碍导致重要外周神经蛋白质合成异常，最终导致临床症状严重程度变异极大的病理状态[11,12]。经典的病例中，1 型 CMT 病是最常见的类型，大约占 CMT 病患者的 50%[13,14]，该型为常染色体显性遗传，神经电生理检查是最重要的检查方法，并可发现功能异常的髓鞘和神经传导速度减慢[15]。2 型也是常染色体显性遗传，占 CMT 病的 20%。在该型中，神经传导速度正常，但感觉和运动电位的幅度明显下降。总体而言，2 型 CMT 病的进展速度比

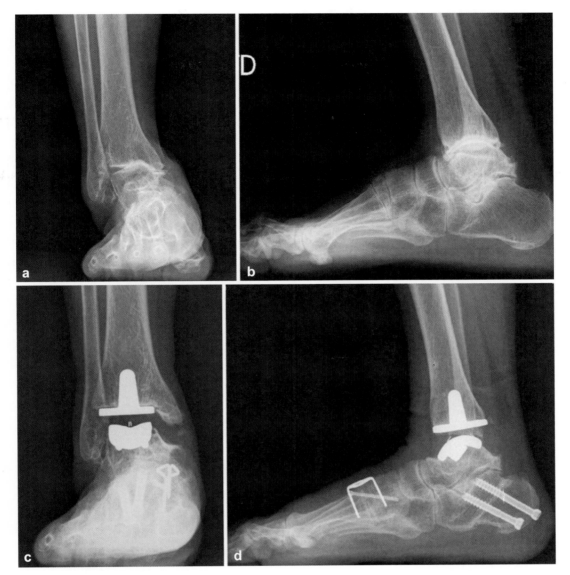

图 11.3　高弓内翻足合并晚期踝关节骨关节炎的立位 X 线片。（a，b）术前 X 线片提示踝关节炎时距骨内翻倾斜合并后足内翻和前足高弓畸形。（c，d）术后 X 线片可见踝关节置换术后力线良好，同时行距骨和跟骨的截骨矫形

1 型要慢。X 型为 X 染色体连锁遗传，占 CMT 病的 10%~20%。4 型为常染色体显性遗传，但非常罕见。

在 CMT 病中，畸形症状的起始时间和进展速度并不一致，症状常出现于儿童期的后期或早期成人阶段。典型病例中，病变首先累及足内在肌，随后为小腿外侧间室肌群（腓骨肌）、前侧间室肌群（伸肌群），最后累及三头肌和胫后肌。诊断需要综合患者症状、神经功能评估、家族史、肌电图、神经传导速度检查和 DNA 检测的结果。其中，DNA 检测和神经活检是 CMT 的确定性诊断手段[15,16]，但 CMT 病的特异性基因标志物还未全部确定。肌电图检查可发现受累神经传导速度下降和潜伏期延长。

特发性高弓足

该型高弓足虽然具体病因不明，但可以被视为是由某种神经病变所引起。Lelievere 主张高弓足是该神经病变仅有的临床表现和症状。尽管该类畸形的严重程度要轻于神经源性高弓足，但特发性高弓足的主要特征与后者相似，因此也是一种复杂的足部畸形[17]。该型通常累及双足，并且主要为后足高弓。

脊髓灰质炎后遗症

脊髓灰质炎主要导致以跟骨倾斜角显著增大为特征的后足高弓畸形。主要机制是小腿三头肌瘫痪

而小腿后群深层肌肉、足内在肌和胫前肌肌力正常。在筋膜间室综合征中，小腿后侧间室深层肌肉容易受损，由其引起的高弓足畸形伴有严重的爪形趾畸形。足、踝部骨折畸形愈合（距骨颈骨折、跟骨关节内骨折）也可以引起僵硬性高弓足畸形。表11.2列举了高弓足畸形的鉴别诊断。

表 11.2　高弓足畸形的病因

中枢神经系统
脑瘫、多发性硬化
颅脑创伤
卒中
肌肉和周围神经系统
Charcot–Marie–Tooth 病
多发性神经病
脊髓脊膜膨出（脊柱裂）
脊髓空洞症
脊髓灰质炎
神经管闭合不全
脊髓肿瘤
脊髓性肌萎缩
肌源性肌萎缩
创伤性
筋膜间室综合征
烫伤
足部骨折畸形愈合
特发性
排他性诊断

诊断

临床特点

　　高弓足的特征为足部外观不佳，畸形呈进行性发展。患者常表现为足外侧柱弥漫性疼痛，这是最常见的临床症状且常伴有外侧柱的应力骨折和痛性胼胝形成[4]。大部分患者有足部易疲劳、无力、僵硬和后足外侧不稳的症状。患者鞋底的外侧缘可出现非对称性磨损。如果合并有踇趾的爪形畸形，会发生第一跖骨跖侧胼胝和足趾趾间关节的溃疡。通常，患者会因后足马蹄样下垂、踝关节背侧撞击和背伸受限而出现上坡和下蹲困难。

体格检查

　　患者的体格检查包括家族史询问和观察步态。在支撑相，需要观察足趾、足、后足和膝关节的姿态；马蹄足畸形会引起膝反张畸形。在摆动相，踇长伸肌作为辅助伸踝肌肉过度收缩，会出现显著的仰趾畸形（cock-up deformity）（图11.4a）。检视足部可以发现外踝向后方移位，足部外侧缘失去正常外观而隆起，距骨头凸起于足背外侧，后足内翻、前足旋前畸形，足底胼胝、足趾皮肤溃疡和"躲猫猫"征（图11.4b）。

　　在患者坐位和放松状态下检查踝、距下关节和足部的主动和被动活动。距骨倾斜试验、前抽屉试验可以发现踝关节外侧不稳。如果有腓骨肌腱病变（撕裂或脱位），可在外踝后方至肌腱止点间发现肿胀和压痛。评估下肢所有的肌肉组的肌力具有重要意义，可以用来评价畸形的进展情况并帮助术者更好地计划手术重建方式，特别是拟行肌腱转位手术时[12]。

　　Coleman block 试验可以帮助鉴别僵硬性前足跖屈的后足内翻畸形是否为僵硬性。患者站立位将足底外侧部分置于木块上，使第一跖骨头可以自由跖

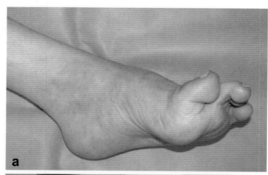
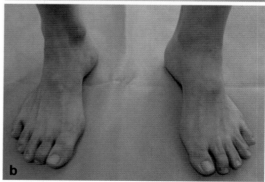

**图 11.4　高弓内翻足特点。（a）由于踇长伸肌过度收缩以代偿软弱的胫前肌，使得踇趾仰趾畸形非常明显。（b）"躲猫猫"征：当患者双足朝前、分腿站立时很容易从前方观察到跟垫。正常情况下，由于足跟的外翻使跟垫位于足后方，所以从前方是不能从足的内侧看到跟垫的

屈，当足跟的内翻自发纠正为外翻时提示后足的内翻畸形是柔软的，此时跟骨的内翻继发于第一跖列的僵硬性跖屈（图 11.5）。

　　Silfverskiold 试验不仅可以有效地发现马蹄足畸形，并且可以鉴别病变位于腓肠肌还是比目鱼肌。在检查时，检查者分别在屈膝和伸膝位检查踝关节的背伸活动度并进行比较。

影像学检查

　　普通 X 线片在诊断和评价足部畸形严重程度上有重要作用。患者需要摄负重足正位和侧位片，站立位踝关节正侧位片，后足力线位和踝关节应力位片。在足正位片上，距骨-第一跖骨角（测量值增大）和距骨-跟骨角（测量值减小）反映了前足内收的程度。由于第一跖骨跖屈，其长度似乎短缩。负重侧位片上可观察到距骨-第一跖骨角（Meary 角）增大，外踝后移，跟骨倾斜角增大，侧位片上第一跖骨-跟骨角（Hibb's 角）增大和距骨顶部扁平[4,6]。由于发生内翻，跟骨长度变短。正常情况下，跟骰关节因与距舟关节重叠不能在侧位片上看到，而在高弓足病例中却可以清晰显示（图 11.6a）。为了测量后足内翻程度，必须进行后足力线位摄片（图 11.6b）。

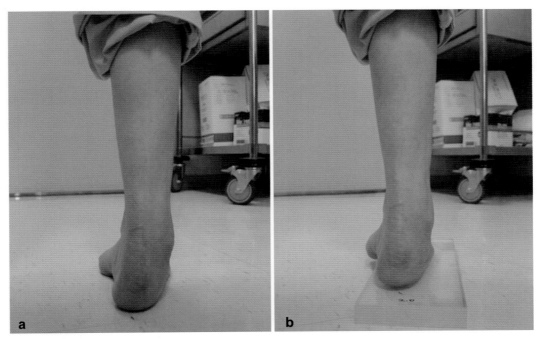

图 11.5　阴性 Coleman Block 试验。（a）从后方检查后足内翻畸形。（b）站立位下将木块置于足底的外侧部分以减轻内侧弓的压力。未纠正后足内翻，提示后足在距下关节水平的内翻畸形是僵硬性的

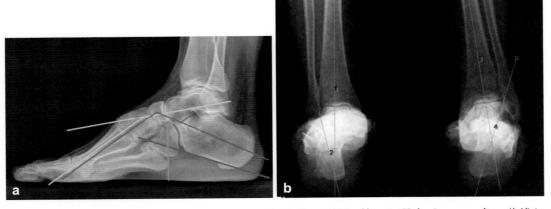

图 11.6　高弓足影像学测量的重要参数。（a）侧位像上距骨-第一跖骨角（=Meary 角，黄线），跟骨倾斜角（蓝线），舟骨高度（绿线），侧位第一跖骨-跟骨角（=Hibbs 角，红线）。（b）后足力线位显示后足严重内翻

为了评价踝关节的病变，需要在踝关节负重位的正位和侧位片上观察距骨内翻畸形和踝关节前内侧关节炎的征象。内翻应力位摄片是在前后像上对距骨施加内翻的应力观察距骨在踝穴内是否倾斜，应当在术前和术中都进行，因为后足内翻畸形常导致踝关节外侧不稳。

CT平扫可用来发现隐匿的关节退行性变和跗骨联合。MRI或者超声检查可以用来评价关节软骨、韧带和肌腱的病变。数字动态足底压力测量可用来分析足底的压力分布模式、接触面积和行走过程中的压力时间积分[18]。

治疗

保守治疗

目前，还没有具有根治性效果的非手术治疗方法。绝大多数情况下，非手术治疗不能终止或者预防畸形，因而限制了这些方法的应用。由于畸形进展将会导致症状的恶化，医生必须仔细观察畸形进展的征象。应避免试图用矫形器来纠正僵硬性高弓内翻足的畸形，因为这可能导致新的畸形和胼胝形成。矫形器和支具的作用是通过增加鞋头深度，使用前足楔形垫，抬高足跟垫，带踝与距下关节支撑的踝-足矫形器来缓解跖痛症状，减轻爪形趾皮肤溃疡，降低跟腱张力和消除踝关节不稳[19]。

作为高弓足非手术治疗的一部分，拉伸物理治疗的重点是训练足踝部外翻和背伸的功能。

手术治疗

手术治疗原则

本章作者认为高弓足手术指征为患者症状和体征程度较重者，包括足外侧柱疼痛（第五跖骨应力骨折和胼胝）、足部僵硬、踝关节畸形合并肌腱或关节退变和复发性踝关节不稳。

目前的建议是在高弓足畸形柔软时即给予早期治疗，以避免需要截骨术和关节融合术来治疗晚期的畸形僵硬和严重关节病变[20]。骨性手术之前先行软组织手术，如在跖腱膜松解后再进行中足关节固定，这样的顺序可以缩小骨性手术的范围。当有明确的肌力不平衡时，必须通过肌腱转位来使患足恢复到功能位。如果只进行骨性手术而忽略了软组织平衡手术，容易引起畸形复发[21]。

为了重建一个有功能的跖行足，需要松解挛缩的组织。相对于关节融合术，为了保留关节的活动度应尽一切可能优先选择截骨术[12,22]。因此，即使在僵硬的高弓内翻足畸形中，都应首先考虑跟骨、跖骨截骨术而非三关节融合手术。但是根据畸形和关节炎的严重程度，部分病例也需要接受双关节、三关节或踝关节融合术。

治疗流程

目前还缺乏适用于所有类型高弓足畸形的手术治疗流程。僵硬性和柔软性畸形并存的高弓足并不常见，所以为了达到理想的治疗效果常需要进行软组织和骨性联合手术治疗。

第一步要纠正后足跖屈，以消除引起足跟畸形的力量。可以选择行小腿三头肌延长，或者行开放/经皮跟腱延长术。对畸形较轻的病例，可以行经肌肉小腿三头肌延长或腓肠肌筋膜松解。对较重的病例，应考虑行跟腱延长术。跖腱膜紧张的高弓足几乎都需要进行跖腱膜松解。松解术应当在跟骨截骨矫形和第一跖列背伸截骨之前进行，以最大程度地降低抬高的内侧足弓。

下一步是对高弓足畸形进行骨性手术矫正。僵硬性后足内翻需要进行跟骨外翻截骨。对于绝大多数成人病例，需要进行跟骨外移截骨（lateral sliding calcaneal osteotomy LSCO），因为单纯的Dwyer截骨会使跟腱的力臂减小，并且矫形作用较弱。为了纠正后足内翻畸形，我们倾向于进行双平面或三平面的LSCO，因为纠正后足畸形是高弓内翻足重建手术成功的关键。第一跖列的背伸闭合楔形截骨是我们最常使用的手术方式。对于最严重的病例，可以使用跖骨多处背伸截骨的方法，并且畸形越重截骨平面越靠近近端。如果有显著的中足高弓畸形，可以进行中足的闭合楔形截骨或舟楔关节融合术，如Japas截骨术。但术后将不可避免地影响其他中足关节的功能。

之后，还需要通过肌腱延长、肌腱切断、趾间关节融合或趾间关节切除成形术纠正残余的爪形趾畸形。

在高弓足接受广泛的软组织和骨性矫形重建手术之后，还需要进行若干种肌腱转位术，包括经骨间膜胫后肌腱足背外侧转位术（劈裂或整体转位）、胫前肌腱后足中部转位术和腓骨长肌腱转位代替腓骨短肌腱[12]。

胫后肌腱的足背转位常用于晚期高弓足的重建

手术，用来平衡足部的内翻。胫后肌腱转位至外侧楔骨可以消除足部有力的内翻力量、加强外翻，同时与软弱的腓骨肌和胫前肌协同平衡后足[21,23]。在施行胫后肌腱足背转位之前，先进行跟腱延长术以充分改善踝关节的背伸活动。

手术技术和要点（表 11.3）

患者仰卧位并且充分垫高患侧臀部，直至足部可以垂直置于手术床，同时应将足跟置于床尾，这样可以充分地暴露足的内外侧部分。在良好的衬垫下安置气压止血带。

单纯软组织松解术的使用指征是柔软的高弓足畸形，特别是儿童高弓足。但成人僵硬高弓足畸形的治疗中，单纯的软组织手术并不适合[24]，而主要发挥辅助性的作用。

目前有多种手术方法矫正马蹄足畸形，Baumann术、Strayer 术、Vulpius 术、Baker 腓肠肌后徙术和跟腱延长术可用于治疗柔软和轻度的病变。在严重的马蹄足畸形中，开放 Z 字形跟腱延长术更为适合。马蹄足合并后足内翻畸形时，应在跟腱延长时保留跟腱远端附着外侧部分的完整。矫正的目标是当膝关节伸直时踝关节可背伸达到 15°。

如果单独使用跖腱膜松解，只能获得有限的矫正效果。但这一简单的手术方法可以矫正柔软的前

足内收和中足高弓畸形。跖腱膜松解的治疗目标是能够最大程度地抬高僵硬跖屈下垂的跖骨。本文作者主要使用跖内侧纵向切口，切口起于足跟垫部负重区的远端，该处可容易地触及紧张的跖腱膜。应当仔细地切断跖腱膜，确保在足底部和沿姆展肌走行范围内无有张力的筋膜束残留（图 11.7 a~d）。

跟骨截骨可用于矫正僵硬的后足内翻畸形。该手术可使足跟部与地面接触点和下肢的负重轴于踝关节水平向外侧移位，还可以在步态周期的足趾离地阶段将跟腱的力臂移向外侧[25,26]。跟骨截骨术包括单纯外移截骨术或外侧闭合楔形截骨（Dwyer 截骨）、双平面截骨（外侧移位联合外侧闭合截骨）和三平面截骨（双平面联合跟骨结节近端移位以降低跟骨倾斜角）（图 11.8 a,b）[27]。也可以使用 Z 字形外侧闭合截骨加外移截骨（图 11.9）[28]。跟骨截骨后使用螺钉固定时要注意以下几点：由于跟骨结节外移，固定跟骨截骨的螺钉入钉点应当位于跟骨中线的外侧并朝向内侧，以避免螺钉的位置过于偏外；为了防止发生术后疼痛，应避免经足跟软组织的负重区域置入螺钉，也可选择使用无头螺钉；螺钉固定后，使用骨锉等工具将跟骨外侧壁的骨面锉平。

跟骨外移截骨后，可能出现暂时或永久性的胫神经、腓肠神经激惹症状。在畸形严重的 CMT 和创伤后马蹄高弓足病例中，这一并发症的发生率尤

表 11.3　高弓足重建的手术方法

畸形	手术技术
马蹄足畸形	Baumann 术：腓肠肌和比目鱼肌肌内延长术 Strayer 术：远端腓肠肌后徙术 Vulpius 术：翻转 "V" 字形腓肠肌后徙术 Baker 术：舌状腓肠肌后徙术 跟腱延长术 Z 字成形或经皮半切术
高弓足畸形	
软组织手术	跖腱膜松解：确保不遗留有张力的束带（注意：跖内侧神经）
	腓骨长 - 短肌转位术：最常用的肌腱转位术
	胫后肌腱转位至外侧楔骨：尽可能远地从舟骨上切除肌腱
	改良 Jones 手术
	Russell-Hobbs 手术：纠正外在肌相对于内在肌的过度收缩，将趾长伸肌腱转位至楔骨
	外侧韧带重建术：改良 Chrisman-Snook 手术
骨组织手术	跟骨截骨术：单纯、双平面和三平面 Z 字形截骨术：单纯旋转加外侧楔形截骨，增加跟骨外翻
	背伸截骨术：中足截骨术（Cole），第一跖骨截骨术
	矫形性三关节融合术（Lambrinudi 手术）

其高，作者建议当需要较大程度的跟骨外移纠正CMT病严重后足内翻时，可以同时进行神经间室的松解（屈肌下支持带）。

Sammarco在一项包含21个疼痛、僵硬高弓内翻足病例的研究中建议联合使用跖骨和跟骨截骨术，经过术后平均49.8个月的随访发现疗效优良率

可达89%。

本文作者通常仅使用跟骨外移截骨术来治疗轻、中度的后足内翻畸形，对更严重的后足内翻畸形则给予双平面截骨术，而三平面截骨术则适用于后足源性的高弓内翻足。不同严重程度的畸形需要的跟骨外移的幅度也各异，轻、中和重度

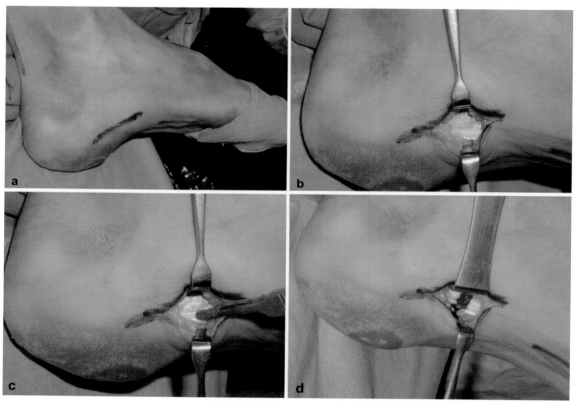

图11.7　跖腱膜松解术。（a）足底内侧切口。（b）显露跖腱膜。（c）用15号刀片切断紧张的跖腱膜并切除5 mm的腱膜以避免粘连。（d）跖腱膜松解后皮肤表面可见凹陷

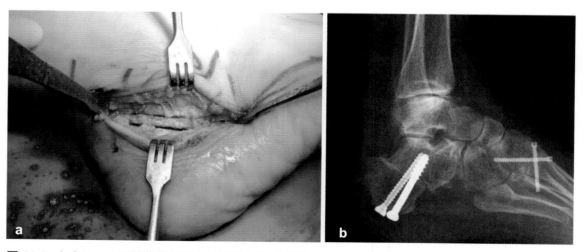

图11.8　（a）Dwyer跟骨截骨术联合外侧闭合楔形截骨。（b）三平面跟骨截骨术的指征为高弓足合并跟骨倾斜角增大，可以有效地延长跟腱、减小跟骨倾斜角

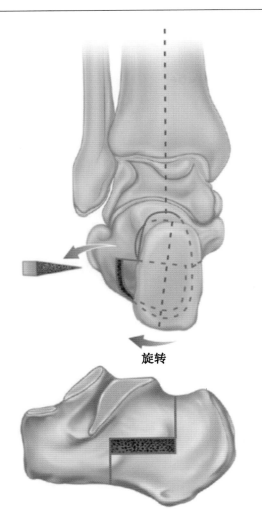

图 11.9 跟骨 Z 字形矫形截骨术[28]。切除基底在外侧的楔形骨块并外移跟骨结节

旋转

决定，轻、中和重度后足内翻的 TCA 角度分别为小于 10°、10°~20° 和大于 20°。本文作者在术中为了进一步改善足部的力线通常还会增加跟骨外侧闭合截骨术，在影像增强仪的辅助下在跟骨截骨处切除 5~7 mm 厚的楔形骨块[29]。

为了减小柔软高弓内翻足中腓骨长肌的跖屈力量、增强腓骨短肌外翻足力量，最常用的肌腱转位方法是将腓骨长肌转位至腓骨短肌。其使用指征还包括踝内翻畸形和（或）踝关节不稳。肌腱转位术和跟骨外移截骨术可以使用同一个切口，肌腱转位在跟骨截骨后施行。将足置于最大外翻位，使用 Pulvertaft 编织缝合法或肌腱侧 - 侧缝合法固定腓骨长 - 短肌腱（2 号 Ethibond 不可吸收缝线）。腓骨长肌转位至腓骨短肌虽然有助于增加踝关节稳定性，但仍不足以稳定后足（图 11.10）。

使用改良 Jones 手术治疗踇趾爪形趾畸形和踇长伸肌挛缩。手术包括趾间关节固定和将踇长伸肌从足趾转位到第一跖骨颈部。趾间关节融合可以使用一枚纵行 4.0 mm 空心螺钉联合抗旋克氏针固定。手术方法如图 11.11 所示。

第一跖列的跖屈畸形和僵硬高弓足的前足旋前畸形顶点位于跖骨时（如中足高弓），可使用第一跖列背伸截骨术进行纠正。可以在第一跖骨行闭合楔形截骨，或者在内侧第一跖楔关节行背侧闭合楔形关节融合术（图 11.12 a,b）。

Wulker 和 Hurschler[24] 对 13 例接受中足背侧闭合楔形截骨术治疗的高弓足病例进行了为期 46 个月的随访研究。作者选择在 Lisfranc 和 Chopart 关节线之间切除背侧楔形骨块，楔形骨块的基底部位于背外侧并且跖腱膜保持完整。在这组病例中，有 1/3 的患者因为轻度到中度的疼痛而对效果感到不

畸形的跟骨外移分别为 5~10 mm、10 mm 和 10~15 mm。而后足内翻的严重程度是由后足力线像上测得的胫跟轴线角（tibiocalcaneal axis angle，TCA）

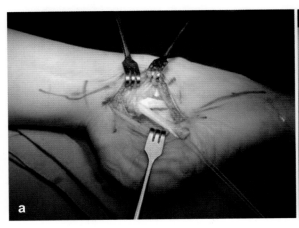
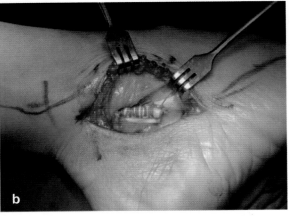

图 11.10 （a，b）腓骨长 - 短肌腱转位术。腓骨长 - 短肌腱转位和跟骨截骨术可以使用共同的切口

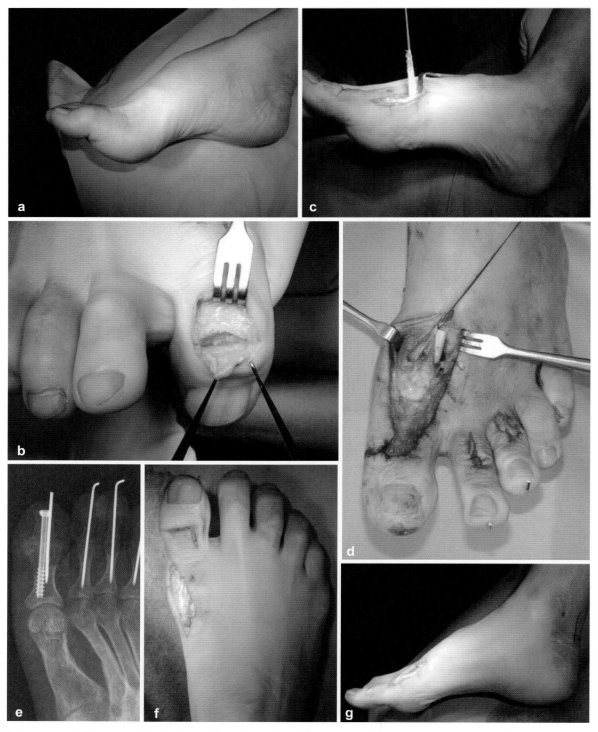

图 11.11 改良 Jones 手术。(a) 跨趾仰趾畸形。(b) 使用 L 形皮肤切口切除关节软骨行跨趾趾间关节融合。(c) 从远节趾骨止点处切断趾长伸肌腱，并行断端锁边缝合。(d) 趾长伸肌腱转位至第一跖骨颈部，从内侧向外侧穿过骨隧道。(e, f) 趾长伸肌腱在缝合固定前要先将踝关节背伸到 90°，使肌腱通过牵拉、抬高第一跖骨发挥背伸踝关节的作用。(g) 侧位像显示跨趾爪形趾和前足高弓畸形消失

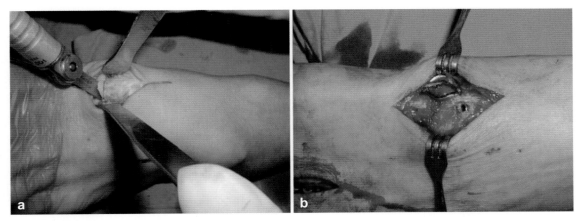

图 11.12 第一跖骨基底部背伸截骨术。（a）从距离第一跖楔关节 1 cm 的部位切除一个基底在背侧的楔形骨块。通常要首先松解跖腱膜以便背伸第一跖骨。（b）几种固定技术：接骨螺钉固定、张力带固定、双孔钢板固定或骑缝钉固定

满意，尽管其足部畸形较术前已经有了极大改善。严格地讲，术后的疼痛、关节炎风险和 Lisfranc 韧带引起的截骨面闭合困难并不是由手术保留了中足关节和损伤舟楔关节引起的。严重的中足高弓畸形合并关节炎或关节融合时，中足背伸截骨术是一种理想的治疗方法（图 11.13）。

经第一跖骨的关节外截骨术相对更加安全、创伤更小，因此更容易被接受。为了避免矫正不够充

分，在踝中立位时应当仔细评价前足旋前畸形，比较第一和第五跖骨的高度。背侧楔形骨块的宽度取决于计划纠正的程度，根据本文作者的经验，3~4 mm 厚的楔形骨块较为合适。

关节融合术的使用指征是严重的僵硬性、姿势性高弓足畸形合并关节炎病例。为了术后获得跖行足，需要在相应关节进行基底在背外侧的楔形截骨[19]。由于某些情况下矫正后足畸形会加重足内

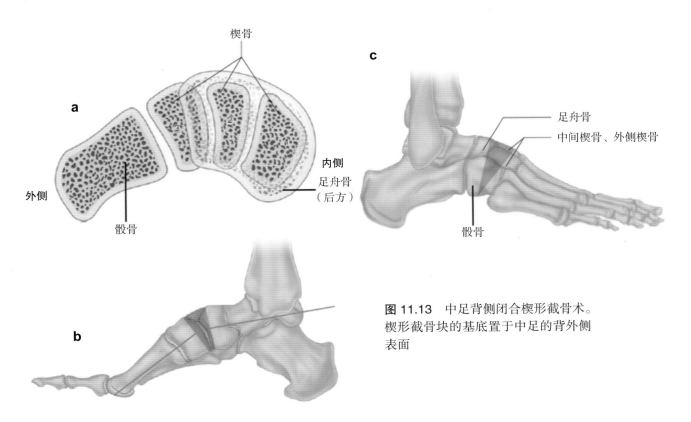

图 11.13 中足背侧闭合楔形截骨术。楔形截骨块的基底置于中足的背外侧表面

侧柱的跖屈，在三关节固定的基础上还可以同时增加其他的矫形手术。

如果合并踝关节外侧不稳，需要同时进行外侧韧带重建术。目前施行的外侧韧带重建技术主要包括改良 Chrisman-Snook 术和腓骨长 - 短肌腱转位术。为了保证这些韧带重建手术的效果，需要在韧带重建前通过骨性手术矫正后足内翻畸形的异常力线。改良 Chrisman-Snook 术利用腓骨短肌腱的前半束重建了踝关节的静态稳定，而腓骨长 - 短肌腱转位术对踝关节外侧不稳进行了动态重建。在本章作者的实践中，还未同时进行改良 Chrisman-Snook 术和腓骨长 - 短肌腱转位术。改良 Chrisman-Snook 术

的指征是中、重度的外侧踝关节不稳，而腓骨长 - 短肌腱转位术的指征是轻度以下的不稳病例[8,9,29]（图 11.14）。但腓骨长 - 短肌腱转位术更广泛地应用于削弱第一跖列跖屈的肌力和平衡胫前肌肌力。

胫后肌腱转位至外侧楔骨可以增强减弱的踝背伸肌力，减轻后足的内翻肌力。使用刀片将胫后肌腱于舟骨止点处剥下，尽可能地保留其长度。一些医生喜欢将胫后肌腱连同部分舟骨止点凿下，但这种方法将增加肌腱穿过楔骨隧道的难度。调整转位肌腱的张力时，作者常规将踝关节置于中立位或 5°背伸位，使用界面螺钉固定的同时维持较大的力量牵拉肌腱（图 11.15）。

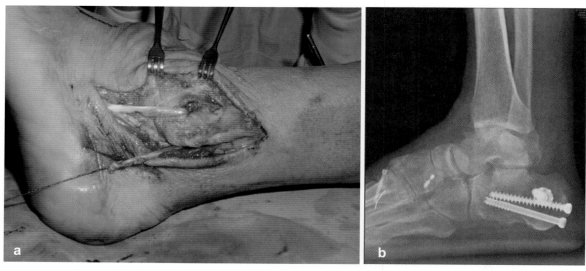

图 11.14 （a）改良 Chrisman-Snook 术使用腓骨短肌腱的前半部分重建踝关节外侧韧带。（b）跟骨外移截骨术和垫片加螺钉固定肌腱

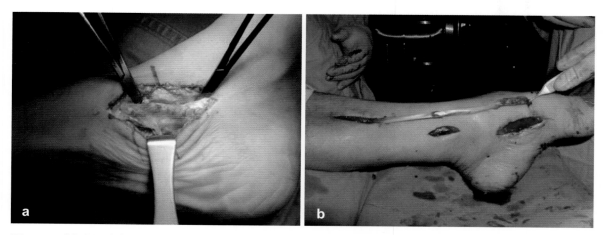

图 11.5 胫后肌腱向足背转位。（a）手术刀骨膜下松解胫后肌腱的舟骨附着部分，尽可能保留肌腱的长度。（b）胫后肌腱于内踝上方 10 cm 处由胫骨内侧牵出至前方。（c，d）在胫腓骨骨间膜上通过"五切口"技术将胫后肌腱转位，使用可吸收肌腱固定螺钉将其固定于外侧楔骨

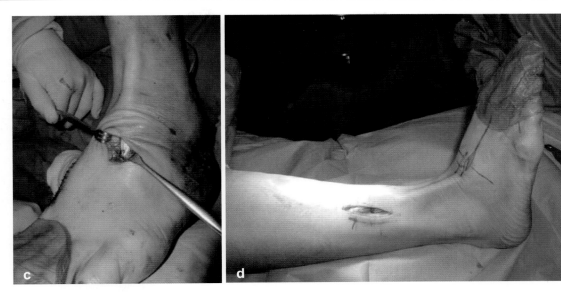

图 11.5 （续）

■ **病例 11.1** Charcot-Marie-Tooth（CMT）病。（a,b）60 岁男性 CMT 病患者，表现为瘫痪性高弓内翻足畸形合并踝关节外侧不稳。（c,d）足部畸形的重建包括①跟骨外移闭合楔形截骨术，②第一跖骨背伸闭合楔形截骨术，③跖腱膜松解，④腓骨长 - 短肌腱转位术和⑤改良 Chrisman-Snook 术。（e,f）成功

纠正后足内翻畸形的同时稳定了踝关节（术前和术后 1 年），并且步态得到了显著改善。（g,h）高足弓得到了明显的纠正（术前和术后），AOFAS 评分由术前的 60 分提高到术后的 90 分，患者对治疗结果非常满意。

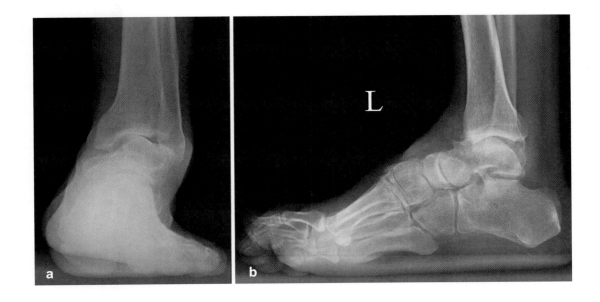

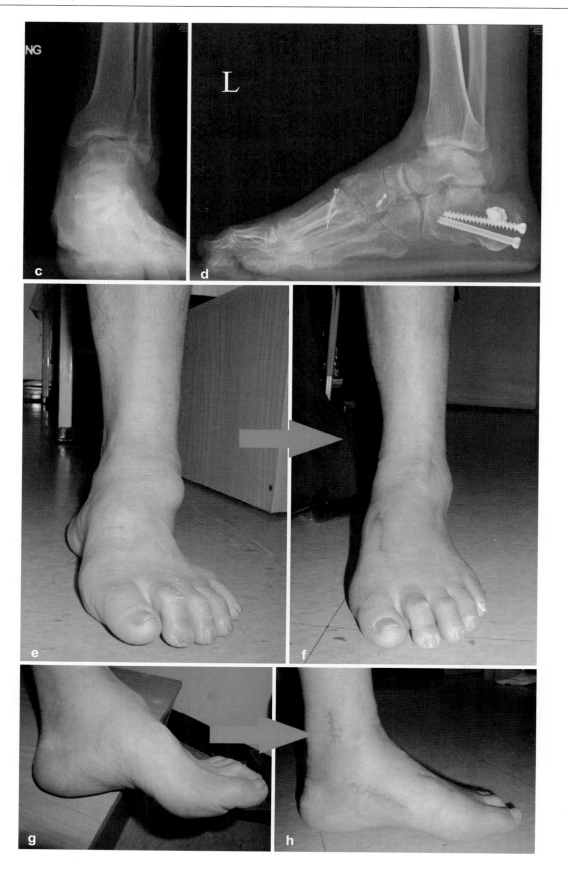

■ **病例 11.2** 瘫痪性高弓足。(a,b) 54 岁女性,瘫痪性高弓内翻足病史 20 年,合并疼痛和行走困难。VAS 疼痛评分 5 分,AOFAS 评分 38 分。(c,d) 行①跟腱 Z 字形延长,②跖腱膜松解,③第一跖楔关节背伸融合术,④跟骨外移截骨术和⑤胫骨后肌腱转位至外侧楔骨。(e,f) 站立位足部摄片,跟骨倾斜角从 52° 纠正到 36°,Meary 角从术前 33° 纠正到术后 12°。(g,h) 前后位距骨 - 跖骨角从术前的前足内收 27° 纠正到 8°。(i,j) 后足内翻从术前的 22° 下降到 8°。

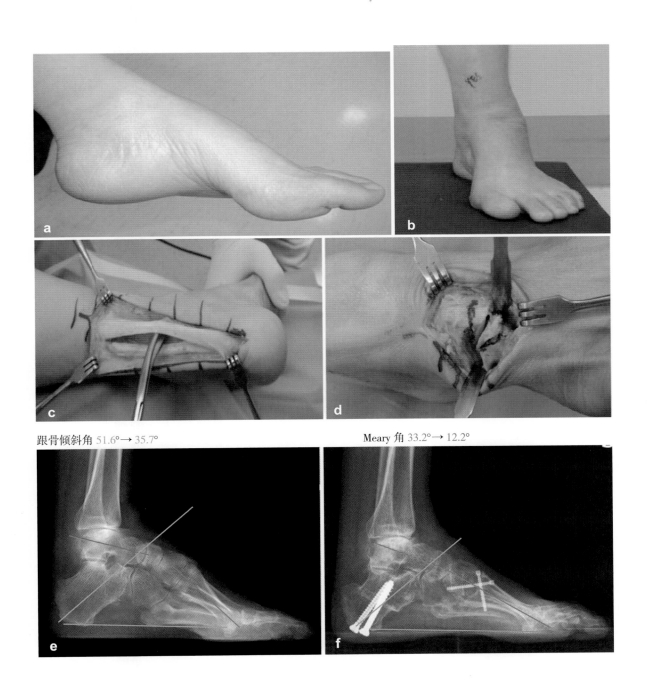

跟骨倾斜角 51.6° → 35.7°   Meary 角 33.2° → 12.2°

距骨 - 第一跖骨角 27° → 8°

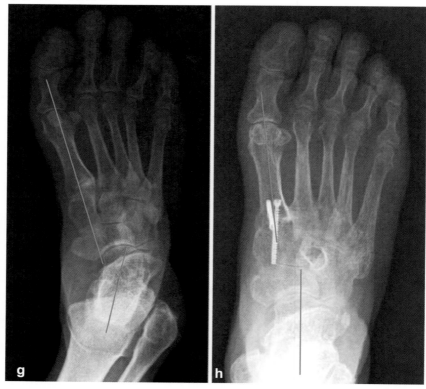

后足内翻 22° → 1.2°

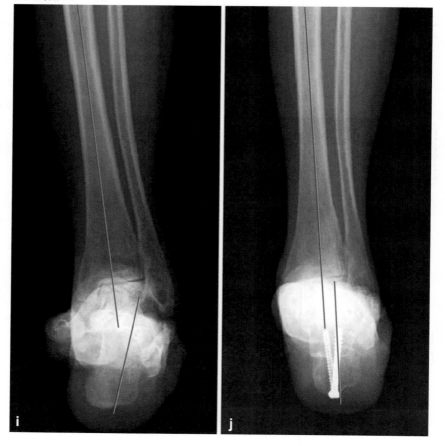

■ **病例 11.3** 双侧特发性高弓足。(a,b) 39岁双侧特发性马蹄高弓内翻足患者，足部不适和步态异常。VAS 疼痛评分 5 分，AOFAS 评分 38分。(c,d) 行①跖腱膜松解，②第一跖楔关节背伸截骨术，③三平面跟骨截骨术，④跟腱 Z 字形延长。

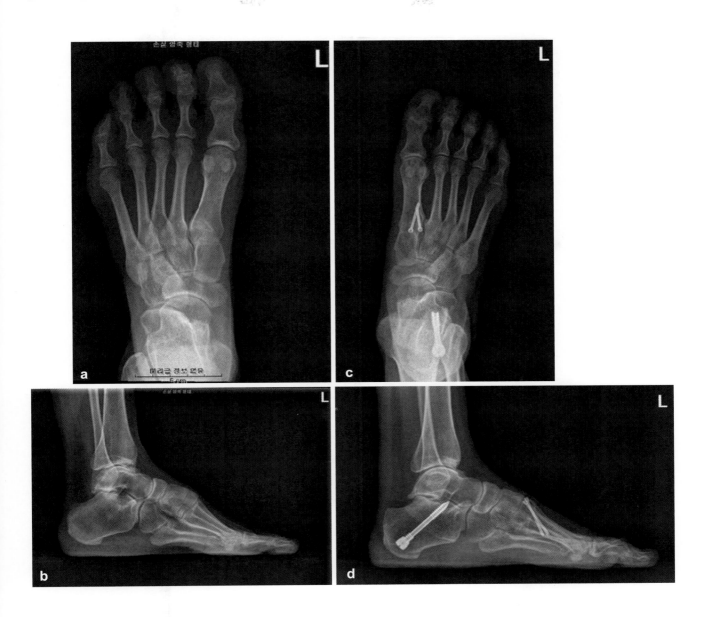

■ **病例 11.4** 高弓内翻足——Hibbs 手术。(a~c) 54 岁女性，马蹄高弓内翻足合并跨阈步态和严重爪形趾畸形。(d,e) 后足可见严重的跟内翻畸形。(f,g) 行①跟腱 Z 字形延长 (4 cm)，②后关节囊松解，③跖腱膜松解，④第一跖楔关节背伸截骨融合术，⑤跟骨外移截骨术 (三平面) 和⑥趾长伸肌腱转位至外侧楔骨 (骨通道直径 8 mm，可吸收螺钉直径 8 mm，Hibbs 手术)。(h) 胫跟角提示跟骨内翻由 30° 纠正到 0°。

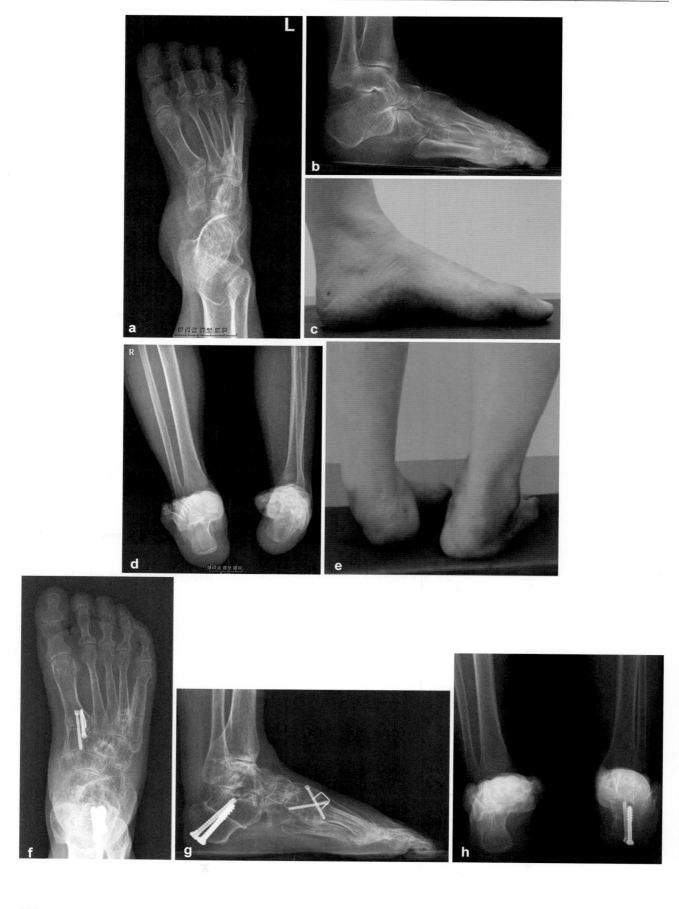

■ **病例 11.5** 僵硬双侧 CMT- 马蹄高弓内翻足。(a,b) 34 岁女性，严重瘫痪性马蹄高弓内翻足畸形。自童年起出现不明原因的跛行和双下肢肌肉无力，畸形不断进展并于近期加重。(c,d) 踝背伸和伸趾肌力消失，僵硬的内翻畸形合并踝关节和距下关节疼痛，足底外侧部分有胼胝形成。(e~g) 行

①三关节融合术，②胫后肌腱转位术（外侧楔骨），③三角韧带松解术，④跟腱 Z 字形延长术，⑤跖腱膜松解术和⑥第一跖楔关节背伸截骨术。(h,i) 由于爪形趾畸形导致趾尖疼痛，第 1~4 趾行屈肌腱松解和趾间关节融合术。

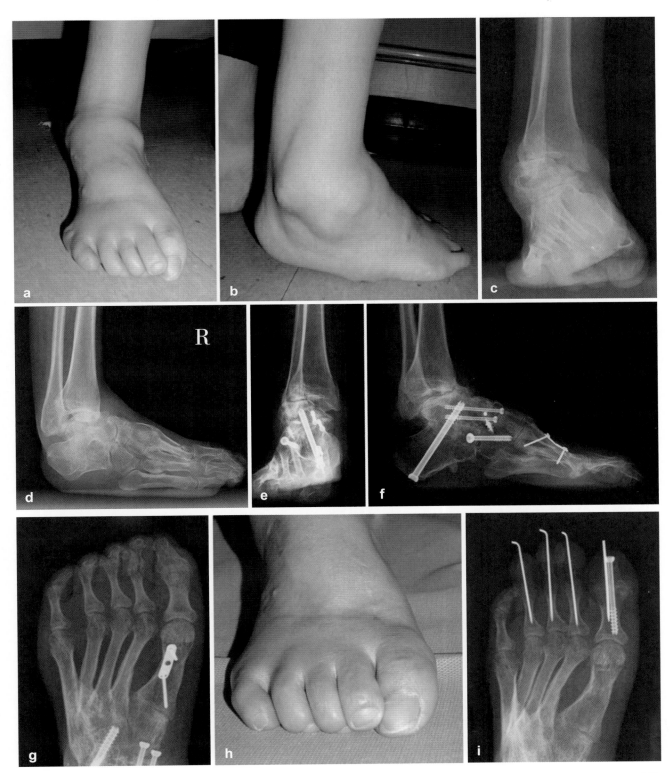

■ **病例 11.6** 高弓足畸形合并踝关节骨性关节炎。（a,b）40 岁男性，特发性高弓内翻足畸形合并踝关节疼痛和踝关节外侧不稳（VAS 评分 7 分，AOFAS 评分 65 分），站立位时有高足弓和踝关节内翻畸形。（c,d）平片提示踝关节骨性关节炎表现合并距骨倾斜，踝关节前方有巨大骨刺。（e）后足力线位摄片提示 20° 内翻畸形。（f）踝关节镜提示踝关节内侧间室关节软骨剥脱。（g,h）一期给予跟

腱膜松解，开放踝关节骨赘切除，第一跖骨基底部背伸截骨术，跟骨外移截骨术（移位 9 mm），跟腱经皮延长术和 Broström 术。尽管总体上足内翻畸形和距骨在踝穴内的倾斜得到了纠正，患者仍遗留踝关节疼痛和踝关节炎引起的活动受限。因此，治疗高弓足畸形合并踝关节炎的病例，特别是田径运动员时应当更加审慎。

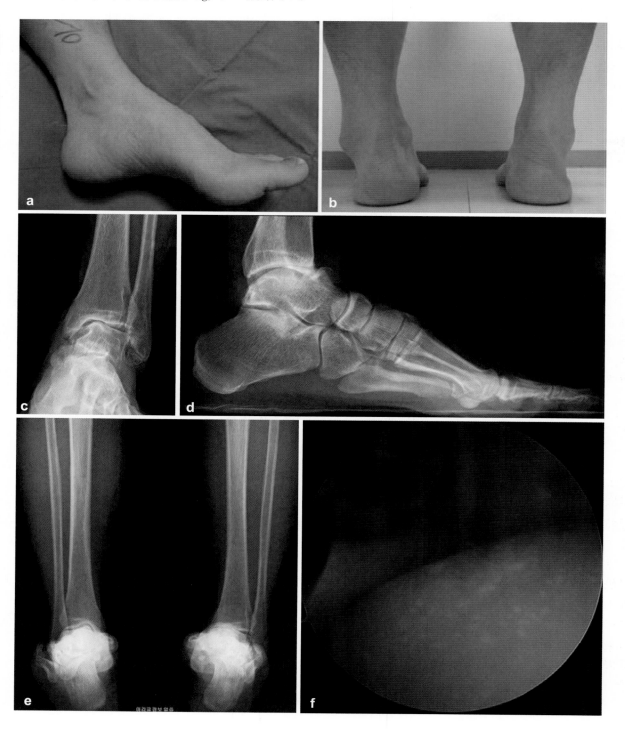

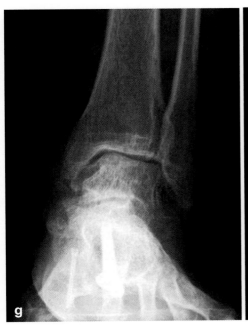
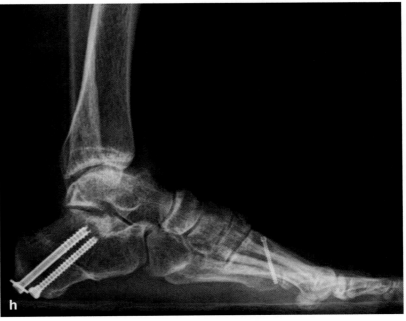

术后处理

术后即刻给予患肢双夹板固定（短腿石膏托加 U 形石膏托），维持踝关节于中立位、后足轻度外翻位。术后 2 周拆除缝线，患肢制动和免负重共 6 周。当 X 线检查出现骨折愈合迹象时开始逐渐负重，在短腿石膏或负重管型石膏保护下持续 4~12 周。作者建议患者术后使用支具 6 个月至 1 年，具体时间取决于畸形的严重程度和接受的手术种类。

结果

Boffeli 等[20] 强调对 CMT 病早期即使用微创技术去除引起足踝畸形进展的主要致畸因素。接受早期干预患者的入选标准为病变主要累及胫后肌和胫前肌导致肌力丧失，但腓骨长肌、趾长伸肌和跗长伸肌肌力完好，随病情进展腓骨长肌和伸肌腱群将逐渐替代受累肌腱的功能。如果腓骨短肌和胫前肌仍保留一定肌力，早期干预措施则没有临床优越性。微创技术的目的是消除致畸的力量，同时尽可能长地保持踝关节背伸和足外翻的肌力，并避免将来进行截骨和融合主要的关节。Boffeli 希望能够重视这种治疗，因为其适用的时间窗比较窄而容易错失。

Giannini 等[17] 报道了治疗 39 例共 69 足特发性高弓足的经验，手术包括跖腱膜松解、舟楔关节融合和骰骨闭合楔形截骨术。在该组病例中有 2 例舟楔关节融合失败，其中 1 例合并疼痛。术后 Mryland 足部评分平均为 88 分，72% 的患者结果为优良。术后踝关节的活动度虽然没有改善，但足跟力线由术前的平均内翻 6° 改善至外翻 2°。与三关节融合术相比，中足背伸闭合楔形截骨术可以矫正重度的中足高弓畸形，并且保留了跗骨内翻 / 外翻和足的跖屈 / 背伸活动。因此，在步态周期中足部仍然可以进行旋前或旋后运动，降低了踝和足部诸关节的应力。

Ward 等[30] 介绍了第一跖列背伸截骨术联合肌腱转位术治疗部分柔软的高弓足畸形的方法，该方法的长期随访结果与三关节融合术相比降低了关节退变和再次手术的发生率，而未行肌腱转位术的病例复发率更高。该项研究的平均随访时间为 26.1 年，尽管大多数患者在影像学上都显示有一定程度的后足内翻复发，但高弓畸形的矫正效果仍得到较好保持。共有 7 例患者需要再次手术，但都避免了进行三关节融合。

Kroon 等[31] 报道了保留关节方法治疗 15 例柔软高弓内翻足的临床效果。他们的结果表明患者对这种方法的满意率总体优良。足部的影像学表现与患者自身对疗效的评价没有显著的相关性。即使将足部畸形矫正至正常解剖范围（通过比较术前和术后距骨 - 第一跖骨角、跟骨倾斜角的变化来评价），矫形的效果也与患者的临床特点无任何相关性［足部功能指数（FFI）、AOFAS 评分、力线、踝关节活动度和患者满意度］。与特发性高弓足相比，神经源性高弓足的治疗效果欠佳。即使较好地纠正了足部的畸形和异常力线，神经源性高弓足患者仍遗留较高程度的疼痛和运动功能损害。

Jung 等[32] 使用跟骨和距骨截骨术的方法治疗 9 例特发性高弓内翻足，并研究了手术治疗效果和术后影像学表现间的关系。在该组病例中，踝 - 后足 AOFAS 评分由术前平均 56.8 分（42~75 分）改善至术后的 89.2 分（66~100 分）（P=0.008）。患者术后的影像学测量结果显示具有统计学意义的明显改善（跟骨倾斜角、Meary 角、舟骨高度、距跟角）。但影像学改善与疼痛减轻和功能改善的程度间没有显著的相关性（P>0.05）。作者还注意到，重建手术最重要的特征是重建肌力平衡。

前足内侧部分的马蹄跖屈和后足内翻改变了踝关节的生物力学特征，导致踝关节的接触压力在关节前内侧部分异常集中，这种持续的改变最终将导致关节病[10]。许多作者研究了踝关节外侧不稳、高弓内翻足畸形和踝关节炎之间的关系，还有研究专门探讨了力线矫正手术治疗踝关节炎合并高弓足畸形的方法。结果表明，严谨而可行的检查踝关节炎的方法和采取避免踝关节炎进展而过度矫正力线的策略具有重要意义[8-10,33,34]。

Fortin 等[8] 认为高弓内翻足与慢性踝关节不稳和不同程度的踝关节炎之间存在一定联系。作者强调不仅要重视后足内翻畸形本身，还要关注前足

在后足发生内翻形成过程中发挥的作用。作者采取了跟骨截骨术、第一跖骨背伸截骨术和踝关节外侧软组织重建的综合治疗方法。在这些患者中，高弓内翻足的重建手术有助于恢复正常的踝关节接触应力，并能帮助提高和保持踝关节外侧软组织重建手术的效果。

Irwin 等[34] 指出，患有轻微踝关节炎的高弓足患者接受踝关节外侧韧带重建和足部截骨矫形术后，临床评分和患者满意度优于术前患有严重踝关节炎的高弓足患者。

Krause 等[35] 强调，高弓内翻足的力线矫正手术联合踝关节前内侧骨赘切除术可以有效地改善患者的踝关节炎症状、恢复后足外侧部分的稳定性。当距骨的内翻同时得到处理和矫正后，还可以减缓踝关节前内侧部分关节炎的进展。

（Jong-Tae Park，Hong-Geun Jung 著；

张宇、秦晓东 译；郝跃峰 审校）

参考文献

扫描二维码获取

第 12 章　跟　痛　症

跖筋膜炎

概述

定义

足跟痛的常见原因是足跟病变。恰当的病史及体格检查有助于准确的诊断。跟底疼痛见于11%~15%的成年人[2]。跖筋膜炎是足跟痛的常见原因，尤其多见于积极运动的人群。因为这些症状是在有或没有骨刺的情况下出现的，所以术语"足底筋膜炎"在很长一段时间里被更多地使用，尽管术语"足跟骨刺综合征"是由于放射学上有跟骨骨刺的存在而使用的。除去专业术语的争论不谈，伴发跟骨跖筋膜炎的疼痛众所周知，诊断也很明确。

流行病学与病因学

跖筋膜炎占所有骨科疾病的1%[3]。在美国，据估计大约每年有超过一百万的患者因此病而寻求治疗[3]。该病在成年人一生的发病率为11%~15%[2]。该病更常见于部队人员及运动员[4,5]。关节炎、神经疾病、创伤性疾病或其他系统的疾病均可发生足跟痛，而最常见的原因是足底筋膜的机械应力和微创伤。生物力学病因通常用绞盘机制和足底筋膜紧张来解释（图12.1）[6]。足底内侧神经及足底外侧神经分支卡压可能是该病的一个重要原因[7,8]。文献报道关于跖筋膜炎的风险因素有日常的行走和大体重指数（>30 kg/m²）[1]。足部过度旋前、过度奔跑、高弓足、长短腿、久坐的生活习惯、跟腱紧张等也是该病的风险因素。

解剖

如上所述，从生物力学的角度对足底筋膜有很好的了解。当然，它在足部和脚踝的生物力学中有重要的作用[10,11]。然而跖筋膜的解剖和组织学方面对于理解足跟痛的发病机制也同等重要。跖筋膜是足底厚厚的一条纤维束带。它近端连接着跟骨，扇形向远端延续至足趾，帮助维持足弓，腱膜由I型胶原纤维构成，沿纵向分布。跖筋膜主要有3个组成部分：内侧束、中间束、外侧束。通过MRI检查的无症状的志愿者[12]获得的跖筋膜的平均厚度分别为0.6 mm（内侧束）、4.0 mm（中间束）、2.3 mm（外侧束）。与此形成鲜明对比的是跖筋膜患者的跖筋膜增厚、回声增强、边界模糊、弹性降低。足底内侧神经、足底外侧神经是胫神经终末支中两个较大的分支（图12.2）。

胫后神经位于踝管内。其在踝管内分成3个终末支：足底外侧神经、足底内侧神经及跟骨内侧神经，足底内侧神经支配踇收肌、趾短屈肌、踇短屈肌及第一蚓状肌，感觉分布区为足内侧及包括足背甲床在内的内侧3个半趾。足底外侧神经的感觉分布区为足外侧及外侧1个半趾。感觉支配区对评估跟痛综合征非常重要。

诊断（表12.1）

临床特点

跖筋膜炎的诊断基于患者疼痛病史、高危因素及体格检查。大多数患者在负重开始时通常出现足跟痛，无论是在早晨还是长时间的休息后[13]。在

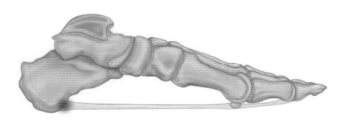

图 12.1　绞盘机制和及跖筋膜紧张

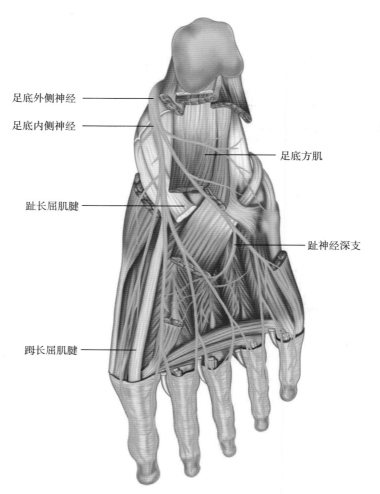

足底外侧神经

足底内侧神经

足底方肌

趾长屈肌腱

趾神经深支

踇长屈肌腱

图 12.2 胫神经的两个较大终末分支：足底内侧神经与足底外侧神经

足底内侧跟骨区触诊会引发足跟剧痛。被动的踝关节背伸、联合足趾背伸也引起足跟内侧区不适或疼痛。如果疼痛特点与上述不同，医生应考虑其他鉴别诊断。疼痛发生的时间、部位，疼痛性质，目前所穿鞋子及所从事工作和体育活动的种类，外伤史等均应进行鉴别。

表 12.1 跖筋膜炎的诊断[17,18]

症状	晨起后下地站立或休息一段时间后站立时足跟底部内侧疼痛
定位	跟骨内侧结节的跖筋膜起点处
诊断标准	1. 典型疼痛症状 2. 典型压痛部位 3. 超声发现：跖筋膜增厚和低回声

影像学检查

影像学能够支持跖筋膜炎的诊断。虽然影像学不是患者一就诊就需要进行的检查，但它可以排除其他相关性疾病。X 线平片、超声、MRI 有应用价值。

普通 X 线片

普通 X 线片结果往往显示跖筋膜跟骨附着点的骨性突起。然而，跟骨骨刺（图 12.3）不能确立跖筋膜炎的诊断。Karabay[14] 等报道了没有疼痛或跖筋膜炎的跟骨骨刺。跖筋膜炎中的跟骨骨刺是众所周知的第二个被发现的会导致趾短屈肌炎症的原因。单纯 X 线片可提供足跟痛的其他原因，如骨畸形和软组织肿胀。

超声表现

足底筋膜厚度大于 4 mm 和超声检查低回声提示跖筋膜炎[14,15]。我们可以证明，跖筋膜炎患者超声检查有明显增厚，低回声，在跟骨附着部位跖筋膜周围水肿（图 12.4）。在其他患者中，超声可以观察到内侧筋膜增厚（图 12.5、图 12.6）。

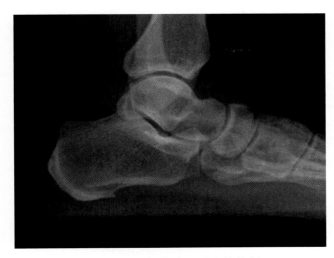

图 12.3　足侧位片显示跟骨骨刺

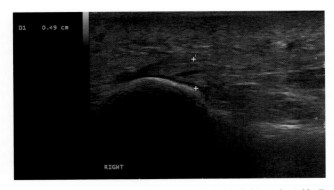

图 12.4　超声检查跖筋膜跟骨附着点筋膜低回声及筋膜周围水肿

MRI 表现

虽然 MRI 检查昂贵，但它是评价顽固性足跟痛的有用的工具[15]。跖筋膜炎时，MRI 表现包括跖筋膜增厚，T₂ 加权图像信号增强。MRI 也显示跖筋膜炎患者中跖筋膜周围软组织水肿、跟骨骨髓水肿

及跟骨骨刺。足跟痛可能是由于各种软组织问题和骨畸形。由于 MRI 在软组织对比的优越性，使其可与跟腱炎、Haglund 病相鉴别[16]。

肌电图 / 神经传导研究

肌电图（EMG）和神经传导研究（NCS）可以用来有效地检测像踝管综合征一类的神经卡压综合征。Baxter 压迫性神经病仅凭 EMG/NCS 很难确诊。

鉴别诊断（图 12.7）

（1）骨性跟痛症
- 跖筋膜炎
- 风湿性足跟痛
- 跟骨应力性骨折
- 足跟脂肪垫萎缩
- 足跟滑囊炎

（2）神经性跟痛症
- 足底内侧神经卡压（慢跑足）
- Baxter 神经病
- 腓肠神经压迫性神经病变
- 踝管综合征

（3）神经病变性跟痛症
- 糖尿病
- 过度饮酒
- 维生素缺乏

治疗

90%~95% 患者的疼痛可通过休息、缓解拉伸、鞋垫、伸展、抗炎药、注射药和夜间夹板等保守治

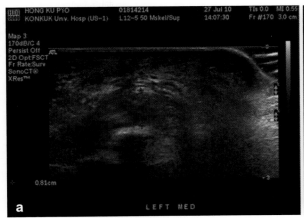

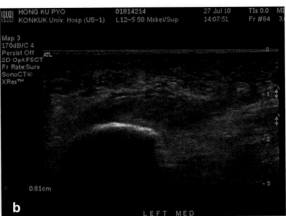

图 12.5　超声检查内侧筋膜增厚（a,b）

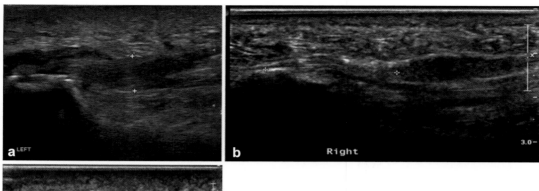

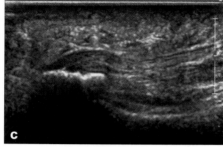

图 12.6 （a）严重的足底筋膜炎：严重不规则增厚（6 mm 厚）和跖筋膜附近低回声，（b）跖筋膜炎时足中区足底内侧纺锤形的跖筋膜。（c）跖筋膜周围严重水肿和 6 mm 厚的跖筋膜炎

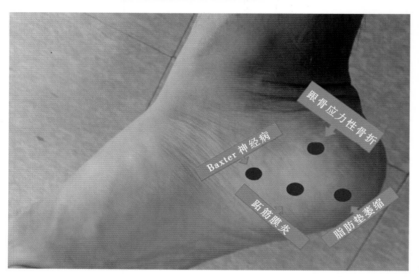

图 12.7 造成足跟痛的各种病因及不同压痛点

疗方法来缓解。然而，可能需要从 6 个月到几年不等的时间来缓解疼痛[19]。因此，第二线治疗，如体外冲击波治疗（ESWT）可以推荐应用于长期持久的跖筋膜炎的治疗。最近富血小板血浆及干细胞疗法用于尝试治疗跖筋膜炎。当所有治疗均无效时，全部或部分跖筋膜外科松解可能是最后的选择。

保守治疗

足跟痛有多种治疗方法，虽然以前的研究评价保守治疗的有效性不高，但最近正在进行对照研究。在出现症状的前 6 周内开始保守治疗可以促进足跟痛综合征的恢复[21,22]。6~10 个月保守治疗可以使 90% 的患者获得成功。因此，大多数的研究建议保守治疗是跟痛症的首选治疗手段。

牵拉训练

许多研究[23-27]建议，跖筋膜牵拉训练应包括在治疗跟痛症的治疗之中。之前 Porter 等进行了一项前瞻性研究来分析跟腱牵拉的有效性。94 例患者被随机分为两组（持续跟腱牵拉和间歇性牵拉）。本研究的数据表明，持续（每次 3 分钟、每日 3 次）和间歇（每次 20 秒、每日 2 次）的跟腱牵拉训练都是治疗跟痛症的有效方法。然而，也有一些相反的意见。DiGiovanni 等[29,30]进行了跟腱拉伸和跖筋膜拉伸效果的比较研究。在他们的初步研究中[30]，患者被分成 A 组（跖筋膜牵拉组）和 B 组（跟腱牵拉组）。A 组行足底筋膜拉伸 3 次 / 天，重复 10 次，保持 10 秒，B 组行跟腱拉伸 3 次 / 天，重复 10 次，保持 10 秒。随访 8 周，A 组能显著改善晨起疼痛。且疼痛、活动受限、患者满意度的比率方面 A 组更优。而在 2 年后随访时两组无显著差异。但跖筋膜牵拉的效果优于跟腱牵拉的效果（图 12.8、图 12.9 和图 12.10）。

Radford 等研究了 92 例跟痛症患者，接受治疗方案 A（跟腱每天拉伸 5 分钟，加上每周 2 次、每次 3 分钟共 2 周时间假超声波治疗）和治疗方案 B（1 周 2 次、每次 3 分钟的假超声波治疗共 2 周时间）[31]。结果发现方案 A 和方案 B 之间的效果没有差异性。因为随访时间为 2 周，尚不清楚更长时间的治疗能否改善疼痛和带来更好的结果。

如上所述，Di Giovanni 的研究推荐足底筋膜特异性伸展，而不是跟腱伸展，以达到短期恢复。然而，需要采用对照性研究方案来研究跟痛症（表 12.2）。

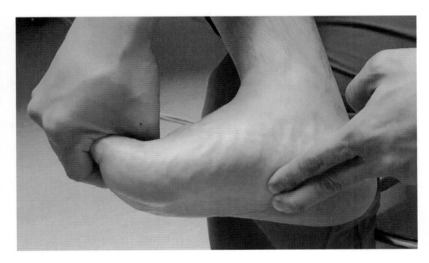

图 12.8 拉伸训练。踝关节背伸状态下背伸所有脚趾，并按摩足底筋膜附着处

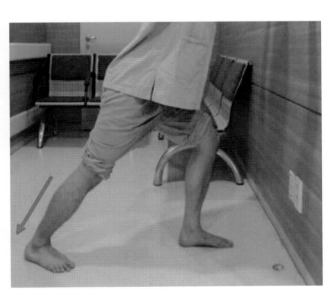

图 12.9 推墙式跟腱牵拉训练

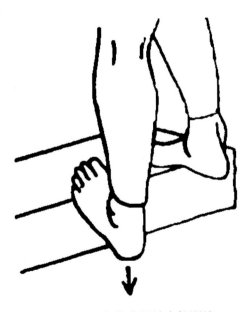

图 12.10 木块式跟腱牵拉训练

表 12.2　作者的拉伸方案（见图 12.8）

方法	维持时间	频次	开始时间
踝关节背伸状态下背伸所有脚趾	3 分钟	超过 5 次／天	在一段时间的休息后

矫正器具

通常使用包含足跟杯（图 12.11）在内的各种类型的矫形器具来治疗足跟痛症状。各种预制以及定制的矫形器具已经被使用，不仅能对足弓起到缓冲作用，还能够对足部畸形进行矫正。目前已经有多篇文章对此类器具的矫正效果进行了评估报道。

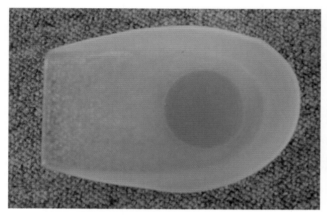

图 12.11　足跟杯

Lynch 等[32]旨在对足底筋膜炎三种保守治疗的个体疗效进行分析评估。103 名患者随机分成 3 个治疗组别：非甾体类抗炎药和皮质类固醇注射组，可调节黏性足跟杯组，初期低染胶带加定制矫形器的机械治疗组。结果报道采用机械治疗组比其他组能够更加明显地缓解疼痛。

Pfeffer 等[26]对足跟痛的保守治疗进了多中心研究。他们随机将 236 名患者前瞻性放入 5 个治疗组：单纯拉伸练习组，硅胶后跟垫组，棉垫组，橡胶足跟杯组或定制聚丙烯矫形装置组。当然，4 组在同样时间进行跟腱以及跖筋膜的拉伸训练。在这个研究中，通过定制矫形装置以及拉伸训练在 8 周的随访过程中取得了最满意的效果。

Landorf 等[33]对足部矫形器具进行了最长时间以及最全面的临床效果评估。135 名患者被纳入这项研究并被随机分配入假矫形器组（软、薄泡沫）、预制矫形器组（坚固泡沫）和定制矫形器组（半硬塑料）。在 3 个月的随访中发现，预制矫形器组和定制矫形器组的疼痛感和功能都有明显的改善。然而，

只有功能效果有明显的区别。在 12 个月的随访中发现，各组之间没有显著差异。他们据此推论足部矫形器具可能在短期内对功能恢复以及疼痛缓解有效果，但没有长期的功能恢复和疼痛缓解效果。

总结上述的研究，使用矫形器具短期内对足跟痛的治疗是有益的。对于预制器具和定制器具而言，没有任何区别。

夜间夹板固定

夜间夹板固定能保证踝关节在睡眠期间维持在背伸状态。这个装备能预防跖筋膜和跟腱的挛缩。Batt 等[34]对 33 名夜间佩戴夹板固定的患者进行了研究。控制组穿戴 ViscoHeel 软的足跟垫，口服抗炎药物，进行跟腱拉伸训练。夜间夹板固定组在夜间穿戴定制足踝矫形器具，其余治疗与控制组相同。结果，夜间夹板固定组较控制组取得了明显的疗效。当与鞋跟垫联合使用时，他们认为联合使用足跟护具、拉伸练习、药物以及夜间夹板固定是值得推荐的方法。

Roos 等的研究发现，采用足部矫形器具联合夜间夹板固定，对于足跟痛的治疗有明显的疗效。但是往往足部矫形器具的依从性要明显高于夜间夹板固定。Probe[27]等报道了一篇对 116 名足跟痛患者的前瞻性随机研究。他们分成 2 组：组一（口服抗炎药、跟腱拉伸练习和规范穿鞋 1 个月）和组二（组一的治疗加上夜间佩戴背伸夹板固定 3 个月）。但是他们没有发现两组之前有明显的区别。

综上，虽然其他的保守治疗方案对足跟痛的治疗有效，但对于其他保守方案治疗几个月效果不佳的患者值得推荐夜间夹板固定。

没有对行走管型石膏进行对照研究的文献，但是有回顾性研究[36]支持上述器具有明显的效果。

抗炎止痛药

虽然在骨科门诊包括治疗足跟痛，口服非甾体类抗炎药被广泛使用，但是对于治疗效果的评价缺乏可靠证据。Donley[37]等对 NSAIDs 组以及安慰剂组进行了研究分析。除了药物，上述 2 组同样附加黏性足跟杯、夜间夹板固定或跟腱拉伸等治疗方案，结果两组间没有明显的差异。

体外冲击波疗法（ESWT）

虽然跟腱拉伸以及矫形器具能够缓解足跟疼痛，但是 10%~20% 会发展成慢性疼痛，需要其他的治疗[18]。ESWT 被认为是治疗足跟慢性疼痛的一种潜在方法。虽然有包括 ESWT 效力的多个研究，ESWT 的多重变量研究导致了研究的复杂化。在一个使用低强度的 ESWT 研究中（能量输出密度 <0.08 mJ/mm²），

Rompe 等[38] 报道治疗组成功率为 57.1%（而安慰剂组为 10.4%），治疗成功时间为 6 个月。Haake 等[39] 报道成功率为 33.9%（安慰剂组为 30.2%），平均治疗成功时间为 3 个月。大多数 ESWT 中采用的是中等强度的冲击波疗法（能量输出密度 0.08~0.28 mJ/mm²），几个研究报道成功率分别为 41.3%[40]、63.1%[41]、46.5%[42]、55%[43] 和 56.3%[44]，治疗成功时间分别 3 个月、6 个月、3 个月、3 个月、6 个月。另一方面，Theodore 等[45] 报道了在应用高强度的冲击波疗法中（能量输出密度 >0.28 mJ/mm²），治疗成功率为 53.9%，同时治疗成功时间为 3 个月。虽然 ESWT 治疗足底筋膜炎的原理不明，作者推荐采用中等或者高强度的 ESWT 来治疗其他保守方法无效的足跟痛患者是安全有效的（表 12.3）。

皮质类固醇注射

皮质类固醇注射因为缺乏有明确效果的证据，同时在中长期随访中可能对人体有害，因此不作为推荐治疗方案[49,50]。Crawford 等[51] 对皮质类固醇注射进行了前瞻性的研究。局部注射泼尼松龙（25 mg）能够在 1 个月内对足跟痛有明显的缓解作用。然而，在 3 个月乃至 6 个月，却没有明显的效果。其他研究[23] 同样发现，局部注射类固醇激素能够临时性缓解足跟痛，但是从长期随访来看，和其他方法相比，没有任何优势可言。同时，还有 2%~10% 的患者因为注射皮质类固醇，导致跖筋膜的断裂[52-54]。因此，我们推荐对其他保守治疗效果不佳的顽固性疼痛患者，可以考虑采用上述皮质类固醇局部注射（表 12.4）。

富血小板血浆注射

在保守治疗足底筋膜炎的方法中，富血小板血浆（platelet-rich plasma，PRP）注射是足底筋膜炎保守治疗的研究热点之一。Kumar 等[57] 对大规模样本（50 名足底筋膜炎患者）进行 PRP 注射前瞻性队列研究。AOFAS 评分从 60.6 上升至 81.9，但是这个试验没有对照组作为参考。Monto[56] 的单盲随机对照试验显示 PRP 注射组较对照组（得宝松 40 mg 注射）有明显的疼痛改善。Kim 等[58] 的研究表明 PRP 注射组 6 个月的随访发现，在功能障碍以及活动受限方面的有着明显的改善。然而，Akashin 研究发现在 PRP 注射组与对照组（40 mg 甲泼尼龙注射）之间疗效没有任何明显的差异。Vannini 等[59] 报道足踝疾病中，PRP 注射治疗没有明显的适应证。总之，PRP 注射治疗可推荐用作对其他方法治疗效果欠佳的患者，而且需要更多的研究支持。

干细胞疗法

干细胞是一种未分化的细胞，可以分化为特定细胞，存在于成人的骨髓、脂肪组织和血液中。间充质干细胞具有治疗潜力。因此，间充质干细胞可以尝试用来治疗骨骼肌系统的疾病[60]。Kiter[61] 和 Kalaci[62] 研究表明治疗足底筋膜炎时，自体血液注射比皮质类固醇注射更有效。就我们目前所知，还没有间充质干细胞注射治疗足跟痛的文献报道。但是，足跟痛往往与反复机械刺激导致的创伤以及退行性病变相关。因此，理论上讲，干细胞注射是能够改善足跟痛的。目前，PRP 注射仅作为一种强有力的生长因子输注用于商业用途。在未

表 12.3　足底筋膜炎 ESWT 治疗方案和结果[46]

作者	冲击波	每日频率	脉冲型号	能量输出密度（mJ/mm²）	3 个月后的成功率（%）
Ibrahim 等[47]	放射状	2	4000	0.16	92
Gerdesmeyer 等[48]	放射状	3	6000	0.16	61
Gollwizter 等[43]	聚焦状	3	6000	0.25	55
Rompe 等[41]	聚焦状	3	6200	0.16	63

表 12.4　类固醇激素注射方案

作者	药物	针刺（G）	方法
我们的方案	泼尼松龙 20 mg+1% 利多卡因 1 ml	22	疼痛中心注射
Ball 等[55]	泼尼松龙 20 mg+0.9% 生理盐水 0.5 ml	21	疼痛中心注射
Monto 等[56]	甲泼尼龙 40 mg	23	疼痛中心注射

来，生长因子和间充质干细胞有可能作为治疗足跟痛的一种方案。

外科手术治疗

症状顽固、无法改善的足跟痛患者中有 5% 采用外科手术治疗[63]。当患者进行保守治疗 6~12 个月后，症状仍然无法改善，存在持续严重疼痛的足底筋膜炎患者可以考虑采用手术来解决。

技巧 相对于筋膜切开术而言，我们更倾向于局部筋膜切除术，这样能够避免因为局部纤维瘢痕愈合导致足底筋膜疼痛的复发。手术患者的筛选是很严格的，同时要告知患者复发的可能性。

手术方法包括：

1. 开放性部分松解（筋膜切开术）
2. 开放性部分切除（筋膜切除术）
3. 开发性部分足底松解，包括足底外侧神经第一个分支的松解
4. 开发性足底松解，包括远侧和近侧踝管的松解
5. 内镜下足底松解
6. 腓肠肌退缩术

简而言之，手术治疗方案包括开放性或内镜下足底筋膜切开术，跟骨骨刺可以切除也可不切除，切除不正常的组织，以及神经解压[64]。当前的各种文献报道中，与传统的开放性手术而言，更加倾向于微创手术治疗[65-67]。去除跟骨骨刺与手术成功无相关性[67,68]。如果存在神经卡压的症状，神经松解和合并筋膜切开术是有必要的。手术治疗足底筋膜炎最常见的并发症是内侧纵弓的塌陷和顽固性疼痛。如果一个患者存在顽固性疼痛，外科医生需要明确有无其他病因，如神经炎或者神经卡压（尤其是 Baxter 神经卡压）。Baxter 神经可在踇展肌的下方被卡压。在这类病例，手术过程中需要仔细小心地分离松解。

■ **病例 12.1** 拉伸练习。55 岁女性，2 个月前足跟部开始疼痛。在负重时足底足跟处疼痛明显，未进行任何治疗。我们对患者进行拉伸练习的训练，同时使用足弓垫。1 个月后，患者症状明显改善。

■ **病例 12.2** 夜间夹板固定和体外冲击波疗法。62 岁女性，6 个月前足跟开始疼痛。保守治疗如拉伸练习和足弓垫等治疗 2 个月后，疼痛减轻了约 10%。此外，我们应用了夜间夹板固定和 ESWT 治疗 3 个疗程。经过 3 个月的治疗，患者疼痛感明显好转，对治疗较为满意。

■ **病例 12.3** 外科手术治疗。44 岁女性，患有慢性足底筋膜炎 2 年。虽然长期的保守治疗，诸如 ESWT 和类固醇注射被采用，严重的足跟痛始终存在。X 线片显示足后跟骨刺形成，超声提示足底筋膜增厚（图 12.12）。行足底内侧筋膜局部切除术（1 cm）（图 12.13a,b），跟骨骨刺同时被去除（图 12.13c,d）。术后患者足跟疼痛缓解 60%（图 12.14）。

作者倾向的治疗方案

见表 12.5、表 12.6、表 12.7。

表 12.5 足底筋膜炎的一期治疗

治疗	疗效	作者推荐
教育	理解足跟痛症状和增加治疗顺从型	必不可少
拉伸练习	增强足底筋膜的移动性	必不可少
带足弓支撑的足跟杯	降低足跟的压力，维持中足足弓的稳定性	高度推荐
鞋子的选择	减少生物力学病因	高度推荐
休息	降低疼痛和足后跟的压力	附加的
非甾体类抗炎药	疼痛控制，减轻炎症	附加的

表 12.6 足底筋膜炎的二期治疗（一期治疗 6 周后未有改善者）

治疗	疗效	作者推荐
1. 重新评价	准确的诊断非常重要	当然必不可少
2. 夜间夹板固定	坚持被动拉伸练习	高度推荐
3. 体外冲击波疗法	增加新血管形成，提高免疫应答	高度推荐
4. 类固醇注射	减轻炎症	附加的
5. 制动	减轻重复刺激	附加的

表 12.7　足底筋膜炎的三期治疗（二期治疗 6 个月后未有改善者）

治疗	疗效	作者推荐
1. 重新评价	准确的诊断非常重要	当然必不可少
2. PRP 注射	增强局部生长因子	附加的
3. 干细胞注射	增强局部生长因子	附加的
4. 筋膜切开术 （开放或关节镜下）	减压术	推荐

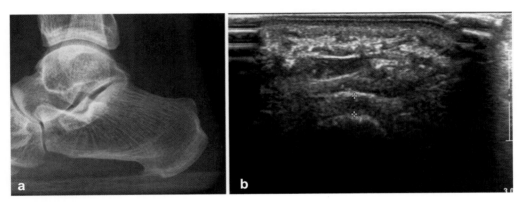

图 12.12　（a）X 线片显示足后跟骨折和（b）超声显示增厚的足底筋膜

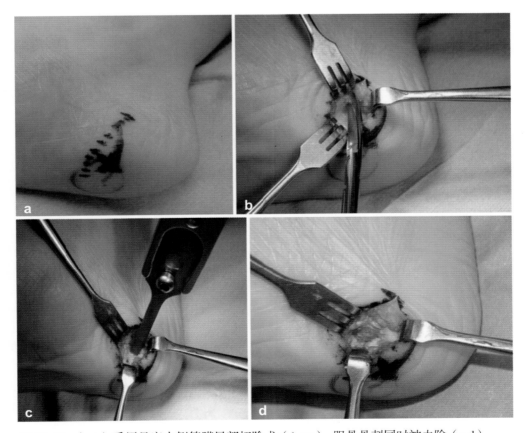

图 12.13　（a,b）采用足底内侧筋膜局部切除术（1 cm），跟骨骨刺同时被去除（c,d）

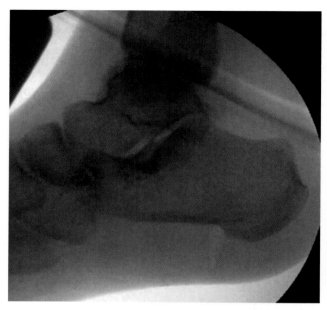

图12.14 术后，跟骨骨刺被去除，同时疼痛感降低达60%

骨性跟痛症

风湿性跟痛症

对于患有顽固性、双侧足跟痛以及合并多关节疼痛的跟痛症患者应该排除系统性疾病。尤其是足部受累是类风湿关节炎（RA）的主要表现。Simon[69]等报道，大多数（68.2%）RA患者每天都有中度或重度的足部疼痛。尽管最常见的累及部位是前足（40.3%），但有13.9%的RA患者有后足疼痛[69]。近来，在血液中检测类风湿因子和抗CCP被用于类风湿的筛查。红细胞沉降率（ESR）、C-反应蛋白（CRP）、抗核抗体（ANA）、HLA-B27、肌酸磷酸激酶（CPK）、抗中性粒细胞胞质抗体（ANCA）和补体可以用来帮助诊断类风湿关节炎。然而，我们不仅应该验血，还要结合临床表现和症状持续时间来诊断类风湿关节炎。同时应进行骨三相扫描来排除其他的骨性损伤，尤其是伴相关实验室结果阳性的，如HLA-B27。

风湿性跟痛症的主要治疗措施是保守治疗，如牵拉、矫形器和药物治疗。Mejjad等[70]报道足部矫正器可以缓解疼痛，但不能改善类风湿关节炎患者的步态。类风湿关节炎的药物，主要包括抗风湿药（DMARDs）、糖皮质激素、非甾体抗炎药（NSAIDs）和镇痛药应该得到重视。如果患者关节炎较重或有顽固的足部畸形，则需要手术治疗，例如截骨矫形术或关节融合术。

止点性跟腱炎

止点性跟腱病的病理改变是后跟疼痛的常见原因。虽然非止点性跟腱炎由于疼痛的位置不同而与跟痛症相区别，但止点性跟腱炎常因与跟痛症相似或伴随存在而容易让人混淆。其发病的诱因包括年龄、炎性疾病、激素的使用、糖尿病、高血压、肥胖、痛风、骨质增生、高脂血症和喹诺酮抗生素的使用[71]。跟骨后部的突出（Haglund畸形）往往与止点性跟腱炎有关。在跟腱炎中，止点的前面一部分通常比后面一部分更容易受累[71]。患者的症状表现为疼痛、肿胀、烧灼感和僵硬。疼痛的位置通常在跟骨结节的后中线上[72]。剧烈活动容易导致症状加重。侧位片能够帮助确定腱内钙化和骨刺的存在。MRI可发现实质内异常、跟腱退变以及跟骨后滑囊炎。诊断性的超声能够对跟腱进行动态的研究。

对于止点性跟腱炎，优先建议保守治疗。离心收缩锻炼可用于治疗该疾病。然而，只有32%的患者得到满意的疗效[73]。体外冲击波疗法（ESWT）已经用于治疗止点性跟腱炎。Furia等[74]研究显示在ESWT组中，疼痛评分有显著的改善。激素局部注射治疗和硬化治疗已应用于止点性跟腱炎的治疗，然而，没有足够的证据支持其疗效。

技巧： 我们建议把离心收缩训练和ESWT作为一线的保守治疗措施。虽然保守治疗所需的持续时间仍然没有达成共识，但当有明显的跟腱变性以及出现持续性疼痛时，可考虑手术治疗。手术包括切除部分跟骨结节和变性的肌腱。

跟骨应力性骨折

在跟骨应力性骨折中，足跟痛可隐匿性发病并且取决于反复的负重情况。跟骨应力性骨折通常在军事人员的健康骨骼中发现[75]。当足跟痛由负重引起时，后跟站立试验阳性，并且跟骨挤压试验也是阳性的[76]。在X线平片上，可以观察到一条骨折硬化线和移位的跟骨结节。顽固性足跟痛可能需要进行MRI检查。可予以保守治疗，包括固定。让患者减少负重6周，6周以后可适当地负重行走。

足跟脂肪垫萎缩

由于跟骨区域的脂肪垫变薄和萎缩，足跟脂肪垫通常在40岁以后开始萎缩。随着年龄增长，水、胶原和弹性结缔组织受到缓冲减少的影响而丢失[77]。Baxter等[78]建议应根据足跟痛原发灶周围的触痛点进行鉴别诊断。Yi 等[79]报道，足跟脂肪垫萎缩的患者往往是双侧疼痛，夜间疼痛，以及由于体重增加而加剧的疼痛。治疗以保守为主，类似于足底筋膜炎。足跟垫对于具有足跟脂肪垫萎缩的患者往往更有效。

足跟滑囊炎

足跟垫的滑囊作为代偿结构在骨与肌腱之间扮演着润滑剂的角色。反复滑动或长时间过多的受压是滑囊炎最常见的原因，尽管创伤也可能导致该疾病。在足底滑囊炎中，不适感随着长时间的负重、肿胀和足底中部的疼痛而增加。

■ 病例 12.4　53 岁女性因持续足跟痛而到诊所就诊。虽然患者在足底注射类固醇治疗，但疼痛并没有改善。X 线平片上没有任何异常表现。后来我们通过超声发现了足底滑囊炎（图 12.15）。对此，我们推荐保守治疗，如避免负重、PRICE（保护、休息、冰敷、压迫和抬高）以及使用硅胶足跟垫。

神经性跟痛症

内侧神经卡压（Jogger 足）

足底内侧神经卡压可出现在踝管或其远端，位于 Henry 结节的水平，在舟骨结节上方以及姆外展肌肌腹的下方之间[80]。Jogger 足的病因包括后足外翻、跑步时过度内旋和高足弓。

临床表现为足跟和足弓部位疼痛、压痛以及舟骨结节后方 Tinel 征阳性和足底内侧麻木。如果发现有占位性病变，那么局部减压是有必要的。

Baxter 神经病

Baxter 神经病是由跟下神经卡压引起的，该神经是足底外侧神经的第一支。足底外侧神经是胫后神经的终末支。前足和中足的外侧脚掌部分以及第 5 趾和第 4 趾腓侧一半的感觉都是由足底外侧神经支配[81]。

Baxter 神经病的病因如下：受肥大的肌肉（姆外展肌、趾短屈肌）卡压、骨块压迫和过度活动的旋前足[82]。临床表现为沿脚掌外侧 1/3 出现的疼痛和麻木不适[81]。

技巧：当诊治足底筋膜炎患者时，应始终排除 Baxter 压迫性神经病变。保守治疗对 Baxter 神经病有效。NSAIDs、休息、拉伸训练和局部注射治疗通常有良好的效果。当保守治疗效果不佳，症状持续存在时，可行 Baxter 神经减压术（图 12.16a~d）。

腓肠神经压迫性神经病

腓肠神经卡压发生在第 5 跖骨基底水平，此处腓肠神经分成外侧和内侧两束终末支[83]。卡压的原因包括骨折并发症、牵拉损伤、肌腱变性、肿瘤损害（腱鞘囊肿）和腓肠肌损伤。因为腓肠神经是感觉神经，症状往往只有感觉异常或外侧疼痛。保守治疗对腓肠神经病变是有效的。

踝管综合征

概述

踝管是一个纤维骨性空间，从内踝后方和足底延伸出来。踝管的周围结构包括距骨的后内侧面、距骨支持带、跟骨内侧（外侧缘）、屈肌支持带（内侧缘）和内踝（前侧缘）。屈肌支持带很重要，因为它覆盖着踝管内结构。踝管内有胫后神经及其分支[83]。踝管综合征是由踝管内胫后神经卡压引起的。胫后神经在一定程度上控制着足底肌肉的运

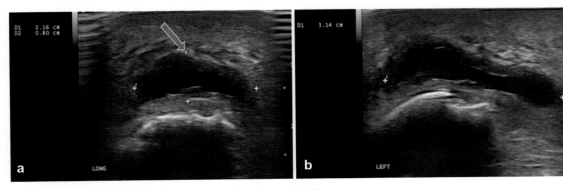

图 12.15　超声示足底滑囊炎。（a）冠状位。（b）矢状位

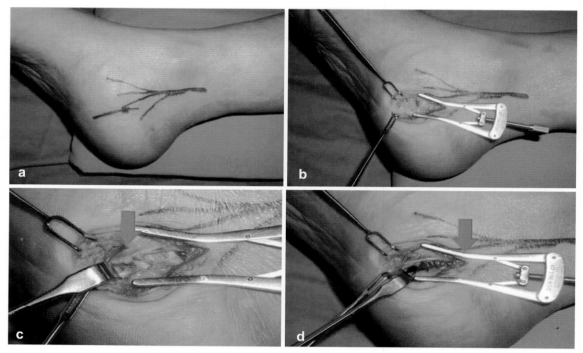

图 12.16 （a~d）足底外侧神经的第一支（Baxter 神经）压迫性神经病变。（a）胫神经和 Baxter 神经的解剖分布。（b）内侧切口。（c）牵开姆外展肌后，可显露 Baxter 神经。（d）松解姆外展肌深筋膜和足底方肌浅筋膜

动和足底的感觉[81]。踝管卡压的原因如下：骨病变（骨刺、骨折并发症、跗骨联合，图 12.17）、肿瘤病变（神经瘤、腱鞘囊肿，图 12.18a,b）、脂肪瘤（图 12.19）、炎性损害（腱鞘炎、纤维增生）、先天性畸形和系统性疾病（糖尿病、血管疾病、类风湿关节炎）。创伤是踝管综合征最常见的病因，因为病因是明显的（图 12.20）。

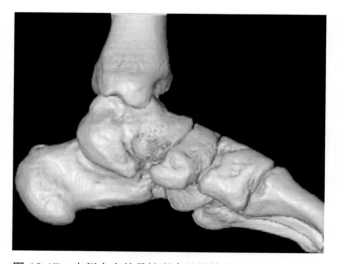

图 12.17 中间突出的骨性联合是踝管综合征的一个病因

诊断

Tinel 征和感觉异常是典型的体检症状，但足底肌肉无力较为罕见。足底的感觉异常已提及（感觉异常表现为沿足底侧分布）。激发试验（使踝关节背屈外翻，同时足趾背伸）有助于诊断。行走、站立和跑步容易加重症状。然而，许多病例的症状并不典型，EMG / NCS 可以帮助诊断踝管综合征。我们推荐诊断该病的三要点：症状（疼痛或感觉异常）、Tinel 征和 EMG / NCS。MRI 有助于发现占位性病变与术前计划的关系（表 12.8）。

表 12.8 踝管综合征的诊断

诊断标准	1. 症状（疼痛或感觉异常）
	2. 胫神经 Tinel 征（＋）
	3. ENG/NCS（＋）
病因	1. 骨病变（骨刺，骨折并发症，跗骨联合）
	2. 肿瘤病变（神经瘤，腱鞘囊肿，脂肪瘤）
	3. 炎性损害（腱鞘炎，纤维增生）
	4. 先天性畸形
	5. 系统性疾病（糖尿病，血管疾病，类风湿关节炎）

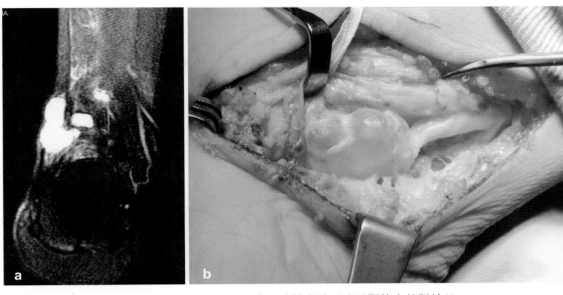

图 12.18　（a）MRI 显像的腱鞘囊肿。（b）手术中腱鞘囊肿压迫了踝管内的胫神经

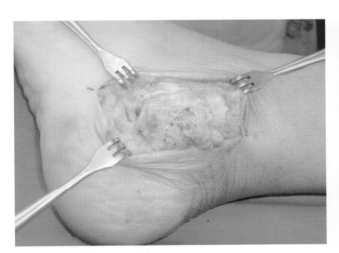

图 12.19　脂肪瘤（踝管综合征病因之一）

治疗

首先推荐保守治疗，如药物治疗（NSAIDs、三环类抗抑郁药）、固定（尤其是神经周围的腱鞘炎）和矫形器（足弓垫、坡跟垫）。

如果踝管中有占位性病变或症状较典型，且保守治疗失败，那么建议手术减压。应该对整个踝管进行减压，从屈肌支持带近端 3~5 cm 直至远端的踇外展肌（图 12.21）。在远端减压的同时，足底内侧神经和外侧神经可以辨认并游离出来

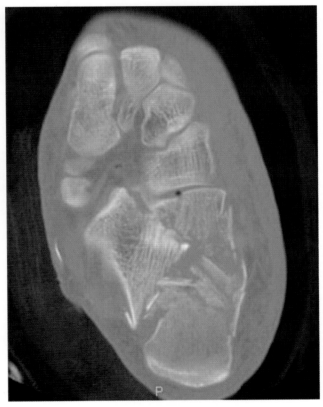

图 12.20　跟骨骨折出现内侧壁骨块移位是踝管综合征的原因之一

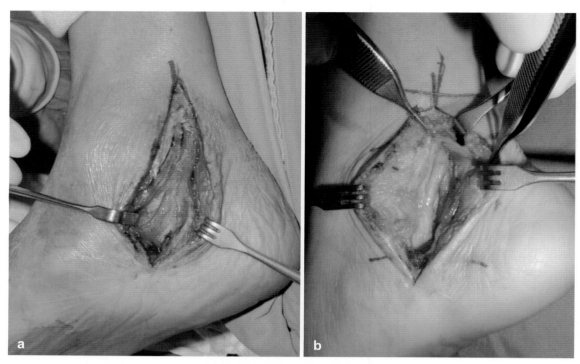

图 12.21 （a,b）2 个不同病例中踝管减压后松解的胫神经

（图 12.22）。同时跟骨内侧神经应予以保留。据报道，手术治疗的成功率为 44%~91%。

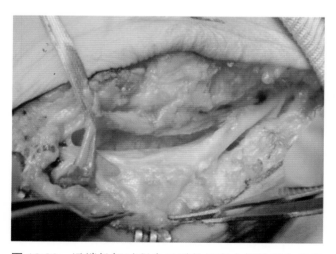

图 12.22 远端松解过程中显露的足底内侧神经和足底外侧神经

■ **病例 12.5** 踝管综合征：47 岁男性患者主诉跖痛以及前足底麻木 6 个月。跖内侧神经区域的 Tinel 征阳性（图 12.23a~e）。

神经病变

一般发病引起的神经病变应与跟痛症相比较。糖尿病、酗酒和维生素缺乏症囊括在系统性疾病中。临床症状不能局限于特征性区域，它往往表现在整个足部。为了治疗该疾病，实验室检验水平需要调整，并且需要多种药物来控制症状。

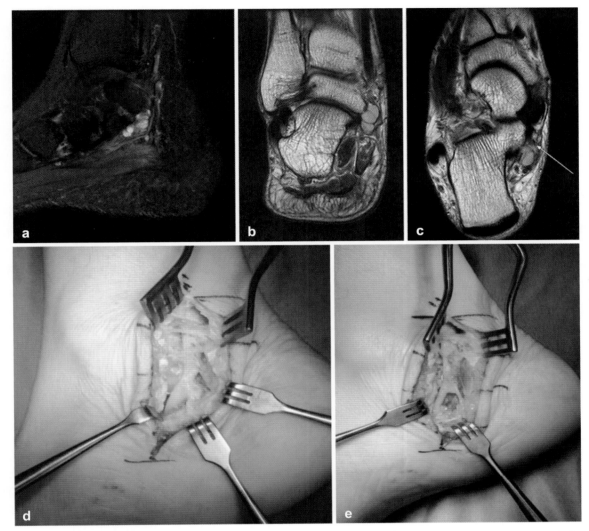

图 12.23 （a,b）踝关节 MRI 显示多囊腱鞘囊肿在踝管内压迫足底内侧神经。（c）轴位片。（d）踝管切开松解后显示腱鞘囊肿压迫胫神经。（e）术中予腱鞘囊肿切除，以及胫神经减压松解

（Sang Gyo Seo，Hong-Geun Jung 著；刘宏君 译，顾加祥 审校）

参考文献

扫描二维码获取

第 13 章　跟腱：肌腱病与肌腱断裂

引言

跟腱（achilles tendon，AT）是人体所有肌腱中最大、最强的肌腱。然而，过去 10 年随着跟腱发病率的增加，跟腱成为人体中最容易断裂的肌腱[1,2]。研究发现，男性跟腱断裂的发病高峰发生在 30~39 岁之间，而女性超过 60 岁后发病率才明显升高[3,4]。男性跟腱断裂更常见，男性/女性的发病比例在 1.7∶1 到 30∶1 之间。虽然大多数的跟腱断裂尤其是运动员的跟腱断裂是因为体育运动导致的（占 44%~83%），但是对于另一些特别是缺乏运动的人在偶尔运动或正常运动时发生跟腱断裂可能是由于机体衰老过程中一些生物力学和生物化学改变导致的[3,6-8]。

解剖学

跟腱由比目鱼肌和腓肠肌两个头的腱膜及其肌腹部下端移行部分共同形成[9,10]。跟腱控制踝关节的足底屈肌，但是由于其位于中线稍偏内侧且附着于跟骨结节，因此跟腱也能产生跖屈和内翻力[9]。跟腱周围的其他结构有人群中 93% 的比例存在跖肌[10]，位于跟腱和跟骨之间的跟腱滑囊，以及位于跟腱和皮肤之间的皮下滑囊[11]。跟腱的感觉神经起源于附着肌肉的腓肠神经和皮肤神经[12]。跟腱没有真正意义上的腱鞘，而是由腱周组织包绕整个肌腱。该组织由腱鞘的浅层以及通过腱系膜直接接触表皮层的较深层组成[13]。浅层和深层之间则是一个含有少量润滑液体的密闭空间，允许运动过程中跟腱可在其中滑动。

跟腱的血液供应有不同来源。在跟腱的近端部分，肌肉肌腱连接部位提供绝大部分血液供应，而周围结缔组织和骨 - 肌腱交界部分则分别为跟腱的本体和远端部分提供血供[14]。研究表明，接近止点 2~6 cm 的区域血供较差，这可能在跟腱断裂的发病机制中起重要作用[14,15]。研究显示，跟腱的血流减少与年龄、性别（男性减少）以及机体超负荷有关[15,16]。然而，Langberg 等的研究表明，运动能够增加跟腱的血流，在距离止点 5 cm 处增加 4 倍，但距离止点 2 cm 处只增加 2.5 倍[17]。这一观点也得到了 Astrom 和 Westlin 等[15]的支持，他们的结论是，尽管血流都是均匀分布在整个跟腱上的，但与健康志愿者相比，跑步运动员的跟腱远端部分血流显著降低。他们还得出结论，在跟腱受累区域血流量有所增加。

肌腱细胞和肌腱成纤维细胞占跟腱所有细胞的 90%~95%，而大部分细胞外基质由Ⅰ型胶原（70%）和弹性蛋白（2%）组成。由于Ⅰ型胶原纤维朝内侧方向旋转 11°~90°，使得近端内侧纤维位于跟骨止点后方[20]。这种趋势提供了旋转收缩的机械学优点。然而，它也成为运动时阻碍跟腱血供、最终导致跟腱断裂的潜在因素[14]。Mafulli 等[21]提出，断裂跟腱的肌腱细胞能产生更多的Ⅲ型胶原。和Ⅰ型胶原相比，Ⅲ型胶原对拉伸力的抗性和弹性更低。通常，当人行走时，跟腱承受体重 2~3 倍的力量，而在某些体育活动时达到体重的 10 倍。然而，随着跟腱的断裂，人们会明显感觉跖屈力量不足，这将导致在体育运动，甚至爬楼梯时出现困难[22]。

跟腱病

概述

跟腱病是指在跟腱活动或者非活动中出现的一种疼痛状态[23]。跟腱病最初被认为是一种肌腱疾病，是由 Lake 和 Ishikawa 基于多种病理学提出的概念，但其并没有很严谨的科学理论支撑[23]。后来的一些研究阐明了跟腱炎和跟腱病之间的区别（表 13.1）。

表 13.1 跟腱炎和跟腱病之间的区别

跟腱炎	临床表现为疼痛和肿胀
	组织活检可见炎症反应
跟腱病	肌腱退行性改变，没有明显的组织学或者临床的肌腱炎症表现

临床表现

跟腱炎临床上常伴随疼痛和肿胀等表现。患病肌腱的活检标本上可以观察到炎症反应过程。而跟腱病是跟腱的退行性改变过程，没有肌腱内炎症的组织学或临床表现。Leadbetter[24] 提出，跟腱病通常是由于反复的创伤刺激打破细胞基质的退变和合成之间的平衡，引起细胞基质修复失败而产生的结果。由于肌腱组织退变导致的跟腱止点处独立性的疼痛称为跟腱止点病，而非止点（中间部分）跟腱病则发生在跟腱的主体部分。

病因学

跟腱病的病因学研究尚未阐明，既往研究提出的假设包括：过度使用，随年龄增加血液供应减少和拉伸强度下降，肌肉不平衡或虚弱，柔韧性下降，甚至力线不良，如过度旋前[23]。一些人还认为遗传学因素、内分泌紊乱和自由基产生也可导致肌腱病（表 13.2）。

表 13.2 跟腱病的病因学基础

过度使用
随年龄增加血液供应减少和拉伸强度减少
肌肉不平衡或虚弱
柔韧性下降
力线不良（如过度旋前）
遗传学
内分泌紊乱
自由基产生

患病肌腱的组织活检显示，细胞处于活化状态，表现为细胞数量和细胞基质增加、胶原蛋白紊乱和新生血管形成。不存在前列腺素炎症因子，但可以分离出神经因子，如 P 物质和降钙素基因相关肽[23]。在病变肌腱中也可见神经血管的长入和谷氨酸的存在（一种有效的疼痛调节剂），并且它们已经被认定为跟腱病患者的疼痛来源。

肌腱损伤占所有运动相关损伤的 30%~50%。有 66% 的慢跑者抱怨跟腱疼痛，其中 23% 通常有跟腱止点痛[25]。发生这种病的危险因素包括糖尿病、高血压、肥胖、激素替代治疗和口服避孕药的使用[26]。一项研究甚至表明，患有弓形足也可导致跟腱病（表 13.3）。

表 13.3 跟腱病的危险因素

糖尿病	激素替代
高血压	口服避孕药
肥胖	弓形足

影像学检查

超声和 MRI 是诊断跟腱病最常见的工具，且各有优缺点。超声可用于检测炎性跟腱的厚度，是一种价廉、可重复和快速诊断工具。然而，它依赖于检查者的操作技术，并且结果的判读也依赖于检查者的个人主观经验（图 13.1、图 13.2 和图 13.3）。另一方面，当需要检测跟腱慢性炎症性变化时，MRI 更加优越。但是其价格昂贵，而且不像超声那样可以动态评估[25]（图 13.4、图 13.5）。

保守治疗

任何类型的跟腱病治疗首选方案都是保守治疗，如行为改变，矫形器，后跟垫，按摩，冷、热敷，强化锻炼，超声和非甾体抗炎药物（NSAIDs）或口服皮质类固醇[25]（表 13.4）。由于在跟腱病中没有前列腺素炎症介质，关于 NSAIDs 治疗的有效性备受质疑[27]。由 Astrom 和 Westlin 进行的随机、双盲、安慰剂对照试验中，结果显示吡罗昔康并不比安慰剂更有效[27]。虽然传统的保守治疗相对方便可行，并且大多数患者可在短期内减轻疼痛，但有 30% 的患者治疗无效。

皮质醇是指可的松等类固醇相关的药物。它们通过减少患病肌腱中的炎症反应来缓解疼痛。但是由于跟腱病中并无炎症反应的过程，因此使用皮质醇治疗跟腱病有其矛盾的地方。在一个随机对照试验中发现注射皮质醇后可在短期内缓解疼痛，但另一个试验中则显示并没有任何改善[28]。Gill 等[29] 发现约有 40% 的患者症状能得到改善且未有跟腱断裂的事件发生。由于皮质醇在跟腱病中的治疗作

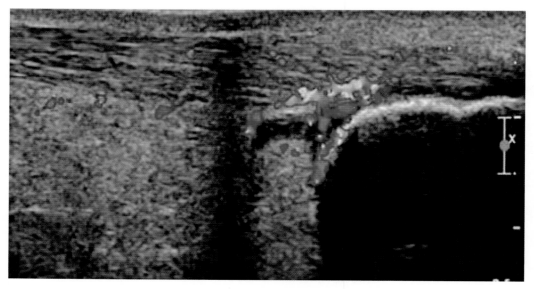

图 13.1 跟腱炎的超声图像，跟腱远端显示严重增厚和轻度异质低回声

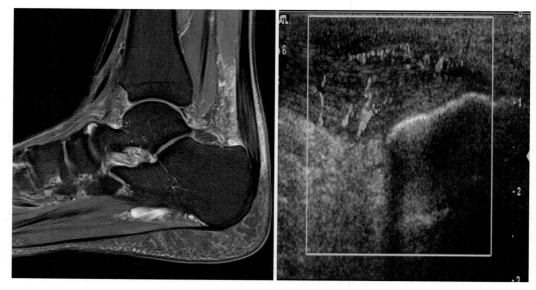

图 13.2 这是跟腱病伴足跟部滑囊炎的病例，左侧的 MRI 显示跟腱远端部分肿胀，并且可见肌腱周围弥漫性脂肪浸润所致的弥漫性增强信号。在图像上还可见足跟部滑囊炎积液。右侧的超声图像则显示跟腱严重增厚，其远端有一长 5 cm、厚 10 mm 的轻度异质低回声区。在多普勒超声中，跟腱远端的血管分布也显著增加

表 13.4 跟腱病的一线治疗方案

行为改变	强化锻炼
矫形器	超声
后跟垫	非甾体抗炎药物
按摩	口服皮质类固醇
冷、热敷	

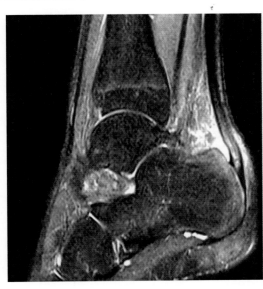
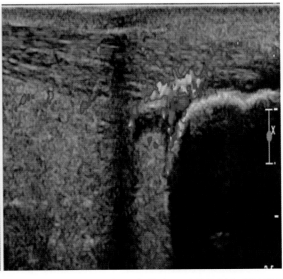

图 13.3　17 岁男性，被诊断患有双侧跟腱炎伴足跟部滑囊炎，并已排除强直性脊柱炎。右跟腱显示厚度为 5.8 mm，可疑增厚，并且足跟部滑囊炎位于跟骨附着位点前方，该部位有 7.5 mm 厚的积液。彩色多普勒证实足跟部滑囊和跟腱远端部位血管分布增加

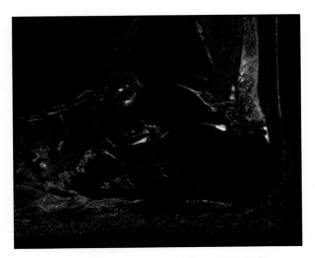

图 13.4　左侧跟腱炎患者，并伴跟腱周围炎。MRI 显示跟腱的梭状肿胀和增强（9 mm 厚、6 cm 长的节段）伴有 Kager 脂肪垫部位的腱周脂肪浸润

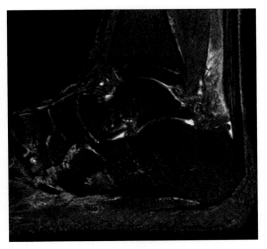

图 13.5　跟腱炎的磁共振图像，跟腱有梭形肿胀和增强，并伴有 Kager 三角的腱周脂肪浸润

用尚未明确，目前建议谨慎使用，已有多起报道显示出现了部分或完全的跟腱断裂事件[28]。

　　由 Stanish 等开发的偏心负荷训练计划是通过增加肌腱的体积和信号强度来促进肌腱愈合，这被认为是对创伤的一种反应[30]。但是 12 周的疗程之后，超声和 MRI 上可以观察到尺寸减小乃至正常的肌腱。随着跟腱的连续偏心负荷训练，肌肉 - 肌腱单元将延长，并且肌腱的负荷超载能力将增强。Alfredson 等[31]认为重复的偏心负荷训练可能通过对肌腱中的血管和伴行的神经造成损伤，从而消除

疼痛[31]。经过 12 周的疗程，有 90% 的中部跟腱病和 30% 跟腱止点痛患者能取得比较好的结果[32]。

　　体外冲击波疗法是跟腱病的另一种治疗选择。它可以分为低能量治疗（每周 3 次，无需局部麻醉或静脉麻醉）或高能量治疗（单次治疗，但需要局部或静脉麻醉）。通过反复冲击使病变区域产生微创伤，然后刺激新血管形成（图 13.6）。正是这种新的血液流动促进组织愈合和缓解疼痛。它还具有抑制传入疼痛受体功能并产生大量的一氧化氮合酶作用。在两项非随机临床试验中，Furia 报道[33,34]，

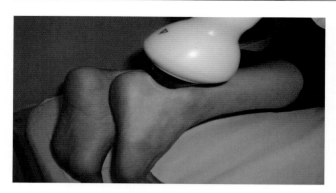

图 13.6　体外冲击波疗法治疗跟腱病

接受高能体外冲击波治疗比接受其他传统保守治疗的患者的效果更令人满意。这一结果与 Costa 等的两项随机、双盲、对照试验的结果形成对比，他们报道了用低能体外冲击波治疗 49 名跟腱炎患者，治疗效果没有显著的统计学差异[23]。

聚多卡醇是用于硬化新生血管的一种硬化剂。即使当药物注射到血管外，它也能通过对内膜的选择性作用引起血栓形成。根据欧洲相关文献的报道，当受损肌腱中新生血管形成过程被抑制时，新生血管以及与它们相连的感觉神经被破坏，从而对患者疼痛起到缓解作用[23]。具体方案是注射硬化剂 2~3 次，间隔 6~8 周[35]。每次注射后都休息几天，限制剧烈活动 2 周。然而，已有关于专业运动员在多次硬化剂注射后发生跟腱断裂的报道[23]。

硬化热疗使用射频探针来进行微切开术。和硬化剂类似，施加到患病肌腱的热能能破坏与新生血管和伴随的感觉神经。Boesen 等[36]在 11 例慢性跟腱病患者中使用超声引导的电射频术后，取得了良好的疗效。

甘油三硝酸酯是内源性一氧化氮的前体药。通常以局部贴剂出售，具体作用是释放一氧化氮，而一氧化氮是可溶性气体，它可以作为信号分子影响许多细胞功能（包括肌腱愈合）[37]。它可以促进成纤维细胞合成胶原蛋白，促进细胞黏附和增加血管分布。在 Hunte 和 Lloyd-Smith[38]进行的一项随机双盲安慰剂对照研究中，在首次使用的 12 周和 24 周，局部甘油三硝酸酯贴片比安慰剂更能有效地减轻慢性跟腱病的疼痛。另一项研究显示，与安慰剂组获得的疗效（49%）相比，每隔 24 小时用 1.25 mg 甘油三硝酸酯局部治疗跟腱病 6 个月，获得更好的治疗效果（78%）。

低水平激光治疗对患病肌腱也有治疗作用，例如提高了 ATP 产量，增强了细胞功能和增加了蛋白质合成[39]。它还可以减少炎症反应，增加胶原蛋白合成，并促进血管生成。在 Stergiolas 等[40]的一项研究中，他们得出结论：和那些仅做偏心运动的人相比，同时接受低水平激光治疗的跟腱病患者，他们的疼痛等级、晨僵、触痛、背伸痉挛明显减少且无副作用。然而，目前可证明低水平激光治疗跟腱病的有效性的数据有限。

增生疗法是指一系列的高渗葡萄糖与利多卡因的注射物应用，旨在硬化新生血管和神经。Sweeting 和 Yellard[41]进行的一项随机对照试验比较了偏心负荷运动、单剂量注射治疗和两种联合疗法治疗非止点性跟腱病的疗效。结果显示：和单一疗法相比，联合疗法可以早 6 周发挥其改善疼痛症的作用。

在慢性跟腱病中没有炎症反应并缺乏血小板[42]。富血小板血浆（platelet-rich plasma，PRP）通过增加受伤肌腱中的血小板浓度（通过注射）来发挥作用，其通过刺激血管重建过程来提高愈合的潜力。愈合过程中，血小板被激活后产生的细胞因子和颗粒，进一步产生有助愈合的生长因子[42]。虽然目前已有证据表明，在富血小板血浆治疗后，患者的症状会得到改善（图 13.7），但 PRP 在跟腱病中的应用方面还没有明确的适应证。并且，这种症

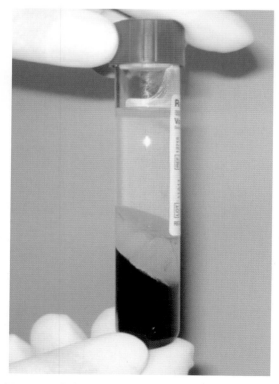

图 13.7　来自患者自体血的富血小板血浆（PRP）

状改善并不显著优于物理治疗。De Jonge 等[43]开展的一项随机对照试验发现，对慢性跟腱病患者治疗 1 年，与安慰剂注射结合偏心负荷训练相比，PRP 注射结合偏心负荷训练计划在临床和超声图像改善方面并没有优势。

手术治疗

跟腱病的手术治疗包括去除异常组织和病变组织，通常通过多次纵向切开肌腱开窗，以及剥离腱旁组织的方式。这种方法的目标是消除退行性结节，切除纤维化粘连，恢复血管分布，并刺激活细胞启动炎症反应促进肌腱愈合。研究显示，非运动受试者手术治疗不满意率达 18.8%，高于运动受试者的 8.9%[39]。另一项研究显示：女性再手术率（12.2%）高于男性（6.7%）[44]。

经皮纵向肌腱切割术

Testa 等开发了一种通过超声引导对患病跟腱进行经皮多段切割的技术。该过程可以作为门诊手术进行。患者置于俯卧位。可通过触诊或超声识别患病的区域，进行局部麻醉。然后使用手术刀做平行于跟腱长轴的纵向切口。刀尖在向头侧时，踝关节需完全背伸。刀尖在向尾侧时，踝关节需完全跖屈。4 个独立的切口相距约 2 cm，分别位于内侧近端、内侧远端、外侧近端以及外侧远端。切口用黏合条封闭。术后鼓励早期小幅度运动，并且在 2~3 天后允许完全负重，4~6 周后可以恢复到正常活动。Testa 使用这种方法，取得了 56% 患者疗效满意的结果，仅 8% 的患者疗效不满意[45,46]。Maffulli 等[47]在 2009 年通过在病变区域的中央增加一个切口改进了该技术（图 13.8）。

微创跟腱剥离术

Longo 等[48]在 2008 年引入了微创技术用于跟腱的粘连剥离。沿着跟腱的边界做 4 个 0.5 cm 纵向皮肤切口。两个在跟腱起点的内侧和外侧，另两个靠近跟腱的止点内外侧。然后在切口插入纹式钳，确保跟腱的近端和远端部分没有腱周粘连。在跟腱前部近端的两个切口处穿入 1 号 Ethibond 缝纹。然后从远端切口分别拉出 Ethibond 缝线的两端。再将 Ethibond 滑动到肌腱上，使其剥离跟腱表面的粘连。对跟腱的后部重复该过程（图 13.9）。这将破坏受伤肌腱的新生血管及其伴随的神经。在手术后，允许患者进行一系列运动并且可以允许全负重[47]。

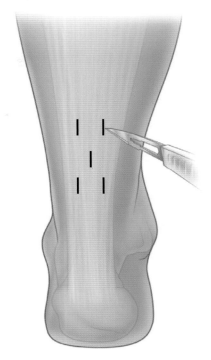

图 13.8　图示用 11 号刀片行经皮纵向跟腱切割术

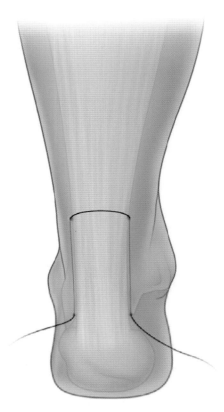

图 13.9　图示为微创跟腱剥离术，Ethibond 通过近端切口进入，并在远端切口被拖出

内镜下肌腱清理术

制备小的皮肤切口，在关节镜下用刨刀清除腱鞘。该技术能减少术后相关并发症，从而允许患者早期恢复到以前的活动状态[49]。Steenstra 和 van Dijk 报道了术后 4~6 周恢复运动的 20 位患者，在术后的 2~7 年内疼痛明显减轻[49]。Maquirriain 在一项长期随访研究（5 年）中报道：这种方法在慢性跟腱病患者中获得优异疗效，未见感染和系统并发症的发生[50]。然而，在他的研究中有一例术后伴有慢性瘘管形成的血肿和 1 例延迟瘢痕愈合的报道。

跟腱清理修复术（加强或不加强）

对于慢性疼痛的跟腱病的治疗，跟腱清理修复术是最常用的术式。它适用于采取保守治疗失败的中度至重度的跟腱病，尤其是存在单个或多个散发分布的退行性跟腱病变。小心切开腱旁组织进行仔细探查清除所有炎性组织（病例 13.1、病例 13.2）。如果 MRI 或超声检查显示有跟腱结节，或触诊跟腱有明显增厚，则推荐切除病变部位直到能看到正常的组织。任何残留的退化组织都会增加术后持续疼痛的风险[51]。如果存在 Haglund 畸形，也可以一并切除（图 13.10）（病例 13.3）。如果切除后留下巨大的缺损，可能需要使用肌腱瓣翻转来进行修复。如果超过 50% 的病变跟腱被切除，可通过移植拇长屈肌腱来加强跟腱（图 13.11）。Schon 等[52]报道：跟腱清理修复术有助于改善老年、超重或活动较少患者的跟腱功能、身体功能和疼痛强度。然而，关于跟腱开放清理术后发生跟腱断裂的病例也有报道。

> **技巧**
>
> 跟腱清理术往往难以完全清除病变组织，因为跟腱病组织中的结节或退行性病变往往界线不清。因此，我们建议采用偏心负荷运动或体外冲击波治疗，联合硅胶后跟杯、非甾体类抗炎药和限制过度活动作为基线治疗方法。由于在跟腱的前部注射类固醇激素存在跟腱断裂的潜在风险，因此未将类固醇激素注射用来治疗跟腱病。富血小板血浆和干细胞注射疗法在未来应该做进一步的深入探讨。

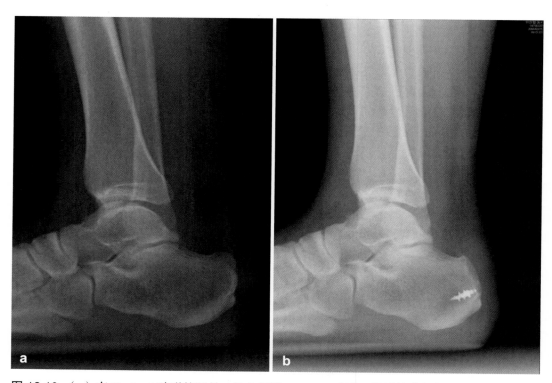

图 13.10 （a）有 Haglund 畸形的跟骨。（b）切除 Haglund 畸形，跟腱缝合锚钉固定

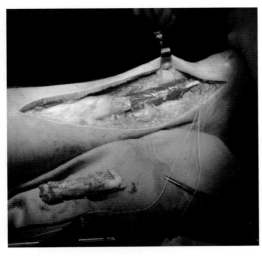

图 13.11　转位踇长屈肌腱加强切除跟腱的病变部分

■ **病例 13.1**　慢性跟腱病清理术。（a）一名 39 岁的女发型师，患慢性跟腱病近 20 年，因长时间站立而逐渐加剧。最近 MRI 显示跟腱增厚。她最初采用体外冲击波治疗和偏心负荷运动等保守性治疗方法，病情无改善。（b,c）取后正中入路进行手术，术中可见跟腱有黄色弥漫性退行性病变。（d）用 1.0 Vicryl 线连续缝合修复跟腱并应用短腿石膏固定 4 周。

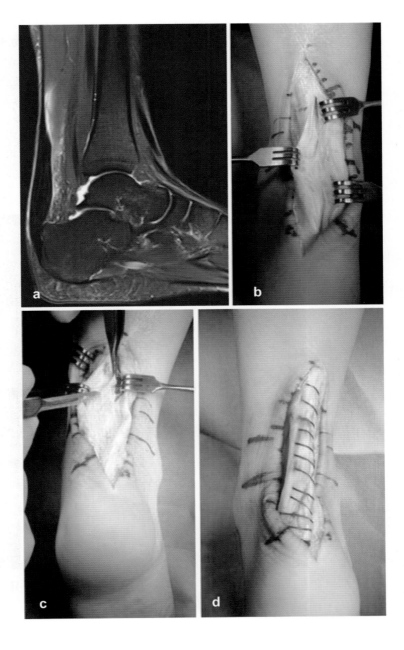

病例 13.2　跟腱内钙化灶。（a,b）17 岁男性，是一名棒球运动员，踝关节后方疼痛和压痛近 6 年。他接受 8 次体外冲击波治疗后病情无改善（VAS 7，AOFAS 72）。CT 显示跟腱距跟骨结节近端 6 cm 处有一钙化灶（慢性钙化性跟腱病）。（c~f）增厚的跟腱部分长约 5 cm（c），切开发现多处的钙化病灶（d），去除钙化灶并保留剩余的薄层跟腱（e），使用 1 号 Vicryl 线连续缝合修复剩余的跟腱（f）。

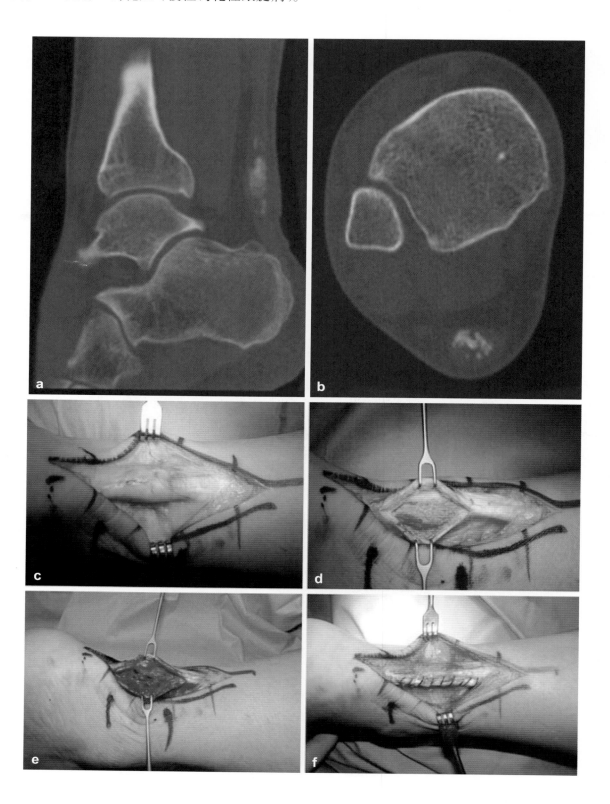

■ **病例 13.3**　伴 Haglund 畸形的跟腱止点病。
（a）50 岁女性，患有伴 Haglund 畸形的跟腱止点病
（红色箭头）。（b）MRI 和超声显示跟腱远端出现严
重增厚，在超声图像上呈低回声，并伴有血管分布
增加以及跟骨后滑囊炎。（c）手术采取跟腱后正中

入路，显露跟腱中央变性的部分，将发生退行性病
变的部分切除。（d）充分切除 Haglund 跟骨结节，
通过一个 3.5 mm 的缝合锚钉将跟腱远端部分重新
固定在跟骨上。然后修复切开的跟腱组织。（e）跟
骨结节切除术后的 X 线片。

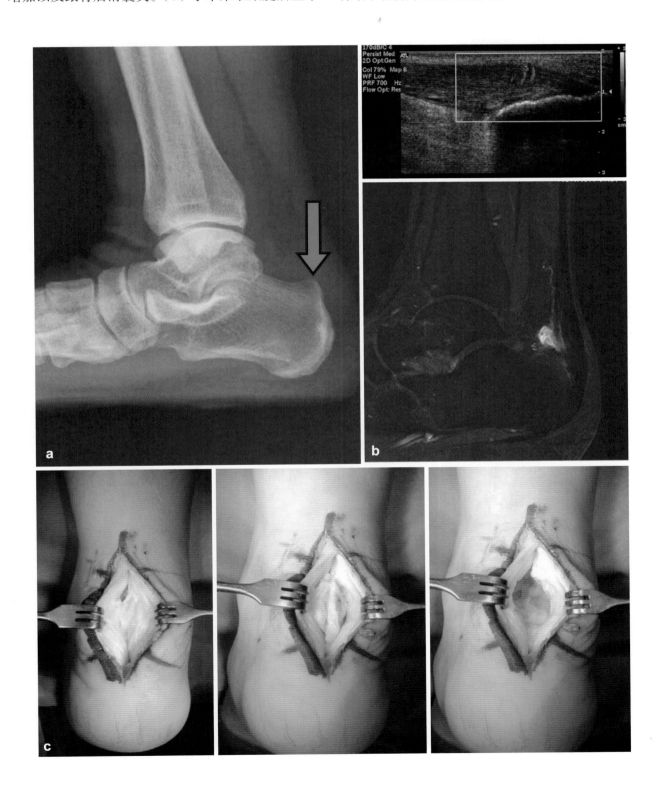

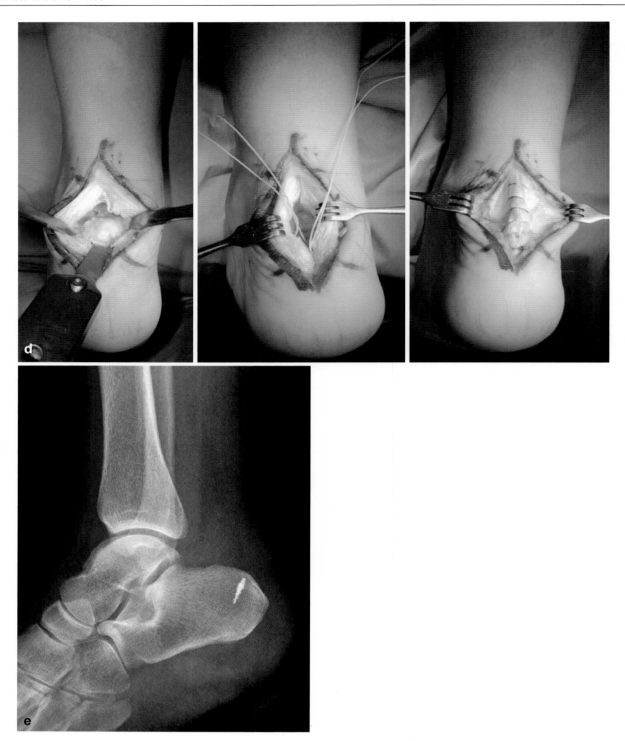

跟腱断裂

跟腱断裂的危险因素

　　研究表明，与专业运动员长期坚持锻炼不同，被称为"周末勇士"的业余运动员们，因为久坐的生活方式和间歇性的活动，更容易发生跟腱断裂。已有研究证实，有规律的锻炼，可以使跟腱的直径增厚，从而减少因跟腱萎缩导致断裂的发生。同时，年龄增长、训练水平的极端变化、腓肠肌紧张、血供差、足过度旋前、弓形足以及近期使用类固醇或氟喹诺酮类药物等都是跟腱断裂的其他危险因素。另外，一些病理改变如感染性疾病、神经系统疾病、动脉粥样硬化、基因决定的胶原异常、高脂血症等也是与跟腱断裂相关的危险因素（表 13.5）。

表 13.5　跟腱断裂的危险因素

业余运动员（周末勇士）
年龄增长
训练水平的极端变化
腓肠肌紧张
血供条件差
足过度旋前
弓形足
近期使用类固醇或氟喹诺酮类药物
感染性疾病
神经系统疾病
动脉粥样硬化
基因决定的胶原异常
高脂血症

急性与慢性跟腱断裂

　　根据定义，跟腱断裂是指由机械应力或跟腱内退行性病变导致的跟腱连续性破坏的一种疾病。Weber 等[54]指出，当肌腱拉伸超过 2% 时，就会失去正常的形态；当拉伸超过 3%~4% 时，就会导致一些微观下的破坏；当拉伸程度超过 8% 时，则会发生肉眼可见的撕裂。

　　Arner 和 Lindholm[55]通过一项研究发现，跟腱断裂的发生机制主要有三种。其中负重过程中膝关节过伸的同时前脚蹬地所导致的跟腱断裂所占比例

高达 53%，如运动员进行冲刺或跳跃。另外，突然发生的踝关节背伸（例如突然从楼梯跌倒）和暴力背伸处于跖屈位的踝关节（例如从高处坠落）导致的跟腱断裂所占比例分别为 17% 和 10%。

　　大多数急性跟腱断裂发生在体育活动过程中，并占所有肌腱损伤的 35%[56]。但是通常 25% 的患者因不能确诊使得这些损伤被认为是慢性跟腱断裂或被忽略[57]。然而，根据现有文献，这些判定仍然是主观的且没有明确的定义[22,58]。但目前公认的是：受伤 4~6 周以后确诊的跟腱断裂可以称为慢性跟腱断裂[22]。

急性跟腱断裂的病理生理学

　　关于急性跟腱断裂的发生有三种理论假设，分别是退行性病变理论、机械力学理论和药物相关性理论。

退行性病变理论

　　退行性病变理论的提出是通过观察发现，即使没有施加过多的负荷，跟腱也会发生慢性的退行性病变，进而导致跟腱断裂。慢性超负荷、微小创伤以及生理变化是导致肌腱退行性病变的相关因素[3]。一些学者推测：血流量减少导致的缺氧和代谢受损也可能是跟腱退行性病变发展的因素。Waterston 等[59]还发现断裂的跟腱或跟腱病患者的跟腱中产生的 III 型胶原蛋白对于高负荷和拉力的抵抗力更差。这一理论最早是由 Arner 等[60]提出的，他们推测在跟腱断裂发生之前，所有患者跟腱内部已经发生了退行性病变。这一理论也得到了 Jozsa 和 Kannus 的支持[61]，因为他们观察到在手术后 24 小时之内所有的跟腱都发生了显著的退行性病变和胶原蛋白的破坏。

机械力学理论

　　体育活动，尤其进行错误的训练，在跟腱疾病的发展中发挥着重要作用。基于这一理论，跟腱断裂可能由于频繁和重复的微小创伤导致跟腱没有足够的时间进行自我修复引起的，这种现象即使在健康的、未发生退行性病变的跟腱中也会发生。主动肌的不完全协同收缩，跖肌作为跟腱的张肌效率低下，或者腓肠肌与跟腱的厚度比不协调等原因可导致剧烈的肌肉收缩，健康的跟腱也会因此而发生断裂。1981 年 Inglis 和 Sculco 提出肌肉的不协调收

缩是跟腱断裂的原因[62]。他们还指出，运动员长时间不运动后过早进行体育运动，会增加跟腱断裂发生的风险[62]。功能性过度旋转，腓肠肌/比目鱼肌的功能不全，过度训练以及疲劳肌肉的偏心负荷所致的反复微小创伤等都有可能导致跟腱断裂。

药物相关性跟腱断裂理论

许多研究报道了合成代谢类固醇和氟喹诺酮类药物的使用与跟腱断裂密切相关。2013 年，Long 等[3] 通过研究发现这些药物降低了跟腱的拉伸强度并增加了胶原纤维发育异常的风险从而导致跟腱的断裂。此外，还发现糖皮质激素会导致胶原蛋白坏死，从而干扰肌腱愈合。Distefano 和 Nixon[63] 认为糖皮质激素可能通过其镇痛作用掩盖或延迟病变跟腱症状的发生。这可能会导致患者即使肌腱已经受损仍可以继续进行高水平运动。

1987 年，McEwan 和 Davey[64] 报道了第一例环丙沙星相关的跟腱断裂。氟喹诺酮类药物如环丙沙星、培氟沙星、氧氟沙星、左氧氟沙星和诺氟沙星是最常见的与肌腱病变相关的抗生素[3]。1995 年，Szarfman 等[65] 通过动物实验发现，氟喹诺酮类药物的使用可以导致软骨细胞外基质的破坏、胶原蛋白和软骨细胞的坏死。

慢性跟腱断裂的病理生理学

根据 Ingles 等的报道，大多数慢性跟腱断裂通常被误诊[66]，归咎于医生被患者所述的无明显创伤、无剧烈疼痛、踝关节跖屈能力存在所误导。在急性跟腱断裂期间，肌腱的间隙可能会因为明显的肿胀而导致触诊困难，因此可能导致误诊[57]。

Carden 等[67] 观察到，一旦急性跟腱断裂被误诊，在急性创伤后 1 周内，在肌腱断端之间会形成足够的肉芽组织以防止它们闭合。肉芽组织随后将发育成纤维组织，由于小腿肌肉的持续性收缩，纤维组织将被逐渐地拉伸[53,68]。由于肌腱在延长的部位发生愈合，从而失去机械效率，最终导致踝关节足底屈曲无力和与其相关的步态障碍[69]。如果存在跖肌，那么可以观察到跖肌肥大，从而认定该肌肉协同地承担了跟腱断裂所丧失的功能[22]。如果在肌腱内发现有间隙，这可能是由于腓肠肌的持续性收缩所致[70]。然而，间隙的大小是可以变化的，肌腱近侧断端回缩可以防止在断点处的端对端的对

位。此外，跟腱近侧断端可能已经黏附到后筋膜上，使其难以识别。

患者评估

急性跟腱断裂的患者，常主诉受累部有尖锐的刺痛或可听见"咯嗒"声，好像踝关节后方被人踢了一脚。患者还抱怨由于患侧踝关节无力或僵硬而不能负重。然而，一些患者仍可通过使用他们的长/短足趾屈肌，甚至腓骨肌群来跖屈踝关节[3]。在体格检查时，可以观察到弥漫性的肿胀和血肿形成。然而，如果存在轻微肿胀，可以在靠近肌腱止点 2~6 cm 处看到或触摸到明显的间隙。另一方面，对于被漏诊的或有慢性跟腱断裂患者，症状通常是模糊的。患者首先注意到的是疼痛和肿胀；然而，长时间走动后的疲劳感和虚弱感是最常见的就诊原因[58,71]。体格检查时，小腿萎缩和行走时失去正常推力的步态较明显[72]。间隙是可变的并取决于修复过程。如果有组织填补间隙，就触诊不到明显缺损[73]。但是由于丧失跟腱的正常约束，踝关节被动背伸力会增加。由于足底跖屈无力，患腿也将无法进行单腿后跟抬高[53]。

特殊检查

Thompson 试验

该检查最早由 Simmonds[74] 在 1957 年首次提出用来检测跟腱断裂，并在 1962 年被 Thompson 和 Doherty[75] 推广。患者取俯卧位，双脚悬在检查台的边缘。检查者挤压其小腿，跟腱引起短缩，对于完整跟腱则表现为踝关节的跖屈，如果不能引出则考虑诊断为跟腱断裂[71]（图 13.12）。

Matle 试验

患者取俯卧位，双脚置于检查台边缘。然后让患者主动或被动屈膝达 90°。正常表现是在膝关节屈曲过程中由腓肠肌短缩引起的足部跖屈活动。当足位于中立位或轻度背伸时，则考虑跟腱断裂[72]（图 13.13）。

O' Brien 试验

患者取俯卧位，双脚置于检查台的边缘，将针插入到距离跟腱止点 10 cm 的近端。在中线内侧垂直穿过小腿皮肤，到达肌腱组织内，且不到达肌腱

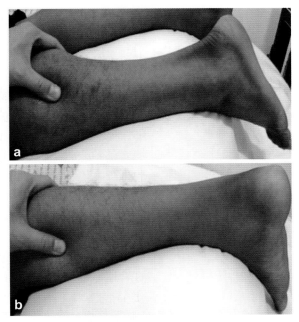

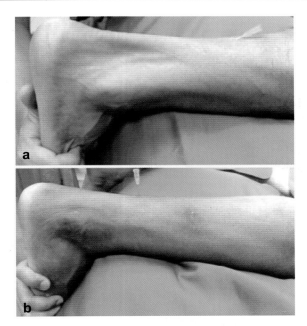

图 13.12　Thompson 试验。（a）完整的跟腱在挤压小腿肌肉时踝关节跖屈。（b）断裂的跟腱在挤压小腿肌肉时踝关节跖屈消失

图 13.14　O'Brien 试验。（a）完整的跟腱在踝关节被动背伸时针尾部向上移动。（b）断裂的跟腱在踝关节被动背伸时针保持原位

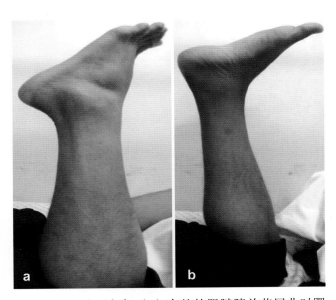

图 13.13　Matle 试验。（a）完整的跟腱膝关节屈曲时踝关节跖屈。（b）断裂的跟腱膝关节屈曲时未见踝关节跖屈

邻近结构。当肌腱完整时，被动背伸踝关节针的尾端将指向近端[76]（图 13.14）。

Maffulli[77] 在 1998 年的一项前瞻性研究中将 Thompson 试验应用于 174 名患者后指出，Thompson 试验对诊断急性跟腱断裂具有很高的可靠性。然而，诊断慢性跟腱断裂时，则并不完全可靠[72]。正如 Thompson 和 Doherty 所指出的那样，此时肌腱可能已经黏附到周围的组织结构中，从而引出跖屈反应[75]。Maffulli[77] 还提出这种跖屈反应也可能是由于血肿的激化重组使得断裂肌腱形成了连续。

影像学检查

足的标准侧位片可用于诊断急性或慢性跟腱断裂。Arner 等[60] 发现，通过 X 线平片，可以看到由于急性跟腱损伤而导致肌腱的远端部分发生形变，也可以看到 Kager 三角正常结构的破坏[3]，Toygar 征是测量变形弯曲后的皮肤表面的角度（图 13.15），达到 130°~150° 提示跟腱断裂。在慢性跟腱断裂中，侧位平片可以显示跟骨的撕脱性骨折[71] 或肌腱近端残端的钙化[78]（图 13.16）。

根据 Bleakney 等[79] 的研究，跟腱断裂诊断的主要影像学检查方法是超声检查。断裂跟腱的实时高分辨率超声可以在断裂部位处显示声学真空，在肌腱的末端存在增厚的不规则边缘。然而，超声的缺点在于它高度依赖操作者，并需要丰富的经验才能正确地解释图像[73]（图 13.17）。

MRI 也可以用于急性或慢性跟腱断裂的诊断，并且可以测量断端之间形成的间隙[73]。在急性跟腱断裂中，T1 加权图像将显示肌腱内信号的中断。由于水肿和出血，断裂部位的 T2 加权图像将显示

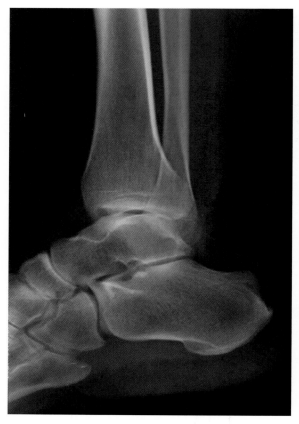

图 13.15　侧位 X 线片示 Kager 三角和 Toygar 征

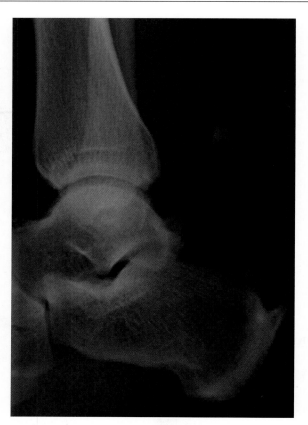

图 13.16　跟腱止点处的撕脱性骨折

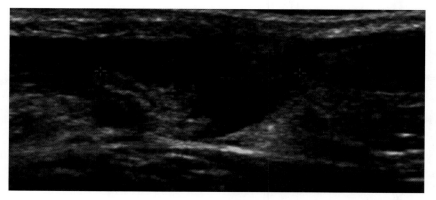

图 13.17　67 岁男性，从高处滑倒之后呈现左踝关节疼痛。体格检查时，沿着跟腱可以触及凹陷，并且 Thompson 试验呈阳性。超声显示距跟骨止点 5 cm 处的跟腱末端有长为 1.7 cm 的完全断裂。使用 Achillon 系统进行处理

撕裂断端的回缩和普遍的高强度信号。在慢性病例中，T_1 加权图像在断裂区域显示低强度信号，并在 T_2 加权图像显示为高信号（图 13.18、图 13.19 和图 13.20）。

超声检查和 MRI 都可用于区分跟腱的部分和完全断裂，并且两者可以在慢性跟腱断裂中给出更详细的评估。但是，超声检查比 MRI 更便宜和更易于操作，并能对损伤肌腱做动态成像。

急性跟腱断裂的治疗

目前急性跟腱断裂的治疗方案很多，可大致分为手术治疗和非手术治疗。手术治疗是指开放性的外科手术或经皮修复，而非手术治疗是指功能性支架或固定制动[3]。然而，治疗方案的选择将取决于外科医生和患者的偏好以及患者的年龄、职业和体育运动强度。

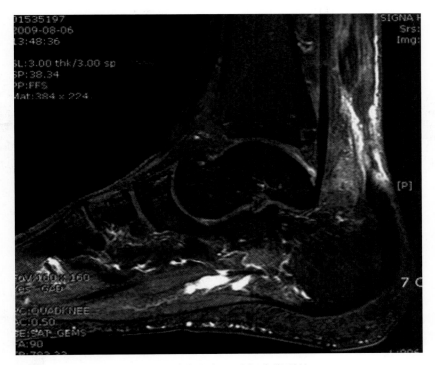

图 13.18　一例 72 岁男性跟腱炎患者跟腱部分撕裂的 MRI

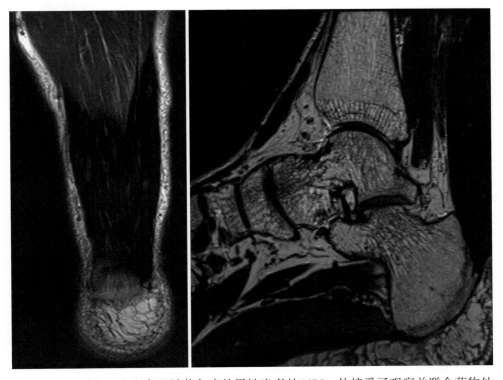

图 13.19　一例 54 岁患有跟腱黄色瘤的男性患者的 MRI。他接受了观察并联合药物处理内分泌紊乱的保守治疗

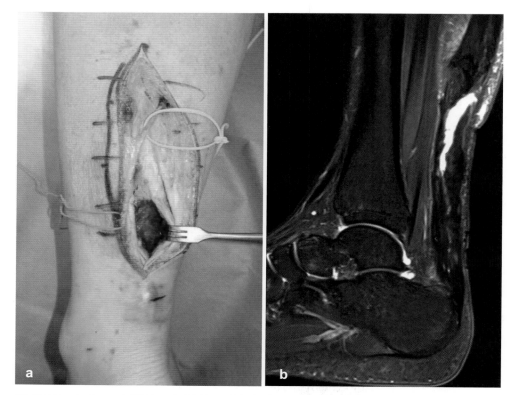

图 13.20 （a）24 岁男性，左侧的跟腱在行修补术后再次发生了部分断裂（术后 3 个月）。（b）MRI 显示断裂部分位于上次手术部位的近端

大多数研究者建议使用非手术治疗方案，特别是对非运动员[54,80]。然而，因为石膏固定治疗使得跟腱的长度增加继而在其移除后跟腱的抗变形强度降低，更易发生再次断裂[80]。在过去 20 年中，开放性手术治疗一直是运动员、年轻患者以及跟腱多次断裂患者的首选方法[80]。尽管开放性手术技术显著降低了再断裂的风险，但众所周知，手术并发症的发生率较高，例如伤口愈合问题。基于目前的研究，经皮缝合技术有着更好的预后。因为与开放性手术相比，这种方法操作简单，并且使用微创技术，降低了并发症的发生率，并且患者术后功能恢复与开放手术相同[81]。

石膏固定 / 功能支具

目前，最常见的非手术治疗是将患肢膝关节以下行石膏固定，并将足固定在踝跖屈位 4 周。随后将足放在中立位再固定 4 周。在石膏固定拆除后，穿后跟垫高的靴子，进行踝关节主动运动练习[82]。Stein 和 Luekens 报道[83] 应用这种方法，临床效果可以与手术治疗相媲美。但是，由 Lea 和 Smith[84] 以及 Persson 和 Wredmark[85] 的研究结果显示，应用这种治疗方式，跟腱再断裂的发生率分别是 13%

和 35%。使用膝关节以下石膏固定时腓肠肌两个头还是可以移动的，可能对肌腱愈合产生影响[86]。与此同时，固定之后肌肉的形态和生理学发生了深刻的改变。一旦固定后，腓肠肌和比目鱼肌中 I 型肌纤维含量升高，从而易发生萎缩。

最近有两项研究表明，应用功能性支具结合早期的运动和早期负重训练，能够避免肌肉的不利改变，有助于愈合肌腱中胶原纤维的成熟[70,87]。随着早期负重，肌腱间隙之间的成纤维细胞和胶原纤维受机械应力的影响沿着肌腱的长轴定向生长，使得愈合肌腱的强度增加。McComis 等[88] 对应用功能性支具的 15 名患者进行研究，取得了好的效果并得出结论：这种方法可以成为有适应证人群治疗急性跟腱断裂的替代方案。

评论

需要强调，应用非手术的功能支具联合早期负重治疗急性跟腱断裂必须应用超声检查进行严格的随访，避免肌腱延长愈合。肌腱延长愈合导致后期踝关节跖屈无力将难以解决。

开放手术修复

开放手术修复仍是处理急性跟腱断裂时的"金标准"，并且随着先进的康复方案的出现，更加鼓励外科医生对患者进行开放性手术治疗[53]。由于手术修复具有再断裂发生率低和肌腱强度增加的优异结果，许多运动员能以更快的速度回到伤前的体育活动中。对比研究表明，手术治疗与非手术治疗发生跟腱再断裂的风险分别为 3.5% 和 12.6%。

端对端修复：手术技术

患者于手术台上取俯卧位。患侧小腿和用来对比的健侧小腿做好术前准备后铺巾。在患侧跟腱上方做后内侧切口（6~10 cm），同时注意保护腓肠神经。切开皮下组织和脂肪直至小腿筋膜。然后小心切开小腿筋膜和腱旁组织直至显露撕裂的肌腱。应正确识别腱旁组织，在缝合关闭时确保各解剖层次的分层关闭。一旦显露断裂的肌腱，就看到其断端。在两断端靠近之前，近端部分需要短时间拉伸。如果可获得足够的长度，在踝跖屈位行端对端的修复。否则，可以选择其他术式如肌腱延长术、翻转或旋转皮瓣，甚至可以进行肌腱的移植，但是本文作者从来没做过这些术式。

应用 Bunnel、Kessler 或 Krackow 缝合技术进行简单的端对端的修复。但是，多个研究表明，Krackow 缝合技术在生物力学和尸体模型中表现得更优越。如果需要，可用四股线（双 Krackow 技术）穿过断裂的部位（图 13.21a）。覆盖跖肌腱可用来防止修复肌腱发生粘连（图 13.21b）。然后在手术结束时进行解剖学分层闭合。

富血小板血浆（PRP）被用作修复急性跟腱断裂的增强工具。但是随机对照研究表明，PRP 在处理这些病例方面治疗无效，甚至在慢性跟腱病中也没有作用[90]。

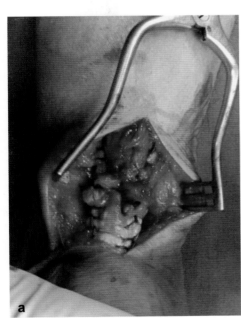
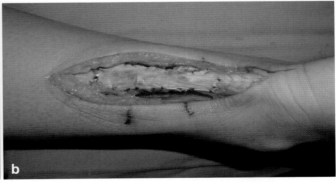

图 13.21 （a）应用 Krackow 缝合技术对跟腱断裂进行端对端修复。（b）跖肌腱覆盖在 Krackow 缝合之上

■ **病例 13.4** （a，b）35 岁女性，滑倒后 10 天跟腱再断裂。肌腱断端呈粉碎性，同时前次的缝线也完全断裂。（c）去除之前的缝合材料，断裂肌腱应用 1.0 Ethibond 双 Krackow 缝合技术牢固修复，（d）同时覆盖跖肌腱预防粘连。虽然作者更喜欢采用 Achillon 小切口间接修复技术，但在这种情况下并不适合，也不推荐用于其他重新修复的情况。

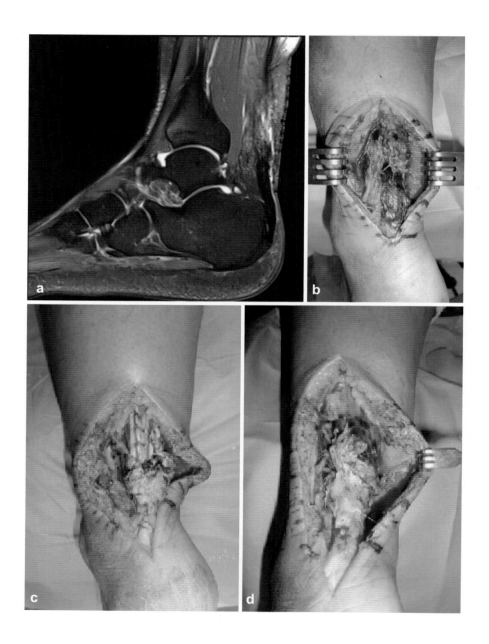

经皮修复

1977 年 Ma 和 Griffi 首次将经皮修复技术应用于治疗急性跟腱断裂[91]。在他们的研究中，没有发现术后再断裂的病例，但是出现了 2 例轻微的非感染性皮肤并发症。FitzGibbons 等[92] 于 1993 年报道没有术后再断裂和皮肤并发症，但出现 1 例腓肠神经损伤。最新报道中，腓肠神经卡压率可高达 13%[93]，同时术后再断裂率更高。2005 年，由 Webb 和 Bannister[94] 提出了一项技术：在跟腱后下方做 3 个正中横切口（2.5 cm），在术后 35 周的随访中没有出现再断裂和腓肠神经损伤。

小切口间接修复（Achillon 系统）

我们通常会利用 Achillon 系统对急性跟腱完全断裂患者进行小切口间接修复。除非跟腱有纵行撕裂，不能横向插入 3 股缝线，才选择其他的技术。

小切口微创技术有许多优点。它仅有一个约 2~3 cm 的小切口，瘢痕小，美观，并发症少，同时不适感低。因此，术后伤口裂开或感染的并发症少见。间接缝合固定也很牢靠，在可承受的负重情况下，可以调整靴子的角度进行康复训练。但是，当跟腱既往有明显的肌腱炎病史时，相对于 Krackow 缝合技术，间接的跟腱修复（Achillon 系统）的强度较低。由于跟腱延期愈合，闭合跟腱修复（Achillon 系统）可能难以获得跟腱的完全愈合。因此，选择使用更强大的双 Krackow 缝合固定技术。

由于切口小，使用 Achillon 微创修复系统（Newdeal，Lyon，France）伤口的并发症较少[95]。Rippstein 和 Easley[96] 报道称，应用 Achillon 微创修复系统，他们的患者术后可以早期恢复活动度和体育运动。Cecarrelli 等[97] 指出，Achillon 微创修复系统与 Ma 和 Griffith 的经皮修复技术相比，在重返体育运动和工作所需时间方面具有相似的结果，并且有着相似的 AOFAS 评分值。

手术技术： 患者全身麻醉并取俯卧位，触诊肌腱损伤部位并标记切口部位。在患肢大腿部位应用止血带。以肌腱最薄弱处为中心做长约 2~3 cm 的纵向切口，于切开腱鞘旁显露断裂肌腱的两端。持续轻柔牵引断裂肌腱的近端，之后将 Achillon® 装置最大限度地插入到肌腱和肌腱鞘之间。3 条 2 号 Ethicon 缝线在仪器的引导下一步步置入 Achillon® 装置。然后撤回仪器引导，断裂跟腱远端以相同的方法进行处理。踝关节保持跖屈 20°，将缝合两端对应的缝线成对收紧，使断裂肌腱的两端在适当的张力下获得正确的吻合。根据肌腱断裂的具体情况，可附加 1.0 Vicryl 线缝合加固重建部位。最后，逐层关闭腱鞘和皮肤（图 13.22）。

术后第一周，患肢保持踝关节约 20° 跖屈位固定于一个非负重短腿夹板中。然后将其换成行走靴，踝关节处于跖屈位，允许部分负重。在术后 4~6 周，踝关节逐渐改成中立位。持续使用步行靴至术后 6~8 周，之后使用踝关节固定带支持 2~4 周。

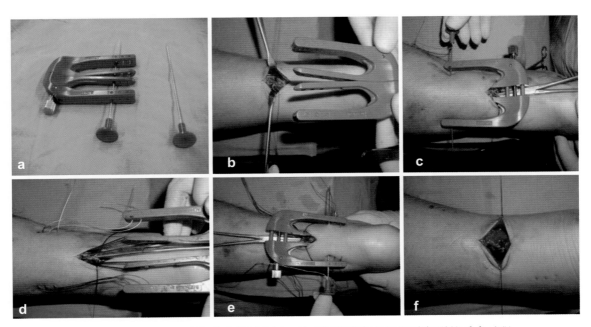

图 13.22　（a~f）利用 Achillon 系统通过微创小切口技术间接修复急性跟腱断裂的手术过程

慢性跟腱断裂的治疗

　　慢性跟腱断裂患者手术或非手术治疗取决于患者的整体健康状况、愈合危险因素的评估以及患者的活动水平[73]。非手术治疗通常是针对那些有相关合并症的患者，如有周围血管疾病的患者；具有久坐生活方式可以适应跟腱强度丢失的患者；和那些并没有严重的功能缺陷，能够进行日常活动的患者[53,71]。运用疼痛和跟腱功能作为慢性跟腱断裂患者的手术治疗标准，Christensen[98]报道手术组有 90% 的患者得到改善，在非手术组中有 70% 的患者得到改善。他同时还观察到，在非手术组中，只有 56% 的患者能恢复到伤前的水平，而在手术组中则有 75% 的患者可恢复到伤前的水平。

　　Myerson 认为应用模制的带或不带铰链的足踝矫形器（AFO）可能对于慢性跟腱断裂的患者有用。因为这些模具是可以被患者接受的并且增加患者腿的稳定性。Padalinam[71]也提出结构化康复计划来加强剩余屈肌的力量，以弥补这些患者跟腱功能的丧失。然而，大多数作者仍建议手术治疗慢性跟腱断裂[22,66,78]并将恢复跟腱正常的长度和张力作为主要目标[57,99]。有多种手术方法；然而，几乎没有数据比较不同手术技术之间的差别[71]。在某些情况下，可应用组织扩张器缝合无张力伤口（表 13.6）。

表 13.6 Myerson[53]对慢性跟腱断裂的治疗建议

<2 cm 的破损	2~5 cm 的破损	>5 cm 的破损
端对端修复后室筋膜切开术	V-Y 延长术	FHL 转位术
	如果腓肠肌受损，采用 FHL 转位术	可以加用 V-Y 推进转位

肌腱功能丢失

　　如前所述，一些患者在跟腱断裂部位并没有明显的缺损。事实上，临床能观察到的是肌腱的延长并伴有功能及力量的丧失。经过研究，有证据表明断裂的末端和腱鞘之间有广泛的瘢痕形成。

　　Mafulli 和 Ajis[73]描述了将足踝固定在比健侧稍跖屈的位置的 Z 形缩短术。Porter 等[100]也报道了他们的技术：在跟腱近端松解以前，清除肌腱末端 2~4 mm 的纤维瘢痕组织后，他们发现肌腱两端平均有 3~5 cm 的间隙。将踝关节固定于跖屈 20°~30°，使跟腱断端靠近，已有的纤维瘢痕可作为局部的重建组织，在手术过程中通过组织活检验证纤维瘢痕组织，同时断裂部位可观察到血管肉芽组织的存在。Yasuda 等[69]认为，如果术前 MRI T_2 或梯度回波图像显示肌腱端增厚并呈梭形伴弥漫性肌腱内高信号时，可以应用 Porter 的技术。否则，应考虑其他重建的方法。

　　如果在断裂肌腱中确实存在缺损间隙，可采取一些方法来填补肌腱断端缺损。小于 2 cm 的缺损，可利用简单的端对端修复。稍微大一点的缺损可用 Krackow 缝线技术进行缝合，缝合前手动牵引几分钟将有助于拉伸近端肌肉组织。从周围软组织钝性分离肌腱末端也有助于填补肌腱缺损。

■ **病例 13.5：慢性跟腱断裂的初次修复。**（a）46 岁男性，慢性跟腱断裂被忽视近 2 个月。术前 MRI 显示跟腱断裂，近端回缩。（b）尽管是一个近 2 个月的慢性断裂，仍可应用双 Krackow 缝合技术修复断端。

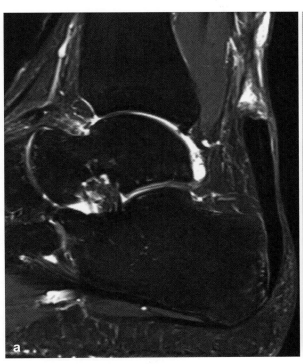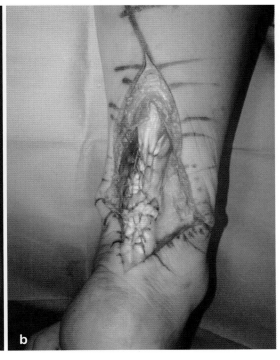

翻转技术

Bosworth 技术[71]：从跟骨到小腿近端 1/3 处做后正中纵向切口。分离显露断裂的肌腱，清除两断端间的瘢痕组织。从腓肠肌中缝处游离一条肌腱（宽 1.5 cm、长 22.5 cm），保留其在断端近侧的连接。将肌腱条向远端翻转，横向穿过近侧肌腱断端，用可吸收缝线将其缝合固定，使肌腱条沿断裂肌腱体部穿向远侧断端。由前向后传出远侧肌腱断端，再将肌腱条拉回近端。保持屈膝 90° 踝关节跖屈位，拉紧肌腱条并用缝线固定。最后将肌腱条横穿过断裂肌腱近端，然后拉向远端并固定于其自身上。最后关闭伤口，长腿石膏固定于膝关节屈曲踝关节跖屈位。

Christensen[98] 在治疗急性或慢性跟腱断裂中使用类似的技术：从近端肌腱取一个 2 cm × 10 cm 的肌腱瓣，然后翻转覆盖于缺损部位。据报道有 75% 的满意度。Rush[101] 用另外一种方法：在近端筋膜上做一个倒"U"形切口并缝合两端形成一个管道。然而，有报道使用这种技术之后，跟腱有轻度至中度的僵硬、无力和不适[101-103]。研究也表明，在各种各样的翻转技术中并没有发现有明显的功能差异[104]。在 Maffulli 和 Leadbetter[99] 的研究中还指出，近端肌腱残端不是最理想的翻转肌腱瓣，同时总结出这些技术是利用无血管自体组织来填补断裂肌腱两端的缺损。

V-Y 肌腱成形术

由跟腱止点的外侧起至小腿内侧做"S"形的切口。解剖腱旁组织，同时识别和保护腓肠神经。然后从肌腱两端切除瘢痕组织，同时在膝关节屈曲 30° 和踝关节跖屈 20° 的状态下对肌腱缺损部位进行测量。在腓肠肌近端筋膜做一个倒"V"形切口，顶点在中央部位且两臂长度至少是肌腱缺损长度的 1.5 倍。肌腱瓣或近端肌腱下移靠近远端断端，采用不可吸收缝线间断缝合。切口的近端部分修复后呈"Y"形，同时用不可吸收缝线间断缝合腱旁组织。然后逐层闭合伤口，患肢长腿石膏固定，保持膝关节屈曲 30°，踝关节跖屈 20°（图 13.23）。

报道显示，V-Y 成形术的优点包括健康的肌腱对肌腱的并置；修复部位的张力较小；允许肌腱实现内在愈合（增加弹性、强度和活动度），以及可免于牺牲其他的肌腱（肌腱转位或游离肌腱移植）。

Abraham 和 Pankovich[103] 在肌腱翻转皮瓣和肌腱转位方面的经验较少，于是首先提出了 V-Y 腱瓣。他们研究的 4 例患者取得了很好的效果，其中有 3 例恢复了全部的力量。他们还推荐，切口的两端必须通过腱膜和底层的肌肉组织间沿皮瓣侧扩

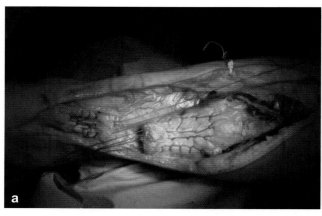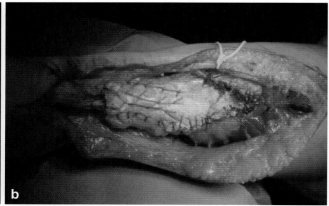

图 13.23 （a,b）应用 V-Y 技术来修复跟腱

展，有时可能需要分离腱瓣至几乎完全游离的状态，以此来获得端对端之间的修复。如果缺损达到 5 cm，Myerson 推荐使用这种技术来修复，甚至当缺损长达 8~10 cm，Leitner 等[105] 也认为可以应用该技术。

■ **病例 13.6** 感染性跟腱 V-Y 成形术。（a~c）34 岁男性，可能是由于跟腱轻微感染造成该患者在初次修复 3 个月之后再次断裂。对再断裂部位进

行清理清洗，采用 V-Y 成形技术和双 Krackow 缝合技术修复。（d）但术后 2 周发现伤口感染并裂开。（e）反复的清理术造成了一个大的跟腱缺损。（f）感染控制之后，7 cm 的缺损部位用鉧长屈肌腱移植进行重建，并且（g）用肌游离皮瓣覆盖大量的软组织缺损。（h）行清理植皮部位术后 1 周游离皮瓣边缘皮肤坏死。（i）术后 2 个月，伤口最终愈合，之后患者积极参与康复计划。

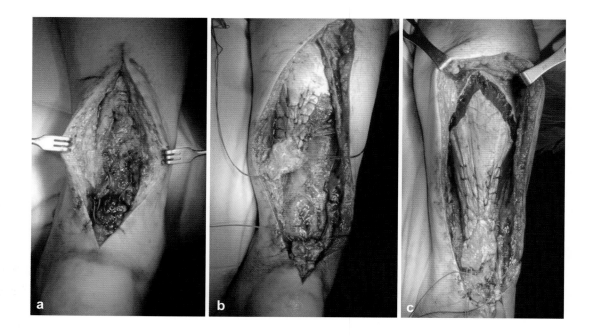

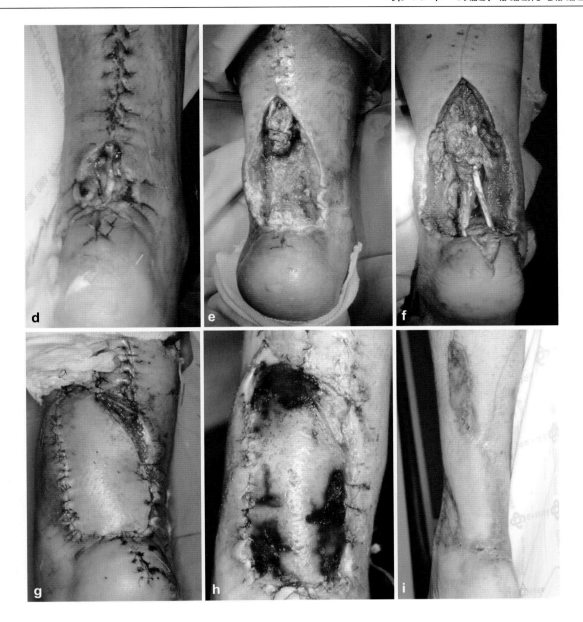

肌腱移植术

慢性跟腱断裂可利用其他肌腱进行重建，Wapner 等[106] 在这些情况下推广使用踇长屈肌腱（FHL）。在他们应用 FHL 进行重建的 7 例患者中，获得 3 例优秀、3 例良好以及 1 例一般的结果。他们注意到所有受试者均有一些踇跖关节屈曲功能的丢失，但是患者并没有注意到这些现象。

踇长屈肌腱移植技术

在足内侧外展肌略上方做一个纵向切口，从舟状窝到第一跖骨头，来获取踇长屈肌腱。锐性分离，在足底区域显露外展肌和踇短屈肌。确定踇长屈肌腱并分离趾长屈肌（FDL）。尽可能远地分离踇长屈肌腱并标记。足趾中立位，将 FHL 远端和 FDL 进行缝合。从跟腱附着点近端 2.5 cm 开始向肌肉 - 肌腱连接部做一个长约 1 cm 的后内侧切口。在切口内快速地解剖腱周组织形成一个全层皮瓣。去除断端间隙内的纤维组织后，在后方深筋膜行一个纵向切口。从这个切口显露 FHL，并从中足处拉回。在跟腱止点的远端由内向外钻一个半程的横向孔。然后在止点处垂直钻入第二孔，并与前一个孔相连。然后用巾钳扩大形成的隧道，将标记的 FHL

由近端到远端通过这个隧道，将远端肌腱向近端肌腱编织，直到充分利用获得的肌腱全长。编织时用不可吸收缝线，而腱周组织用可吸收缝线缝合。最后，用一个非负重石膏将腿固定，保持踝关节跖屈 15°。4 周后，更换短腿行走石膏，保持踝关节中立位，继续固定 4 周。

或者，FHL 也可以从后侧切口获取。研究表明，在中足通过一个单独的切口获取 FHL 远端到 Henry 结节，将会获得一个 10~12 cm 长的 FHL 以及额外 3 cm 的长度[106]，这个长度能够通过两个残端进行肌腱编织，有助于增强修复。随着 FHL 修复断裂跟腱的应用，除了一项研究报道了在 FHL 获取过程中出现内侧或外侧足底神经损伤，其他研究均显示有良好的结果和较低的并发症发生率[107]。

■ **病例 13.7** 肌腱断裂的跟腱病。（a）一名 76 岁男性患者因急性跟腱断裂入院。他长期患有慢性疼痛的跟腱病，并且多次注射糖皮质激素治疗。肌腱严重退变和血供断流。（b）这部分被切除。（c）确定踇长屈肌腱并分离。（d）采用 Krackow 缝合技术对跟腱进行一期修复，将踇长屈肌腱移植到跟骨进行强化。

腓骨短肌腱也可用来修复跟腱断裂，据报道在

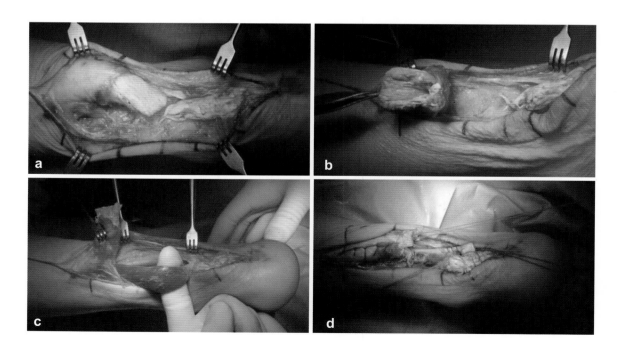

30例患者中有28例获得优秀的结果和2例良好的结果[56]。即使Turco和Spinella[9]修改了该技术也取得类似的结果，大部分患者能够在没有明显功能限制的情况下重返活动。尽管有报道称存在外翻轻度无力（14.9%），但相比于健侧而言，并没有功能的缺失[56]。Mann等[78]应用趾长屈肌修复慢性跟腱断裂，并指出了以下几个优点：可避免宿主的免疫排斥反应；无需血运重建；趾长屈肌具有和跟腱类似的生物力学特征。

Wapner等[106]研究表明，应用踇长屈肌腱重建跟腱断裂相比于腓骨短肌腱和趾长屈肌腱有更强的力量，并且由于踇长屈肌腱解剖学上接近于跟腱，所以在外侧间室避免了神经血管化。也有报道称踇长屈肌腱远端肌肉系统相比于其他肌腱能提供一些血管分布。

游离肌腱移植

阔筋膜已用于慢性跟腱断裂的治疗，正如Tobin所报道的，这种技术在一些有伤口延迟愈合的患者中有良好的效果。其他人也报告了令人满意的结果，应用这种技术也没有组织产生粘连伤疤的问题。游离股薄肌腱移植也是可供选择的，结果表明浅表伤口感染的患者经过2年的时间重返工作和恢复到伤前的活动。能用来作为宿主细胞迁移支架的同种异体跟腱也可用来修复断裂跟腱。同种异体移植的优点包括：避免获取自体移植物产生的并发症，减少手术时间，以及优异的机械力学性能。然而，疾病传播的潜在风险和实施同种异体移植的高成本是其缺点。

■ **病例13.8** 胫骨前肌同种异体移植用于跟腱重建。（a,b）29岁男性，跟腱断裂1个月。断裂前因慢性跟腱病治疗大约3年。Thompsons试验阳性，并且MRI检查发现距离跟腱止点4.1 cm处跟腱完全撕裂，形成5 cm的断裂缺损。（c）横向通过断端后在胫骨前肌同种异体移植物的两端锁边缝合，并估算肌腱长度使得胫骨前肌同种异体移植物能嵌入到跟骨。（d）跟腱止点的正前方，在跟骨上钻一个7~9 mm的孔。（e）将同种异体肌腱两端均置入骨隧道中，在最大张力下，用7 mm的生物腱螺钉置入固定同种异体肌腱移植物。（f）保存和修复断端的瘢痕组织。（g）侧位X线片显示含有应用胫骨前肌重建跟腱的骨隧道。

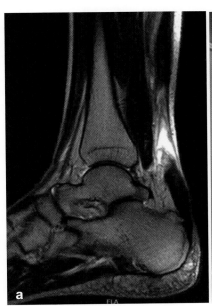
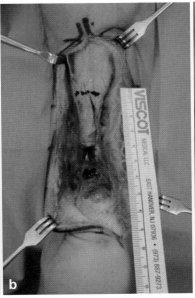
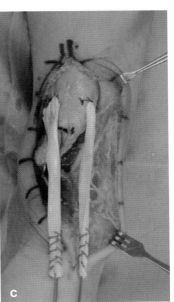

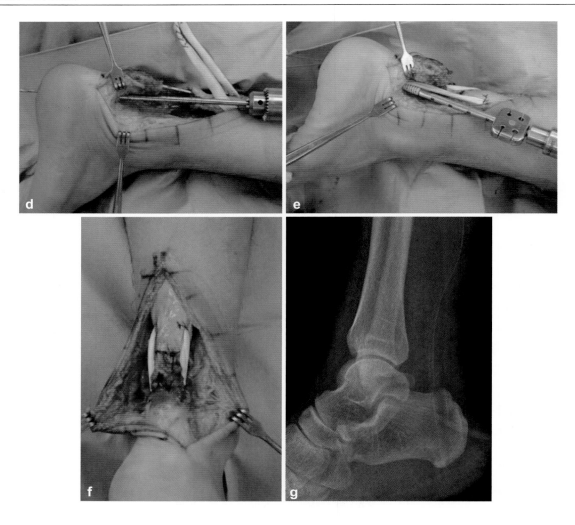

（Roberto Gabriel L. Lopez，Hong-Geun Jung 著；芮云峰 译；郝跃峰 审校）

参考文献

扫描二维码获取

第 14 章　足踝部肌腱疾病

腓骨肌腱的解剖

腓骨长肌肌肉骨骼单位源于腓骨和内侧肌间隔的上半部分。肌腱向远端走行并止于第一跖骨基底、内侧楔骨以及第二跖骨基底部。在腓骨长肌腱内位于跟骰关节处可能会发现一颗籽骨，或者称为腓籽骨[1]。籽骨出现的频率仍有争议，但是公认大约 20% 的人群会出现。

腓骨短肌位于腓骨长肌的前方深面，起自腓骨和肌间隔的外侧面的下 2/3。肌腹走行于腓骨后方及腓骨长肌前方，下行绕过腓骨尖下方转而向前，沿跟骨外侧止于第五跖骨基底。

腓骨肌在足踝部外侧被 3 个骨纤维通道固定。上面的腓骨通道由腓骨远端的腓骨肌上支持带组成。它是腓骨长肌和腓骨短肌的共用通道。腓肠神经、小隐静脉以及跟骨外侧神经血管束于腓骨肌支持带内的独立间室内通行。下方的腓骨通道由腓骨肌下支持带组成，位于跟骨滑车部位。下方的腓骨通道形成两个通道，腓骨短肌通过上方的通道，而腓骨长肌通过下方的通道。最后一个骨纤维通道位于足底部骰骨跖侧，它仅容纳腓骨长肌通过。

外踝后方形成一条骨性凹槽容纳腓骨肌通行。通过解剖 178 例尸体，Edwards 注意到，82% 的样本在腓骨后方存在凹槽[2]。这一骨性凹槽有 2~4 mm 深，5~10 mm 宽。由于在腓骨存在纤维软骨帽状边缘，使得这一骨性通道加深了 2~4 mm。目前普遍认为腓骨后方的凹槽及纤维软骨帽状边缘对腓骨肌的稳定性提供了重要作用，类似于肩关节盂唇维持肩关节的稳定（图 14.1）[3]。

腓骨长肌及腓骨短肌的血供主要来源于腓骨后动脉。在远端，腓骨长肌也接受跗内侧动脉的血供。从动脉主干发出的分支，通过单独供应腓骨长肌以及腓骨短肌的系膜，进入腱旁组织。此分支与

腱内的动脉网相交通[4,5]。Petterson 等发现腓骨肌腱存在三个乏血供区。一处为腓骨短肌通过外踝的纤维凹槽处的后方。而腓骨长肌存在两处乏血供区：①腓骨尖远端肌腱转向处；②位于腓骨长肌绕过骰骨的区域[5]。

腓籽骨疼痛综合征与腓骨肌腱病变

概述

腓籽骨疼痛综合征首先由 Sobel 等于 1994 年提出，用来描述足外侧缘疼痛的临床病症。

此综合征定义为包含以下一种或者多种系列疾病：

1. 腓籽骨的新鲜骨折或陈旧性不愈合籽骨，无论哪一种导致的腓骨长肌腱断裂。

2. 慢性（包括康复中的或者已治愈的）腓籽骨骨折或者已形成骨痂的不愈合籽骨，无论哪一种导致的腓骨长肌腱炎。

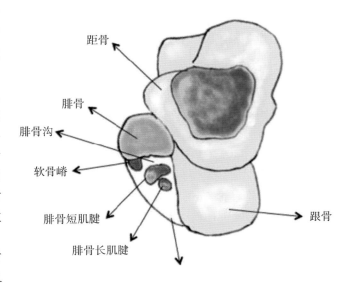

图 14.1 踝关节上方视角显示腓骨沟、腓骨肌上支持带、腓骨肌腱以及软骨嵴

3. 位于腓籽骨近端或远端的腓骨长肌腱磨损或部分断裂。

4. 位于腓籽骨近端或远端的腓骨长肌腱完全断裂。

5. 跟骨外侧出现明显的结节并卡压腓骨长肌和（或）腓籽骨。

病史和体格检查

患者通常表现为踝关节后外侧疼痛，活动后加重，尤其是那些需要剪切力的操作，而在休息后缓解。疼痛可能早于外伤出现，尽管患者常常无法回忆起外伤经历。

在临床检查中，腓骨肌腱走行处可能出现肿胀及压痛。患者主诉踝部外翻活动将加重踝关节外侧疼痛。足跟部查体可见后足内翻，不管其原因及结果，后足内翻是一项重要的临床发现，因为后足内翻位将导致腓骨肌腱承受重复应力从而减弱保守治疗的效果。鉴别踝关节外侧疼痛的其他病因非常重要，如外踝撞击、骨软骨损伤、外踝或者距骨外侧部分的骨折以及腓骨肌腱断裂。

影像学检查

在急性期，X 线检查可以用来排除骨性损伤，例如腓骨、跟骨或者距骨外侧壁骨折。如果存在腓籽骨则需要注意，一旦腓籽骨存在向近端移位，则提示腓骨长肌腱断裂（图 14.2）[6]。CT 常用来评估腓骨长肌疾病患者的骨质异常情况。腓侧结节及后滑车隆突的增生、跟骨骨折[7] 等骨质异常可促使腓骨长肌腱发生病理性改变。然而，CT 对软组织情况显示不佳，限制了其在诊断肌腱病变中的应用[8]。

MRI 拥有更佳的软组织显像，它可以用来诊断腓骨肌腱鞘炎、腓骨肌腱撕裂，评估腓骨的形态以及踝关节外侧韧带的损伤（图 14.3）[9-12]。MRI 对诊断踝关节外伤后伴随的其他病理性改变也很有用。Khor 和 Tan 为 64 例踝关节急性扭伤的患者行 MRI 检查，发现只有 22% 的患者是单纯的外侧韧带复合体损伤，而 78% 的患者存在多发伤，如撕脱骨折、三角韧带损伤、肌腱病理性改变、隐匿性骨折以及骨软骨损伤[13]。Kijowski 等发现 MRI 对诊断腓骨肌腱病变的敏感性以及特异性分别是 92% 和 100%[14]。然而，"魔幻角效应"（magic angle effect）却对 MRI 诊断腓骨肌腱病变的有效性起反效果。"魔幻角效应"是由肌腱纤维经腓骨尖部位

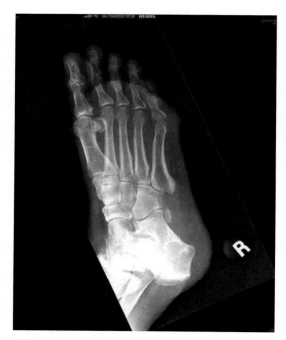

图 14.2 骰骨外侧存在完整的腓籽骨。腓籽骨骨折提示腓骨长肌腱断裂

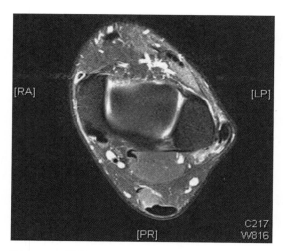

图 14.3 横断面 MRI 显示腓骨肌腱脱位至前方的假性囊腔内

显示的增强信号引起的。同样地，MRI 对于腓骨肌腱病变、肌腱炎以及无症状的患者在显像上无法明确区分，这就给诊断带来了困难[15]。

超声检查是评估腓骨肌腱病理性改变的有效诊断工具。它具有高立体分辨率，允许肌腱在完全生理活动度下行动态评估（图 14.4）。另外，它也不需要造影剂。超声可以提示的腓骨肌腱病理改变包括不规则增厚、肌腱低回声区以及腱鞘管内明显渗出。肌腱滑膜内的血管变异则可通过彩色多普勒超声检测出来[16]。

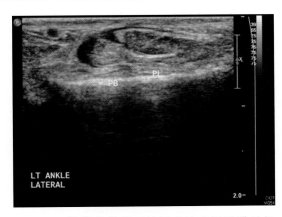

图 14.4　踝关节外侧面的超声检查显示腓骨长短肌腱的正常解剖。腓骨短肌腱紧贴腓骨后表明，呈扁平状

保守治疗

腓骨肌腱病变应尽早处理，包括休息、制动、止痛。患者出现急性症状时可使用 CAM 助行器或者支具固定，3~4 周后可通过使用矫正器恢复日常活动。柔性跟骨内翻的患者可在鞋子内垫衬楔形垫。对保守治疗无效的患者，有些学者则推荐皮质类固醇药物注射。但是，本文作者通常避免行皮质类固醇注射，因为担心引起医源性肌腱断裂。

作为治疗顽固性肌腱炎的一种有效手段，富血小板血浆（PRP）已经被广为提倡。PRP 包括收集患者的血液，分离出富含血小板的血浆，然后此血浆被注射到受累的肌腱区域。目前，尚无有力证据支持肌肉骨骼损伤时使用 PRP。在一项 PRP 的循证医学回顾性试验中，Moraes 等发现，PRP 的临床试验的分析结果质量证据非常低。另外，这些不同研究通过不同的生产厂家使用各自的方法制备 PRP，这更是增加了对照研究的难度[17]。作者总结认为，支持 PRP 应用于肌肉骨骼损伤的证据仍是不足的。

手术治疗

对于保守治疗后仍伴随持续性疼痛的腓骨肌腱病变患者，手术治疗是一种有效的措施。腓骨肌腱病变的手术处理包括滑膜炎的清理术、切除肌腱的受累区域、修复所有的撕裂伤、修复任何骨性或者生物力学因素异常所导致的病变。遗憾的是，腓籽骨综合征和腓骨肌病变的治疗很大程度上受限于病例以及专家意见。虽然某些学者报道手术治疗带来了有利的结果，保守治疗仍然应该作为治疗的主要手段，而手术则用来处理那些顽固病例。至于腓骨

肌腱的手术方式，关节镜技术已做描述[18,19]，本文作者通常更喜欢行开放的手术。

作者推荐的治疗方法

1. 患者平卧位，大腿近端置止血带。

2. 患肢消毒、铺单后，靠近腓骨后缘做一弧形切口，远端延伸至第五跖骨基底部。皮肤用 15 号刀片切开，钝性剥离至腓骨肌腱鞘管。必须谨慎操作，避免损伤腓肠神经，它可能穿过切口区域。

3. 纵行切开腓骨肌腱鞘，保留一小部分腱膜以利于后期修复。踝关节跖屈位下用牵引钩向近端牵开腓骨肌来检查肌腱。清除所有存在红斑、病变或者滑膜炎的部位。如果腓骨结节有增生，予以切除。腓骨肌腱断裂的手术策略见本章后文部分。近端腱鞘需予修复缝合以防止肌腱半脱位，而远端腱鞘保留开放（图 14.5）。

4. 术后患肢予非负重膝下石膏托固定 2 周，直到切口愈合。此后，穿戴行走支具（XP 助行器，Aircast，Summit，NJ），垫外翻位定制鞋垫，并逐步负重。术后 4~6 周患肢完全负重，并开始关节活动度及肌力的功能锻炼。

腓骨肌腱断裂

腓骨长肌腱撕裂

单纯的腓骨长肌腱撕裂比较罕见，仅见于个案报道[20,21]。Brandes 和 Smith 阐述了腓骨长肌改变走行的三个解剖区域，以及此处相关的肌腱撕裂情况[20]。

A 区域：在腓骨尖处，腓骨长肌腱撕裂发生率最低。B 区域：在跟骨的腓侧结节处，肌腱部分撕裂的发生率最高。C 区域：在骰骨切迹处，肌腱完全断裂的发生率最高。通常腓骨长肌腱和腓骨短肌腱是一同发生撕裂的[22]。两者同时撕裂的发生率较单纯腓骨长肌腱撕裂高，但低于单纯腓骨短肌腱撕裂的发生率。

肌腱的急性损伤通常因为突然的扭转暴力或者足旋后位的外翻暴力引起。如果存在腓籽骨，肌腱牵拉可能导致籽骨骨折分离或者籽骨的撕脱骨折。慢性腓骨长肌腱撕裂偶尔与潜在的炎症性疾病有关，如风湿性疾病。

腓骨短肌腱撕裂

腓骨短肌腱撕裂的确切发病率仍不清楚，据估

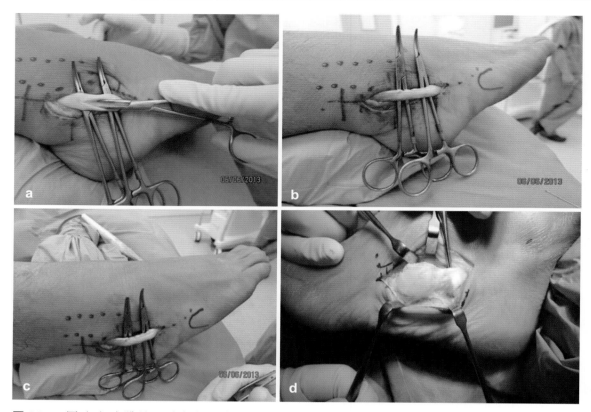

图 14.5 　图（a）为腓骨肌腱病变时腓骨肌腱的标准切口及显露，这例患者腓骨肌腱存在纵裂。图（b,c）为病变肌腱区域的切除、缝合修复、鞘管成型。图（d）为另一例患者的腓骨短肌存在神经节样囊肿，囊肿被切除后肌腱予缝合修复，并行鞘管成形术

计在 11.3%~37%[23,24]。虽然少见，单纯腓骨短肌腱撕裂的发生率仍明显高于腓骨长肌腱。纵裂更常见于腓骨短肌腱，平均的撕裂长度为 2.5~5 cm[25]。

腓骨短肌撕裂的病因学已阐明了其外在和内在的病因。一些学者认为腓骨短肌撕裂是因为反复的机械磨损引起的。在踝关节 15°~20° 跖屈位时，腓骨短肌撞击腓骨尖，同时承受来自腓骨长肌的压力[26]。这增加了肌腱撕裂的风险，尤其是当足部存在跖屈内翻暴力时。腓骨短肌撕裂的其他外在因素包括低位的短肌肌腹（图 14.6）[27]、腓骨长肌腱鞘炎、第四腓骨肌的出现。这些都可导致腓骨肌鞘管狭窄[28]。第四腓骨肌的出现率大约为 28.5%[29]，它也通过腓骨肌鞘管。第四腓骨肌也被视为腓骨短肌撕裂的病因[30]。

腓骨肌上支持带过长是腓骨短肌撕裂的另一个外在病因。腓骨短肌反复的半脱位导致肌腱撞击锋利的腓骨缘，这也导致了肌腱撕裂。是 Brodsky 和 Krause[31] 报道了这一现象，他们注意到腓骨短肌撕裂的患者都存在多余的腓骨肌上支持带。肌腱撕裂水平在其走行于腓骨远端 3 cm 的范围，肌腱在

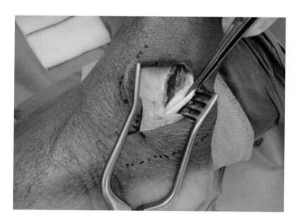

图 14.6 　一例存在慢性腓骨短肌纵裂的患者。术中发现存在低位肌腹，此导致了上腓骨肌鞘管的狭窄

此处半脱位越过腓骨锐利的后缘。

内在因素也被列举出来作为腓骨短肌撕裂的可能病因。Peterson 等标示了腓骨长肌与腓骨短肌的乏血供区[5]，肌腱在这些区域都很脆弱而易于断裂。

病史和体格检查

患者的主诉依病变的持续时间而定。腓骨肌腱

急性断裂的患者会主诉在踝关节遭遇内翻损伤后存在足底外侧疼痛。如果腓骨肌上支持带断裂，患者会主诉肌腱"外突"。

慢性腓骨肌腱损伤的患者表现为腓骨后区的疼痛和反复的肿胀。他们偶尔会主诉反复的踝关节不稳而不是疼痛，从而导致延迟诊断或误诊。腓骨长肌断裂的患者，远端腓肠神经可能有感觉不良。

体格检查时，腓骨肌腱肿胀和压痛持续存在。腓骨长肌断裂可表现为骰骨区疼痛。疼痛出现于外翻应力或被动跖屈内翻位。主动后足内翻将引发疼痛，尽管在慢性患者疼痛会减弱。当踝关节环转活动或抵抗外翻时可伴随弹响或肌腱半脱位。患者站立位行后足力线检查，如果后足出现内翻，应行 Coleman 木块试验来确定后足内翻是否由第一跖列跖屈引起。

影像学检查

X 线检查一般不用于诊断腓骨肌腱损伤。但是，当存在腓籽骨时，籽骨却是腓骨长肌断裂的有效诊断标志。动态摄片发现腓籽骨向近端移位则提示腓骨长肌腱断裂。

其他的影像学检查例如 MRI，也是诊断肌腱断裂的有效工具（图 14.7）。MRI 可显示关键性的影像特征，如信号强度或者形态学的异常。其他的特征可包括腓籽骨的骨折、跟骨和骰骨外侧壁的水肿或者腓侧结节的增生[16]。超声对于检测腓骨肌腱损伤也很有效，因为它能提供实时动态的检查。医师可通过肌腱的生理活动范围来检查肌腱。另外，可行激发试验来确定肌腱的半脱位（图 14.8）。

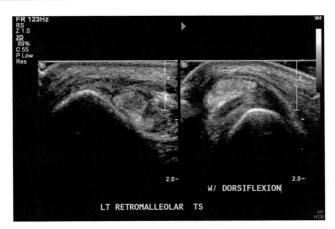

图 14.8　右侧的超声图像显示了腓骨肌腱的正常解剖关系。左侧的超声图像显示背伸踝关节时，可见腓骨肌腱脱位至假性囊腔

腓骨长肌腱断裂的治疗

腓骨长肌腱断裂的治疗依赖于患者的症状、活动的水平以及撕裂的时长。保守治疗包括目前市场上可买到的种类繁多的支具以及矫正器。行膝下石膏固定制动患肢一段时间可能也有效果。Sobel 等[1]报道了急性腓骨长肌腱断裂的保守治疗取得了成功。一般来说，保守治疗对于急性腓骨长肌腱断裂较慢性断裂更为有效。对于慢性腓骨长肌腱断裂患者的疼痛，可予局部甾体类药物注射。但是，作者倾向于避免肌腱局部注射甾体类药物，因为担心远期的肌腱磨损。

腓骨长肌纵裂的治疗，应行肌腱的病变组织切除和一期修复，并行肌腱鞘管成形术。如果腓侧结节增生，应予去除骨赘。完全性的腓骨长肌腱断裂一般发生在骰骨切迹处[32]。如果存在腓籽骨，断裂可发生在籽骨处或者在籽骨的远端。这个水平的腓骨长肌腱断裂的一期修复是很困难的，因为很难暴露远侧的肌腱残端。一期端-端吻合修复肌腱不太可能，远侧残端可能到挛缩到腓骨短肌止点或者骰骨的外侧壁处[33,34]。

腓骨短肌腱断裂的治疗

腓骨短肌腱断裂的保守治疗和腓骨长肌腱相似，包括止痛、物理治疗、制动以及用支具或者短腿行走石膏固定。如果保守治疗无效，则考虑手术治疗。

Sobel 等根据撕裂的形态以及范围将腓骨短肌腱断裂分成四个等级（表 14.1）。Krause 和 Brodsky 改进了一种独立的分型系统，这种系统基于肌腱断

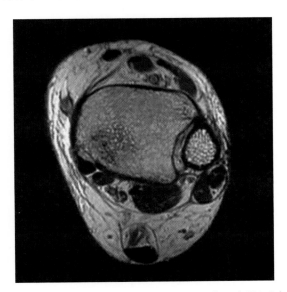

图 14.7　MRI 显示腓骨短肌的纵裂，而位于短肌后方的腓骨长肌是完好的

裂所涉及的截面积（表14.2）。作者建议，当断裂的截面积小于肌腱的50%时予切除损伤的部分并行鞘管成形术；当断裂的截面积大于肌腱的50%则应切断肌腱并行肌腱固定术，将短肌腱固定于长肌腱上[31]。

表14.1 Sobel等描述的腓骨短肌断裂的分类

等级	描述
1级	扩展或者变扁
2级	部分断裂，长度小于1cm
3级	完全断裂，长度1~2cm
4级	完全断裂，长度大于2cm

表14.2 Krause和Brodsky描述的腓骨短肌断裂的分类

等级	描述
1级	小于50%肌腱横截面的损伤
2级	大于50%肌腱横截面的损伤

Redfern和Myerson建立了一套腓骨肌腱损伤的处理策略（图14.9）[22]。腓骨长、短肌腱均明显完整的患者（I型），应行肌腱修补、纵裂切除和鞘管成形（图14.10）。当患者一根肌腱断裂，而另一根"可用"（II型），则不可用的那根肌腱应予切断并行肌腱固定术。当患者两根肌腱均断裂且"不可用"（III型），治疗措施根据肌肉收缩的情况而定。如果近端肌肉无收缩，则异体肌腱移植会失败，应行肌腱转位术。但是，如果近端肌肉存在收缩，则可用异体肌腱重建腓骨肌腱。趾长屈肌腱及姆长屈肌腱转位的技术已经阐述过[22,35]。操作可分期施行，也可一期完成。

除了考虑主要的病变特征外，弄清楚相关的力学不稳定性或者骨的畸形也非常重要。例如后足内翻或者踝关节外侧韧带不稳应予以考虑，这可能会利于预后。

腓骨肌腱脱位／半脱位

概述

腓骨肌腱脱位/半脱位一般是因为腓骨肌上支持带损伤引起的。腓骨肌上支持带是维持肌腱稳定的主要结构，它的急性损伤将导致腓骨肌腱不稳定。后果以及后续的治疗很大程度上由病程的长短以及相关并发症的出现与否而定。急性腓骨肌上支持带损伤首先由Eckert和Davis[36]进行分级，并由Oden[37]进行了后续的改进。这个分级系统依据支持带断裂的形态将损伤分为四个等级。

有另外一类患者，他们存在腓骨肌腱的半脱

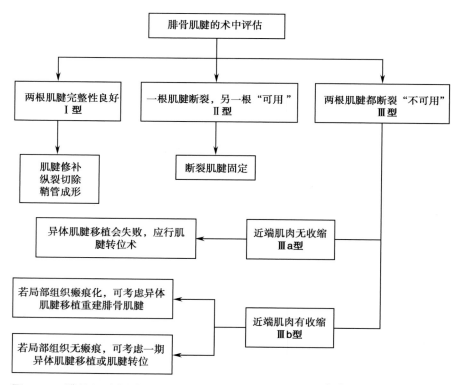

图14.9 腓骨肌腱断裂的处理策略（Redfern and Myerson[22]）

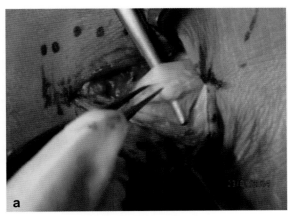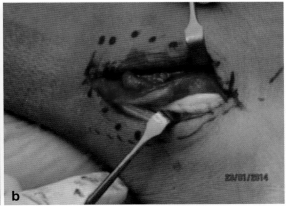

图 14.10 （a）腓骨短肌急性撕裂的损伤小于 50% 腱质。（b）撕裂的节段被切除，并行鞘管成形

位。这类患者腓骨肌腱有半脱位，而腓骨肌上支带并没有断裂。腓骨长、短肌腱可转变它们的相互位置（腓骨长肌转位到腓骨短肌的深面），并伴随着反复的痛性弹响[38]。

临床表现和体格检查

腓骨肌腱急性脱位的患者表现为外踝处突发疼痛及局部肿胀。通常，当腓骨肌腱收缩时，踝关节呈背伸外翻位。此时踝关节外侧可出现剧痛，患者可能会主诉存在肌腱的"弹出感"或直接脱位。腓骨肌腱慢性脱位的患者，病史会描述为长距离行走后腓骨后区域的隐痛及肿胀。他们通常不能回忆起一件特别的损伤事件。另外的主诉包括踝关节不稳定或者复发性的扭伤，而这会导致误诊为踝关节韧带松弛。

症状较重的急性创伤患者在腓骨后区域存在压痛。局部可有淤血及肿胀，这些体征可掩盖腓骨肌腱脱位的表现。腓骨肌腱的半脱位或者脱位可出现在踝关节主动环转运动时。诱发脱位的方法包括让患者抗阻背伸外翻踝关节。但是，脱位肌腱的无力并不一定导致不稳定。慢性腓骨肌腱脱位/半脱位的患者，可能表现为踝关节不稳定，所以必须要检查腓骨肌腱以及腓骨肌上支持带的完整性，以免误诊。

治疗

腓骨肌上支持带急性损伤的患者可考虑保守治疗，尤其是 1 型和 3 型的损伤[38]。抬高及冷敷患者的踝关节，中立和轻度内翻位的短期固定，以利支持带愈合。但是，保守治疗对于急性腓骨肌腱脱位存在较高的失败率，尤其是对于高需求的患者

来说。

腓骨肌上支持带损伤的手术治疗适用于保守治疗失败或者有高需求的患者。慢性脱位的手术选择可分为以下五类[39]：

1. **上支持带修复**。这种方式是对腓骨肌上支持带的直接修复，它可以是单纯修复上支持带，也可以联用于其他的手术操作。确定支持带撕裂的部位，并向远近端游离，然后通过骨隧道或者缝合铆钉将支持带重新固定到腓骨上。腓骨肌腱的损伤均一并处理。

2. **直接和间接骨沟加深技术**。这种操作用来加深腓骨后沟，可分为直接和间接技术。直接加深技术，即凿开腓骨后的皮质骨，并挖掉其下的松质骨（图 14.11），一旦骨沟的深度足够，将皮质骨重新嵌压于骨沟处（图 14.12）。

间接加深技术则是用小磨钻或者刮匙插入腓骨尖，并清除腓骨后沟下的松质骨，一旦去除了足够的松质骨，压实腓骨后皮质骨，从而加深腓骨沟（图 14.13）。

3. **骨阻挡技术**。这种技术最早由 Kelly 报道，它是在腓骨末端部分截骨并向后旋转，使用截骨块来阻挡肌腱半脱位[40]。这一技术出现了很多的改良式式，它们都涉及了腓骨截骨，并用骨块来阻挡肌腱的半脱位。这种操作的并发症有内固定相关问题、骨块骨折、骨不连、再脱位以及肌腱刺激等[41]。

4. **肌腱重定位技术**。慢性腓骨肌腱半脱位可通过切断肌腱并转位至跟腓韧带（CFL）下来治疗[42]。目前认为跟腓韧带可维持腓骨肌腱的位置而避免其脱位，但是这种操作需要离断腓骨肌腱。另外，跟腓韧带其实是一根很弱小的肌腱，且跟腓韧

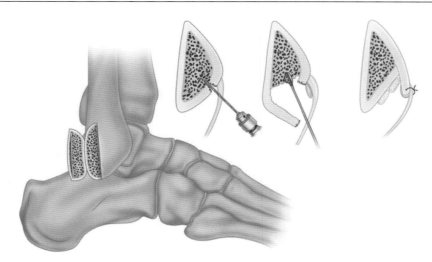

图 14.11　用小摆锯和骨刀撬起 1~3 cm 长的皮质骨块，注意不要损伤腓骨沟光滑的纤维软骨表面。去除其下的松质骨达到一个满意的深度，再将皮质骨放回去，压实骨片形成一个更深的腓骨沟（Courtesy of Prof. Jung, Hong-Geun）

带下方也可能没有足够的空间容纳腓骨肌腱通过。

5. 转位加强腓骨肌上支持带。 利用部分的跟腱或者跖肌腱膜转位来加强腓骨肌上支持带。这些操作已经历史悠久，目前并不作推荐[39]。

作者推荐的治疗方法

1. 患者平卧位，大腿近端置止血带。

2. 患肢消毒、铺单后，靠近腓骨后缘做一弧形切口，远端延伸至第五跖骨基底部。皮肤用 15 号刀片切开，钝性剥离至腓骨肌腱鞘管。同样，必须慎用锐性分离避免损伤腓肠神经，它可能穿过切口区域。

3. 利用 Das De 和 Balasubramaniam 所述的新加坡技术[3]来重建腓骨肌上支持带。在腓骨肌腱脱至腓骨前方处，常存在一个假性囊腔，这个囊腔必须缝闭以避免再次脱位。

4. 纵行切开腓骨肌腱鞘，踝关节跖屈位下用牵引钩向近端牵开腓骨肌来检查肌腱。清除所有存在红斑、病变或者滑膜炎的部位。肌腱任何部位的撕裂均需缝合修补。

5. 腓骨前缘予去皮质处理以备用，并置入 2 枚带线锚钉，利用锚钉将腓骨肌上支持带前缘联合骨膜缝合至腓骨来重建上支持带。将腓骨肌腱重新放置于腓骨沟内，剩余的锚钉缝线缝合修补上支持带（图 14.14）。

6. 术后患肢予非负重膝下石膏托固定 2 周，直到切口愈合。此后，穿戴行走支具（XP 助行器，

Aircast，Summit，NJ），垫外翻位定制鞋垫，并逐步负重。术后 4~6 周患肢完全负重，并开始关节活动度及肌力的功能锻炼。

足踝部的肌腱转位

概述

足踝部的肌力平衡非常重要。这一平衡通过围绕踝和距下关节运动轴的主动肌和拮抗肌之间的协调功能来实现。当存在病理性肌力不平衡，常需通过肌腱转位来重新获得肌力平衡和功能恢复。它旨在重新改变变形力方向，纠正肌力失衡，重建力学平衡。为了使肌腱转位有效，首先必须确认是柔韧性畸形，而非僵硬性畸形。为此，在肌腱转位前，首先应该截骨矫正畸形和进行软组织松解。在肌腱转位方向应该存在关节被动活动功能，这样转位后才能获得良好功能。由于转位后肌肉的肌力将下降一级，因此在肌腱转位前必须对准备转位肌肉进行检查，以明确其有足够的肌力［医学研究会（Medical Research Council，MRC）的分级标准至少达到 4 级或 5 级］。

通常，足踝周围肌肉群被分为 4 组，分别为背伸肌群、跖屈肌群、内翻肌群以及外翻肌群。在图 14.15 中可以看到，背伸肌群位于踝关节轴的前方，而跖屈肌群位于踝关节轴的后方第二个轴平行于距下关节，内翻肌群位于距下关节轴线的内侧，而外

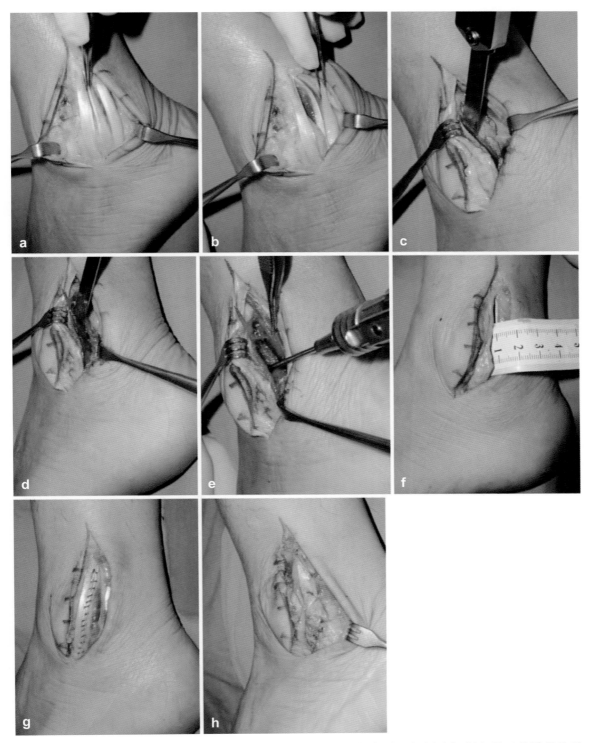

图 14.12 （a,b）为显露和分离腓骨肌腱以暴露腓骨短肌的纵裂。（c,d）用小摆锯和骨刀从腓骨沟处撬起皮质骨块。（e,f）用磨钻去除松质骨并加深至少 7~9 mm，接下来将皮质骨放回去并压实，形成一个更深的腓骨沟。（g,h）显示通过新的腓骨沟的肌腱，并修复腓骨肌上支持带以防止腓骨肌腱再脱位（Courtesy of Prof. Jung，Hong-Geun）

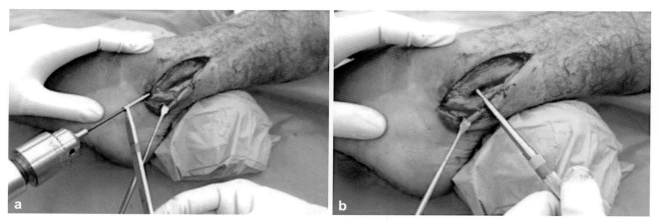

图 14.13 （a）在腓骨尖处钻入 2.7 mm 钻头以磨掉松质骨。（b）当去除了足够的松质骨，用压棒压实腓骨后皮质骨

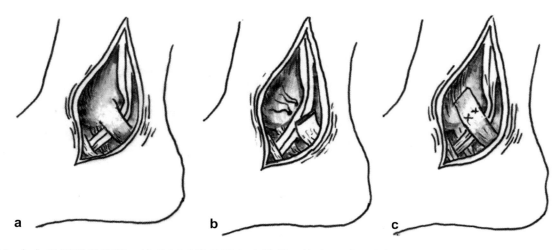

图 14.14 （a）显露腓骨肌腱，接着切开腓骨肌上支持带，检查肌腱所有部位是否有撕裂、滑膜炎、肌腱病变。（b）腓骨前缘去除皮质并留置 2 枚带线锚钉以备用。（c）利用锚钉将支持带联合骨膜缝合至腓骨，消除假性囊腔，以此来重建上支持带。将腓骨肌腱重新放置于腓骨沟内，接着再缝合修补上支持带

翻肌群位于距下关节轴线的外侧，在双轴向的运动中能发生双向重叠运动。如腓骨肌，其位于踝关节轴的后方和距下关节的外侧，它的收缩能够同时跖屈和外翻足。

肌腱转位方法通过三个不同的模型来阐述

矫正足踝畸形可选择多种肌腱转位方法。多数肌腱转位通常根据独立或者肌肉组定位来描述。我们选择三种不同的模式来阐述肌腱转位的方法：A，高弓内翻足；B，足下垂；C，慢性跟腱断裂。

高弓内翻足

高弓内翻足的矫形是复杂的。由于存在进展性骨关节炎，高弓内翻足的矫形常常要求多处截骨、

肌腱转位及融合手术。高弓内翻足的矫形治疗中，足踝外科医生的治疗手段包括一系列肌腱转位。然而，根据患者存在畸形的特点和当前功能水平来进行个体化外科手术计划是重要的。

胫后肌腱转位

胫后肌腱转位在高弓内翻足矫形中起重要作用。在柔韧性畸形治疗中，胫后肌腱转位能够矫正前足内收和后足内翻。胫后肌腱转位可以通过皮下隧道或骨间隧道技术来完成。我们常规应用三个切口的皮下隧道技术（图 14.16）。

皮下隧道胫后肌腱转位技术

1. 在足内侧仔细分离暴露胫后肌腱。

2. 用锋利的骨刀或骨凿将胫后肌腱连带骨膜整束由足舟骨上切取。胫后肌腱远端用不可吸收缝线采用锁边编织缝合。由远端向近端将肌腱在其腱鞘

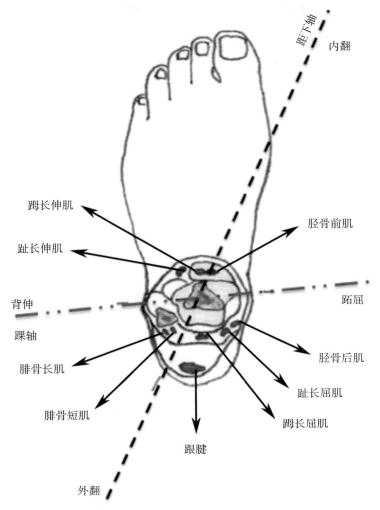

图 14.15　足踝部的轴线和肌肉群

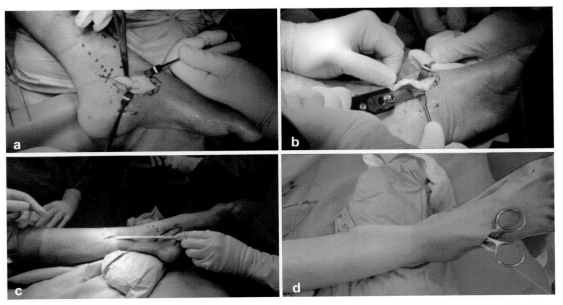

图 14.16　（a,b）显示胫后肌腱上方直切口和切取肌腱的过程。（c）显示由第二切口将胫后肌腱向近端抽出，用长弯血管钳在内上方向由第三切口向第二切口建立皮下隧道，将胫后肌腱转位至前方。（e~h）显示胫后肌腱经中间楔骨骨隧道固定，肌腱向跖侧穿过骨隧道，收紧肌腱并应用界面螺钉固定

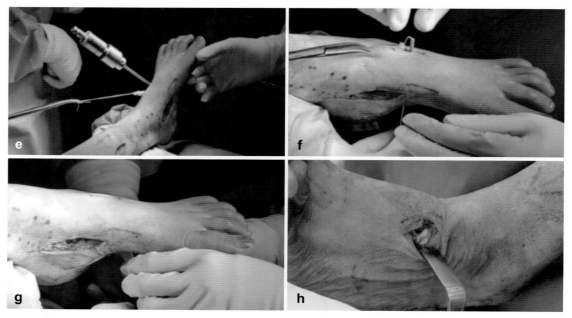

图 14.16 （续）

中松解。

3. 第二个切口位于内踝上 15 cm 牵引胫后肌腱远端以助于识别肌腱。在局部做相应长度的切口。

4. 钝性分离深筋膜以避免损伤隐静脉和隐神经。根据皮肤切口锐性切开深筋膜。胫后肌腱位于后方间室的深部，在腓肠肌和比目鱼肌的深层。用弯血管钳由近端抽取肌腱，并用湿纱布包裹以保持肌腱湿润。

5. 第三个切口位于中足背侧上方。仔细解剖显露切口以避免腓浅神经损伤是非常重要的。牵开趾短伸肌腱并确认中间楔骨。

6. 用长弯血管钳在内上方向由第三切口向第二切口建立皮下隧道，抓住胫后肌腱的留置缝线，将胫后肌腱由皮下隧道抽出，用锚钉固定于中间楔骨。胫后肌腱转位的最后位置也由切取肌腱的长度所决定。在偶然情况，胫后肌腱可能固定于内侧楔骨，甚至足舟骨的背侧。胫后肌腱可以通过伸肌支持下方转位以减少肌腱的弓弦效应。

7. 有多种肌腱固定方法可选择，其中包括纽扣钢板、U 形钉、界面螺钉、阻挡骨块、锚钉以及软组织固定。在固定之前，应在跟骨中立位和足轻度背伸 5°~10° 的位置拉紧肌腱。

一些作者将胫后肌腱经骨间膜转位（图 14.17）。由于肌腱呈直线的牵拉，它只需要较短的长度就能提供更大的背伸。然而，在建立骨间膜窗

时存在神经血管束损伤的风险。皮下肌腱转位较为容易进行，虽然可能旋后矫正不足，但是没有损伤重要结构的风险。

经骨间膜的胫后肌腱转位技术

1. 胫后肌腱的切取方法和前面所述的皮下转位技术相同。

2. 用长弯血管钳将肌腱由小腿后侧间室深部经骨间膜转位至前方间室。这一操作应该紧贴胫骨后表面，以避免损伤血管神经束。用血管钳穿通小腿骨间膜时，需开足够大的窗，防止胫后肌腱扭曲。血管钳向胫骨前外侧分离推进，用血管钳头部顶在皮肤形成隆起，在隆起处做皮肤切口。将胫后肌腱穿过骨间膜，在前外侧切口抽出。

3. 血管钳由胫后肌腱预定转移位置的切口插入，向近端建立隧道。钳夹已经编织缝合的肌腱末端，沿胫骨前间室的皮下引至远端。

4. 随后，胫后肌腱采用前面所述的方法固定于中间楔骨或其他跗骨。

腓骨长肌转位至腓骨短肌

腓骨长肌转位至腓骨短肌用于加强高弓内翻足中不足的外翻力及纠正腓骨长肌的功能亢进（图 14.18）。

1. 腓骨肌腱上方直接切口用于单独的腓骨肌腱转位手术。

2. 如果腓骨肌腱转位和跟骨截骨合并使用，需在腓骨肌腱略下方做切口。仔细分离暴露，避免损

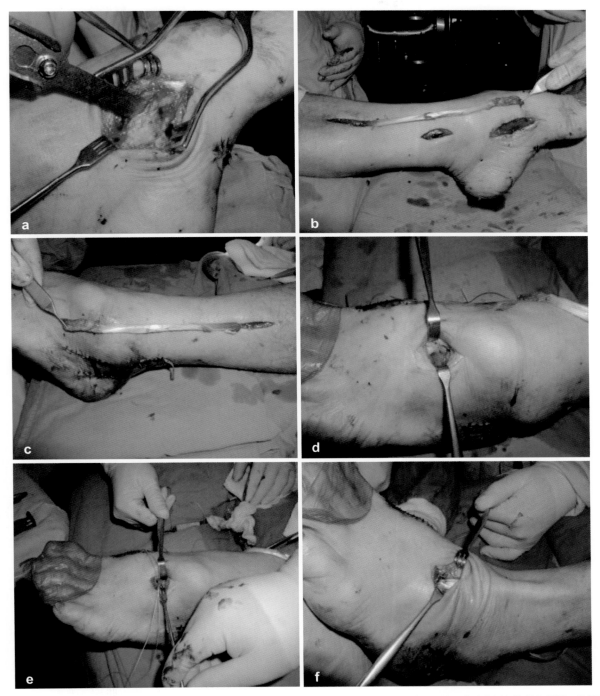

图 14.17　（a,b）显示胫后肌腱上方切口和切取肌腱的过程。（c）显示胫后肌腱经骨间膜由胫骨前外侧附加的第四个切口引出，（d）显示最后一个切口位于外侧楔骨上方并在楔骨上钻孔。（e,f）显示在楔骨上使用 4 股缝线锚钉固定胫后肌腱（Courtesy of Professor Jung，Hong-Geun）

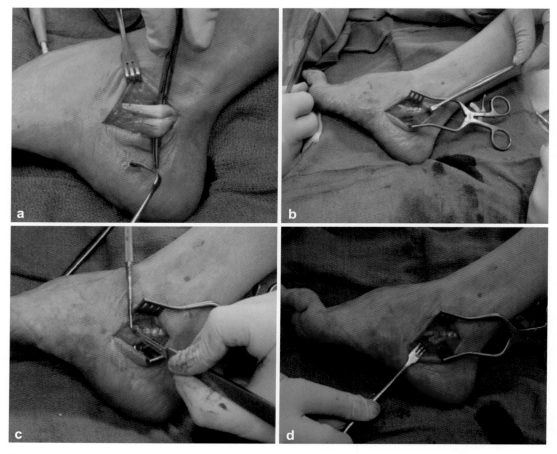

图 14.18 （a）解剖暴露腓骨肌腱。（b,c）在肌腱牵张状态，将腓骨长肌缝合至腓骨短肌，在腓骨肌腱缝合固定的远端直接切断腓骨长肌。（d）腓骨长肌转位至腓骨短肌最后的状态

伤腓浅神经。

3. 沿腓骨肌长轴切开腱鞘，暴露腓骨长肌和腓骨短肌。在腓侧结节近端做腓骨长肌和腓骨短肌的边对边肌腱缝合固定，在腓骨肌腱缝合固定的远端，分离腓骨长肌。

琼斯手术

琼斯手术包括𝆑长伸肌腱转位到第一跖骨颈部以避免𝆑趾仰趾畸形，并通过足趾背伸肌转换为踝背伸肌来辅助足的背伸[45]。最初的琼斯手术仅为单独𝆑长伸肌腱的转位[45]，但它后来演变成包括趾间关节克氏针固定融合，以拮抗𝆑长屈肌腱导致的足趾屈曲[46]。我们进行改良的琼斯手术。在这个改良手术中，我们不做趾间关节融合，选择将𝆑长伸肌腱远端穿过近节趾骨颈部进行肌腱固定。这一方法能够保持趾间关节长度、避免关节受损以及内固定相关的并发症（图 14.19）。

1. 在足第一序列做背部或内侧切口暴露跖趾关节和趾间关节。将𝆑长伸肌腱由腱鞘中抽取，距跖

趾关节近侧约 1.5 cm 处分离，留下远端残端在原处。

2. 在第一跖骨颈部由背中线向内侧钻一个斜孔。在入口和出口之间应至少有 4 mm 骨皮质，以防止骨隧道破裂。

3. 此后，由背中线向内侧，在近侧趾骨颈部钻另一个斜孔。在趾间关节充分伸展位，将𝆑长伸肌腱近心端穿过骨隧道，肌腱自身缝合。肌腱与周围骨膜呈叠瓦样重叠缝合。

4. 𝆑长伸肌腱转位通过跖骨颈的骨隧道完成。在肌腱绕回自我缝合前，应在踝关节处在跖行位时收紧肌腱。肌腱与周围骨膜叠瓦样重叠缝合会增加修补的强度。

趾长伸肌腱转位

当胫后肌腱不够强壮时，可用趾长伸肌腱来转位。趾长伸肌腱转位也用于伴有爪形趾的畸形：

1. 我们用中足背侧长切口来暴露趾长伸肌腱。

2. 需要仔细的解剖和暴露来避免损伤腓浅神经分支。

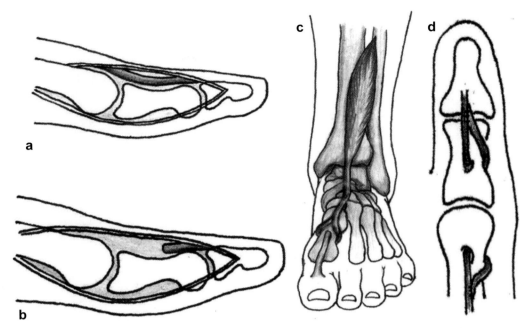

图 14.19 （a）为踇内侧入路，（b）为距趾间关节约 1.5 cm 处的 EHL 横断面。（c）显示了经典的琼斯手术，即踇长伸肌腱的近端被拉紧到第一跖骨颈上。（d）显示了 EHL 远端残端向近端跖骨颈部拉腱以保持踇趾伸展而不侵犯趾间关节

3. 肌腱通过同一切口固定于中间楔骨。肌腱固定可选择前面提到的各种方法。在严重的僵硬性爪形趾畸形，应同时行小趾趾间关节的融合术。

足下垂

足下垂可分为两类：马蹄内翻畸形和马蹄外翻畸形。

马蹄内翻畸形常伴随有中枢神经系统的病变，如颅脑损伤、脑血管意外和脑性瘫痪。这些因素导致跖屈和内翻肌肉痉挛伴随背伸和外翻肌力不足。马蹄足畸形是由屈肌痉挛所引起。另一方面，内翻畸形通常是由于胫后肌痉挛和腓骨肌腱无力所引起。

马蹄外翻畸形并不常见。其继发于神经系统疾病，例如周围神经损伤、神经根受压，或中枢神经功能障碍，例如脑性瘫痪、脊髓灰质炎等。有时，小腿前方和后方肌肉的直接创伤，如胫前肌和胫后肌直接创伤也会产生马蹄外翻畸形。

畸形应仔细评估，确定致畸力和残余肌肉力量。畸形应能够被动矫正；否则应该考虑软组织松解或截骨术。

马蹄内翻畸形

马蹄内翻足导致畸形的主要力量是无拮抗的跖屈力和胫后肌腱内翻力。需要评估后足内翻是柔韧性还是僵硬性的畸形，需要截骨术或融合术。此外，腓肠肌松解或跟腱延长可以用于治疗马蹄足畸形。来自胫后肌腱的无拮抗内翻力，可通过胫后肌腱转位至中足，提供背伸力量和减少内翻力。此外，可以利用腓骨长肌形成"缰绳"样结构来平衡麻痹性马蹄内翻足。

胫后肌腱转位

如前面所述，胫后肌腱转位在马蹄内翻足治疗中可以应用三切口皮下技术或四切口的经骨间膜技术。

Bridle 手术

推荐应用胫后肌腱转位治疗马蹄内翻足，这一技术的改良是应用腓骨长肌转位与胫前肌缝合。Bridle 手术包括胫后肌腱转位至中足，腓骨长肌和胫前肌吻合产生"缰绳"结构来平衡瘫痪的足（图 14.20）[47]：

1. 首先，在外踝尖后上方约 5 cm 处做切口，切取腓骨长肌。注意避免损伤腓浅神经，其位于对应的腓骨长肌的肌腱连接处。

2. 第二个切口位于第五跖骨基底近侧骰骨外侧面的上方。腓肠神经沿着足外侧走行，分离这一神经可能会导致痛性神经瘤。

3. 腓骨长肌腱沿骰骨外缘走行。为了便于在近侧切口切取肌腱，应在远侧被动牵拉腓骨长肌以提供充分张力。在腓骨长肌近端采用锁边缝合留置缝

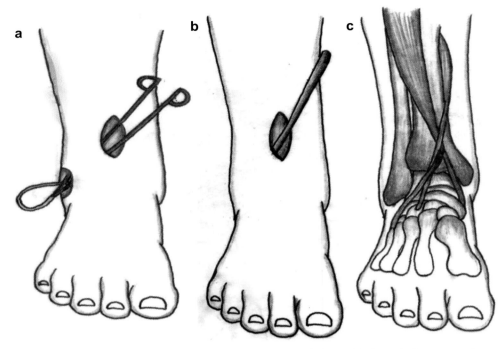

图 14.20 （a, b）显示在胫骨远端，腓骨长肌从外侧切口转位至中线切口的路径。（c）显示了"缰绳"配置，腓骨长肌和胫前肌缝合，并加入到已完成转位的胫骨后肌腱

线，以便于牵引。从远端切口抽出肌腱，随后向前方转位。

4. 利用中足背侧胫后肌腱转位切口，用长弯血管钳在皮下分离至足外侧切口，抓住腓骨长肌腱上的留置牵引线。将肌腱穿过皮下隧道引至前方。

5. 在标准胫后肌腱转位手术中，在足背伸 5°~10° 位时，将肌腱固定于中间楔骨。此外，注意保持足的平衡和后足处于中立位。胫后肌腱转位完成后，牵拉胫骨前肌近端，并将其和胫后肌腱锁边缝合。

6. 之后，腓骨长肌腱向近端收紧，同样收紧胫前肌和胫后肌腱复合体。在足背伸 5°~10° 位，腓骨长肌腱与胫前肌缝合，以建立"缰绳"样结构。在三根肌腱吻合后，足必须能够保持跖行位以及后足处于中立位。

马蹄外翻畸形

在马蹄外翻畸形中，主要的致畸力是跖屈肌的向下牵拉和腓骨短肌的外翻牵拉。首先要评估马蹄足畸形是否有跟腱或腓肠肌紧张。如果有跟腱或腓肠肌紧张，治疗马蹄足畸形需进行腓肠肌松解或跟腱延长。随后，必须检查外翻畸形中是否有僵硬的后足外翻畸形，与柔韧性外翻畸形不同，僵硬性后足外翻畸形需要跟骨截骨或距下融合术。

这一畸形的肌腱转位手术包括两根腓骨肌腱转

位至外侧楔骨[48]：

1. 在第五跖骨基底部骰骨上方经同一个切口切取两根腓骨肌腱。这个切口必须小心防止损伤腓肠神经。

2. 使用弯曲的止血钳识别并牵拉两根腓骨肌腱。随后，在外踝尖上 5 cm 沿着后方腓骨肌做第二切口，牵拉肌腱远端使肌腱易于辨别。

3. 在肌腱收紧状态，近第五跖骨基底部，尽可能向远端切断腓骨肌腱。在两腓骨肌腱远侧的末端采用锁边缝合，留置缝线使腓骨肌腱容易处理。由远侧切口抽出肌腱，随后转位至前方。

4. 应用中足背侧的切口，用长弯曲血管钳经皮下由外侧切口钳夹牵引线。经皮下隧道牵引肌腱至前方，将其固定于外侧楔骨。选择腱固定的方法有纽扣钢板、U 形钉、界面螺钉、锚钉和软组织固定。

慢性跟腱断裂

跟腱断裂是一种常见的运动损伤。经常由于延迟治疗或误诊导致慢性跟腱断裂的处理被疏忽[49]。慢性跟腱断裂导致跖屈力弱，这不同于急性跟腱断裂[49,50]。在慢性跟腱断裂中，在残端纤维组织清理术后，常常存在大的跟腱分离间隙。许多方法已被描述为解决跟腱间隙问题，如 V-Y

肌腱推进、肌腱瓣翻转、肌腱加强、同种异体肌腱移植、人工合成肌腱移植和（或）上述方法组合。蹈长屈肌腱（FHL）转位治疗大的跟腱缺损已被证实是一种有良好临床疗效的桥接技术。它有许多优点，例如：肌肉力量（蹈长屈肌腱是腓肠肌 - 比目鱼肌复合体之外的第二强的跖屈肌肉）、收缩的时段和轴线都和跟腱极为接近[51,52]。然而，在众多文献中报道，切口愈合问题是慢性跟腱断裂修复的主要并发症，这是由于慢性跟腱断裂的修复需要长切口、广泛解剖暴露、断裂端清理以及纤维组织切除[53-55]。风险因素包括使用类固醇和吸烟、女性、糖尿病、年龄较大、肥胖等，将导致切口并发症风险更高[53]。

因此，我们常规通过关节镜下蹈长屈肌腱转位来治疗慢性跟腱断裂，以避免开放修复的并发症（图 14.21）[56]。

1. 患者取俯卧位。应用两个标准后方踝关节镜入路。

2. 首先进行踝关节后方范围诊断，蹈长屈肌在其进入骨 - 纤维隧道的入口处被辨别。蹈趾被动跖屈，以用于识别蹈长屈肌。一旦肌腱被识别，保持踝关节和蹈趾最大跖屈，以最大长度地切取蹈长屈肌腱。

3. 在直视下，使用弯曲的刀片或关节镜剪刀尽可能向远端切取蹈长屈肌腱。将肌腱的近侧残端用牵引线经后内侧入口牵出。拉紧肌腱以牵张拉伸肌肉。

4. 经后内侧入路使用骨钻在跟骨建立骨隧道。确保钻头和蹈长屈肌腱之间有合适的距离，防止钻头损伤蹈长屈肌腱。骨隧道应该位于跟骨中线和跟腱前方。骨隧道向跖侧方向，在跟骨脂肪垫的前方穿出。我们在接近跟腱解剖位建立隧道，以提高转位肌腱的力学效率。

5. 使用尾孔导针，将蹈长屈肌腱近侧残端经后内侧入口引入骨隧道，在最大跖屈位牵拉肌腱数分钟。在蹈长屈肌腱紧张状态，经后内入路，界面

螺钉固定肌腱。我们不将蹈长屈肌腱和跟腱缝合为一体。

肌腱转位术后康复

术后保留在后方石膏夹板和免负重 2 周，直到切口愈合。前方夹板用于蹈长屈肌腱转位后维持足的跖屈。如果没有同时进行骨性手术，患者可以穿充气式步行靴（XP 助行器，Aircast，Summit，NJ），并 2 周后逐渐开始负重。4 周后，患者不再保护下负重，并开始关节活动度练习。术后 6 周开始力量性训练。如果骨性力线调整手术与肌腱转位手术一起进行，患者将保持不负重共 6 周，术后 2 周开始间歇性关节活动度练习。

肌腱转位的技巧和潜在并发症

1. 术前规划至关重要！

2. 畸形可能复发，尤其是神经肌肉失平衡不是来源于已处于稳定状态的疾病，例如脑血管意外，而是来源于有潜在加重趋势的疾病，如遗传性运动感觉神经病。

3. 畸形必须是柔韧性的，而不是僵硬性的。如果畸形是僵硬性的，必须要考虑软组织松解和骨性力线调整手术。

4. 由于转位后的肌力通常将下降一级，因此术前肌肉力量必须足够。

5. 在凹面畸形矫正后，其切口将处于紧张状态（例如，胫后肌腱转位治疗高弓内翻足时的内侧切口），切口开裂是潜在的并发症。因此，细致的术前皮肤切口规划、软组织处理和切口关闭至关重要。

6. 足踝部固定直到切口愈合也很重要，需防止过度运动导致的继发性切口裂开。

7. 在高弓内翻足矫形治疗中，过度牵引和神经血管束牵拉将导致潜在的胫后神经病变和组织缺血。小心细致的软组织处理对于防止这类并发症是非常重要的。

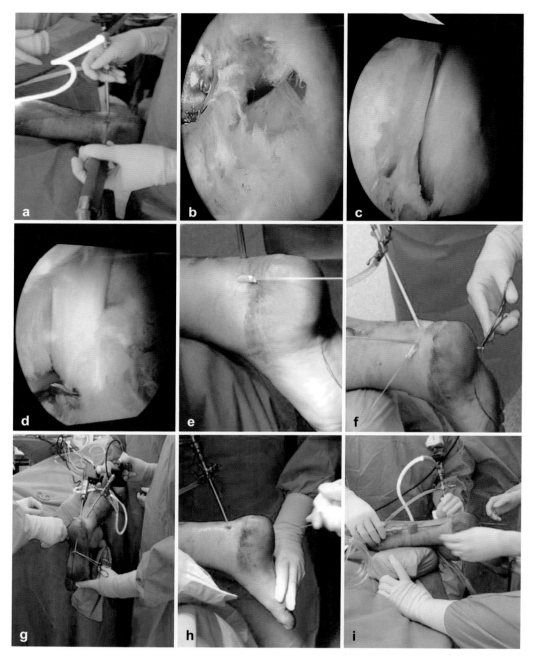

图 14.21 （a）为标准后踝关节镜入路的定位。（b）显示的是进入深筋膜后的距下关节。（c）为姆长屈肌腱。足底被动屈姆趾可以用来观察该肌腱的运动。（d）显示使用关节镜剪刀切取姆长屈肌腱。注意避免姆长屈肌腱内侧的血管神经束。（e）显示姆长屈肌腱近端从后内侧入路中取出，并用缝线缝合拉紧维持其张力。（f,g）显示在跟骨建立骨隧道，同时姆长屈肌腱维持张力状态。（h）显示姆长屈肌腱近端通过骨隧道导入，并保持张力。（i）为踝关节处于最大屈曲时，保持移植肌腱的张力，并用界面挤压螺钉固定。

（Choon Chiet Hong，Wei Ting Lee，Ken Jin Tan 著；

顾晓晖、袁锟 译；芮云峰 审校）

参考文献

扫描二维码获取

第 15 章 足踝部类风湿关节炎、痛风与脊柱关节炎

概述

风湿性疾病可以在足踝部位出现相关症状，但由于本病具有隐匿性，在临床上常常忽略了风湿性疾病在足踝疾病中的重要性。以足踝症状为初发症状的风湿性疾病主要有 3 种，分别是类风湿关节炎、痛风和血清阴性脊柱关节炎[1]。

痛风性关节炎患者常常因突发的足部单关节急性炎症（尤其是第一跖趾关节）就诊。强直性脊柱炎是血清阴性脊柱关节炎的一种，可表现为足踝问题，最常见的有跟腱炎、足底筋膜炎和踝关节滑膜炎。类风湿关节炎最常累及手部小关节和足部关节。由于风湿性疾病可以表现多个系统的症状和体征，因此，详细询问初发的病史和进行关节查体（涉及关节的分布以及炎症反应情况），是诊断风湿性疾病至关重要的部分。与此同时，实验室检查和影像学检查可以帮助进一步作出诊断和鉴别诊断。基于此，下面简述足踝部风湿性疾病的典型表现，并与非风湿性足踝疾病进行鉴别，同时介绍基于循证的相关治疗方法。

类风湿关节炎

类风湿关节炎（rheumatoid arthritis，RA）是一种慢性、进行性、以累及滑膜内衬结构为特征的多关节炎症。因此，有 80%~90% 的 RA 患者累及足部，这几乎与累及手部关节的机会相当[2]。足前部的关节中，尤其跖趾关节是最常见的患病部位，临床上足中部的关节和踝关节也常常受炎症累及[2-3]。

在足部距下关节及跗骨间关节比踝关节更常受累。踝关节是一个稳定的关节，但在做有限的背伸，如在行走时，踝关节的稳定性会下降[4]。RA 常常影响距下关节和距舟关节，随着软骨丢失和骨侵蚀的发展，纵向足弓逐渐变平，外翻畸形增加。在

足前部，跖趾关节常常受滑膜炎累及，进而影响跖趾关节附近的屈肌腱鞘，并发展为爪形趾畸形。类风湿足畸形，包括跖趾关节脱位和进一步出现的足底脂肪垫远端拉伤，使足底的压力转移至跖骨头，随着步行压力增加可以导致严重的疼痛步态。

踝关节附件的软组织也常常受到 RA 的累及，比如胫骨后肌腱鞘炎即是滑膜炎扩散到邻近腱鞘所致。在反复的微小创伤和后足的滑膜炎共同作用下，跟腱附着处上部出现滑囊炎，并进一步发展成跟骨后滑囊炎。反复的微创伤和涉及后足的滑膜炎共同作用，引发了跟腱附着处上部的滑囊炎，这让 RA 患者以足跟疼痛为主诉。

■ **病例 15.1** 45 岁男性，因"右足中部肿痛 4 个月"就诊。伴右腕关节疼痛 2 个月，偶有肿胀，清晨最明显。既往吸烟 20 年，平均 1 包/天。系统回顾：无皮疹、反复发作的口腔溃疡、发热以及体重减轻。初诊于足踝骨科诊所。查体示：右腕柔软，无明显肿胀表现，伴有右足中部弥漫性肿胀（图 15.1）。实验室检查示：炎症指标明显升高 [红细胞沉降率（ESR）：45 mm/h；C 反应蛋白（CRP）：2.7 mg/dl；类风湿因子：13 IU（参考范围：3 IU ~18 IU）]。抗 CCP 抗体：45 IU（参考范围：<5 IU）。足部影像学检查示：跗跖骨关节侵蚀伴关节间隙狭窄以及跖趾关节边缘侵蚀（图 15.2）。

诊断

RA 是一个基于 RA 特有症状体征，并排除其他类似疾病的临床诊断。为了临床研究的需要，1987 年美国风湿病学会（American College of Rheumatology，ACR）制定了分类标准[5]，此后被广泛应用于 RA 的临床诊断（表 15.1）。由于该标准前 4 项反映疾病活动，后 3 项反映疾病严重程度，但是疾病严重程度需要一定时间才会表现出来（影像学改变和类风湿结节需要更长的病程），因

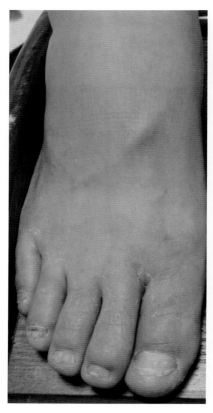

图 15.1 右足跗跖骨关节周围的弥漫性肿胀（病例 15.1）

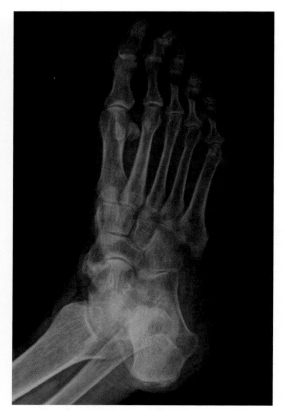

图 15.2 跗骨间关节和跗跖骨关节散发的间隙狭窄和显著的第三到第五跖趾关节边缘侵蚀

此在诊断早期关节炎时，该标准临床实践中价值有限。

表 15.1 1987 版美国风湿病学会（ACR）RA 分类标准

1	晨僵 >1 h
2	至少 3 个以上部位关节炎
3	手部关节的关节炎
4	对称的关节炎
5	类风湿结节
6	血清类风湿因子
7	RA 典型的影像学改变

1、2 和 3 必须已出现至少 6 个月以上；RA 的分类必须满足上述 4 项以上

根据 1987 版 ACR 标准对未分化关节炎患者进行的研究，近期对该标准进行了修正。除类风湿因子之外，一个新的诊断标志物——抗 CCP 抗体，因其高特异性的诊断价值加入了新的 2010 版 ACR 标准[6]。新 RA 标准具有重要临床意义，这体现在可以早期诊断并运用改善风湿病情疗法进行早期干

预，这可以防止关节损伤的进一步发展。在病例 15.1 中，根据 1987 版标准，该患者不能被诊断为 RA（3 个或更多个关节的关节炎，晨僵，影像学改变：满足 7 项中的 3 项），但是根据新的 2010 版标准，他可以被诊断为 RA（表 15.2）。

抗瓜氨酸肽抗体（anti-citrullinated peptide antibody，ACPA）中最常用的是抗 CCP 抗体。在 RA 的诊断中，与传统的类风湿因子（敏感性约 80%，特异性约 70%）相比，抗 CCP 抗体有更高的特异性（>90%），但是敏感性相对较低（50%~70%）[7]。

RA 主要与血清阴性脊柱关节炎（snSpA）（如反应性关节炎、复发性风湿病）和系统性脉管炎（如白塞病）相鉴别。反应性关节炎通常是胃肠道或泌尿生殖系统感染（膀胱炎、前列腺炎）后出现的以单发或少发性关节炎为特征的非对称性外周关节炎，主要是累及下肢关节，如膝关节、踝关节。类风湿因子和抗 CCP 抗体通常呈阴性，在 50%~70% 的患者中 HLA-B27 呈阳性。本病例中骨侵蚀和破坏性关节病变在反应性关节炎中非常罕

表 15.2　2010 版美国风湿病学会 / 欧洲风湿病防治联合会 RA 分类标准

项目	指标参数	分数	病例
A. 受累关节	1 个大关节	0	
	2~10 个大关节	1	
	1~3 个小关节	2	2
	4~10 个小关节	3	
	>10 个关节（小关节或大关节）	5	
B. 血清学指标	类风湿因子阴性且 ACPA[a] 阴性		
	类风湿因子弱阳性且 ACPA[a] 弱阳性	2	
	类风湿因子强阳性且 ACPA[a] 强阳性	3	3
C. 急性时相反应物	CRP 和 ESR 正常	0	
	CRP 异常或 ESR 异常	1	1
D. 症状持续时间	<6 周	0	
	≥ 6 周	1	1
合计			7

目标人群（谁应该被检测？）：1. 有 ≥ 1 个关节明确的临床滑膜炎（肿胀）的患者；2. 有无法用其他疾病解释的滑膜炎的患者。

ACPA[a]：抗瓜氨酸肽抗体

见。当复发性滑膜炎呈现迁移性和反复性，可考虑诊断为复发性风湿病。在一些复发性风湿病患者中，类风湿因子或抗 CCP 抗体血清检测呈阳性，但是在大多数病例中并不明显。滑膜炎其代表性的临床特征为存在一段无症状时期和在 3~7 天内自愈特征。白塞病是一种系统性血管炎，主要累及口腔和生殖器黏膜，也可表现为累及足踝关节的单关节或少关节炎。除了 ESR 和 CRP 等急性期血清指标升高外，其血清标志物通常是阴性的。白塞病在东亚及中东国家高发，如日本、韩国、中国、土耳其等。除了复发性的口腔及生殖器黏膜溃疡外，关节炎的临床表现与复发性风湿病非常相似。

治疗

药物疗法是 RA 治疗的核心。最近的指南推荐，RA 一经诊断便应早期启用改善病情的抗风湿药（disease-modifying antirheumatic drugs，DMARDs）（图 15.3）。随着新型抗风湿药物的开发，RA 治疗的最终目标可以扩展至缓解病情，至少是保持低疾病活动。新型的抗风湿药即为所谓的生物疗法，包括细胞因子（TNF 和 IL-6）抑制剂和 T 细胞、B 细胞调节剂[8-9]。

甲氨蝶呤（Methotrexate，MTX）是治疗 RA 的 DMARDs 中的核心药物，具有长期抗炎和抗侵蚀的疗效，已经过诸多可靠的临床试验的验证。羟化氯喹（Hydroxychloroquine，HCQ）和柳氮磺胺吡啶（sulfasalazine，SSZ）与 MTX 联用，也是有效的 DMARDs。在早期低活动性的 RA 病例中，MTX 的单一疗法（剂量范围：10~20 mg /qw，补充叶酸 5 mg/ qw）被强烈推荐。在中或高活动性病例（根据柔软 / 肿胀关节的计数和炎症指标划分）中，可以应用二联或三联 DMARDs 疗法（MTX+SSZ，MTX+SSZ，MTX+HCQ+SSZ）。当以预后不佳因素（骨侵蚀、高滴度抗 CCP、合并其他关节疾病）为早期表现时，可使用积极的治疗手段（联合应用 DMARDs 或 TNF+/−MTX）。

在这个病例中，患者有两个预后不佳的因素（骨侵蚀和高滴度抗 CCP）和中度的疾病活动性（基于炎症关节数和炎性指标）。MTX（15 mg/qw）和 SSZ（1 g /bid）治疗 3 个月后足中部炎症消失，炎性指标（ESR，CRP）恢复正常。临床证据显示，SSZ 在防止骨侵蚀方面优于 HCQ。由于最初的影像学检查记录到骨侵蚀，因此选择联合应用 SSZ+MTX 是合理的。如果最初的 DMARD 联合用药不起效，那么下一步应选择生物制剂，首选抗 TNF 抗体。目前市场上可以购买的单克隆抗体有英夫利昔、阿达木单抗、戈利木单抗和可溶性 TNF 受体西那普利。在临床中，应当谨慎运用抗 TNF 抗体，使用时需由风湿科医生进行专业的评估。由于结核病和机会性感染是使用抗 TNF 抗体的主要不良副

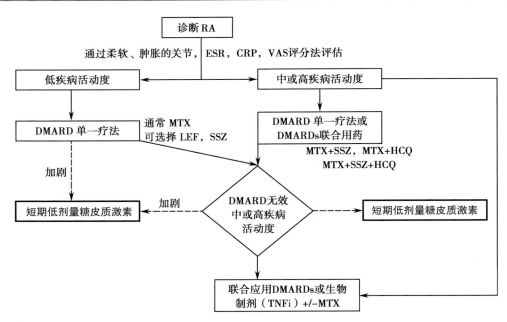

图 15.3 类风湿关节炎的药物疗法治疗指南。MTX，甲氨蝶呤；LEF，来氟米特；SSZ，柳氮磺胺吡啶；HCQ，羟化氯喹；TNFi，TNF 抑制剂

反应，因此必须由风湿科医生权衡个体的风险与收益，才能做决定是否使用抗 TNF 抗体治疗[10]。在结核病流行的国家，应保证对患者进行结核病筛查，包括 X 线检查、呼吸科检查，并通过结核菌素皮试和干扰素 - γ 释放试验（IGRA）进行潜伏性结核病筛查。

临床经验

1. 足踝症状在 RA 中常见，但是易被误诊为局部问题。当常见的足部问题无法解释炎性滑膜炎时，应考虑 RA 等系统性疾病。

2. 炎症指标（ESR 和 CRP）和自身抗体（类风湿因子、抗 CCP 抗体）是辅助诊断 RA 的重要实验室检查组套。

3. 一旦诊断 RA，以 MTX 为核心药物的 DMARD 疗法应该尽早启用，以防进一步的关节损伤。

4. 最近生物制剂联合传统 DMARDs 的发展大大改善了治疗结果，减少了必要的关节置换手术。

痛风

痛风常表现为下列两种发病形式：急性痛风性关节炎和慢性石性痛风。急性痛风多发于足踝关节，尤其常累及第一跖趾关节，表现为足部严重的炎症反应（红、肿、热、胀）。在临床查体中，这种急性痛风所引起的红肿、疼痛往往和足部的轻微扭伤所表现出的症状相似。由于这种疾病频繁地涉及足踝部的关系，导致患者常常无法保持正常的行走步态。通常在没有治疗措施的情况下，每次发病时间会达到 10~14 天。最复杂的鉴别诊断是鉴别是否有感染。尽管感染性关节炎也会在若干天内经历严重的关节破坏过程，但是病史采集通常能获得重要的线索来与痛风相鉴别[11]。痛风常见的诱发因素是肾衰竭、不合理使用利尿剂、高酒精的摄入、家族史以及能诱发其他急性关节炎的一些常见诱因。痛风的明确诊断依赖于在关节液中发现的尿酸盐结晶，而这项诊断技术在小关节中仍难以实现。痛风的全身症状如发热、炎性指标（ESR 和 CRP）的升高，加大了痛风与感染之间鉴别的难度。在急性发作期血尿酸水平可能是正常的，同样血尿酸在一段时间内的一定程度升高也不是痛风的诊断依据[12]。

慢性石性痛风常表现为慢性、累及多关节的病理过程，多发于踝关节、跖趾关节还有其他手部小关节或肘关节。慢性痛风在足部更容易发展为畸形，最终导致穿鞋困难。影像学揭示了痛风典型的骨侵蚀表现（穿凿样、鼠啃样）。在某些情况下，部分患者会从痛风部位流出一些乳白色液体，这可能与痛风导致的疼痛与功能障碍有关。

■ **病例 15.2**　55 岁男性，因"右足疼痛 4 天"就诊。自诉右足 4 天前开始疼痛，并进行性加重，尤其是第一跖趾关节为甚。当地医院曾诊断为"蜂窝织炎"，未排除痛风性关节炎，选择口服抗生素和别嘌呤醇治疗。后足部症状进一步恶化，第二天后无法行走。查体：体温 37.5℃，血压 150/90 mmHg，心率 96 次 / 分，足部表现为微红肿胀，第一跖趾关节附近出现红斑（图 15.4）。其余检查无异常。

此为第二次发作，自诉夜间第一跖趾关节附近感受到剧痛，关节肿胀并进一步变红，轻微碰触即可感觉疼痛。初次发作是在几年前爬山后，外侧踝关节附近外贴布洛芬后发作，持续了 4 天。

否认其他关节部位有相似病史，既往有肾结石病史（2 年前发作一次）及控制稳定的原发性高血压病史，平时小剂量服用噻嗪类和 β 受体阻滞剂。经常喝酒，尤其是啤酒。

实验室检查（于当地医院检查）：白细胞计数：12 300/mm³，中性粒占比：82%；炎性因子升高（ESR：67 mm/h/，CRP：6.7 mg/dl）；血糖：176 mg/dl；电解质正常；血清肌酐：1.6 mg/dl，血尿酸：6.5 mg/dl。初诊时从第一跖趾关节中提取了关节液，在显微镜下从中发现尿酸盐结晶（图 15.5）。基于典型的临床症状，关节液中发现尿酸盐结晶，可以诊断为急性痛风性关节炎。

诊断

急性感染常常引起第一跖趾关节和软组织肿胀。其中如何区分结晶性滑膜炎和感染性关节炎引起的痛风，令人十分困惑。由于细菌感染引起的关节炎发病率和死亡率都较高，因此在关节炎的诱因中应首先排除感染。因为感染性关节炎的诊断和治疗的延误已经被证明可以增加关节致残的可能性，应该提前作出评估，来排除感染性关节炎的可能性。通过详细的病史询问和查体来寻找感染的可能性（静注药物滥用、关节附近的针灸、皮肤伤口）。在这一病例中，没有任何与感染相关的病史和线索，同时口服抗生素数天治疗无效也反映了这一点。临床上，可以通过超声的回声（周围鹅卵石特征：皮下组织下的液体回声）提示蜂窝织炎和感染病因。

实验室检查方面，急性痛风性关节炎与感染性关节炎非常相似，都表现为在关节液中中性粒细胞的增多、外周血中炎性因子的升高（比如 ESR 和 CRP），从这些都无法鉴别痛风引起的还是感染引起的关节炎[13]。考虑到实验室检查的相似，明确诊断需要从关节液中找到尿酸盐结晶（痛风诊断的金标准）。然而，尿酸盐结晶的检查需要依赖于临床医生的穿刺技术和病理检查经验。虽然通过少量的关节液便足以发现痛风，但阴性的结果也无法排除痛风的可能性。在这种情况下，临床上医生的强烈怀疑便是治疗决定的重要指引。鉴于痛风患者早期诊断的低敏感性和低特异性，根据患者的临床症状和 X 线平片的表现。在 1977 年建立了 ACR 标准[14]（表 15.3）。但是这个标准并没有包含最新的影像学技术，如超声、CT、磁共振。根据旧的标准很难发现早期的疾病，因为普通 X 线平片直至痛风的进展期，才出现侵蚀、软组织透明度的变化、硬化和

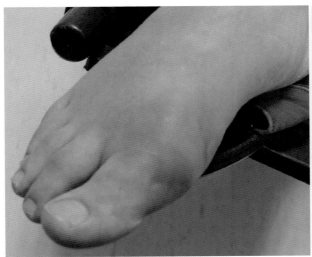
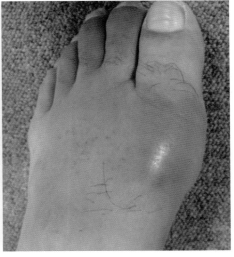

图 15.4　急性痛风性关节炎的典型特征：累及第一跖趾关节、肿胀、红色闪亮的外观以及周围组织的红斑（病例 15.2）

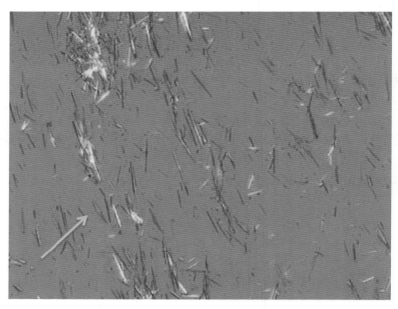

图 15.5　显微镜下明亮的针状谷氨酸钠尿酸盐（MSU），强烈的负面双折射晶体，箭头指示的是红色晶体是由于显微镜的偏光显微镜造成的

伴有骨关节炎的骨质增生等表现。

表 15.3　1977 年制定的急性痛风的分类标准

1. 一处或多处的关节炎急性发作
2. 炎症的发作在一天内达到最严重状态
3. 单侧的关节炎发作
4. 关节附近的红肿
5. 尤其是第一跖趾关节的疼痛水肿
6. 单侧第一跖趾关节的炎症
7. 单侧跗骨关节的炎症
8. 痛风结节（证实或怀疑）
9. 高尿酸血症
10. X 线片上显示关节内不对称的肿胀
11. X 线片上显示皮下没有肿胀
12. 发作时在关节液内找到尿酸盐结晶
13. 关节液培养呈阴性

根据 ACR 诊断标准，痛风的诊断要求满足这 13 项中的 6 项或 80%，使用 7 条作为标准更具有特异性，但是不够敏感

在疾病的早期阶段，超声被认为是一项很好的诊断方式，因为可以通过超声发现"双轨征"，这代表了尿酸盐结晶沉积在关节面（图 15.6），尽管这个结果很大程度也依赖于检查者的熟练程度。但随着双能 CT（dual-energy CT，DECT）的发展，通过

彩色电脑程序，即使在复杂的足踝等区域也能发现尿酸盐结晶[15]。这些技术的发现都是普通 X 线片无法比拟的（图 15.7）。

MRI 也是检查痛风的手段之一，MRI 对痛风石有着较高的特异性，但敏感性较低。骨髓水肿在痛风中非常罕见，如果有水肿存在常表明相伴感染的发生。由于 MRI 是一种比较昂贵的检查方式，它的使用在临床中受到限制。

痛风患者的血尿酸水平明显升高（一般超过 6.7 mg/dl），但并非所有患者的血尿酸均升高。在一些高尿酸血症的痛风性关节炎患者中，血尿酸水平会呈现出略微下降的趋势。这种现象可能是受到了一些细胞炎性因子，如白介素 6 的影响[12]。此外，由于开始低血尿酸治疗（在本例中，急性发作时使用别嘌呤醇）或痛风发作时急性静脉补液，导致血清尿酸水平的急性下降，这在实际临床实践中是一个公认的现象。因此，即使没有高尿酸血症也不能排除痛风的可能性，也无法完全通过尿酸的测量来鉴别痛风性关节炎和感染性关节炎。

如上文所提到的患者，在一开始的检查中即使他没有高尿酸血症也并不影响在他的第一跖趾关节液中发现尿酸盐结晶。关节液中结晶的发现明确了诊断，但并没有排除相对不常见的感染与结晶性滑膜炎共存的现象[16]。特别是在感染的可能性较大时，也要将关节液继续培养来排除感染，即使在已经发现结晶的情况下。

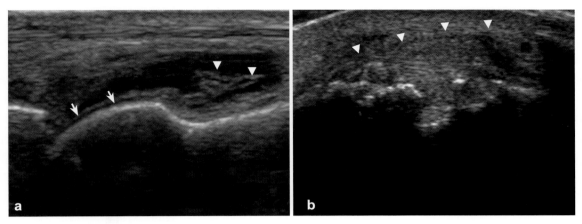

图 15.6　第一跖趾关节的超声检查。(a) 双轨征（箭号）聚集方向（箭头指向的方向），(b) 痛风石（箭头指向）和骨侵蚀。双轨征被定义为在关节边缘透明软骨带中高回声异常迹象。聚集的意思代表异构的高回声发源保持高度的反射率。痛风结节被定义为一个局限、不均匀、高回声的聚集，被小回声区域包围

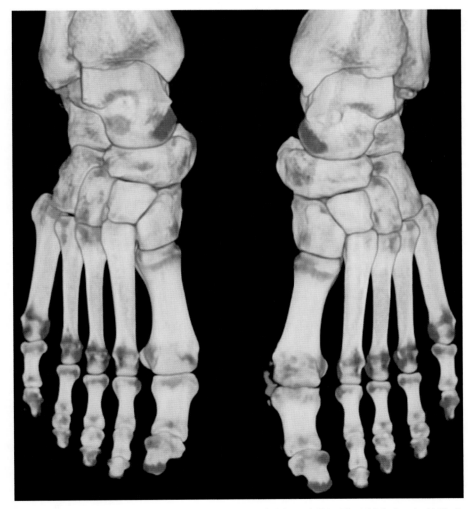

图 15.7　三维双能 CT（DECT）图像显示了多样尿酸盐沉淀（绿色），与骨骼中描绘成紫色的钙形成对比，从而发现足踝关节中的痛风性关节炎

治疗

痛风的治疗主要目的为迅速消除急性发作造成的炎症反应和控制高尿酸血症[17]。首先，抗炎药物的使用是治疗痛风急性发作的主要方案。抗炎药主要由这几个选择：非甾体类抗炎药（NSAIDs）、秋水仙碱和糖皮质激素（图15.8）。临床上治疗方案的选择主要取决于患者使用这种方案时副作用发生、并发症和其他因使用药物所带来的风险。当然，医生的偏好在决定治疗方案时也有很大的作用。

NSAIDs是急性发作时的首选药物，但由于其对胃肠道系统和肾的已知毒性，在临床上限制了其应用。在这种情况下，NSAIDs不是较好的选择，因患者的血清肌酐轻度升高，提示肾功能受损。尽管这类药物通过抑制前列腺素的合成来起到抗炎作用，但前列腺素的抑制也会导致肾血管的血流量减少从而导致肾损害的进一步发生。所有的NSAIDs，无论其种类如何，都能消除痛风的急性发作，尽管一些医生更喜欢使用吲哚美辛作为治疗痛风的金标准。值得注意的是，治疗急性炎症需要足量的NSAIDs，吲哚美辛50 mg q8 h，萘普生500 mg bid，塞来昔布200 mg bid。塞来昔布等COX-2抑制剂在有胃肠道反应的患者身上使用时是一种很好的替代选择，但是肾损害仍然无法避免。

秋水仙碱作为第二种抗炎药有着广泛的使用范围，是因为它迅速的疗效。历史上经典的治疗急性痛风炎症反应的方法是每小时重复量（0.6 mg）的服用秋水仙碱直至炎症反应被控制。但是临床并不是所有人都使用这种方法是因为多数人出现了胃肠道反应（腹泻、腹痛）。最近，秋水仙碱的用量被控制在低剂量（0.6~1.2 mg/d），用于防治降尿酸治疗中的反弹。高剂量的秋水仙碱对肾有一定的毒性作用，因此也不适合于这一病例。

NSAIDs的疗效已经在频繁发作的痛风伴并发症的患者中者获得了广泛的认可，但是全剂量使用的患者疗效常常不理想。人口统计学的结果表示，痛风患者常常伴随高血压疾病、肾功能不全、代谢综合征、冠状动脉疾病和酗酒。

由于上述疗效不尽如人意以及越来越多的医生意识到NSAIDs带来的胃肠道毒性反应，现在临床上多将糖皮质激素列为治疗急性痛风的一线用药[19]。

由于目前还没有公认的糖皮质激素使用剂量，临床医生早期多使用40 mg/d泼尼松，或使用同等剂量的类固醇，直到症状缓解，然后在接下来的7天里慢慢减少类固醇的用量。高剂量皮质醇用量的快速减少常会造成高血压和肾功能损害的共存。糖皮质激素可使血糖升高，这导致糖尿病患者出现暂

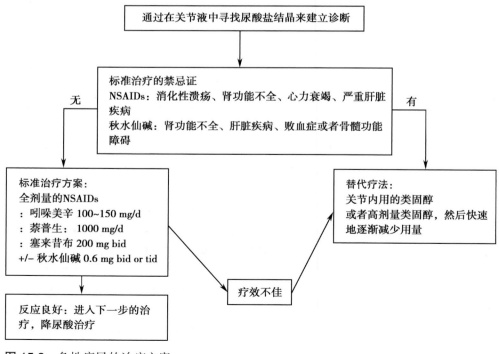

图15.8 急性痛风的治疗方案

时性的血糖控制不佳。由于运用糖皮质激素治疗急性痛风性关节炎多持续 7~10 天，因此对于血糖控制平稳的患者而言，这并非是一个禁忌证。

治疗痛风急性发作最常见的错误是在急性炎症阶段开始降尿酸治疗，比如使用别嘌呤醇。血尿酸水平的突然下降延迟了恢复的时间，虽然原因不得而知。一些抗高血压药物，如 β 受体阻滞剂和利尿剂可能增加血尿酸水平，这是在患者用药史中反映出来的现象。但是也有一些药物对血尿酸水平有下降的作用，如缬沙坦，一种血管紧张素受体阻滞剂，在临床试验中和非诺贝特合用来控制高甘油三酯血症，从而表现出额外的降尿酸效果[20]（表15.4）。由于高血压和高脂血症是临床上痛风很常见的并发症，这些药物作用都应被考虑在处方之内。

表 15.4　影响血尿酸的药物

药物	升尿酸水平	降尿酸水平
	β 受体阻滞剂	非诺贝特
	利尿剂（噻嗪类、呋塞米）	氯沙坦
	低剂量的阿司匹林	维生素 C（500~1000 mg/d）
	环孢霉素	高剂量的阿司匹林（>2 g/d）
	比嗪酰胺	
	乙胺丁醇	
	华法林	

控制高尿酸血症

当尿酸升高到 6.7 mg/dl（生理极限的尿酸溶解度）时，尿酸盐结晶便开始出现。维持血清中的尿酸水平低于限制值非常重要，因此需要将超标的尿酸溶解到尿液中。

降尿酸主要有两种方法：①增加尿液的排泄以此降低尿酸水平（丙磺舒、苯溴马隆、磺吡酮）；②抑制尿酸的产生（别嘌呤醇、非布索坦）。监测24 h 内尿酸的排泄来评估肾是否有过排尿酸是很重要的。如果 24 h 内尿酸排量超过 800 mg，很有可能是过排了。在这种情况下，应该谨慎地选择黄嘌呤氧化酶抑制剂而不是促进尿酸排泄，比如别嘌呤醇。所以在开始降尿酸治疗时应该检查一下肾功能，如血清肌酐浓度等指标。由于许多痛风患者（70% 左右）在肾排泄尿酸的功能方面受损，促进尿酸排泄药物看上去是一个更灵活的选择。但肾功能不全患者也有可能存在隐性尿酸结石，由于尿酸浓度增高，促进结石形成，可能阻碍促尿酸剂的使用。如果肾功能是正常的，丙磺舒也可以使用（150 mg q8 h）。对于轻到中度的肾损害，更有力的促尿酸排泄药物苯溴马隆（50~100 mg/d）也是一个可代替的选择，虽然在一些国家，有关其肝毒性的担忧仍然存在[17]。

鉴于别嘌呤醇在长期服用中表现出的效果、安全性和经济效益，别嘌呤醇成为了痛风长期用药的一个重要选择。不管尿酸排泄的多少，大多数临床医生更愿意选择别嘌呤醇是因为它服用起来更加便捷（一天一次的剂量）。并不需要额外摄入水，也不会导致肾损害。当开始使用别嘌呤醇治疗急性痛风后，它应该与 100 mg/d 的一种 NSAIDs 或者低剂量的秋水仙碱（0.6~1.2 mg/d）合用预防急性痛风的恶化。血尿酸水平应该每月测量，然后调整别嘌呤醇的用量使得血尿酸水平达到目标值（<6 mg/dl）。在慢性石性痛风患者，血尿酸水平的目标值应该更低（<5 mg/dl），以有效溶解痛风石。如果肾功能受损，应该降低别嘌呤醇的用量。严重的危及生命的过敏反应很少见，但是一些严重的不良反应比如肾损害应该谨慎对待。一些药物的相互作用是一种潜在的危险，比如患者在同时口服抗凝血剂和硫唑嘌呤时。

最新的无嘌呤黄嘌呤氧化酶抑制剂——非布索坦，可用于无法忍受别嘌呤醇的副作用和使用别嘌呤醇效果不明显的患者。非布索坦相比于别嘌呤醇的优势在于它有着更明显的降尿酸效果和更好的安全性，即使在患者有一定肾损害的情况下。在大多数患者身上，它的初始用量应该在 40~80 mg/d 来使得尿酸达到目标水平。

当制订降尿酸治疗方案来预防痛风性关节炎进展时，对于医生和患者来说都应意识到治疗效果的出现在治疗许多个月以后。如果任何原因（包括降尿酸治疗）造成血尿酸水平突然上升，在第一个疗程以内就会有很大的概率发生急性痛风的发作。因此，考虑它与抗炎药物同时应用是比较合理的。因此，NSAIDs 或低剂量的秋水仙碱在早期和降尿酸药物联合使用时，时间应该长达 6 个月。所以，预防性地使用 NSAIDs 或低剂量的秋水仙碱和降尿酸药物合用的方案应该在病发的前 6 个月维持使用[21]。肾功能不全可使抗炎治疗复杂化，这就需要进一步降低秋水仙碱的用量（0.6 mg bid）和尽量避免 NSAIDs 的使用。

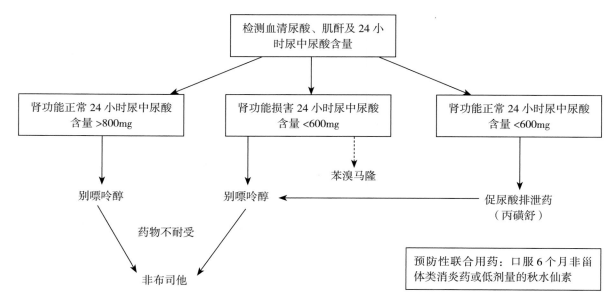

图 15.9 高尿酸血症急性发作的治疗指南

临床经验

1. 只有在行关节穿刺术，通过显微镜发现尿酸盐结晶之后，才能诊断为痛风。血尿酸水平正常不应作为排除痛风的指征，部分经常痛风发作的患者血尿酸水平保持在正常范围之内。

2. 发热可以被看做痛风性关节炎急性发作的一个表现，但这也是混淆痛风性关节炎和感染性关节炎的一个关键点。感染和尿酸结晶可以在关节液中共存。如果发热和其他指向感染的线索一直存在的话，应当进行微生物培养。

3. 降尿酸初始阶段经常会导致痛风性关节炎的恶化，抗炎治疗比如 NSAIDs、秋水仙碱或者糖皮质激素应该是治疗痛风急性发作的基础治疗措施。

4. 降尿酸治疗应该在急性发作期抗炎治疗后的 2 周或者更久后开始，NSAIDs 和低剂量的秋水仙碱合用 6 个月左右。

5. 相关并发症的治疗（比如高血压、高血糖、肥胖、高血脂）用药时应仔细考虑药物的影响并选取合适的药物降低血尿酸水平来控制高尿酸血症。

血清阴性脊柱关节炎

血清阴性脊柱关节炎也称为血清阴性脊柱关节病（seronegative spondyloarthropathies，SpAs），是一类

特异性的炎症性关节病，会影响关节、肌腱端、骨、肌腱和韧带，与 RA 存在不同的病理改变。与 RA 相比，SpA 通常涉及下肢关节，尤其是膝、踝、足，呈现出不对称性外周寡关节病变。SpA 的临床分布谱包括：强直性脊柱炎（ankylosing spondylitis，AS）、反应性关节炎（旧称为 Reiter 综合征）、银屑病性关节炎、炎性肠道疾病相关性关节炎（如克罗恩病和溃疡性结肠炎）以及未分类的脊柱关节炎（满足 SpA 标准但不属于其他特定 SpA 的关节炎）（表 15.5）。

表 15.5 血清阴性脊柱关节炎的临床表现

强直性脊柱炎
脊柱症状且有骶髂关节炎的证据
反应性关节炎
感染后的周围性关节炎，感染主要见于泌尿、生殖和胃肠系统
银屑病性关节炎
关节炎症伴有银屑病（指/趾炎、腱止点炎、中轴关节疾病）
炎症性肠病相关性关节炎
克罗恩病、溃疡性结肠炎
未分类的脊柱关节炎
不属于上述四种不同疾病的表现，将来可能被分为不同的类型

AS 是 SpA 中的代表型，它更多地涉及到中轴关节包括骶髂关节和脊柱以及周边关节。AS 的遗传特异性指标 HLA-B27 在 90% 的患者中呈阳性，但它的病理作用仍不清楚。AS 好发于 45 岁以下的青

年，典型表现为隐匿发病的后背疼痛（后背晨僵，午后活动后减轻）。骶髂关节炎是脊柱病变前最早的影像学表现，可能导致早期主诉中的臀部不定时疼痛，随着病情的发展，脊柱症状从腰椎扩展到胸椎和颈椎（向头部方向）。与 RA 不同的是，其通常涉及中轴关节附近的肩部和臀部。58.2% 的病例发生于其他外周关节，包括膝关节、踝关节和足部关节[22]。

反应性关节炎通常表现为寡关节病变，累及下肢，尤其是膝关节和踝关节，继发于尿道炎或肠炎。询问相关病史有助于诊断足踝部反应性关节炎的可能性。70% 的反应性关节炎患者会出现 HLA-B27 阳性，即使这不是特征性指标，也有助于可疑病例的诊断。非淋菌性尿道炎，如衣原体感染，通常先于关节炎发病（尤其在性活跃的年轻男性）。反应性关节炎以前被称为 Reiter 综合征（关节炎、尿道炎和结膜炎三联症），在世界大战期间非常常见。随着卫生条件的改善，Reiter 综合征典型的三联征近年来变得非常罕见。

银屑病性关节炎（psoriatic arthritis, PsA）是一种很常见的 SpA，涉及足部关节，主要好发于西方国家，在亚洲人口中相对罕见。PsA 的关节可能呈现不同的足中后部关节孤立病变或破坏性的多关节病变，与 RA 类似[23]。中跗骨关节受累可能导致相当严重的疼痛和残疾，但这可能很难在临床上评估。超声和 MRI 可以提示 PsA 在这些关节存在炎症。足背部银屑病斑块、趾甲脱离、凹陷、过度角化是 PsA 典型的表现和诊断依据。

SpA 区别于 RA 最典型的临床特征包括肌腱端炎和指（趾）炎。肌腱端炎（或肌腱附着点病变）指的是炎症发生于肌腱或韧带附着点，以跟腱炎为典型代表。单发或反复发作的跟腱炎患者应被诊断为 SpA。其他足部常见的部位包括足底筋膜、舟骨结节处的胫骨后肌腱附着点、第五跖骨基底部的腓骨短肌附着点等。指炎和骨炎、肌腱端炎、滑膜炎同时发展，通常会引起更严重的疾病[24]。指（趾）炎症在足部比手部更常见，好发于第四足趾。

■ 病例 15.3　28 岁女性，左第三、四足趾肿胀疼痛 1 周。1 年前右第一、二跖趾关节先后肿胀，诊断为炎症性关节炎接受 NSAIDs 治疗。2 个月后发现左膝关节肿胀，伴膝、足多处不对称性关节炎症。当地医院 X 线平片提示侵蚀性关节炎。随后在风湿科做了炎症破坏性关节炎的病因评估。

既往史和家族史不明。查体见左第三和第四足趾肿胀如香肠形（图 15.10），脊柱活动正常，骶髂关节无压痛。

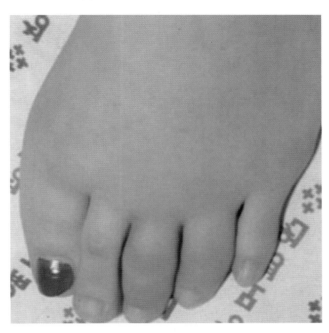

图 15.10　第三、四足趾梭形弥漫性肿胀（香肠样趾），提示趾炎（病例 15.3）

实验室检查全血细胞计数正常，生化指标正常，血清尿酸水平正常（4.1 mg/dl）。类风湿因子、抗核抗体和抗 CCP 抗体阴性。ESR 31 mm/h（参考 <15 mm/h）；CRP 1.2 mg/dl（参考值 <0.2 mg/dl）。跖趾关节滑液检查无晶体，细菌培养阴性。LA-B27 阳性，但无强直性脊柱炎家族史。骨盆和脊柱的 X 线检查显示没有骶髂关节和脊柱病变。足 X 线平片检查显示第一、二跖趾关节突入侵蚀和软骨破坏伴骨增生性变化（图 15.11）。

诊断

典型的 AS 诊断取决于骶髂关节炎的存在，背部疼痛的 AS 患者可见早期影像学特征。旧的分类标准（1984 年纽约标准）是基于 SpA 的轴向类型发展而来[25]。然而这些标准不适用于早期疾病的诊断。这是因为骶髂关节结构变化在确诊患者中呈现高敏感性，然而在早期病变患者中敏感性较低。此外，一些患者外周关节会出现 SpA 初期表现（正如上述病例所示）。强直性脊柱炎评估研究（Ankylosing Spondylitis Assessment Study, ASAS）制定的新标准解决了大多数早期诊断中轴性 SpA[26]和外周性 SpA[27]的病例（表 15.6）。值得注意的变

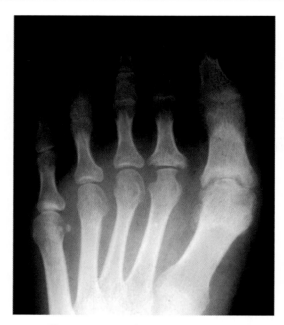

图 15.11　第一、二跖趾关节明显的关节周围侵蚀。第二、三近端趾间关节周围骨量明显减少。第一跖趾关节周围骨膜炎

化包括 HLA-B27 阳性和 MRI 检查结果。早期 SpA，X 线平片模棱两可的骶髂关节炎在 MRI 可以得到更明显的显示；因此，早期 SpA 的临床高疑似患者应选择 MRI 帮助诊断。大约 95% 的 AS 患者骶髂关

表 15.6　SpA 的 ASAS 分类标准

中轴性 SpA	外周性 SpA
后背痛病程 ≥ 3 个月；发病年龄 < 45 岁的病例	只有外周症状的病例
影像学显示骶髂关节炎 HLA-B27 + + ≥ 1 个 SpA 特征或 ≥ 2 个其他 SpA 特征 SpA 特征　炎症性后背痛　关节炎　肌腱端炎　葡萄膜炎　指（趾）炎　银屑病　克罗恩病 / 结肠炎　NSAIDs 治疗有效　SpA 家族史　HLA-B27+　CRP 升高	**关节炎或肌腱端炎或指（趾）炎** + ≥ 1 个 SpA 特征　葡萄膜炎　银屑病　克罗恩病 / 结肠炎　感染史　HLA-B27+ 或 ≥ 2 个 SpA 特征　关节炎　肌腱端炎　指（趾）炎　SpA 家族史　骶髂关节炎影像学

节发生结构性变化，但只有约 30% 的银屑病性关节炎患者以及更少的反应性关节炎患者会发生骶髂关节炎。同时 AS 的骶髂关节炎通常是双侧对称的，而银屑病性关节炎和反应性关节炎的骶髂关节炎症通常是单边和不对称的。

临床上部分 SpA 患者由于没有典型的轴性背痛症状，导致不能快速做出 SpA 的诊断。因为患者往往表现为严重的踝关节或膝关节炎性渗出而没有脊柱症状，因此很难将 SpA 与感染性关节炎或痛风加以区分。这两种情况下的实验室检查非常相似：血清高水平的 C 反应蛋白和滑液中性粒细胞增多（通常在感染性关节炎中，滑液白细胞计数较高：>50 000/mm^3）。感染性关节炎通常发生于静脉药物滥用、皮肤缺损、同一部位的针灸或创伤史，以及有明确证据的微生物传染途径。当患者表现为炎症性的单关节炎时，需做关节腔穿刺滑膜液送实验室以供微生物研究和晶体检查，以排除传染性或痛风性关节炎[28]。HLA-B27 检查可以帮助一些模棱两可的情况下外周 SpA 与其他原因鉴别，尽管 B27 阳性并不总是出现在患者外周 SpA。

这个患者可以诊断为外周 SpA，因为临床检查有明确的证据表明关节炎和指（趾）炎，且实验室检查 HLA-B27 阳性。然而，由于没有 AS、反应性关节炎（没有感染史）、皮肤银屑病、炎症性肠病的症状，因此她可以归为一个未分类的 SpA。

治疗

SpA 治疗包括药物治疗、手术和物理治疗等多种方法[29]（图 15.12）。其中，药物治疗是大多数 SpA 病例干预的重要部分。上述病例属未分类的 SpA 合并外周关节炎和指（趾）炎。NSAIDs 通过抑制促炎前列腺素的产生而发挥抗炎作用，因此 NSAIDs 是 SpA 药物治疗的常规药物，NSAIDs 应在干预初期给予足量。COX-2 选择性药物可作为对传统 NSAIDs 胃肠道不耐受或有消化道溃疡的患者

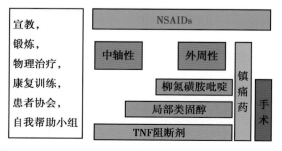

图 15.12　ASAS/EULAR 针对 AS 和 SpA 的推荐干预

的另一种选择。非特异性的 NSAIDs 被证明比其他药物更有效，但大多数风湿病专家更倾向于选择吲哚美辛、双氯芬酸钠、萘普生。如果一种特定的 NSAIDs 在 1~2 周内没有足够的疗效，应尝试另一种[30]。

肾功能不全的患者（由肌酐清除率决定）使用 NSAIDs 时应慎重考虑，应短期使用或尽可能避免。SSZ 在可靠的临床试验中被证明对外周 SpA 是有效的。临床方案推荐起始剂量 500 mg/d，然后根据胃肠道耐受性在 3 个月内逐渐升级到 2~3 g/d。不良反应主要包括腹泻和上腹部疼痛，同时最初的 3 个月需要每月监测血常规，以评估偶发的贫血和中性粒细胞减少症的发展。

局部关节肿胀（不是广泛的），关节内注射类固醇可快速起效。在肌腱端炎的病灶内注射类固醇对于腓骨短肌、胫骨后肌附着点和跖腱膜炎症有帮助，但应在超声指导下小心执行。跟腱炎由于存在断裂的风险，不鼓励病灶内注射类固醇，可选择注入发炎的跟骨后囊，使得跟骨的附着处得以扩大。

抗 TNF 生物制剂治疗脊柱关节炎的脊柱和周围关节的症状是非常有效的[31]。由于选择两种或两种以上的 NSAIDs（中轴性 SpA）以及 SSZ+ 局部注射类固醇（外周性 SpA）的 3 个月试验失败了，专家小组建议应考虑抗 TNF 生物制剂[32]。被 FDA 批准用于 AS 的抗 TNF 生物制剂包括：英夫利昔单抗、依那西普、阿达木单抗和高立单抗（表 15.7）。不同抗 TNF 药物之间的干预路径和注射间隔不同。由于抗 TNF 治疗费用昂贵，且存在麻烦的副作用，包括严重感染风险的增加，医生应在考虑用生物制剂治疗时权衡收益和风险[33]。最常见的副作用是肺结核风险的增加，因为 TNF 在体内针对结核性肉芽肿的形成具有防御保护作用。因此选择抗 TNF 生物制剂之前，应使用结核菌素皮肤试验或 IGRA 做潜伏性结核病筛查。针对潜伏性结核，预防方案（遵从当地指南）应在抗 TNF 干预前至少 3 周开始。

表 15.7　FDA 批准用于 AS 的抗 TNF 药物

名称	品牌	干预路径	注射间隔
英夫利昔	类克	IV（5 mg/kg）	6~8 周
依那西普	恩博	SC（50 mg）	每周
阿达木单抗	修美乐	SC（40 mg）	每 2 周
高立单抗	辛普尼	SC（50 mg）	每月

IV 静脉注射，SC 皮下注射

手术如关节镜下滑膜切除术对治疗外周 SpA（包括足和踝关节）的作用仍不清楚。由于大多数外周 SpA 患者往往对 DMARDs（SSZ、MTX）或抗 TNF 生物制剂有效，滑膜切除术的作用似乎并不大。在高度怀疑 SPA 时应当将药物治疗作为首选。然而，对于严重的关节软骨缺失造成的关节破坏引起的踝关节疼痛和残疾，全踝关节置换手术是非常有用的。

临床经验

1. AS 的病程中，超过一半的患者出现足和踝的症状。肌腱端炎和滑膜炎是 AS 最常见的病理学变化。

2. 趾炎可以是滑膜炎和肌腱端炎的结果。

3. 原因不明的单侧踝 / 足关节滑膜炎，特别是年轻患者，伴肌腱端炎如跟腱炎，应通过寻找骶髂关节炎和 HLA-B27 从而诊断血清反应阴性的脊柱关节炎。

4. 外周关节表现可能会先于典型脊柱症状。

5. 外围 SpA 最初应通过药物治疗，NSAIDs 和 SSZ 联合治疗通常有效。抗 TNF 治疗可用于常规治疗无效的难治性病例。

（Sang-Heon Lee 著；马勇、郭杨 译；
秦晓东 审校）

参考文献

扫描二维码获取

第16章 类风湿关节炎足部重建：前足、中足和后足

概述

类风湿关节炎是一种自身免疫性疾病，会导致关节炎和腱鞘滑膜炎[39]。足踝易于损伤，因关节松弛、关节破坏、肌腱断裂以及其他原因，足部损伤进一步发展会导致严重的畸形。由于各种抗风湿治疗的发展，矫形治疗已经发生了显著变化。然而，即使滑膜炎得到了很好的控制并且通过药物治疗减轻了关节损伤，但因足部关节承受体重的压力，疼痛并不会完全消失。一般状况的改善使类风湿关节炎患者有了更高的需求，因此要求手术的患者在增加[23]。此外，随着人类寿命的提高，关节退行性疾病的患病率预计会增加。在本章中，前足被定义为跖跗关节（Lisfranc关节）的远端部分，中足是跖跗关节和跗横关节（Chopart关节）之间的部分，后足被定义为跗横关节的近端部分。

类风湿关节炎患者占总人口的0.5%~1%[18]，女性患者更为常见。研究显示起始症状发生在足部的患者的比例为16%~36%。虽然没有得到广泛认可，但实际上足部是类风湿关节炎发病最常见的起始部位[24,40]。因此，当医生接诊患有不明原因足痛的患者时，应首先考虑类风湿关节炎。在晚期阶段，超过90%的患者足部存在症状，分别有65%、39%、42%和77%的患者有踇趾外翻、锤状趾畸形、平足和胼胝[28]。此外，另有研究显示，超过25%的类风湿性关节炎患者患有严重的踇趾（MTP）关节功能障碍[36]。至于受损部位，前足和后足损伤的概率几乎一致[15,20]。

诊断

病理状况

前足常发生踇外翻和锤状趾畸形，90%的患者

有双侧前足畸形[7]。一旦足趾发生变形，踇趾侧面支撑丧失，容易发生踇趾的横向偏移。如果足趾的MTP关节向背侧脱位，踇外翻畸形将进一步加重；相似的机制也可以引起踇囊炎的形成。类风湿性关节炎前足最终常发展为扁平三角畸形，第二至第四跖骨头负重行走时会导致疼痛和足底胼胝（图16.1）。

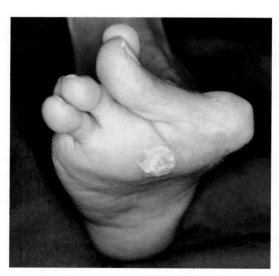

图16.1 典型前足掌畸形。观察到扁平三角畸形，患者主诉严重的跖趾痛

中足的距舟关节常遭受损伤，引起平足症。此外，胫后肌腱腱鞘炎也可引起平足症。另一方面，由于足踝由内踝和外踝支撑，踝关节脱位很少见，但是，如果骨磨损继续发展，则距骨会插入胫骨中。此外，因使用类固醇激素治疗，类风湿足经常出现继发性骨质疏松症，易发生脆性骨折，骨折又会引起内翻畸形。

临床症状

在类风湿性关节炎的早期阶段，由滑膜炎引起的足部关节肿胀和疼痛是主要症状。如果MTP关

节、距舟关节和踝关节受损，患者通常在开始行走时便有疼痛感，随着长时间的站立和行走，关节疼痛加剧。此外，如果患者伴有由距间滑囊炎引起的 Morton 病样症状[3]，前足疼痛也会加剧。

关节损伤后，受损的关节和足部畸形都会引起症状加重。前足存在病变时，患者常诉在足底胼胝而不是在跚趾外翻处出现剧烈疼痛，以致患者日常活动严重受限。即使已经设法控制日常活动量，类风湿性关节炎晚期患者也常诉疼痛[32]。此外，一些患者在胼胝处出现溃疡和感染病灶。另外，距舟关节常受损伤，由于该关节靠近踝关节，需要仔细辨别。

患有胫后肌腱腱鞘炎的患者，从内踝后部到舟骨的区域可发生肿胀和压痛。如果扁平足伴足外翻继续恶化，外踝尖端下方会发生侧向撞击。另一方面，尽管距跟关节和楔间关节损伤频率高，但在疾病的自然发展过程中常进展为关节骨性强直，这不太可能成为临床问题。踝关节损伤的患者则常诉行走疼痛和关节活动度受限。

影像诊断

X 线平片对于诊断关节破坏和畸形的严重程度至关重要。前足和中足病变采用负重正、侧位和非负重斜位摄片；Lisfranc 关节病变、MTP 关节脱位和锤状趾畸形在非负重斜位片中清晰可见。负重正位和侧位 X 线片有助于诊断踝关节损伤。至于类风湿性病变，X 线平片可以观察关节周围的骨萎缩、关节间隙狭窄和骨侵蚀。

对于骨损伤，CT 比 MRI 更有用，并且由于骨的重叠，使用 X 线平片来评估跗跖关节中的类风湿性病变通常是困难的。特别是足踝手术后，距下关节有时出现症状。因此，术前 CT 评估距下关节是必不可少的，重建 3D 图像对术前计划是有用的。MRI 已被证明可用于早期诊断类风湿关节炎[27]。在 T_1 加权和 T_2 加权图像上，增生的滑膜和血管翳分别显示为低信号和高信号强度，并且使用这种方法容易观察到骨髓水肿。最后，超声波也可用于早期检测和评估滑膜炎的活动程度。

治疗

由于类风湿关节炎是系统性免疫疾病，药物治疗是基本原则。然而，针对引起疼痛的关节损伤和畸形的矫形治疗在改善生活质量方面也非常重要。

保守治疗

抗炎镇痛药和膏药常用于局部疼痛，而关节腔内注射类固醇和透明质酸可用于减少踝关节疼痛。此外，建议患者进行手法拉伸和肌肉训练，以防止关节功能障碍和畸形。由于大量使用类固醇和免疫抑制剂容易引起足部感染，尽量保持足部清洁是至关重要的。

针对足部畸形的治疗，必须穿戴合适的鞋用于矫正前足畸形和平足。如果选择太窄的鞋，足趾畸形会进一步恶化。因此，应选择鞋头宽松的鞋。此外，如果足趾在鞋内向前滑动，则应力会施加到足趾上，因此，需要用带子牢固地固定足背。如果患者没有合适的成品鞋，定制鞋则是一个重要的选择。具有距骨垫和足弓垫的矫形鞋可以减少胼胝的负担，并且矫形鞋和鞋垫的有效性已经得到广泛证实[13]。鉴于矫形鞋垫只对轻度的足内翻 - 外翻畸形有效，所以重度畸形的患者需要使用短腿支架。

手术治疗

前足

虽然滑膜切除术的指征有限，但对少数 MTP 关节的滑膜炎和伴有 Morton 病样症状的距间滑膜炎是有效的（图 16.2）。当我们考虑手术治疗重度类风湿性前足畸形时，需要考虑结合跚趾和足趾的外科手术来进行治疗。对于跚趾 MTP 关节病变的治疗，关节切除成形术、关节融合术、人工关节置换术和跚骨截骨术都有研究报道。长期以来，MTP 关节的关节融合术被认为是治疗的金标准[10]；然而，亚洲人的日常生活通常需要一定程度的足趾活动，

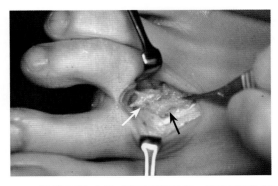

图 16.2　滑膜切除术治疗距间滑囊炎。距间滑囊炎可导致 Morton 病样症状。可见趾足底神经（白色箭头）以及周围增生的黏液囊（黑色箭头）

因此，应尽可能避免实施关节融合术[32]。

类风湿性关节炎的医学治疗模式的转变使得针对类风湿性足的手术治疗方式发生了实质性的变化；因此，保关节手术，如跖骨截骨术和MTP关节脱位的复位，已变得更加普遍[4,25]。

患有严重的蹞外翻的患者，如果采用关节切除成形术，畸形容易复发，同时蹞趾外翻处的内侧软组织明显变薄，软组织重建有时是困难的[32]。这种情况应选择关节融合术。推荐蹞趾MTP关节的固定位置为背伸20°~30°和外翻15°~20°[1,10]。第一跖骨的合适长度是稍长或等于第二跖骨的长度[10]。此外，有研究报道了硅植入物替代的良好效果[11,22,36]。现如今，跖骨截骨术越来越受欢迎。类风湿性蹞外翻畸形与常规的蹞趾外翻畸形的发生机制是相同的[41]。因此，如果蹞趾MTP关节的关节软骨损伤程度轻，则截骨的指征与常规蹞外翻的相同。

对于第二至第五MTP关节的关节切除成形术，Kates和Lelière方法主要用于切除跖骨头，Fowler方法用于切除近端趾骨的基底部，而Clayton方法可用于切除两者。切除跖骨头时，术者应切除第二至第五趾的所有跖骨头（图16.3），因为跖骨残端

的不平曲面可能导致在突出的残端处形成胼胝。

切除第二至第五跖骨头时，通常需要术者在背侧皮肤切两个纵向切口。如果两个切口的间隔过窄，则可能会发生皮肤坏死；针对严重的畸形伴明显的MTP关节背侧脱位，实施关节切除成形术时，足底入路有时更容易暴露跖骨头。该方法在跖骨头附近15 mm皮肤处切一个弧形切口（图16.4）。另一方面，如果患足为轻度畸形，则选择Weil方法[5]和Helal方法进行跖骨缩短截骨术（图16.5）来保留跖骨头。

如果第一趾间（IP）关节存在明显的关节不稳或畸形，则选择关节融合术，而锤状趾畸形的手术方式应根据是否可以通过手法复位来进行选择；如果可以手法复位，表明趾长屈肌腱发生背侧偏移。如果实施MTP关节的关节切除成形术或跖骨的缩短截骨术，通常无需特殊治疗即可降低肌腱的张力。

轻度病例，即使有挛缩，手法矫正通常也是有效的。然而，如果因长期挛缩而导致皮肤明显萎缩的病例，则必须小心操作，因为足底侧的皮肤有时会因过度矫正而破损。如果手法矫正困难，则需切除近端趾骨头。

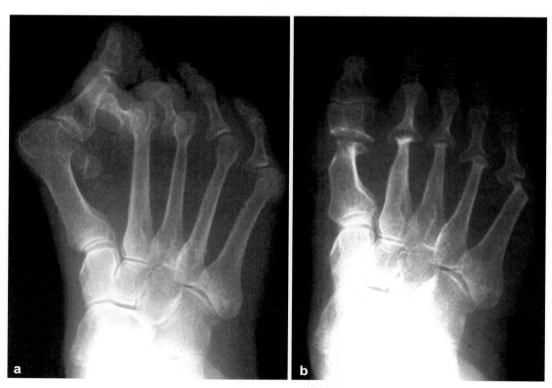

图16.3 关节切除成形术。（a）术前X线片。（b）术后2年8个月X线片。对位显著改善，患者对术后结果非常满意

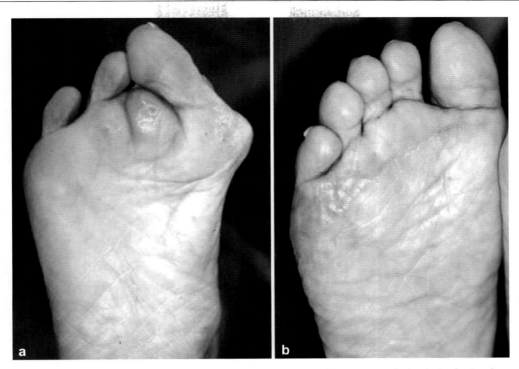

图 16.4　关节切除成形术的足底切口。（a）术前足底观察到明显的胼胝。（b）术后 2 年 8 个月，未观察到胼胝

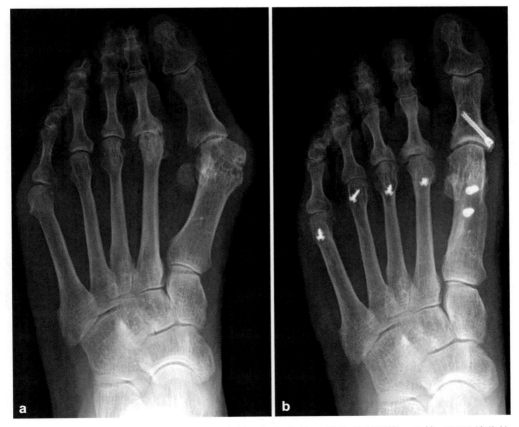

图 16.5　前足的截骨术。一名 58 岁的女性。（a）术前 X 线片观察到第一和第二跖趾关节的侵蚀。（b）术中使用改良的 Scarf 截骨术、Akin 手术和第二至第五跖骨的 Weil 截骨术。术后 3 年 3 个月，效果令人满意。出人意料的是，第一、第二和第五跖骨头的骨侵蚀也有所改善

■ **病例 16.1** 71 岁女性患者，10 年来每周服用 8 mg 甲氨蝶呤和每月服用 100 mg 英夫利昔单抗治疗类风湿性关节炎。胼胝引起的严重跖骨痛（图 16.6a）给患者的日常生活带来了极大的不便，因此，她决定进行手术治疗。X 线片显示第二和第三 MTP 关节完全脱位；然而，踇外翻为轻微畸形，并且踇趾 MTP 关节中没有观察到骨侵蚀（图 16.6b）。最终选择 Mitchell 手术治疗踇外翻，第二至第五跖骨选择缩短截骨术（图 16.6d）。用螺钉固定第一跖骨的截骨部位，在第二至第五的足趾头处用克氏针临时固定第二至第五跖骨。术后第一天，实施手术的一侧可用足跟行走。术后 3 周取出克氏针。在移除克氏针之后立即开始 MTP 关节的运动锻炼，并且在手术后 8 周允许足趾全部负重。在最近一次的随访中，患者的足底胼胝和症状消失（图 16.6c）。

经验和教训

实施 MTP 关节脱位的复位时，应当首先进行跖骨截骨。随后，通过将远侧骨质拉向近侧跖骨，可以减少 MTP 关节的张力。即使 MTP 关节存在严重的关节脱位，复位也很容易实施。重要的一点是，跖骨头必须缩短至近侧趾骨的基底部水平。否则，很可能再次发生关节脱位。部分患者还需重建足底板。

中足

三关节融合术用于治疗严重的平足畸形。然而，这种手术创伤较大，所以因疼痛引起的日常生活受限的患者推荐采用部分跗骨关节固定术[34]。特别是距舟关节存在病变时，关节融合术可以获得更好的效果。

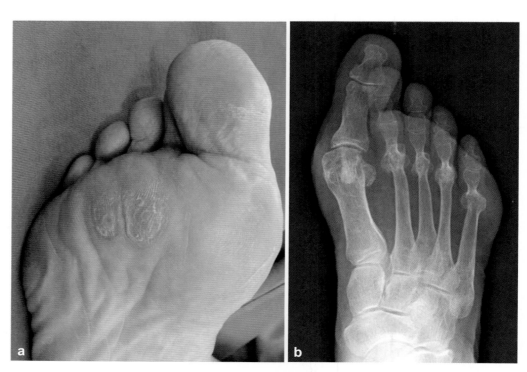

图 16.6 71 岁女性患者。（a）术前观察到严重的跖骨痛和胼胝。（b）X 线片显示轻度外翻畸形和第二至第五跖趾关节的脱位。（c）在实施缩短截骨术、第一跖骨 Mitchell 手术和第二至第五跖趾关节脱位复位术后 1 年，胼胝消失。（d）前足对位重建良好

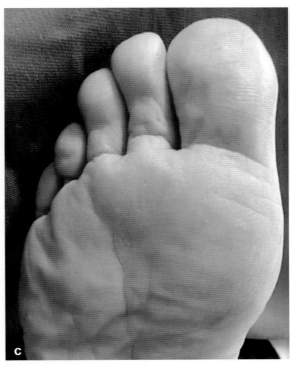
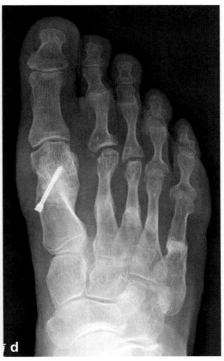

图 16.6 （续）

■ **病例 16.2** 58 岁男性患者，诉严重的中足疼痛 1 年。他 5 年来每周服用 8 mg 甲氨蝶呤且每天服用 100 mg 丁香胺治疗类风湿性关节炎。X 线片显示在距舟关节处有严重的关节炎病变（图 16.7a,b）。虽然矫形鞋垫使用了 3 个月，但疼痛没有缓解。因此，进行了距舟关节的关节固定术。关节软骨从内侧和外侧切口完全去除，并从内侧用两个螺钉、外侧用一个螺钉来固定距舟关节（图 16.7c,d）。要求患者石膏固定 4 周，但是在术后 2 周允许足后跟进行部分负重。在去除石膏之后，允许患肢的足后跟全部承重。在 8 周的随访中，骨愈合良好并开始足部的完全负重。足部没有疼痛，并且保留了适当的活动度（图 16.7e,f）。

经验和教训

实施距舟关节的关节固定术时，应使用螺钉进行固定。因为距舟关节可以向矢状方向移动，所以太脆的骑缝钉不足以用作固定装置。此外，距舟关节为球形关节，仅从一个方向固定距舟关节将导致对侧关节面隆起。固定外侧螺钉做皮肤切口时，必须小心，以免损伤腓深神经和足背动、静脉。

后足

尽管内固定治疗已有所发展，但在关节软骨尚存的情况下，关节镜滑膜切除术仍然可以有效地防止踝关节的破坏[9]。使用牵引装置，踝关节中的滑膜几乎可以完全去除（图 16.8）。关节融合术或全踝关节置换术适用于晚期病例。对于骨质溶解或明显错位引起的严重踝关节不稳的患者，医生应选择关节融合术。关节融合术的术式很多，主要使用前入路、侧入路和关节镜。理想的固定位置是中立位伴轻度外旋[8]。

全踝关节置换术适用于双侧病变和踝关节合并邻近关节的骨性强直[31]。然而，对于年轻患者或活动频繁的患者，必须谨慎明确手术适应证。如果骨萎缩严重，可用骨水泥代替，必须预防术中骨折。

距下关节存在严重的风湿性病变或明显关节不稳的患者应接受关节融合术。如果踝关节和距下关节同时受损，则考虑两个关节的融合。如果对位良好，全踝关节置换术和距下关节融合术适用于中、老年患者，手术通常使用髓内钉（图 16.9）。此外，如果距骨塌陷，人工全距骨置换术是一个好的选择（图 16.10a~g）[33,35]。

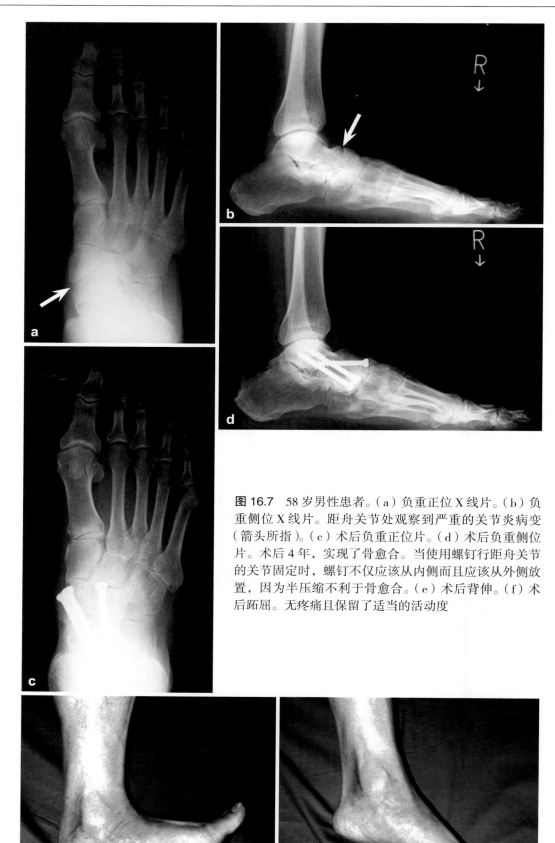

图 16.7　58 岁男性患者。(a) 负重正位 X 线片。(b) 负重侧位 X 线片。距舟关节处观察到严重的关节炎病变（箭头所指）。(c) 术后负重正位片。(d) 术后负重侧位片。术后 4 年，实现了骨愈合。当使用螺钉行距舟关节的关节固定时，螺钉不仅应该从内侧而且应该从外侧放置，因为半压缩不利于骨愈合。(e) 术后背伸。(f) 术后跖屈。无疼痛且保留了适当的活动度

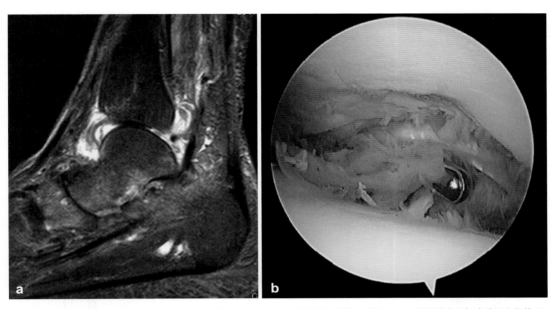

图 16.8　关节镜滑膜切除术。61 岁女性患者。（a）磁共振成像上的短 T_1 反转恢复脉冲序列成像显示踝关节处明显的滑膜炎。（b）进行关节镜滑膜切除术。后外侧入路作为手术入路很容易清除踝关节后侧的滑膜

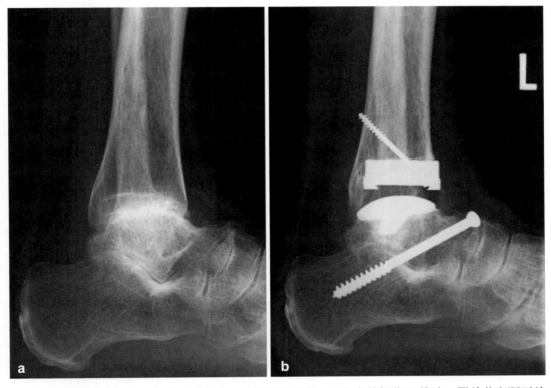

图 16.9　全踝关节置换术与距下融合术。58 岁男性患者。（a）术前侧位 X 线片。踝关节和距下关节都有损伤。（b）术后侧位 X 线片。距下关节用螺钉固定

■ **病例 16.3** 64 岁女性患者，患类风湿关节炎已有 20 多年，每天服用 5 mg 泼尼松龙和 100 mg 丁香胺治疗。踝关节严重疼痛 6 个月，踝关节逐渐内翻。影像学检查发现距骨塌陷和踝关节内翻（图 16.10a,b）。由于距骨破坏严重，我们计划进行距骨的置换手术。使用 CT 数据设计人工距骨体（图 16.10c,d），并且通过标准的前入路进行手术。在解剖距骨颈后，取出整个距骨体并更换假体（图 16.10e）。此病例，胫骨侧的关节软骨遭受破坏；因此，胫骨也用 TNK 假体替代（图 16.10f,g）。小腿石膏固定并禁止负重，直到伤口完全愈合。在去除石膏后，允许部分承重 1 周，并开始运动。术后 3 周，允许完全负重。

结果和并发症

前足的关节切除成形术可以缓解疼痛，改善外观、增加穿鞋舒适度，患者的满意度很高[2,19,29]。对于治疗跗趾 MTP 关节的手术方式，目前还没有充足的证据证明哪种手术方法更优[13]，关节置换术和关节融合术的比较研究显示，主观评估无显著差异[6,17]。就并发症而言，局部感染是关节切除成形术中最棘手的并发症，1.4%~16% 的患者会发生，平均发生率为 7.5%[13]。此外，延迟愈合、皮肤坏死和深静脉血栓形成也已有报道[13]。值得注意的是，最近报道称，保关节手术联合跗骨缩短截骨术效果令人满意[4,25]。

跗趾 MTP 关节实施关节固定术时，背伸角度不宜过大，否则在 IP 关节的背侧可能形成疼痛的胼胝或由第一跗骨头下方的高压引起的籽骨疾病。另外，背伸角度过小可引起 IP 关节病变。跗趾 MTP 关节的关节切除成形术或植入置换术与跗外翻的复发和疼痛性胼胝相关，并且如果硅酮植入物破损，则可能发生硅酮性滑膜炎[16]。

目前已开发出各种用于类风湿性踝关节固定术的内固定和外固定装置，以致愈合率大为提高[12,14,21]。然而，因为类风湿性关节炎通常会损害多个关节，所以关节固定术还会引起邻近关节的新生疼痛以及步态障碍[14]。

最后，全踝关节置换术是类风湿性踝关节的重要选择。该手术的翻修率相对较低[26,38]，并且活动度预期在 20°~30°[30,31]。然而，由于有些患者骨质较差，踝关节尤其是距骨侧塌陷是一个棘手的问

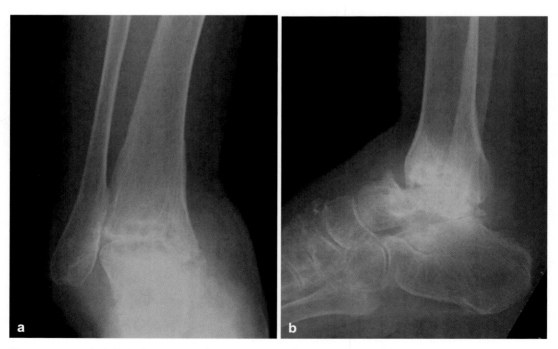

图 16.10 64 岁女性患者。（a）正位 X 线片。（b）侧位 X 线片。观察到距骨塌陷和踝内翻畸形。（c）使用氧化铝陶瓷人工距骨体（俯视图）进行重建。（d）含胫骨元件的距骨 TNK 假体的侧视图。（e）关节置换术前入路。（f）术后正位片。（g）术后侧位片。术后 2 年，患者行走无疼痛感

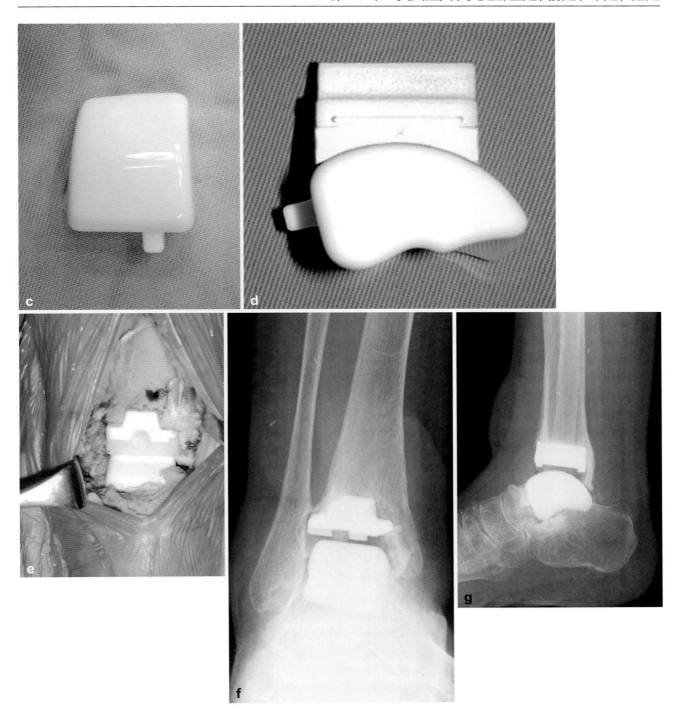

图 16.10 （续）

经验和教训

标准前入路可以清楚暴露视野，然而，必须注意不要损伤𧿹长屈肌腱（除非去除距骨体，否则无法看到该肌腱）。伴距骨脆性骨折的类风湿性踝关节的前侧韧带通常非常薄，必须小心

缝合并且不负重，直到皮肤完全愈合。因为负重可导致胫前肌腱张力变高，继而从内侧向上推韧带和皮肤，导致皮肤的延迟愈合。如果由于韧带破裂导致皮肤破损，则需进行韧带修复（图16.11a~e）。

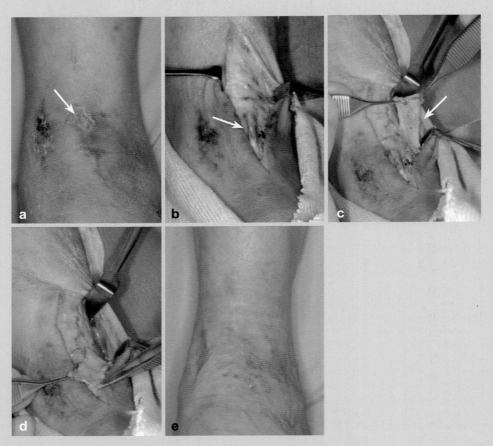

图 16.11 前侧皮肤破损的韧带修复。（a）在皮肤伤口处观察到瘘口（箭头）。（b）从瘘口处注射结晶紫，显示韧带部分消失（箭头）。（c）设计的支持带瓣（箭头）。（d）韧带缺陷处被支持带瓣覆盖。（e）伤口愈合

题。至于翻修手术，使用整个距骨假体可以得到有效解决[37]。

（Yasuhito Tanaka 著；赵玉华 译；
秦晓东 审校）

参考文献

扫描二维码获取

第 17 章　足踝部 Charcot 神经关节病

概述

足部 Charcot 关节病是由 19 世纪著名的法国医生 Jean-Martin Charcot（1825—1893）首次描述，他观察了各种可能导致足踝部常见症状的疾病，并对这些患者的观察结果做了精确、系统的描述[19,66]。然而，英国 Extair 的医生兼古文物研究者 William Musgrave（1651—1721）早在 Jean-Martin Charcot 之前就已经描述过类似症状；在他的著作"Antiquitates Britanno-Belgicae"中，他发表了 4 卷关于关节炎的内容，包括因性病导致的关节炎[39]。这段时间，其他作者也相继报道他们的研究结果[30,45]。Charcot 亲自把这一荣誉让给了费城的 John Kearsley Mitchell（1793—1858）医生，因为他早在 Charcot 之前 37 年就已发表论文[48]。虽然这一时期关于 Charcot 关节病的报道很多，但是，Jean-Martin Charcot 是以最精确、最系统的方式记录研究结果的医生[18]。

病因

Charcot 关节病的定义是指足的无菌性破坏，最终导致足踝部骨与关节大量、完全破坏。至今，人们还没有对 Charcot 关节病有着完全详细的了解；许多疾病与 Charcot 关节病的发生有关（表 17.1），但在一些特殊病例，其病因仍不明确。与 20 世纪和 21 世纪相比，在 19 世纪，麻风病和瘟疫被认为是引起 Charcot 关节病的最重要的病原性因素。如今，糖尿病则被认为是引发 Charcot 关节病最重要的危险因素，其次是酗酒、神经性病变、脊髓空洞症、淀粉样变、遗传性神经病变以及脊髓创伤患者[46]。

表 17.1　Charcot 关节病病因

糖尿病
酗酒
梅毒
麻风
血液透析
脑瘫
脊髓脊膜突出
脊髓空洞症
神经紊乱（如 Charcot-Marie-Tooth 病、腓骨肌腱萎缩）
关节内注射类固醇
特发性关节病

鉴别糖尿病足综合征与糖尿病神经性骨关节病很重要；糖尿病足综合征是糖尿病最具破坏性、最严重的并发症之一，其定义是糖尿病患者下肢与神经性和（或）周围血管性病变相关的溃疡所引发的足部病变[2,54]。糖尿病足综合征并不一定会导致 Charcot 关节病变[44]。糖尿病性肾衰竭是另一个与多发性神经病变相关的高危因素[7,11,49,89]。

Charcot 关节病常导致破坏性畸形，多需手术治疗。临床上区分感染性和无菌性 Charcot 关节病变非常重要，因为感染是 Charcot 足部病变常见并发症，但不是始动因素。足部的感觉减退甚至缺失以及明显的骨突畸形，这些因素往往会对皮肤产生很高的剪切应力，引发溃疡，进而导致 Charcot 溃疡感染[2]。

病理机制

Charcot 关节病有两个主要的病理机制理论："德国理论"和"法国理论"。"德国理论"认为感觉缺失和多发微损伤是发病基础，可导致骨折和畸形。这一理论以及其中可能的力学机制得到了 Volkman 和 Virchow 的支持[16,39,112]。相比之下的神经血管机制，也就是"法国理论"，则是得到了 Charcot 的支持。这个理论认为神经损伤是其发病基础，切除自体交感神经可导致血流过多，从而导致骨质量下降和骨折发生[16,39]。

分类系统

目前的文献描述了很多不同的 Charcot 关节病分类。其中最为常用的一个分类是由骨科医生 Sidney N. Eichenholtz（1909—2000）提出的[94]。在他的专著 "Charcot 关节"中，他描述了 68 例 Charcot 关节病患者的临床和影像学数据[25]。在他的著作中，Eichenholtz 描述并定义了 Charcot 关节病的三个分期：（Ⅰ）进展期、（Ⅱ）融合期和（Ⅲ）重建与重构期（表 17.2）。1990 年，Shibata[105] 改进了 Eichenholtz 的分类方法，增加了 0 期，因为他发现 Charcot 关节病的临床征象早于影像学改变。Eichenholtz 分类有一些不足；其特点是主观性太强，分类的有效性仍不明确。而且，该分类是基于临时的分期系统，并没有描述解剖部位。最后，Eichenholtz 分类并没有解释 Charcot 关节病患者的症状和合并症，因为它只是把影像学结果和体格检查结合起来[94]。

在过去的几十年里，人们又提出了基于 MRI 的分类方法（表 17.3）[15]。与摄片检查相比，MRI 更易于发现急性骨损伤，因此，基于 MRI 的分类方法可以更精确地描述 Charcot 关节病的进展情况。此外，MRI 还能更好地解释 Charcot 关节病患者的组织病理学结果（表 17.3）[50,75]。

许多研究还描述了足踝部 Charcot 关节病的解剖分类[6,9,34,40,46,98,102]。Sanders 和 Frykberg 分类则描述了五个畸形部位，包括（Ⅰ）前足，（Ⅱ）跖跗（Lisfranc）关节，（Ⅲ）中跗关节和舟楔关节，（Ⅳ）踝关节和距下关节，（Ⅴ）跟骨（图 17.1）[34]。

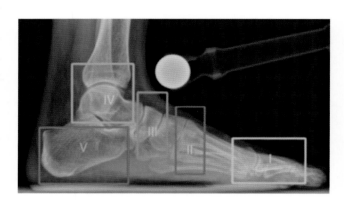

图 17.1 糖尿病神经性骨关节病 Sanders 和 Frykberg 分类[34]：（Ⅰ）前足，（Ⅱ）跖跗（Lisfranc）关节，（Ⅲ）中跗和舟楔关节，（Ⅳ）踝关节和距下关节，（Ⅴ）跟骨

Brodsky 分类是基于四个解剖部位并且可用传统的 X 线摄片来进行评估（图 17.2）[46]。1 型涉及 Lisfranc 关节线，包括跖楔关节和舟楔关节。1 型 Charcot 关节病最为常见，占所有病例的 60%。2 型是 Charcot 关节病第二常见，占所有病例的 30%~35%，并且包括任何或所有后足的三关节复

表 17.2 改良 Eichenholtz 分类[25,105]

分期	影像学结果	临床检查结果	治疗
0（前驱期）	正常影像	肿胀，红斑，皮肤发热	患者教育，连续摄片监测进展情况，保护性负重
Ⅰ（进展期）	骨质减少，骨碎裂，关节半脱位或完全脱位	肿胀，红斑，皮肤发热，韧带松弛	在全接触（管型）石膏或预制气动支具保护下负重。石膏或支具需一直佩戴至 X 线片发现骨碎片以及皮温正常（需 2~4 个月）
Ⅱ（融合期）	骨碎片吸收、硬化，更大骨块融合	皮温下降，肿胀减轻，红斑减轻	全接触石膏，预制气动支具，Charcot 限制性助行器，或蛤壳式足踝靴
Ⅲ（重建期）	畸形固化，关节病，纤维样关节硬化，骨块圆而光滑	皮温正常，无肿胀，无红斑，关节稳定 ± 畸形固定	跖行足：定制硬底鞋垫和摇椅底鞋有或没有溃疡的非跖行足：清理，骨赘切除，畸形矫正，或内固定融合

表 17.3　基于 MRI 的 Charcot 关节病不同分期的临床和 CT/MRI 检查结果 [16]

分期	临床症状	CT/MRI 结果	组织病理学
活动期（0 期）	轻度炎症（肿胀，皮肤发热，疼痛，无保护下行走时疼痛加剧）；无明显畸形	必须有：弥漫性骨髓水肿和软组织水肿（Kiuru Ⅰ~Ⅲ 级），无皮质骨断裂 可伴有：软骨下骨小梁微骨折（骨挫伤），韧带损伤	薄层骨质有活性表面。与微骨折相关的骨小梁重塑。骨髓间隙由松散的纺锤形细胞代替
活动期（1 期）	炎症加重（肿胀，皮肤发热，疼痛，无保护下行走时疼痛加剧）；畸形明显，无保护下行走时畸形加重	必须有：伴皮质骨的骨折，弥漫性骨髓水肿和软组织水肿（Kiuru Ⅳ 级） 可伴有：骨关节炎，囊肿，软骨损伤，骨软骨病，关节渗液，关节液积聚，骨侵蚀/骨坏死，骨溶解，骨碎片，骨破坏，关节脱位/半脱位，韧带损伤，腱鞘炎，骨脱位	骨髓间隙血管增加，与（压缩性）骨折骨坏死并存的编织骨活性重塑。滑膜增厚，片状软骨和软骨下骨，炎症细胞和血管侵袭
非活动期（0 期）	无炎症，无明显畸形	无异常发现或残留极轻度骨髓水肿，软骨下硬化，骨囊肿，骨关节炎，韧带损伤	骨硬化，其特征表现为广泛薄层骨小梁被胶原替代，骨髓间隙血管减少
非活动期（1 期）	无炎症；持续明显畸形，关节僵硬	残留骨髓水肿，皮质骨骨痂（Kiuru Ⅳ 级）；关节渗液，软骨下囊肿，关节破坏，关节脱位，纤维化，骨赘形成，骨重塑，软骨破坏，韧带破坏，骨硬化，关节僵硬，假关节形成	编织骨，纤维组织不成熟且结构紊乱

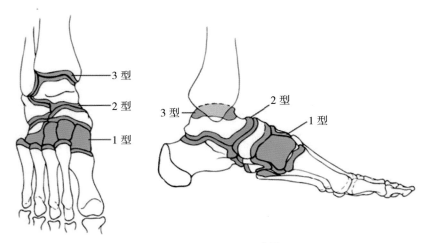

图 17.2　跗骨 Charcot 关节病的 Brodsky 分类 [46]：1 型，跖跗关节和舟楔关节；2 型，距下、距舟或跟骰关节；3 型，胫距关节

合体，即距下、距舟和跟骰关节。3A 和 3B 型出现率相对较少；3A 型包括踝关节，3B 型是指跟骨结节出现病理骨折。

1998 年，Schon [101] 发表了有关 Charcot 关节病详细的分类方法。中足是最常受影响的部位 [64,102]，因此，该分类系统仅描述了中足 Charcot 关节病。作者考虑了解剖、临床症状和各期不同的严重程度（表 17.4）[101]。

Charcot 关节病流行病学

目前的文献认为 Charcot 关节病的患病率相对较低，在 0.08%~7.5% [122]。然而，只是有限的

表 17.4 描述中足 Charcot 神经关节病的 Schon 分类系统[101]

分型	描述
I	Lisfranc 型
IA	沿 Lisfranc 关节内侧柱断裂，主要在第一、第二和第三跖楔关节。第一跖骨压力增加，可能还有姆外翻。足轻度外翻，足弓轻度下降，但没有摇椅底畸形
IB	足因过度外展而呈现内侧摇椅底畸形或内侧凸起。可能在第四和第五跖跗关节下还能触及骨外形，但跖外侧没有完整的摇椅底畸形。足压计检测显示第一跖楔关节下方有内侧凸起，有时在更严重的 IB 型病例中呈轻度向下或向外凸起
IC	内侧摇椅底畸形向中足跖外侧、第四和第五跖骰关节下方延伸。摇椅底中心常发生溃疡，有潜在感染可能
II	舟楔关节型
IIA	舟楔关节不稳定或关节炎导致内侧足弓降低，导致第四和第五跖骰关节的完全下沉
IIB	内侧足弓进一步降低，但由于畸形发生在足内侧近端，因此没有内侧摇椅底畸形。第四和第五跖骰关节进一步塌陷导致外侧摇椅底畸形
IIC	外侧摇椅底畸形向足的中心和足内侧延伸。凸起处常发生溃疡，有潜在感染可能
III	舟骨周围型
IIIA	舟骨早期缺血性坏死或极为细小的骨折移位。内侧足弓轻度降低，而由于外侧足弓高度的降低，可在第四和第五跖骰关节下触及骨外形
IIIB	舟骨骨折块进一步增加，舟骨向距骨背侧半脱位，内侧柱短缩。在第四和第五跖骰关节下发生外侧摇椅底畸形
IIIC	临床上，摇椅底畸形从第四跖骰关节下方转移至稍近端的骰骨下方，再向足中部转移。典型表现是距骨在踝穴内严重跖屈，舟骨移位至距骨颈背侧。内侧柱短缩，距骨和楔骨关节间发生继发性改变。内侧柱剩下的楔骨跖骨可能会向足背侧完全移位至距骨颈的背侧。可能发生溃疡和感染
IV	跗横关节型
IVA	舟骨向距骨外侧半脱位，导致足外展和跟骨外翻。跟骨高度开始下降，骰骨相对于跟骨轴向背侧移位。在患者足底中间及外侧出现跟骰关节外形。此突出部位相对于第四和第五跖骰关节来说更加偏近端和中心位置
IVB	围绕距骨头足进一步向内收；内侧足弓降低；跟骨高度几乎与地面平行。跖侧摇椅中心位于跟骰关节
IVC	跟骰关节面出现严重挤压或骰骨相对于跟骨跖侧面向背侧移位。跟骨和距骨向马蹄足发展。舟骨在距骨上常极度内收，有时发生关节完全脱位。临床上，出现一个近端中心摇椅底畸形，因为跟骨后结不负重，所有的重力位于跟骨和骰骨的远端。舟骨的下方出现内侧摇椅，跟骨下方跖侧出现中心摇椅。这些病例出现跟骨远端骨髓炎，或者偶尔发生在距骨，因为距骨未被舟骨覆盖

研究提到了 Charcot 关节病的发病率和流行率，但报道的数据并不一致[23, 86]。例如，1972 年 Sinha[107]对 68 000 人的调查研究发现该病的患病率为 1:680。Smith[108]对 428 例糖尿病患者的研究中专门提到了 Charcot 关节病的患病率。被观察者中发生 Charcot 改变的占 1.4%，所有 6 例患者都发生中足的 Charcot 关节病[108]。丹麦医生 Fabrin[29]研究了 5000 例 1型或 2 型糖尿病患者，发现 Charcot 畸形的年发病率非常低，为 0.3%。Leung[57]报道，香港每年每1000 例糖尿病患者 Charcot 关节病发病为 0.041 例。Stuck[110]根据退伍军人事务部的住院和门诊数据库资料研究 Charcot 关节病的发病率。2003 年，数据库中所有糖尿病患者 Charcot 关节病新诊断率是0.12%。59% 的肥胖患者中更有可能发展成 Charcot 关节病[110]。对于糖尿病是发生 Charcot 关节病最重要的病因这一事实，Charcot 关节病整体发病率更高并不奇怪：世界卫生组织预测，到 2030 年全世界糖尿病的患病率将从 2.8% 增加到 4.4%[119]。

诊断

Charcot 关节病的诊断需要先对初次就诊患者进行全面检查和骨科专科检查。双下肢从髋部到趾尖都需要同时检查。检查患者站立位和行走时的步态，以便发现双足和双踝关节的任何畸形。Charcot 关节病终末期的患者通常表现为严重畸形，包括足纵弓和横弓明显消失，出现所谓的摇椅底畸形[51,109]。但是，Charcot 关节病的确切诊断及其分期常常很难确定；还没有确切的文献资料；误诊率还很高[7]。足发红、肿胀、感觉丧失常常被误认为是感染（如丹毒）或水肿。一些患者会同时发生 Charcot 关节病和感染，这无疑是最糟糕的情况。因此，必须确切掌握患者完整的病史，进行临床查体，抽取血样（白细胞计数、C 反应蛋白、降钙素原等），才行处理好感染[28]。

"位置试验"可用来评估下肢肿胀程度[37,113]。让患者仰卧后抬高患肢持续 3~4 分钟，如果需要，可以由检查者辅助实施。如果是 Charcot 关节病患者，肿胀通常会消退，而感染患者，无论有没有骨髓炎，其肿胀会持续不退[37,113]。

仔细的临床评估包括各种神经性评估，主要评估感觉、运动和自主神经病变产生的临床影响。神经性评估从感觉试验开始，包括 Semmes-Weinstein 单丝试验、温度和振动觉试验以及运动神经传导速度研究[8,14,31,36,70,81]。在 Charcot 关节病活动期，患肢的温度通常比对侧高 8℃左右[29]。然而，对于有感染、蜂窝织炎和（或）骨髓炎的患者，也常常可以发现之间的温度差异。

另一个临床评估的关键步骤是血管评估，以判断局部的血液循环是否足够提供一期愈合[103]。踝肱指数对于评估微血管和大血管的状态非常重要。正常值在 0.9~1.2，低于 0.9 提示血流受损[74,84]。多普勒分析是另一个有用的评估患者 Charcot 关节病血液循环的诊断工具[88,121]。Wu[121] 对 15 例急性糖尿病性 Charcot 关节病患者的研究证实多普勒波谱分析可反映 Charcot 关节病的活动期情况。超声多普勒也应当作为诊断深静脉血栓的监测工具[111]。

足压检测法是精确评估静态和动态足压的诊断工具[20,69]。足压检测法也可用于评估手术的治疗效果[69]。对于 Charcot 关节病患者，常可观察到两个压力峰值：一个来自足跟，另一个来自前足。然而，当出现摇椅底畸形时，压力分布会转向中足，出现一个大的峰值[69]。

在临床评估中需特别注意有溃疡和伤口的患者。文献中已有关于糖尿病溃疡不同分期的描述；Wagner 分级是应用最广和最为接受的糖尿病足溃疡分级系统（表 17.5）[13,118]。然而，德克萨斯大学分级也值得参考，因为该分级更加具体，考虑到很多参数，如溃疡深度和缺血程度（表 17.6）[53]。

表 17.5　糖尿病足溃疡 Wagner 分级

Wagner 分级	临床特征
0	发生溃疡前或发生溃疡后病灶
1	部分或全厚层浅表溃疡
2	溃疡深及肌腱或关节囊
3	溃疡深及骨质
4	足部分坏疽
5	全足坏疽

表 17.6　德克萨斯大学糖尿病足溃疡分级

分级	临床特征
0	发生溃疡前或发生溃疡后病灶
1	部分或全厚层浅表溃疡
2	创面深及肌腱或关节囊
3	创面深及骨质或关节
分期	
A	清洁创面
B	非缺血性感染创面
C	缺血性非感染创面
D	缺血性感染创面

Charcot 关节病患者的影像学评估首先包括传统的负重位影像：足的前后位和侧位、踝穴位、Saltzman 位（后足力线位）（图 17.3）[96]。只有负重位片才能被用作影像学评估，因为非负重位片常常会误导畸形的评估[104]。Charcot 关节病患者特征性的影像学结果取决于关节病的分期，可包括骨碎片、半脱位、完全脱位及骨折（表 17.2）。CT 成像可精确评估骨解剖结构，尤其是皮质骨（图 17.4）。MRI 是另一种先进的成像工具，可评估骨和软组织的病理特征（图 17.5）。Zampa[125] 应用动态 MRI 评估 40 例糖尿病患者急性 Charcot 关节病的活动期水

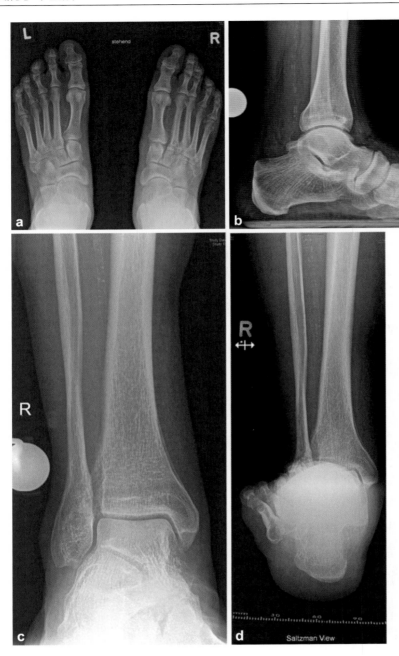

图 17.3 右足踝传统负重位片包括（a）前后位、（b）足侧位、（c）踝穴位和（d）后足 Saltzman 位。这是一例 69 岁男性患者，患有右侧中足进展期 Charcot 关节病：根据 Sanders 和 Frykberg 分型为 II 型或根据 Brodsky 分型为 I 型。前后位踝关节片证实第 1~3 跖跗关节 Charcot 关节病进行性破坏，出现前足外展畸形。侧位片也证实 Lisfranc 关节呈关节病样改变，内侧足弓消失。踝穴位片显示胫距关节生理学力线没有明显骨关节炎证据。后足 Saltzman 位片证实后足外翻对线不良，伴前足外展畸形（"多趾征"）。注意踝关节周围主要血管有钙化灶

平，发现 MRI 对于预告和监测治疗效果非常可靠。MRI 对于 Charcot 关节病早期诊断非常有帮助，因为 MRI 对骨病理的评估比传统的影像学检查更为敏感[17]。然而，Charcot 关节病和骨髓炎之间的差异即使用 MRI 也很难区别[21]。

保守治疗

糖尿病是一个多系统疾病，需要多学科协作治疗，其中包括骨科、血管外科、内科、内分泌科、神经科、感染科、物理治疗、康复治疗及其他领域[46]。一个多学科的团队和患者教育对于 Charcot 关节病患者获得良好的治疗效果非常重要。研究证实，适当的患者教育有助于降低糖尿病患者溃疡发生率[24]。

对于大多数 Charcot 关节病患者来说，主要治疗是保守治疗。保守治疗中最重要的一个目的是避免负重，固定患肢（病例 17.1）[46,93]。患者固定的方法很多，例如全接触石膏（total contact cast，TTC）、行走靴或其他矫形装置[65]。尤其 Charcot 关节病 I 期的患者，早期诊断和开始保守治疗很重

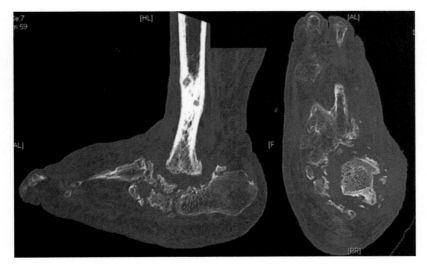

图 17.4　63 岁男性 Charcot 关节病患者 CT 结果（病例 17.4）

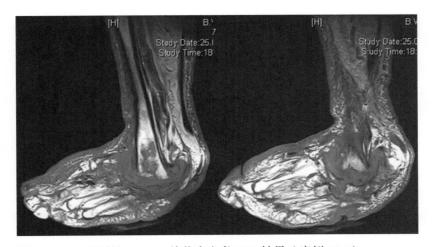

图 17.5　63 岁男性 Charcot 关节病患者 MRI 结果（病例 17.4）

要。Ⅰ期通常持续 5~6 周[44,81]，之后畸形会永久存在。通常推荐 8~12 周时非负重，这有助于避开 Charcot 关节病破坏期[34]。

尤其患者发生糖尿病性溃疡时，应用 TTC 固定可获得较好的疗效。Mueller[67] 比较了糖尿病跖侧溃疡患者应用 TTC 和传统敷料包扎治疗的疗效；TTC 治疗的 21 例患者中 19 例在 42±29 天内愈合，而传统敷料包扎治疗的 19 例患者中 6 例在 65±29 天内发生愈合[67]。Frigg[33] 分析了 28 例患者 34 个糖尿病溃疡应用 TTC 治疗的效果，所有患者中 85% 获得有效愈合。然而，复发率达 57%[33]。

Charcot 关节病患者选择合适的鞋也是保守治疗的一个重要部分[46]。许多文献证实治疗靴对于降低跖侧压力峰值，从而降低跖侧溃疡发生率

有效[12,22,60,91,115]。

目前，还没有基于证据的文献证实急性 Charcot 关节病药物治疗的确切疗效[3]。只有有限的数据提示帕米磷酸二钠、阿仑唑奈和降钙素可改善一些临床和生物力学症状[3]。

手术治疗

治疗 Charcot 关节病的手术设备多种多样，从溃疡清创到畸形力线矫正。如前所述，首先应保守治疗，如果保守治疗失败，潜在的问题只能手术处理。

Charcot 关节病手术治疗的时机仍有争议，因为手术治疗非常复杂[61]。Hastings[41] 研究了 15 例 Charcot 关节病患者在初步评估后 1~2 年内畸形

的进展情况，发现所有患者足的力线显著恶化[41]。这些结果说明有必要对脱位和（或）畸形病例进行手术治疗以防止威胁四肢的并发症发生。

Lawall[55] 把 Charcot 关节病患者的早期手术治疗概括为 "IRAS"：感染控制（Infection control），再血管化（Revascularizing procedures）（如有必要），局部截除（minor Amputation）（如有必要），合适穿鞋（adequate Shoe wear）。

对于糖尿病足溃疡患者，治疗的第一步或治疗计划是先对病灶进行分类（表 17.5 和表 17.6）。随后的问题首先是：病灶的程度，足的血流灌注，可能的感染[46]。对于有糖尿病溃疡的患者，尤其重要的是住院接受适当的治疗，这常常需要应用多学科的方法会诊处理代谢和感染情况。可应用四代抗生素和创面的手术清创治疗[46,59]。

Charcot 关节病和骨髓炎之间的差异常常很难辨别。双同位素单光子发射计算机断层成像术（SPECT-CT）是一个很有用的诊断工具，与传统成像相比在局部感染的诊断方面具有更高的精确性[42,43]。

据推荐，必须对 Charcot 关节病患者的血管情况进行评估。如有必要，须进行进一步的血管手术干预来改善血管状态[5,72,73]。

Charcot 关节病外科治疗的下一步是"局部截除"。这个步骤包括切除有症状的骨赘[61,80]。Brodsky 和 Rouse[10] 报道了 12 例 I 型 Charcot 关节病患者出现症状性骨赘，行骨赘切除术后的中期随访结果。其中，25% 的患者出现并发症，最常见的是软组织愈合问题。总的来说，这个术式疗效令人满意，有明显少的并发症，愈合时间比大部分重建手术要快很多，其中包括中足的关节固定术[10]。Rosenblum[95] 在一项回顾性研究中评估了 31 例患者，平均随访时间 2.5 年，结果证实了相似的疗效。

Charcot 关节病手术治疗的最后和最重要的一步是矫正潜在畸形。Charcot 关节病畸形的手术治疗仍有很多争议。然而，Charcot 关节病手术治疗的主要目的无疑是获得稳定跖行的足，没有任何骨突，没有发生糖尿病溃疡的风险，可以穿正常、传统的鞋[92]。目前还没有针对 Charcot 关节病全面而"完美"的治疗术式来实现前面所述的目标。在过去的数十年里，人们发表了许多关于外科治疗的文献，包括应用内固定或外

固定装置、实心螺钉或空心钉、钢板、叶片板、髓内钉及外固定架[101,114]。术前计划需首先评估 Charcot 关节病的确切位置。我们推荐前面所提及的 Sanders 和 Frykberg 分级（图 17.1）[34]。术前影像包括负重位片、CT 和（或）MRI（如有必要），这些影像可用于术前评估和术前计划，包括评估退变情况和存在的畸形。有关 Charcot 关节病患者所有手术治疗的可能并发症都列在表 17.7 中，非常全面，在术前告知同意时须包括所有内容。术前须告知患者术后并发症风险较高，比非糖尿病患者要多，并发症可能同时发生。

表 17.7　Charcot 神经性关节病手术治疗相关并发症

伤口愈合问题，伤口延迟愈合
浅表或内部感染伴或不伴有骨髓炎
复发的或者新的溃烂
复发的或者新的畸形
畸形愈合 / 延迟愈合 / 未愈合伴或不伴有内固定松动、失效
骨坏死（尤其是距骨坏死）
需要截肢治疗

在 Sanders 和 Frykberg 分类中的 I 型区域，Charcot 关节病并不容易被发现。溃疡可能是糖尿病患者前足最常发生的问题；所有糖尿病足溃疡中约75%位于跖骨头[35]。糖尿病患者前足溃疡常并发跟腱挛缩[78]。已经证实，持续患糖尿病溃疡的患者经 TCC 治疗后，踝关节背伸为 −10.5°，而治疗成功的患者踝关节也只有 1.9° 的背伸[58]。Mueller[68] 对糖尿病伴神经性足底溃疡的患者进行了一项临床随机对照试验，比较了接受单纯 TCC 治疗和 TCC 加跟腱延长治疗的差异。所有跟腱延长组患者的糖尿病溃疡均愈合，溃疡复发的风险显著降低，分别是 7 个月时下降到 75% 以下和 2 年时下降到 52% 以下[68]。对于有前足溃疡但无骨畸形的患者，可通过跖骨短缩截骨或足底骨突切除术来显著降低足底压力[35]。在一些病例必须行其他四趾跖骨远端截骨（如 Clayton 术）。还有些病例必须通过跖趾关节固定术来稳定第一序列（图 17.6）[47]。

中足，包括 Sanders 和 Frykberg II 型和 III 型区域，是 Charcot 关节病最常见的发病部位[10,46]。手术重建和稳定 Charcot 关节病中足常需要一定的技术，因为该部位解剖结构和生物力学复杂。所有畸

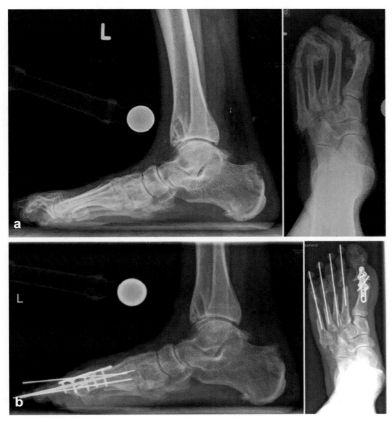

图 17.6　Sanders 和 Frykberg Ⅰ 型 Charcot 神经性关节病的手术治疗方法。（a）一位 77 岁男性患者，有进展性的 Charcot 神经性关节病，已经表现出前足 5 个跖趾关节背伸畸形。（b）手术治疗包括第一跖趾关节融合及余下 4 个跖骨切除

形，包括脱位和半脱位（图 17.7），都必须在术前仔细分析。最近数十年里，已经报道了许多不同的手术方式来治疗不同分期伴有或不伴有畸形的 Charcot 关节病。

中足畸形稳定的患者多有骨突畸形，可导致中足溃疡。骨突切除是首选的外科治疗术式[10,38]。总的来说，骨突切除术的切口应当在足非负重跖侧面上。应用不同的切口，不穿过溃疡可降低骨感染的风险[10]。

对于不稳定 Charcot 关节病患者和（或）骨突切除失败患者，我们推荐切开复位内固定和关节固定术来重建中足。总的来说，中足重建可经由内侧和（或）外侧纵切口进入[35]。周围软组织解剖需认真仔细，尽可能缩小范围，以确保术后伤口愈合。清除 Charcot 关节内退变软骨后常常还需要一到数个截骨矫形来重新矫正中足力线。Marks 在他们的文章中对神经性关节病足的不同固定技术进行了生物力学分析，证实在中足内侧跖面应用钢板固定比单纯螺钉固定的稳定性更好，并且该文章获得 Roger A. Mann 大奖[62]。Pope[83] 在他们的生物力学尸体研究中发现，与髓内钉固定相比，中足跖侧固定可提供更为坚强的结构。

近来，Sammarco[97] 的研究也探索了 Charcot 中足畸形的治疗效果。Sammarco 应用"超级构建"（superconstruct）一词来描述他用于稳定中足畸形的手术技术。他根据以下四个因素来定义超级构建：①关节融合延伸至受损部位以外，包括未受影响的关节，以此提高固定的稳定性；②骨的切除是为了短缩肢体以达到畸形充分复位，但不能破坏软组织袖；③最坚强的固定要取决于软组织情况；④必须使固定材料的力学性能和稳定性达到最佳[97]。早期应用该新技术的报道认为很有前景[64,99,100]。Sammarco[99] 应用该技术治疗 22 例 Charcot 中足畸形患者，发现 22 例中 16 例完全骨愈合，其他 5 例发生部分愈合，只有 1 例出现不愈合。所有 X 线片的中足力线参数在重建后得到明

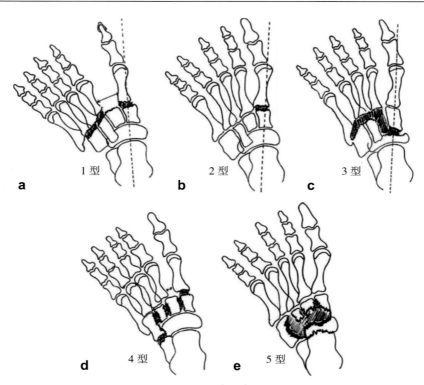

图 17.7 Sammarco 和 Conti 关于 Charcot 病的中足脱位分型[98,99]。（a）第一和第二跖骨分离伴有中间和后方跖跗关节的脱位或破坏。（b）只累及第一跖跗关节。（c）舟楔关节中间骨破坏伴有中间和后方跖跗关节破坏。（d）第一跖跗关节脱位伴有第一、第二跖骨脱位，楔间关节破坏并扩张至跟骰关节。（e）伴有远端跗骨之间出现破坏和扩展的舟骨周围关节病

显的改善，并且长期保持稳定[64]。由于髓内钉固定强度低，旋转稳定性差，因此不能单独应用。然而，Wurm[123]却报道疗效满意，17 个足的融合率达到 92%。

Sanders 和 Frykberg Ⅳ型和 Ⅴ型区域构成后足，该部位也会受到 Charcot 关节病和糖尿病溃疡的影响。这些患者外科治疗的主要目的是维持后足稳定于中立位，可以在无任何限制或仅有最低程度限制的情况下行走。对于只有距下关节 Charcot 关节病的患者，需行距下关节融合术[82]。然而，大多数病例中整个后足，尤其是 Chopart 关节也会发生 Charcot 关节病变。对于这样的患者则需要行三关节融合固定术，包括距下、距舟和跟骰关节[71,76,126]。对于跟骰关节保留较好的病例，可行距下、距舟双关节融合固定术[126]。若患者的胫距关节因 Charcot 关节病而发生终末期退变，则可选择踝关节融合固定术[1,32,79,124]。Lee[56]在一个报道中描述了 1 位患有单侧踝关节 Charcot 关节病的 45 岁女性患者接受三分量假体设计的全踝关节置换

术。然而，我们并不推荐为 Charcot 踝关节病患者做全踝关节置换术，因为目前还缺乏该治疗中期和长期疗效的相关证据[4]。

目前文献报道了许多不同的固定术式；然而，应用包括 Ilizarov 环系统的外固定架可提供令人满意的术后效果[26,32,79,116,120]。Fragomen[32]报道了 101 例应用 Ilizarov 外固定架行复杂踝关节融合固定术患者的中期疗效。其中，101 例中 15 例的踝关节融合固定是因为 Charcot 踝关节病，完全骨融合率达 73%[32]。El-Gafary[26]应用 Ilizarov 架为 Charcot 关节病患者行踝关节固定术。所有患者在平均 18 周时获骨性融合[26]。Hockenbury 等[27]给 10 例 Charcot 踝关节病患者应用可植入性骨生长刺激材料，结果 9 例获得骨性融合[27]。

Charcot 关节病患者常出现胫距、距下和（或）整个踝关节不稳（如后足松弛），这时可行胫距跟矫形固定术[52,63,77,85,87,106,117]。Von Recum[117]在他的文章中详细描述了应用弧形髓内钉行胫距跟矫形固定术的手术技巧。他将该技术应用于 13 例患者，结果

所有患者在 4~7 个月时均获得骨性融合[117]。Pyrc[85]应用相同的技术治疗 21 例患者，也取得了同样令人鼓舞的结果。Siebachmeyer[106]应用逆向髓内钉技术治疗 20 例后足 Charcot 关节病患者，平均随访 26 个月，12 例（80%）患者成功保肢[106]。Richter[90]对两种不同的逆向髓内钉（直钉和弧形钉）进行生物力学研究，发现生物力学结果相似[90]。

临床病例

■ **病例 17.1**　54 岁男性 Charcot 关节病患者，数月前诊断为足底外侧溃疡（a）。保守治疗包括早期 TCC 治疗 4 个月（b）。治疗过程中出现浅表感染，需要切除小部分溃疡和清创。溃疡在保守治疗27 周后完全愈合（c）。随访 2 年时无溃疡复发。

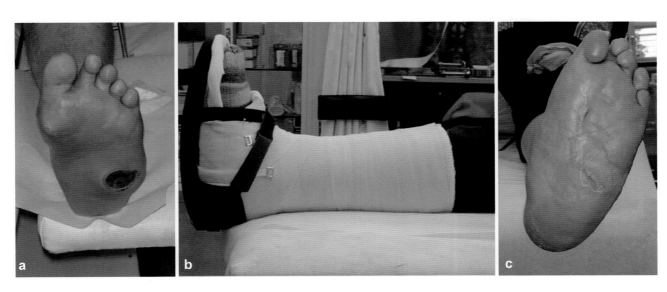

■ **病例 17.2**　57 岁男性，患 Sanders 和 Frykberg Ⅱ 型 Charcot 中足关节病。此前 Charcot 关节病 Eichenboltz Ⅰ 期时被误诊，也没有接受专业治疗。由于畸形严重，患者无法穿正常的鞋行走（a）。手术治疗稳定中足（b）。虽然潜在的畸形并没有完全矫正，但稳定的跖行足允许他穿正常鞋行走。

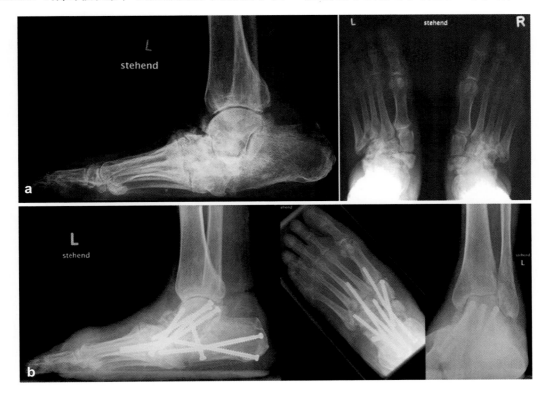

■ **病例 17.3**　67 岁男性，右踝患 Sanders 和 Frykberg Ⅳ 型 Charcot 中足关节病。Charcot 关节病诊断为 Eichenholtz Ⅱ 期。在随后的数月里，患者 Charcot 关节病进展至后足，出现复发性外侧足底小溃疡（a）。经前路叶片钢板融合固定踝关节（b）。

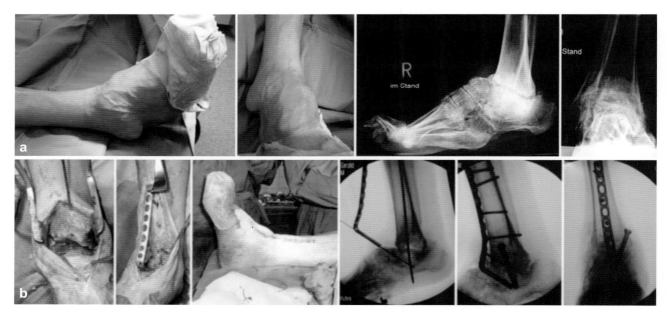

■ **病例 17.4**　63 岁男性，左足患 Sanders 和 Frykberg Ⅱ 型 Charcot 中足关节病。由于内侧纵弓的塌陷，患者表现为典型的摇椅底畸形（a）。我们推荐应用 TCC 保守治疗；但患者拒绝治疗，认为他的症状并不严重。疼痛不明显可用进展性糖尿病神经病变来解释。2 年后，患者出现全足异常畸形，后足（b）因非正常足底负重而出现足外侧缘连续溃疡。经全接触石膏固定 3 个月保守治疗后溃疡完全愈合。随后应用实心螺钉稳定中足（c）。术后康复期，患者拒绝靴子固定，并且忽视门诊随访。重建术后 7 个月，他过来复诊时足底出现感染性溃疡，予清创和真空闭合治疗（d）。虽经多次清创治疗，但深部感染仍逐渐发展成骨髓炎，最终行膝关节下方截肢（e）。

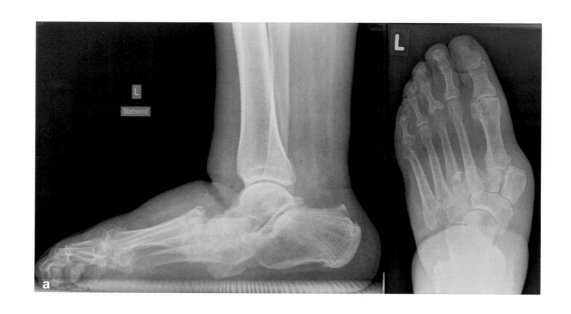

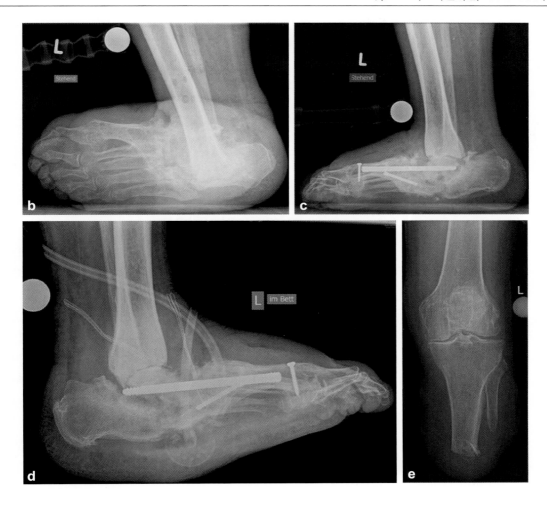

术后康复

　　手术重建后，患者必须非负重或部分负重锻炼6~12周。然而，因为许多 Charcot 关节病患者常并发很多症状，许多患者并不遵循这些建议。因此，非常重要的一点是应用固定装置，包括石膏或靴子来降低足的负重。所有患者必须每隔7~14天到门诊定期复诊。理疗对于改善患者的步态同样重要，如有可能，维持部分负重。

结论

　　只有在治疗糖尿病患者方面有丰富经验的骨科医师，应用多学科的方法治疗，才能为 Charcot 关节病患者带来最佳的治疗效果。对于 Charcot 关节

病急性期的患者，主要推荐的保守治疗方法是固定患肢。Charcot 关节病重建手术对于技术的要求很高。目前的文献中已经描述了许多不同的术式，并获得了或多或少有希望的结果。

　　　　　（Markus Wurm，Geert Pagenstert，
　　　　　Madison M. Hunt，Alexej Barg 著；
　　　　　　　　　秦建忠 译；秦晓东 审校）

参考文献

扫描二维码获取

第18章　糖尿病足：溃疡、感染、缺血性坏疽

概述

糖尿病

糖尿病的名称来源于希腊语（dia，通过；bainein，去；melitos，蜂蜜），公元前15世纪古希腊首次以文字形式对该病进行描述[1]。糖尿病是由胰岛素异常导致的代谢性疾病。因此，20世纪初发现胰岛素之前，糖尿病被认为是致命性的疾病。在美国，糖尿病足患者超过2500万，并且发病率随着平均年龄的增长而增加[1]。全世界范围有超过1.7亿人患有糖尿病，预计亚洲未来20年内糖尿病人群会有大幅增长[2]。作为一种慢性病，随着患病率的增加，对其产生的远期并发症的研究也随之增加。糖尿病的远期并发症包括血管疾病、肾病、视网膜病变和神经病变。

糖尿病足并发症

糖尿病足的严重程度与糖尿病的严重程度无明显相关性，大多数糖尿病足患者患有2型糖尿病[1]。据称，糖尿病患者终身住院风险增加10倍，下肢截肢风险增加30倍[3]。在Holewski等在门诊糖尿病患者的临床研究（92例）中，发现了各种各样的病变[4]。68%的患者有结构性病变，如胼胝体、锤状趾、踇囊炎或Charcot足。此外，还有非结构性病变，如感觉神经病变（34%）、自主神经病变（25%）和闭塞性动脉粥样硬化（22%）。在这项研究中，有溃疡病史和（或）截肢史的糖尿病患者更易出现锤状趾、感觉异常和踝肱指数（ankle-brachial index，ABI）异常。

糖尿病性足溃疡

糖尿病性足溃疡（diabetic foot ulcer，DFU）是临床上最常见的疾病，年发病率为2%，终生发病风险为15%[1]。

许多因素与糖尿病性足溃疡的进展有关。在一项多变量回归的研究中[5]，独立的危险因素包括：既往溃疡病史、神经病变、既往足部疾病治疗史、脉搏下降、足部畸形、足踝异常反射和年龄。在另一项研究中[6]，在评估导致糖尿病性足溃疡的因素时，详细说明了其中一致且占优势的因素。这些因素包括：①神经病变、畸形、胼胝体和升高的峰值压力，②周围血管疾病，③穿刺伤，④不适合的鞋子。然而，围绕糖尿病性足溃疡的危险因素，其中一些仍存在争议，如社会心理问题（酒精成瘾和离婚）、视力不佳和体重指数等[1]。

在这些因素中，感觉神经病变和足底异常压力是必要因素。即使没有组织缺血，反复的创伤也会导致麻木肢体的组织炎症和坏死[7]。存在足底压力异常不合并神经病变时，不会出现类似Charcot关节病患者一样导致压力性溃疡性病理改变。糖尿病性足溃疡的病程因位置、大小和深度而不同。足底溃疡通常受承重影响，足背和足侧方溃疡通常受穿鞋影响。以前，许多研究过于关注足跖侧溃疡；然而，最近欧洲的一项医院队列研究[9]提示非足底溃疡占多数（52%）。此外，这项研究提示周围动脉疾病（peripheral arterial disease，PAD）（49%）和感染（58%）存在更高的发病率。同时合并周围动脉病变和感染的患者组年龄更大，并且具有更多的非足底溃疡及更严重的并发症。

技巧

患者首次就诊时，糖尿病病足通常和深部软组织感染相关，这会导致患者即使立刻接受治疗，病情也会快速恶化甚至有截肢可能。因此患者首次来就诊时，对其感染情况的评估异常重要。

糖尿病足感染

糖尿病足感染（diabetic foot infection，DFI）表现为多种类型，例如蜂窝织炎、脓肿和骨髓炎。大多数糖尿病足感染开始于糖尿病性足溃疡或各种创伤所产生的伤口[10]。糖尿病足感染临床上越来越常见，与糖尿病的发病率增加、糖尿病患者的体重增加和患者寿命的延长相关[10]。

许多研究评估了糖尿病性足溃疡的危险因素，关于糖尿病足感染的流行病学研究很少。最近的一项前瞻性研究[3]描述了糖尿病足感染的危险因素。通过多变量回归模型，以下风险因素被确定：伤口深度（深及骨组织）、伤口持续时间（>30 天）、反复的足部创伤、外伤性伤口和周围血管病变。这些危险因素对感染的诊断是有帮助的。社会经济因素并非主要因素[11]。在一项针对糖尿病足感染住院的 291 例患者的研究中，尽管遵循指南并且在专科中心进行诊治，整体下肢截肢率仍高达 48%，且总体预后较差[12]。糖尿病足感染通常与糖尿病性足溃疡或外伤性伤口有关，且最终截肢率非常高。

诊断

初步临床评估

糖尿病患者足部的临床评估由三个步骤组成（患者整体状况、患肢、溃疡）。患者整体状况评估通常包括步态、下肢力线和鞋子的磨损。患肢评估包括畸形、关节活动、循环和皮肤。

脱去鞋子后，应检查并记录足部骨性凸起、足结构畸形（足趾畸形、中足塌陷和后足畸形）以及关节活动度，以预测发生溃疡的可能性。评估中包含末梢循环、脉搏检查、皮肤温度和毛发生长情况，并作为一个初始参考观察其变化。检查趾蹼（足趾和前足感染率较高[12]），应记录皮肤异常

（如皮肤发红、肿胀、皮肤破裂）和趾甲异常。

对于溃疡的评估，医生应首先检查溃疡病变情况和溃疡大小。在检查诸如肌腱和关节等深部结构之后，需探查溃疡是否涉及骨性结构。临床摄影可用于比较随后的溃疡大小变化。在使用更多的检查对感染和急性 Charcot 病进行鉴别诊断前，可使用一些简单的方法进行鉴别。与 Charcot 病的皮肤红肿不同的是，蜂窝组织炎导致的皮肤红斑在患肢抬高几分钟后不会消退。

可疑糖尿病足感染

当检查糖尿病患者足部的伤口时，检查者必须考虑合并感染的可能性。脓性分泌物的存在或存在两处以上的典型感染表现被认为是感染状态[13]。由于糖尿病患者存在免疫功能障碍，有些感染可能不出现典型的感染体征。此时，继发感染体征可用于感染的评估[15]。既往描述的糖尿病足感染危险因素（深及骨的溃疡、长期溃疡、复发性溃疡、血管功能障碍）与糖尿病足感染的进展相关，并且可用于感染的诊断。典型的感染体征包括红、肿、热、痛。继发性感染体征包括非脓性分泌物、脆性或变色的肉芽组织、伤口边缘的潜行腔隙和臭味[10]。

糖尿病足分型

糖尿病性足溃疡（DFU）分型（表 18.1）

瓦格纳（Wagner）分型

这种分型是在 20 世纪 70 年代发展起来的，因其较为简明的交流和对比方式，成为当时糖尿病足病变最为广泛使用和接受的分型[1]。虽然易于使用，但这种分型对伤口状态的描述存在局限性。根据伤口的深度分为 0 级、1 级、2 级和 3 级（图 18.1a~d），根据血管病变分为 4 级和 5 级。较低等级（0~3 级）和较高等级（4、5 级）可以同时发生或出现在不同阶段，高等级状态不能返回较低等级状态。

深度 - 缺血分型

这种分型通过改良 Wagner 分型来区分溃疡病变与血流灌注。缺血等级从 A 级（不合并缺血）、B 级（缺血不合并坏疽，图 18.2a）、C 级（部分足坏疽，图 18.2b）到 D 级（整个足坏疽，图 18.2c）[16]。

表 18.1 不同糖尿病足溃烂类型比较

瓦格纳分型		深度 - 缺血分型				UT 分型		
分级		深度分级		缺血分级		分级		分期
0	溃疡前期或后期损伤	0	皮肤无破烂	A	不合并缺血	0	溃疡前期或后期损伤	A 清洁的伤口
1	部分或全层表皮溃疡	1	皮肤有溃疡	B	缺血不合并坏疽	1	部分或全层表皮溃疡	B 没有缺血的感染伤口
2	溃疡波及肌腱或肌间隙	2	肌间或关节暴露	C	部分足坏疽	2	溃疡波及肌腱或肌间隙	C 缺血的非感染伤口
3	溃疡深达骨组织	3	骨组织暴露和（或）骨脓肿，骨髓炎	D	整个足坏疽	3	溃疡深达骨组织	D 缺血的感染伤口
4	部分足坏疽							
5	整个足坏疽							

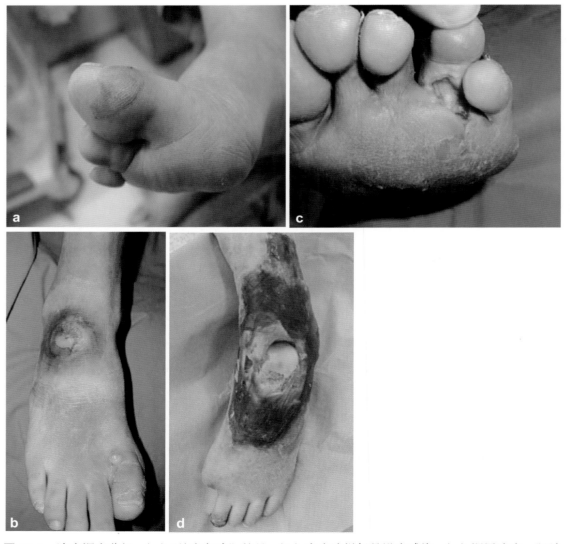

图 18.1 溃疡深度分级。（a）"处在危险"的足。（b）表皮溃烂但是没有感染。（c）深层溃疡，肌腱或关节暴露。（d）非常严重的溃疡，骨组织暴露

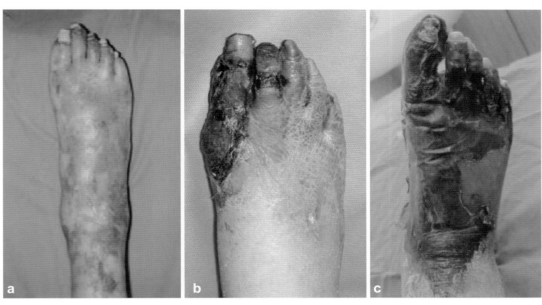

图 18.2　缺血分级。（a）缺血但没有坏疽。（b）部分足坏疽。（c）整个足坏疽

德克萨斯大学（University of Texas，UT）分型

UT 分型[17]与深度 - 缺血分型相似，但与部分缺血评估不同。该分型的重大改进是评估缺血同时考虑了感染的因素。在该分型中，"分期"代表每个级别的感染和缺血状态。通过对 Wagner 分型与 UT 分型的比较，发现 UT 分型中分期的增加与不良预后密切相关（更好地预测最终结果——截肢）[18]。

糖尿病足感染（DFI）分型：感染严重程度

上述分型均起源于 Wagner 分型，具有简明易用的优点，但它们都缺乏对疾病严重程度的评估。2004 年，国际糖尿病足工作组（International Working Group on the Diabetic Foot，IWGDF）提出了新的分型系统[19]。在国际糖尿病足工作组分型中，将所有足部溃疡分为五个元素：灌注、范围（大小）、深度（组织缺损）、感染及感觉。基于最初的研究目的，这种分型非常复杂和难以应用。然而，它为每个因素严重程度提供了半定量分级[10]。

感染的分类方式与美国感染病学会（Infective Disease Society of America，IDSA）的分类非常相似（表 18.2）[10]。3 级（中度）糖尿病足感染被定义为局部感染伴红肿范围 >2 cm，或者合并皮肤及皮下组织更深结构感染且无全身炎症反应。4 级（严重）与 3 级相比具有相同的伤口类型，但合并两种以上的全身炎症反应。系统性炎症反应包括：

① 体温（>38 ℃或 <36 ℃）；② 心率（>90 次 / 分）；③ 呼吸率（>20 次 / 分或 PaCO₂<32 mmHg）；④ 白细胞计数 [>12×10⁹/L 或 <4×10⁹/L 或未成熟粒细胞（≥10%）]。IDSA 分型对结果严重程度提供预期验证的结果[20]。该分型提出，住院治疗和截肢的需求与感染严重程度成正比。

在糖尿病足评估中需要考虑的因素

保护性感觉丧失（感觉神经病变）

糖尿病足感染的主要易感因素是足部溃疡。动物模型证实，重复性创伤不合并组织缺血会产生组织炎症反应，并发展为组织坏死[1]。压力异常是溃疡发展的必要因素，但压力过高本身不是溃疡的直接原因[8]。糖尿病性足溃疡的发展与周围神经病变密切相关[13]。神经病变评估较为合理的方法有：针刺、轻触觉和位置觉检查[1]。有几种方法可对感觉缺失进行反复及客观的测定。单丝触觉检查简易有效[21]（图 18.3）。温度觉、振动觉、电刺激和神经传导速度检查可用于神经病变的诊断[1]。

低灌注（缺血）

据报道，25%~30% 的糖尿病患者合并周围动脉疾病（PAD），存在足部溃疡时，缺血比例更高[22]。可触及足动脉搏动并不能排除存在肢体缺

表 18.2 糖尿病足感染 IDSA 和 IWGDF 分型

等级	严重程度	临床表现
1	未感染	无感染症状和体征
		存在感染，至少存在以下症状或体征中两项：
		局部肿胀或硬化
		红斑
		局部压痛
		局部皮温增高
		脓性分泌物
2	轻	仅皮肤、皮下组织局部感染
		不涉及深部组织
		无系统性炎症反应（4 级中所描述的）
		溃疡周边红斑直径 0.5~2 cm
		排除其他炎症疾病
		外伤，痛风，Charcot 神经性骨关节病急性期，骨折，血栓，静脉淤滞
3	中	局部感染，红斑直径大于 2 cm
		皮下组织以下的局部感染
		无系统性炎症反应（4 级中所描述的）
4	重	局部感染，至少有 SIRS 中以下表现中两项：
		体温 >38℃或 <36℃
		心率 >90 次 / 分
		呼吸频率 >20 次 / 分或 $PaCO_2 < 32$ mmHg
		血白细胞计数 $>12 \times 10^9$/L 或 $<4 \times 10^9$/L 或未成熟粒细胞 ≥ 10%

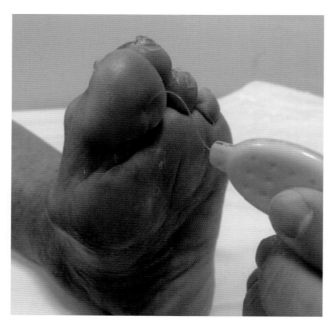

图 18.3 Semmes-Weinstein 单丝检查；用单丝检查感觉缺损

血可能性，但是周围动脉疾病患者的足背动脉搏动通常减弱或消失。视诊和确切的病史采集是重要的初始步骤。皮肤颜色随长期肢体位置改变而改变（患肢抬高时皮肤苍白，患肢下垂时色泽变红）。足趾毛细血管充盈缓慢。随着营养支持的减少，可以发现趾甲的增厚及足趾毛发的缺失[23]。

不同于非糖尿病患者，糖尿病患者的周围动脉疾病具有一些不同的特征。膝下动脉与足部动脉保留关系更密切[10]。弥漫性动脉阻塞伴中膜钙化比狭窄更常见[24]。评估局部循环对伤口愈合影响和确定血管介入治疗方案是非常重要的。对不能触及脉搏、伤口未愈合或动脉搏动减弱的患者术前需要进行血管筛查[1]。

踝肱指数（ankle-brachial index，ABI）是一种检测周围动脉疾病的简单方法，由踝部动脉收缩压除以肱动脉的收缩压确定（图 18.4）。压力通过血

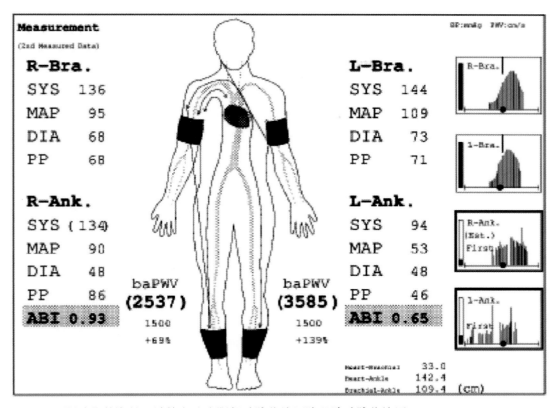

图 18.4 踝肱指数资料；计算方法为踝部动脉收缩压除以肱动脉收缩压

压计或多普勒来测定。踝部动脉压力接近于肱动脉压力（ABI ≈ 1），但是由于动脉粥样硬化病变的影响，PAD 患者的踝部动脉压力降低。由于糖尿病患者动脉粥样硬化的特性（膝下动脉受累和间质钙化），ABI 在糖尿病患者中不太可靠[22]。在使用 ABI 数值时，医生应该了解血管病变的严重程度可能被低估了，并应该考虑进一步筛查或评估，而不是将其作为绝对标准[1]。ABI 数据的解释见表 18.3[10]。

表 18.3 踝肱指数（ABI）注解

踝肱指数（ABI）	意义
>1.3	管壁可压缩性差（动脉钙化）
0.90~1.30	正常
0.60~0.89	轻度动脉栓塞
0.40~0.59	中度动脉栓塞
<0.40	重度动脉栓塞

经皮血氧测量或绝对足趾压力测定可用于动脉疾病筛查和预后治疗，但设备昂贵，且结果不确切[25]（图 18.5）。

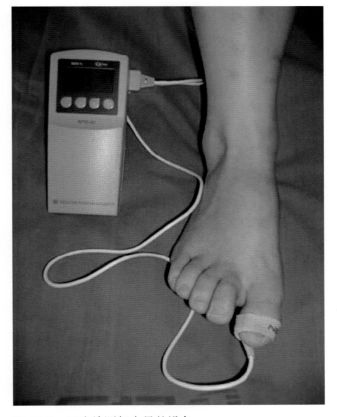

图 18.5 经皮检测氧含量的设备

最近，具有革命性的多排 CT 扫描可以通过单次采集图像和单次注射造影剂来诊断 PAD。CT 血管造影可用于确定狭窄的长度、数量、严重程度和位置。检测大于 50% 狭窄段的敏感性和特异性分别为 92%（95%CI 为 89%~95%）和 93%（95%CI 为 91%~95%）[26]。CT 血管造影诊断效能低于主动脉和股动脉，但无显著差异。在介入治疗中，CT 血管造影结果有助于确定治疗方案的选择和手术入路的规划（图 18.6）。

糖尿病足评估的进一步研究

X 线检查

X 线检查通常用于骨性疾病。具有足溃疡病史的患者发生 Charcot 病变和创伤性骨折更为常见，早期发现和恰当的治疗对于防止畸形的进展和减少溃疡的发生非常重要[27]。在 X 线检查中，除了骨性异常（畸形和破坏）信息外，平片摄影中的软组织气体、异物和钙化动脉让我们对糖尿病患者足部软组织有了更多的了解[10]。

骨髓炎的早期表现是局灶性骨去矿物质化、脂肪层模糊和软组织肿胀。骨髓炎的传统三联征包括骨膜反应、骨溶解和骨破坏[28]。X 线在骨髓炎诊断中具有许多局限性。在最近的 meta 分析中，X 线对骨髓炎诊断的敏感性和特异性分别为 0.54 和 0.68，低于物理检查（骨外露或探针检查 0.60/0.91）、MRI（0.90/0.79）和白细胞检查（0.74/0.68）[29]。由于骨放射学信号的改变可长达 4 周时间[30]，X 线检查在骨髓炎早期的诊断中敏感性较差。此外，X 线骨髓炎的表现与 Charcot 病的表现难以区分，尤其是在疾病的早期阶段[31]。骨溶解可以在不合并感染的神经病变组织中进展（可能与神经源性水肿导致骨吸收有关），并且最常发生在跖骨远端和趾骨[1]。尽管如此，X 线检查经

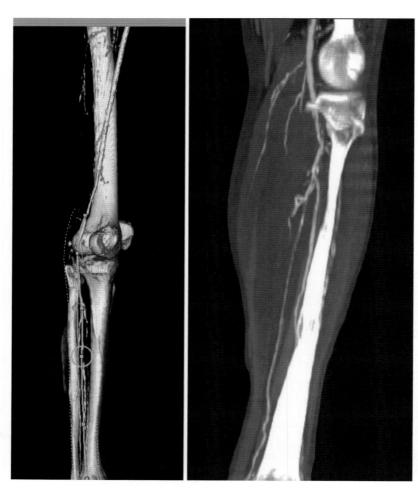

图 18.6　CT 血管造影显示胫骨动脉狭窄多发病变

济，可重复进行。此外，某些情况下 X 线检查是有价值的，比如初始骨 X 线检查，几周后复查看到骨髓炎特征性变化（例如：骨皮质破坏和骨膜反应）。如果在感染性溃疡之下存在骨病变，又没有其他 Charcot 关节病证据的时候，这种情况下 X 线平片放射成像是有用的[30]。

磁共振扫描

磁共振成像（MRI）扫描在目前可用的成像方式中，无论在软组织还是骨髓变化中，都具有最高的准确性[10,28]。在鉴别诊断上 MRI 具有最大的优势。较高的软组织对比度和多层成像能力使得检测和描述感染的扩展成为可能。此外，它能够对感染与神经性关节病和反应性骨髓水肿进行区分。软组织水肿和蜂窝织炎在 T_2 加权图像中信号增强，脂肪的网状结构在 T_1 加权图像上更加明显，但是对比增强仅在蜂窝织炎中可见，而在糖尿病相关水肿和神经性疾病中无增强[28,32]。MRI 扫描可以确定脓肿的位置和数量，对术前评估非常有价值。通过伴有周围软组织水肿的 T_2 高信号液性集聚（脓）的对比增强发现脓肿（图 18.7）。在 MRI 的横断面视图中，有时窦道会被误认为是脓肿，因此需要对窦道进行所有平面的评估[28,32]。

由于实用性有限、成本高，并且缺乏熟练的肌肉骨骼放射科医生，MRI 并不是一线选择。只有怀疑有深部脓肿或者平片对骨髓炎诊断不明确时，才推荐 MRI 检查[10]。如果 X 线平片放射成像可观察到骨和骨髓炎病变时，不推荐使用 MRI[33]。骨髓炎在 T_1 加权像上表现为受累骨信号强度降低，在 T_2 加权像和造影后图像上表现为信号强度增加[10]。早期发现包括炎性骨髓水肿，与神经源性水肿鉴别时，其特异性有限[30]。在检查骨病变时，钆增强对比扫描不是必需的，但钆增强对比扫描在软组织检查中有较高的灵敏度[34]。

其他成像方式

为了及时制订治疗方案并降低截肢风险，对伴有骨髓炎的软组织感染进行鉴别诊断并尽早发现脓肿是非常有必要的。目前还不存在一个"最佳检查"来解决诊断难题，往往需要通过多个相辅相成的检查来确认或排除骨髓炎（多模态成像）[35]。

当 MRI 不可用，且成像要求超出 X 线检查范畴的情况下，可以使用核医学扫描检查。它具有良好的敏感性，但特异性相对较低，因为任何炎症均可能引起同位素的摄取[36]。因此，标记白细胞或抗粒细胞成像比常规的骨扫描（^{99m}Tc-MDP）更合适糖尿病足感染（DFI）[37,38]。CT 扫描的作用有限，尽管在辨别皮质侵蚀、小的分隔、软组织气体、钙化、异物等方面具有一定优势，但对感染组织的范围界定能力不足[28]。超声检查用于检测软组织变化和定位异物，并为囊性病变或脓肿的抽吸提供引导[35,39]。

糖尿病足部感染的实验室评价

使用实验室检查结果作为临床预测因子有许多争议。很多研究中，作者推荐很多因素作为结果的预测因子，但一直存在争议。当临床医生希望使用实验室检查结果进行预测时，不应仅仅专注于实

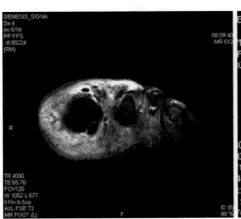
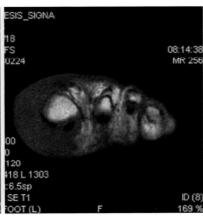
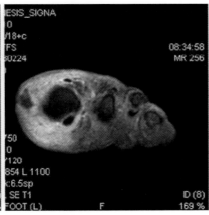

图 18.7　糖尿病足表皮葡萄球菌感染所致脓肿

验室检查结果，应考虑各种各样的证据，如体格检查和影像学结果。在严重的足部感染病例中，尤其在合并骨髓炎的病例中，白细胞计数增高并不常见[40,41]，但入院时合并白细胞计数增高[42-44]及经过明确治疗之后[45]仍合并白细胞计数增高被视为临床预后不良。作为急性期蛋白，C反应蛋白（C-reactive protein，CRP）以其预测心脏疾病风险的能力而闻名[45]。在最近的实验性研究中，证明CRP有助于鉴别感染与非感染性溃疡[46]。虽然CRP具有对治疗反应的快速监测和预判能力[45]，但其不具有特异性[30]。一些作者认为ESR升高可作为糖尿病足合并骨感染的一个较好标志物[41]，但ESR在糖尿病足感染和骨髓炎中的作用还没有得到证实，而且出现了更多的争议[30]。患者的愈合潜能取决于糖化血红蛋白水平、血糖水平和营养指数。营养方面，必要要素包括血清总蛋白 >6.2 g/dl、血清白蛋白 >3.5 g/dl 和总淋巴细胞计数 >1500/mm³[47]。

微生物评价

在耐药菌多发的情况下，在抗生素治疗前采用更准确的培养方法是很重要的。医生在大多数感染的伤口获得适当的标本培养非常重要。IDSA推荐了最佳伤口培养方法（表18.4）[10]。浅表创面细菌培养通常具有较低的灵敏度和低特异性的特点[48]。棉拭子培养的结果不如深层培养准确，尤其是在未清创的伤口。它可能被正常皮肤菌群或定植菌污染。深层组织致病菌和厌氧致病菌有可能无法产生。然而，棉拭子培养是最实用和广泛可用的。当使用棉拭子培养时，推荐使用Levin技术，具体方法就是通过旋转棉签进入超过1 cm深的组织并以足够压力持续5秒以上来提取深部组织渗液[49,50]。

治疗

多学科足部护理

除了伤口，糖尿病足感染还需要评估患肢和更多患者的全身问题。因此，需要多部门的合作来提供更合适的治疗。多学科足部护理团队需要传染病科、内分泌科、血管介入科或血管外科、整形外科和骨科手术方面的专家。协调良好的多学科团队不断体现出治疗成果的改善[10]。

治疗原则

糖尿病足通常同时合并神经病变、感染和缺血。因此，糖尿病足治疗原则为按次序处理缺血和感染（图18.8）[1]。重要的是发现缺血并以最快的速度恢复血运。另一方面，包括清创在内的感染控制不应在等待血运重建时拖延[10,25]。大多数糖尿病性足溃疡的治愈大约需要20周[51,52]。如果糖尿病足部伤口经一段时间适当的护理仍不能愈合，应该对伤口进行重新评估，包括缺血、感染（特别是骨髓炎）和恶性肿瘤[10]。

表18.4　最佳伤口培养法

	推荐	不推荐
标本	感染性伤口	非感染性伤口
收集前	清洗和清创	未清洗
收集中	（目标）深层组织	浅表组织
	（位置）溃疡基底部	全伤口或引流部位
	（方法）刮除	棉拭子
收集后	迅速用无菌容器或其他媒介运输	
	需氧和厌氧	
	革兰氏染色涂片	
其他可行的伤口培养方法		
1. 用无菌注射器抽吸脓性分泌物		
2. 组织活检（伤口培养金标准）		

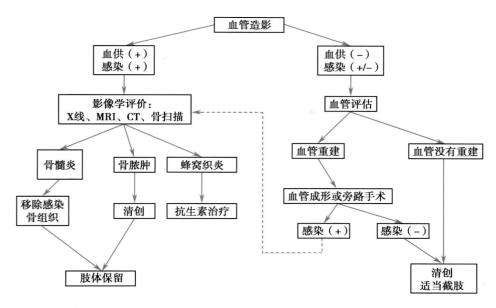

图 18.8　糖尿病足治疗流程

血管治疗

相关研究报道称积极的血运重建可以提高保肢率[53]。在最近的一篇综述文献中报道，在保肢过程中，如果有效控制感染，血运重建之后血流量的增加是有效的[23]。糖尿病患者的周围血管病变特点在于，膝关节以上和踝关节以下的血管往往得以幸免，这使得血管再通手术或血管支架成为可能[54,55]，但也可能出现支架手术难以操作的情况。

经皮腔内血管成形术和旁路手术

血运重建的传统指征包括间歇性跛行和下肢缺血[25]。临界缺血定义为 ABI<0.4，踝关节收缩压 <50 mmHg，或足趾压力 <30 mmHg[10,25]。部分非严重缺血的病例（0.4<ABI<0.9）无需血管手术治疗。然而，血管钙化使糖尿病患者的 ABI 不稳定，临床医生还需通过其他临床参数了解动脉的情况。经皮腔内血管成形术（percutaneous transluminal

angioplasty，PTA）和旁路手术均能将糖尿病足的血运重建的可行性达到 96%[55]。PTA 被认为是首选血管重建方法（图 18.9）。PTA 较为安全（并发症及死亡率低于旁路手术）并且费用较低，但不可用于完全钙化闭塞的血管，且血管 5 年通畅率低于旁路手术。近年来出现了内膜下血管成形术等新技术[56,57]。作为重建血运的早期标准，旁路手术使用逆向隐静脉或异体人工材料。在血管内介入治疗后，其使用率有所降低[55,57]。

血运重建在糖尿病足的治疗中有着广泛的应用。但血运重建不适用于长期卧床患者、肢体失去功能的患者、危及生命的败血症患者和肌肉广泛坏死的患者[25]。技术限制也属于不适用的情况。血管重建后，患者可能会受到有害物质释放（有毒代谢产物和氧自由基）进入全身循环的损害。在这种情况下（称为再灌注综合征），可能出现心血管、肾和呼吸问题。

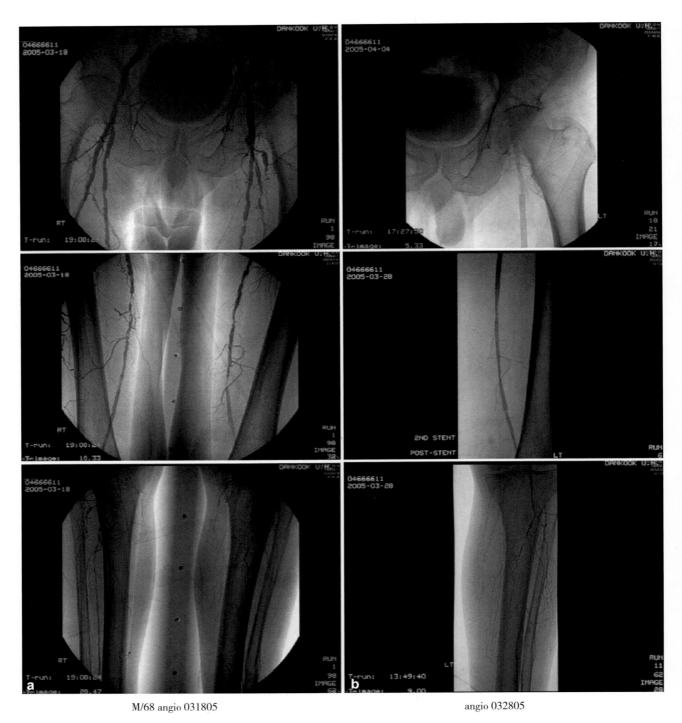

M/68 angio 031805   angio 032805

图 18.9   68 岁男性。(a)下肢血管造影发现多发性动脉阻塞。(b)经皮腔内血管成形术(术后)出现血管再生

■ **病例 18.1** 血管病变——经皮血管成形术：（a）60 岁男性糖尿病患者右足踇趾侧面有局部溃疡。（b,c）常规的右下肢深静脉造影显示右胫前动脉（单箭头）和胫后动脉慢性完全性闭塞（双箭头）。（d）用 2.5/100 mm 的球囊分别予胫前动脉和胫后动

脉扩张成形。（e,f）成功行球囊血管成形后的血管造影显示胫前动脉（单箭头）和胫后动脉（双箭头）血管再通。（g）溃疡在成功再通足部动脉后明显愈合（Courtesy of Prof. Sang Woo Park. MD. Department of Radiology. Konkuk University Medical Center）。

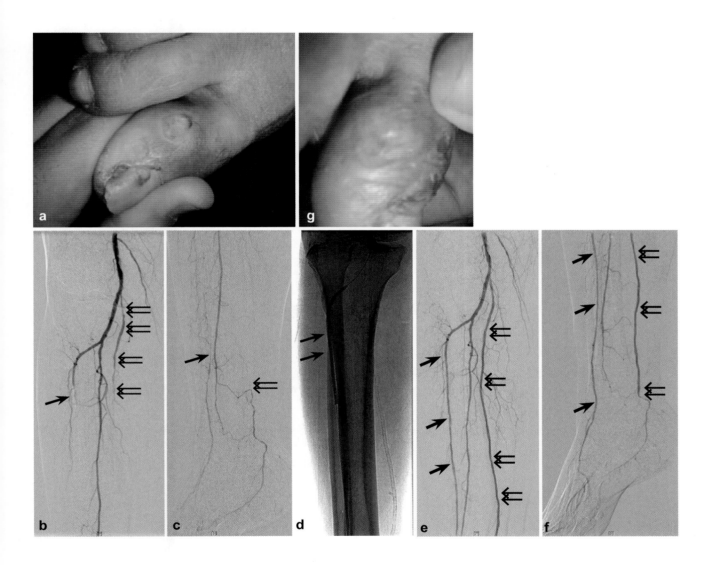

减压治疗

如前所述，糖尿病性足溃疡是感觉功能异常（神经病变）和轻微创伤（重复行走）的结果。因此，在糖尿病性足溃疡处理中足底减压是必要的。减压方法的选择需要考虑很多因素（伤口的位置、缺血状况、感染的严重程度以及患者自身的因素，如身体、心理和社会情况）[10]。研究认为全接触石膏（total contact cast，TCC）是减压治疗的"金标

准"，于 1900 年首先用于治疗麻风病患者营养不良性溃疡[10,58]。它可以有效降低正常或畸形足的足底压力[59]。TCC 治疗前足溃疡愈合速度快于近端溃疡或畸形区溃疡[60,61]。研究证实全接触石膏不增加对侧足的足底压力[62]（图 18.10）。

全接触石膏的机制并未完全明确，但下肢的负荷分配是众多机制研究之一[63,64]。最近的一项 meta 分析认为，对足底溃疡而言，全接触石膏比可

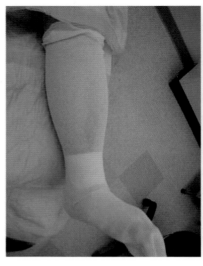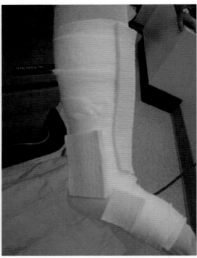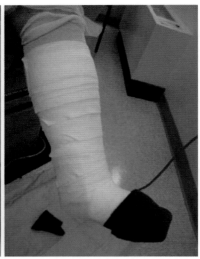

图 18.10 这些连续图片展示了全接触石膏

拆卸减压设备更有效，而全接触石膏结合跟腱延长术治疗前足溃疡成功率更高[65]。另外还有很多鞋及鞋垫可用于减压治疗。

控制感染治疗（除外抗生素治疗）

DFIs 的治疗需要小手术（引流、切除或清创术）到大手术（软组织问题和骨缺损的重建、截肢）[10]。"足部挽救"是 DFI 治疗的基本目标，因此积极清创以解决感染和防止更多的蔓延是至关重要的[1]。在糖尿病足感染治疗中，手术的延迟会使感染进展更快，但在某些情况下（几种类型感染广泛并发蜂窝织炎），适当延迟静脉抗生素预处理可产生较好的效果[66]。

清创术的定义为去除伤口抑制愈合的因素（坏死组织、失活组织、异物和细菌附着）[67]。清创术应当经常重复，直到创面出现有活力的组织[68]。相对禁忌证以缺血性创面为主。在供血不足的情况下，应首先进行血运重建。在充足的血运重建之前，可以进行有限的清创，除外合并气性坏疽或快速进展的感染[67]。采用非创伤性手术技术（锐利解剖、皮肤钩、双极烧灼等）进行外科快速清创是较好的方法[10,48]。Hydrosurgical 水刀系统（同时切割和抽吸软组织）对正常组织损伤小、比传统的清创术更快[48]，缺点是价格昂贵。其他清创方法包括自溶敷料和生物清创术，蛆虫（绿蝇的幼虫）可以用于合并耐药菌感染的患者，具有无痛和干净的优点[67]。

发生足脓肿时，在决定脓肿引流的手术入路前，外科医生应考虑足室（内侧、外侧、中央和骨间室）和脓肿的位置及范围。由于切口伸展的灵活性，纵、直切口优于弧形切口。大切口比存在坏死组织残留的小切口更利于伤口愈合。根据脓肿所在的间室，采用内侧、外侧、足底及趾蹼切口进行脓肿引流（图 18.11）[1]。

骨髓炎的治疗包括抗生素和外科清创。近年来，有观点认为骨髓炎的治疗只能通过抗生素来实现[30]，但基于病例的数据质量该结果值得怀疑[1]。目前，抗生素可以在一定解剖位置抑制骨髓炎，但骨髓炎的根治仍需要手术干预[1]。骨髓炎的手术原则是感染的骨质和周围的相关组织必须去除和清创。治疗糖尿病足感染的主要问题是：如何在感染治疗的骨切除和足稳定的骨保存之间取得平衡，以及对使用抗生素的时间长短的考虑。外科医生需要对以上情况做出决策[1]。

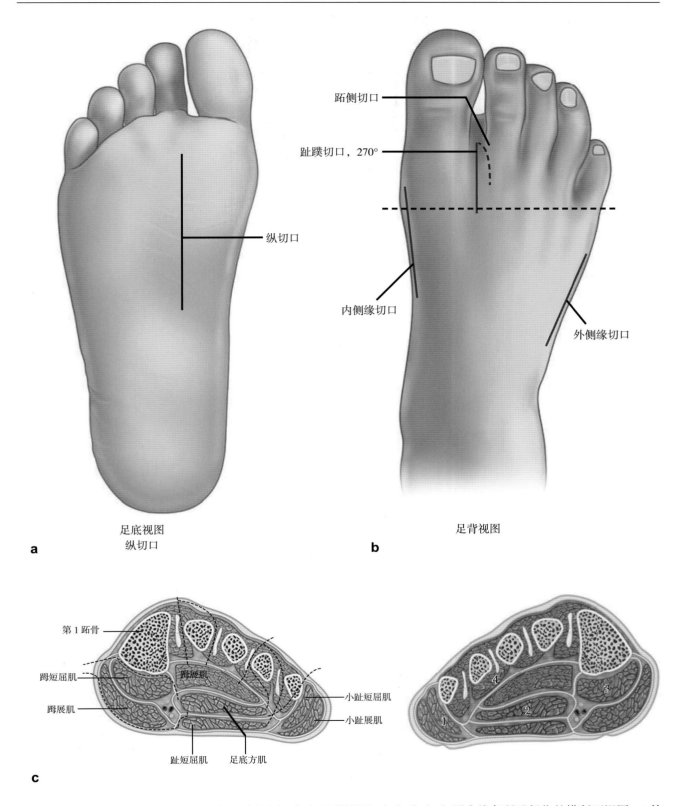

足底视图
纵切口

a

纵切口

跖侧切口

趾蹼切口，270°

内侧缘切口

外侧缘切口

足背视图

b

第 1 跖骨

踇短屈肌

踇展肌

踇展肌

小趾短屈肌

小趾展肌

趾短屈肌　足底方肌

c

图 18.11　足部间室和引流切口。（a）足底视图。（b）足背视图。（c）为（b）图中线条所示部位的横断面视图。1 外侧间室，2 中央间室，3 内侧间室，4 骨间间室

■ **病例 18.2** 复发性足底溃疡 -MT DF 截骨术。(a,b) 36 岁男性，15 年糖尿病病史伴复发足底溃疡合并感染及第五趾截肢。(c) 因压力过大，溃疡区域位于第四跖骨头，用回形针做了记号。(d) 第四跖骨背外侧截骨术。(e) 对溃疡周围的愈合组织进行刮除。(f) 术后 2 周，溃疡已明显缩小，最终完全愈合。

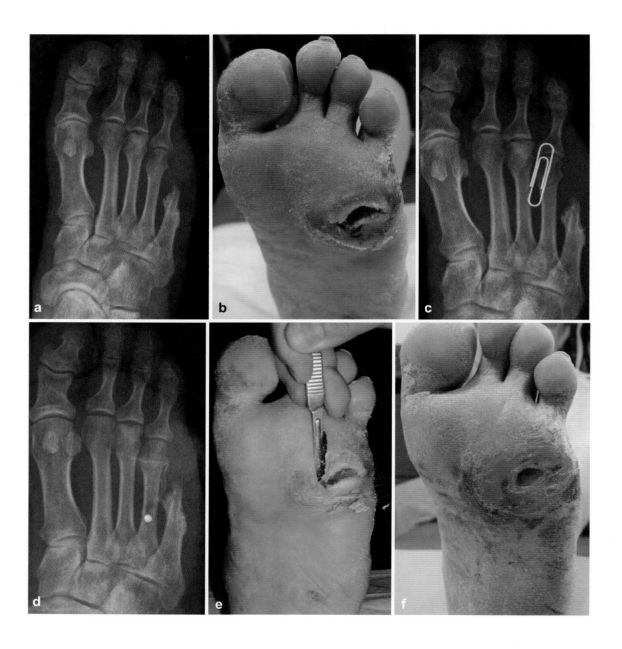

■ **病例 18.3** 感染性溃疡清创。（a）42 岁女性，糖尿病患者伴有第四间室（骨间间室）2 级溃疡和深部感染。（b）根治性创面清创后，趾长屈肌腱暴露。（c）1 个月后，在第四趾周围感染复发。（d）MRI 证实第四趾及前足跖骨骨髓炎、脓肿。（e,f）脚趾截肢和根治性手术，足底入路清除感染组织。（g）反复伤口清创及持续湿敷 8 周。（h,i）足跖溃疡及第三间室创面最终二期愈合。

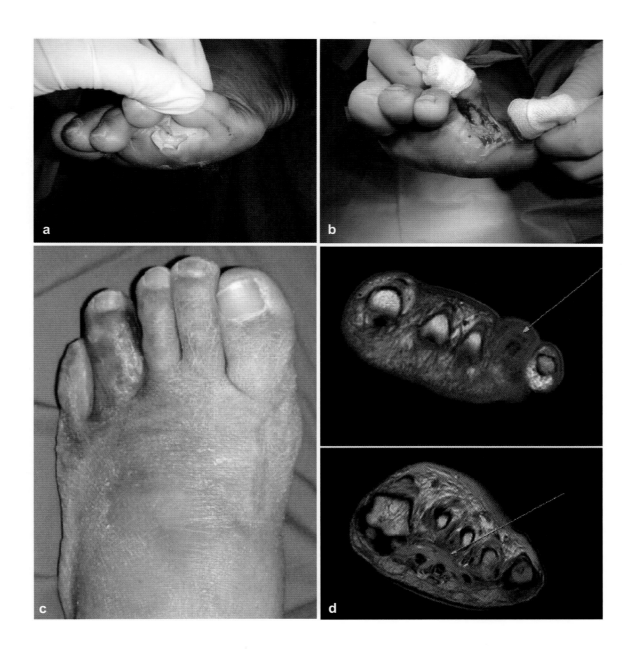

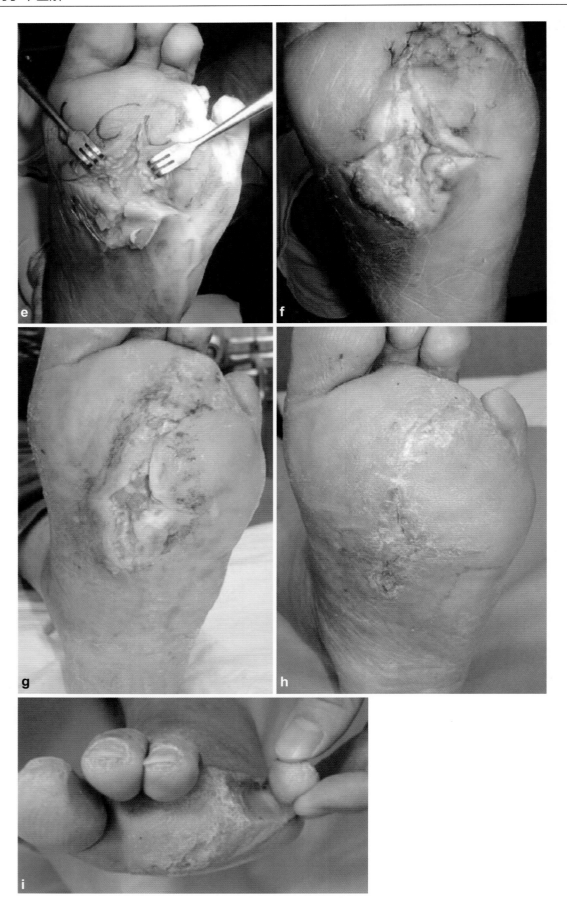

抗生素治疗

所有感染的伤口都需要应用抗生素和适当的伤口护理才能成功治疗[69]。但临床没有证据支持未感染的伤口使用抗生素[70]。首先经验性使用抗生素，再基于临床及微生物学进行后续调整[10]。经验性方案的选择取决于感染的严重程度和特定病原体的流行程度[71,72]。对于轻度至中度感染，推荐口服针对需氧性革兰氏阳性球菌（金黄色葡萄球菌）的窄谱抗生素。对于严重感染，推荐胃肠外使用针对革兰氏阳性球菌、革兰氏阴性杆菌和厌氧菌的广谱抗生素。具体病原菌流行情况（耐甲氧西林金黄色葡萄球菌高流行区或潮湿气候区假单胞菌高流行区）应考虑选择经验性方案。以前可靠的细菌培养资料也很有帮助。经验性使用抗生素的调整要基于临床反应和微生物培养药物敏感性等附加信息。当医生决定停止使用抗生素时，通常需要评估感染的严重性，如是否合并骨感染及患者对该治疗的临床反应。抗生素的使用应该持续到感染消退，而不是伤口愈合。皮肤软组织感染推荐 1~2 周的治疗，慢性感染或骨感染推荐大于 4 周的治疗[10]。

伤口敷料和辅助伤口管理

如果伤口不能一期愈合，将进入二期愈合阶段。二期愈合的理想敷料具有以下特点[73]：

- 吸收和防止渗出物渗漏的能力
- 具有防止水和细菌渗入的能力
- 少有颗粒污染物残留在伤口内
- 移除敷料时避免造成损伤

常用的敷料[10]

常用的敷料特征：

- 用于干燥或坏死伤口的纱布敷料（包括盐水纱布）
- 用于润湿干燥伤口的半透膜敷料（封闭或半封闭）
- 用于吸收渗出物和促进自溶的水胶体敷料
- 用于干燥和（或）坏死伤口并促进自溶的水凝胶敷料
- 用于干燥渗出性伤口的藻酸盐敷料
- 用于渗出性伤口的泡沫敷料

没有足够的证据推荐特定敷料类型[73]。也没有随机试验来支持新开发的含银离子材料的实用性[74]。

真空辅助封闭

真空辅助封闭（vacuum-assisted closure，VAC）作为伤口处理的另一种方法受到了很大的关注。伤口腔内填充海绵敷料，并用胶膜密封。然后将密封敷料与控制负压（50~125 mmHg）的真空装置连接（图 18.12）。VAC 的确切机制至今尚不清楚。有人认为负压可以去除多余的含有毒素的第三空间液体，从而促进更好的毛细血管循环[75]。此外，VAC 可减少细菌负荷，使细胞在机械组织应激下增殖。糖尿病足溃疡的愈合是一种安全的治疗方法，尤其是与外科手术相结合的治疗方法，但目前尚缺乏高水平的证据，尤其是在感染伤口[10]。

其他伤口处理方法如高压氧疗、血小板源性生长因子、粒细胞集落刺激因子和生物工程皮肤替代

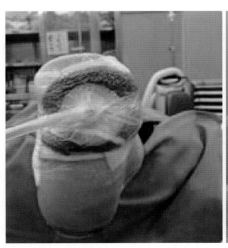
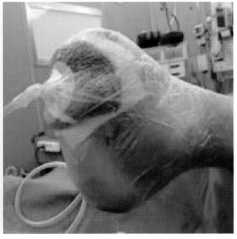

图 18.12 应用真空辅助闭合法（VAC）封闭中足截肢后的前足开放性伤口

物等，还没有足够的证据推荐使用[10]。

伤口覆盖

伤口覆盖策略

糖尿病足伤口中的软组织缺损修复是一个具有挑战性的问题。外科医生可以使用各种保守治疗和手术方法将伤口闭合。直接闭合伤口是最简单的处理方法，但因大小、位置、邻近重要结构和足部皮肤无弹性，该方法在许多情况下是不可行的[76]。二期愈合可形成不稳定的瘢痕，尤其是在足跖侧有溃疡复发的可能。因此，需要采取各种覆盖伤口的手段。修复重建策略呈阶梯状特点，从最简单到最复杂的方法。它主要通过一期闭合、二期愈合、植皮、局部转移皮瓣、带蒂皮瓣、游离组织移植组成。外科医生可以依次进行，也可以同时进行不同的步骤[77]。在糖尿病足的足部缺损修复重建之前，多学科联合管理对病情稳定和合并症管理非常重要。如果可能，应该优先使用最简单和侵入性最小的方式，并且应该为完全好转的患者保留复杂的方法[76]。手术清创是糖尿病足部创面重建的重要步骤。详见感染控制章节。

植皮

植皮分为中厚皮片移植和全厚皮片移植。中厚皮片移植（split-thickness skin graft，STSG）在糖尿病足伤口覆盖中具有许多优点。STSG 的优点包括操作简单、侵入性小、在血管受损的患者中存活性更佳以及可用于覆盖大伤口。此外也可用于局部转移皮瓣和带蒂皮瓣供区的修复。它可以应用于健康的肉芽组织，真皮、筋膜、肌肉、腱鞘和骨膜。但不能被用于超过 5 mm 的骨或肌腱外露、脂肪组织或负重区域[76]。也可在骨或肌腱被周围的软组织覆盖之后或长期使用 VAC 后进行中厚皮片移植。

通常在大腿使用电动取皮刀切取厚度为 0.04 mm 的断层皮片。网格植皮（通常 1∶5.5）或拉花植皮（人工在头皮上开孔拉花），增加表面积，并有利于血肿、血清肿的引流。当细菌浓度超过一定数量或存在特殊病原体（β- 溶血性链球菌、假单胞菌和耐甲氧西林金黄色葡萄球菌）时可能导致植皮失败[78]。

皮瓣覆盖

植皮有许多优点，但再次磨损的可能性更大，尤其在足底[1]。皮瓣覆盖是解决这一问题的很好的替代方法。皮瓣覆盖分为局部皮瓣、带蒂皮瓣、游离组织移植（游离皮瓣）。

游离皮瓣可以提供较厚的软组织覆盖，提供新的血供，但没有感觉，在糖尿病足部修复中作用有限。然而糖尿病足血管的典型特征——有时远端动脉钙化——使血管无法吻合。因此，游离皮瓣移植通常用于后足的修复，而不是前足或中足[1]。

局部皮瓣使用局部组织，因此具有用"类似的"软组织替换"失去的"软组织而不需额外切口的作用[76]。它可以通过滑动、转位或旋转来覆盖创面。了解足底和踝部的血供是非常重要的[76]。带蒂皮瓣与局部皮瓣的不同之处在于需要分离神经血管束。它可能像局部皮瓣一样导致邻近皮肤缺损，或者像游离皮瓣一样导致远处皮肤缺损[76]。最常用的带蒂皮瓣是：①踇趾腓侧动脉皮瓣修复前足，②足底内侧动脉皮瓣修复中足，③逆行腓肠动脉皮瓣修复后足病变[76]。

截肢

关于小截肢或远端截肢和大截肢或近端截肢的定义存在一些争议。但是通常认为保留负重足为小截肢。大截肢的死亡率比小截肢增加了 1.6 倍[79]。小截肢 2 年生存率 80%，其中 73% 保留下肢。在膝下截肢（below-knee amputation，BKA）组中，52% 的患者在 2 年内死亡[80]。截肢是糖尿病最可怕的并发症。患者的生活质量变差，5 年死亡率类似于致命的癌症（例如结肠癌）[81]。

BKA 通常是截肢手术的金标准。截肢的能量成本随着截肢水平的增高而增加。单侧膝上截肢术（above-knee amputation，AKA）的相对能量成本（氧摄取率除以最大需氧量）为 63%，单侧 BKA 为 42%[80]。保留膝关节和较轻的假体使更多的患者可以自主移动[25]。有多种伤口覆盖方法可用于足部分截除。进行 BKA 手术时，外科医生应注意残端长度（理想的残端：至少 15 cm）和残端闭合（较长的后瓣比侧向瓦合瓣更简单并且预后更好）[82]（图 18.13 和图 18.14）。

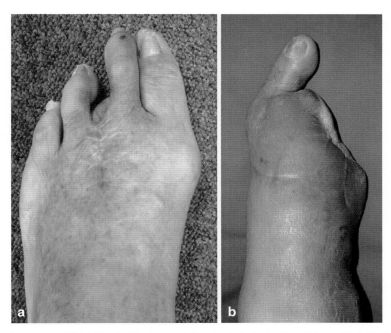

图 18.13 （a）由于慢性骨髓炎第三足趾脱落。（b）仅保存第一足趾，但患者感觉好多了

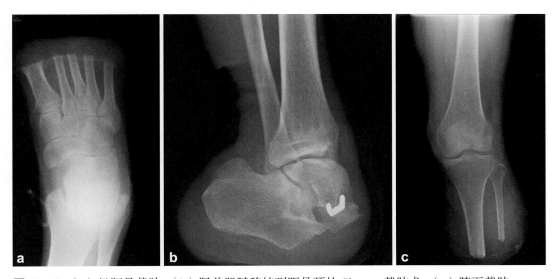

图 18.14 （a）经距骨截肢。（b）胫前肌腱移植到距骨颈的 Chopart 截肢术。（c）膝下截肢

■ **病例 18.4** 溃疡真空负压持续吸引。（a）44 岁男性，Brodsky 2 级糖尿病感染溃疡伴关节外露（位于第一间室）入院。（b）足底第一跖趾关节。（c,d）根治性手术清创，切除感染或坏死组织。（e,f）真空辅助闭合 (VAC) 敷料继续应用于第一间室和足底第一趾间关节创面。（g）VAC 系统治疗后肉芽组织覆盖，伤口愈合良好。（h,i）6 周后，背部和足底溃疡完全二期愈合。

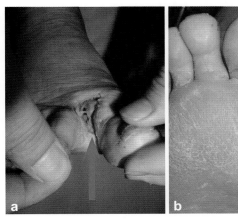

第一间室出现溃疡 4 天后

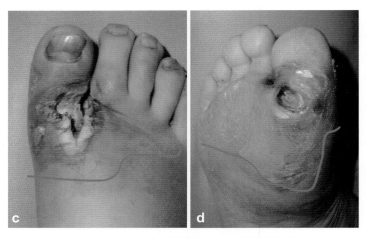

第一跖趾关节足底侧深部溃疡及背腱外露

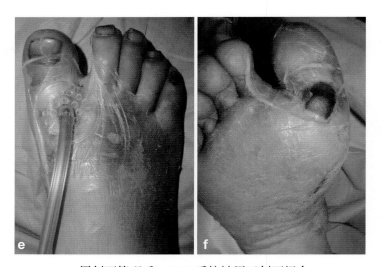

2 周创面管理后，VAC 系统被用于创面闭合

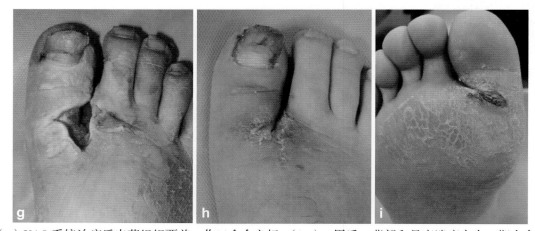

（g）VAC 系统治疗后肉芽组织覆盖，伤口愈合良好；（h,i）6 周后，背部和足底溃疡完全二期愈合

■ **病例 18.5**　第一跖趾关节骨髓炎——关节切除成形术：（a）一位 82 岁女性患者姆趾感染破溃 6 个月。（b）X 线片提示第一跖趾关节由于骨髓炎出现骨破坏。（c）T$_1$WI 提示慢性骨髓炎影响到远端跖骨头但还未波及跖骨近端。（d）行被感染的跖骨远端部分和趾骨近端切除（第一跖趾关节切除成形术）治疗。（e）术后 6 个月，姆趾保留了跖趾关节一定的活动度。

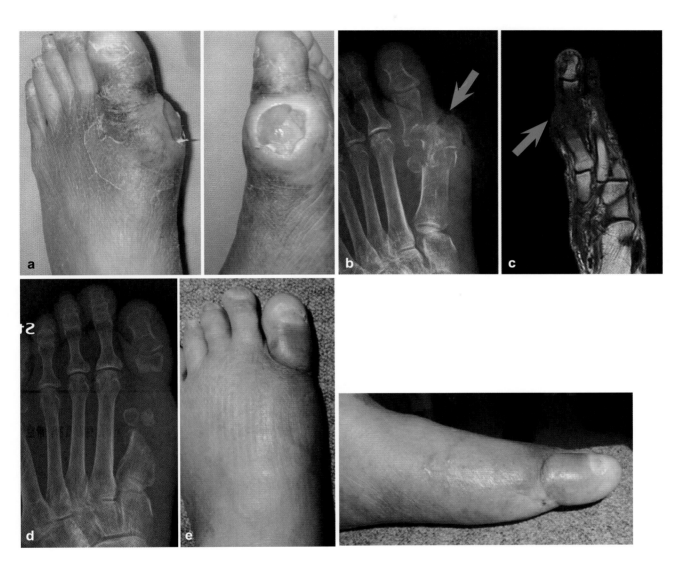

（Jae-Yong Park，Hong-Geun Jung 著；孙旭 译；秦晓东 审校）

参考文献

扫描二维码获取

第 19 章　足踝疾病的康复

康复原则

概述

　　足踝外伤或病变有可能导致下肢的残疾，原因既可能是疾病本身，也可能是对疾病的治疗如手术或制动等。

　　这类患者可能有运动时的疼痛，关节活动度受限或者肌肉无力。作为支撑人体的重要杠杆，足踝辅助人体步行、改变姿势、坐起、起立，因此这些损伤可能会导致步行等日常生活活动困难。

　　康复治疗的重点在于这些残疾，旨在利用各种康复工具提高患者的下肢功能。

方式

　　冷、热物理疗法在足踝康复中占有重要地位。根据作用传导至目标组织的方式的不同，这些物理疗法可分为几种（表 19.1）。为了将作用恰当传导，同时避免可能的并发症，治疗时这些模式的选择与应用一定要综合表 19.2 中的因素进行个体化考虑，不可一概而论。

　　热疗法利用热效应可以调节痛感，促进内啡肽的释放[1]，提高组织柔韧性[2,3]，清除代谢废物。同时，热力引起的血液循环加速可以促进组织愈合[4]。传统的热疗如热袋、加热平板、红外灯和热浴只能将热力传导至表浅组织。而其他一些方法如超声和透热（图 19.1）则可以将热能传导至深部的组织。这些方式的选择应该根据表面形状、大小以及需要加热的组织综合判断。

　　冷疗对减轻炎症、镇痛效果显著，尤其是急性损伤[4]。在应用冷疗时，血管会即刻收缩，接着是反应性血管舒张[5]。冷力可以通过神经肌肉效应促进等长收缩[6]，并影响肌紧张[7]。冷力可以通过喷雾、浸泡、冰包等方式传导。

　　足踝疾病不同理疗模式的应用见表 19.3。

表 19.1　不同理疗模式及其功效

理疗模式	方法	功效和应用
浅表热力	热板/袋 红外灯 液疗 石蜡浴	通过传导、对流或辐射传递热量 用于亚急性炎症反应 增强组织柔韧性 镇痛 降低肌紧张
深部热力	超声 短波热透 微波热透	转换为深部目标组织的热能，如肌肉、肌腱或韧带 目标温度 40~45℃
冷疗	冰包 冰按摩 冷蒸汽喷雾 冷水浸泡	稳定血流动力学 神经肌肉效应 松弛结缔组织 用于急性炎症
水疗	水疗按摩 对比浴	水合作用 镇痛 刺激循环 用于伤口护理
电刺激	经皮电神经刺激 干扰电流治疗	疼痛的门控理论 刺激神经肌肉 镇痛 控制水肿 复杂性局部疼痛综合征
激光	低能量激光 高能量激光	通过光化学反应减轻炎症 减轻关节疼痛

表 19.2　应用不同的理疗模式需考虑的因素

模式种类的选择	取决于目标组织的深度、作用范围以及目标效果
指标	频率，强度，持续时间，准确定位
注意事项	皮肤不适或者脆弱，表面组织损伤，有认知障碍或糖尿病的患者
禁忌证	癌症，血管疾病，金属植入物，起搏器，开放骨折，妊娠

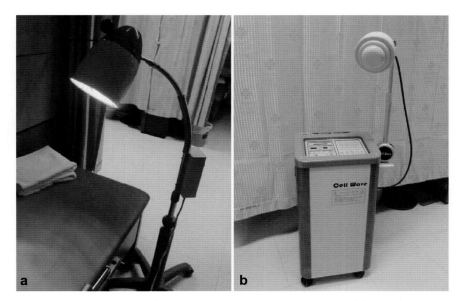

图 19.1　康复的理疗模式。（a）红外灯传导浅表热能。（b）微波热透利用声波穿透深部组织转化成热能

表 19.3　足踝疾病临床治疗时不同理疗模式的应用和注意事项

	可应用的疾病	功效	禁忌证
热力（浅表和深部）	亚急性至慢性炎症，如肌腱病变 慢性关节炎 关节僵硬或挛缩 肌腱挛缩	镇痛 增加血流量，清除代谢废物 增加胶原延展性 降低肌张力	缺血 恶性肿瘤 出血性疾病 成骨不全 妊娠时不可应用深部热能
冷力	急性损伤 急性或慢性炎症 痉挛	镇痛 控制血流量 控制水肿	动脉功能不全 冷冻病
电疗	慢性疼痛 肌肉萎缩	镇痛 减轻肌肉收缩	不能耐受者 癫痫发作
水疗	软组织创伤	清创 镇痛	感觉障碍

关节活动度训练

踝关节急性损伤时，疼痛或肿胀会导致关节不能背伸[8,9]。固定时间延长或术后瘢痕形成引起关节周围的软组织变僵硬，造成活动度受限[10]。除了关节囊本身，关节周围的韧带和肌腱也会纤维化，使运动丧失柔韧性和强度。由于关节运动对软骨有营养作用，在固定时间延长的患者经常会看到肌肉和软骨萎缩。

踝关节活动度受限会影响行走和其他活动，进而引起新的损伤[11]。因此，维持关节的活动度至关重要[12]。

何时开始关节活动训练以及训练力量大小至今仍有争议，尤其在有韧带损伤或后续手术韧带修复时。

在损伤和手术初期，可以在无痛范围内进行主动的关节活动训练，如果无禁忌证，可以进一步到被动和辅助主动的关节活动训练。

拉伸训练

下肢主要肌腱的柔韧性对于步态和运动至关重要。腘绳肌、屈髋肌、股四头肌和腓肠肌、比目鱼肌涉及下肢的两个关节，因此这些肌肉的拉伸训练有助于下肢整体功能的恢复[16]。

在许多足踝疾病中，推荐患者每天进行跟腱和足底筋膜的拉伸训练。

正确的姿势以及姿势的维持是单个肌腱拉伸训练的关键[17]（图 19.2）。

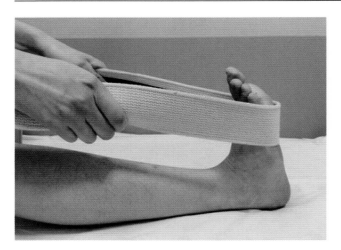

图 19.2 用非弹性带拉伸跟腱。拉伸时动作要慢，并且持续至少数秒

力量训练

踝部肌肉的力量训练，如踝侧不稳定时腓骨肌的锻炼和跟腱炎时小腿肌肉的锻炼，对于恢复足踝功能、防止进一步损伤意义重大[18]。

在进行踝部力量训练时切记不能对踝关节施加过度的应力。利用弹力带的张力可以使踝部的活动最小化。

在步行时，内侧纵弓恰当的形成和塌陷不仅在减震和身体推力中起重要作用，还能避免过度的足踝应力。除了足踝的外部肌肉和韧带，足部内在肌肉也在足弓动态变化中发挥作用[19]。通过抓持松散的毛巾或不弯曲足趾从地面上抬起足弓（短脚运动）可以增强内在肌肉。电刺激内在肌肉有利于肌

肉的孤立性收缩[20]。

利用弹性阻力带（如 Theraband）进行锻炼相比无阻力锻炼有优势（表 19.3），因为阻力大小可以逐渐增加，方向和速度也可以自主选择。腿部肌肉的增强既可以采用向心模式，也可以采用离心模式。离心运动基于肌肉处于拉伸状态，相比于等长和向心性收缩可以提供更高的张力。在离心运动中，肌腱单位拉长，肌腱的伸展力就得到了增强，这一点在跟腱病变的康复非常重要[21,22]。

本体感觉训练

下肢关节，尤其是踝关节的本体感觉可以帮助调整肌张力，对姿势改变或者外力作出反应。踝部损伤后本体感觉减弱会导致再次损伤和运动能力下降[23]。

简单的平衡训练如单脚站立就可以刺激本体感觉[24,25]，也有复杂的本体感觉训练，比如站在一个摇摆板或小蹦床上，或使用生物力学踝本体感觉系统与视觉生物反馈等（图 19.4）。

功能／运动的恢复

对于患者来说，恢复以往的功能和从事以往的体育运动是康复的最终目标。

循序渐进的康复是为了防止再次损伤。当关节活动度全部恢复，力量也恢复 80%~90%，且特定运动项目完成时，就可以进行充分的体育运动了[26]。最好在避免损伤的情况下对愈合中的组织施加应力。如果在活动过程中或活动后感到疼

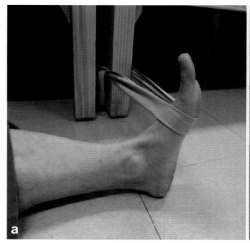
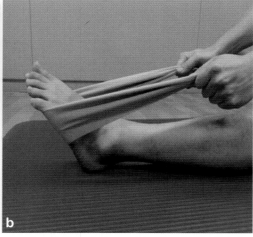

图 19.3 利用弹力带（Theraband）进行踝部肌肉的增强锻炼，弹性阻力锻炼可以以不同方向和强度增强踝部肌肉。（a）固定弹力带，弹性力与足部的反向运动相拮抗。（b）用手拉住弹力带，弹性力与足底筋膜的反向运动相拮抗。进行力量训练时要注意保证膝和踝关节处于适当位置

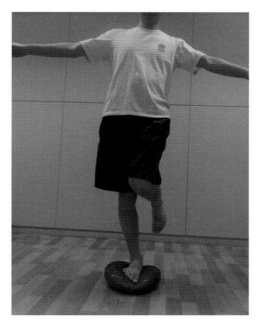

图 19.4　站在小橡胶桌上以刺激本体感觉。将身体调整到不同平面会刺激产生更多本体感觉以维持平衡

痛，通常提示有组织损伤。

康复过程的分期

根据损伤病程、严重程度，以及患者的动力和目标，康复可以分阶段进行。最广泛应用的是三阶段的康复观念（表 19.4）。

表 19.4　根据疾病病程和严重程度，康复项目可分为三个阶段

		目标	康复重点
第一阶段	急性期	减轻疼痛和炎症	制动 理疗 无痛性关节活动训练 等长力量锻炼
第二阶段	恢复期	恢复灵活性和力量	主动关节活动训练 踝部肌肉力量锻炼： 　向心性和离心性 本体感受和平衡
第三阶段	功能期	重回之前的运动项目	强化整个运动链 力量型运动 特定运动训练

第一阶段

第一阶段主要是控制疼痛和炎症，目标是减轻水肿和炎症反应，增加无痛活动范围，开始低强度的力量训练。在本阶段，要完成低强度的关节活动训练、负重限制的步态和移动训练。

第二阶段

当急性炎症和疼痛得到有效控制，患者可以进行踝关节的主动运动时，就可以开始第二阶段的康复。在康复过程中强调足踝的柔韧性和强度。

本阶段包括进一步的关节活动训练以及利用弹力带做等长力量训练。如果承重允许的话，可以进行本体感觉训练和低强度的特定运动练习。

第三阶段

第三阶段强调恢复功能和恢复以往的活动 / 运动水平。本阶段要完成特定运动训练。

特定情况

急性踝关节扭伤和慢性外侧不稳

急性踝部损伤时，过度的反转和跖屈常常会导致侧方韧带扭伤[27]。很多患者在这种情况不去就诊而自己治疗，最终使关节损伤引起关节慢性不稳定或踝部慢性疼痛。踝部扭伤的康复目标是恢复关节的活动度和韧带的力量，从而恢复踝关节的稳定性和本体感觉[28]。

损伤后即刻开始的初期康复强调控制疼痛和水肿，以及保护受伤组织、促进愈合。PRICE（Protect，Rest，Ice，Compress，Elevate）是一线治疗原则，一旦急性肿胀和疼痛有所缓解，就可以开始热疗和低强度的训练项目。使用踝支架或夹板固定踝关节，可以降低步行时侧向韧带复合体所承受的应力。热力可以增加血供，促进愈合，同时有镇痛作用，但是一旦炎症加剧必须立即停止热疗。

在康复初期，可以让踝关节在背伸和跖屈位置上进行开链运动范围锻炼，也可以通过抓持毛巾来锻炼跟腱[29]。在锻炼时注意避免反转力，以防踝侧韧带损伤加重。相较于其他锻炼形式，等长力量训练（如将踝部一侧抵于墙壁而不使踝关节移动），由于减轻了对炎症关节的激惹而比较安全。

当急性症状消退，患者可以承重时，就可以开始康复的恢复阶段。这个阶段的目标是恢复受损踝部的力量和神经肌肉支配。

在恢复期，踝部肌肉的力量训练可以利用弹力带在各个平面上进行，但要避免过度的反转应力。在踝部慢性不稳定的患者中，常常可以看到腓肠肌反射延迟[30,31]，因此，为防止急性反转性损伤，

腓肠肌的向心性和离心性锻炼非常重要[32]。患者可以开始下肢的闭链力量训练，例如轻微下蹲或抬高小腿等。

除了用脚抓持毛巾外，拉伸跟腱的方法还有很多，比如让身体倚靠在墙上，保持脚底平坦的同时让损伤的腿尽量向后伸，或者站在倾斜的平板上等。踝部扭伤的康复中比较困难的是平衡功能的恢复，本体感觉和姿势平衡训练有助于这种功能恢复[29,33,34]。比较简单的方法是单脚站立，用腾空的那只脚画星形，也可以站在摇摆板或者橡胶垫上。Biodex 平衡系统不仅可以用于平衡训练，还可以用于平衡评估[35,36]（图 19.5、图 19.6）。

第三阶段康复的重点是恢复先前的功能和体育活动。在此阶段，可以逐渐开始跳跃或变向训练，本体感觉训练也可以升级成在蹦床上模仿体育活动，如投掷运动等（图 19.7）。初次损伤后的深度康复可以防止损伤复发[37,38]。

急性踝部扭伤各阶段的康复计划见表 19.5。

康复项目可能包括各种平衡训练。有研究建议，可以采用神经肌肉疾病治疗中广泛应用的机器人康复技术[39,40]，或者像 WiiFit 这样的虚拟现实设备[41]。在恢复运动后可以采用适当的绷带技术以改善踝关节的感知稳定性[42,43]。

■ **病例 1** 一名 24 岁的女性舞蹈演员在练习时右踝急性扭伤，表现为侧踝的疼痛和肿胀。影像学检查和体格检查均未发现明显的骨折或韧带损伤。现已使用冰袋压迫，并用气囊支具固定，损伤初期应用了非甾体类镇痛抗炎药。

表 19.5　急性踝部扭伤的康复计划

分期		康复项目
第一阶段	急性损伤期	压迫和固定 理疗模式：热疗或冷疗 锻炼：低强度 ROM 锻炼
第二阶段	恢复期	模式：热疗 锻炼：关节活动度训练 　　跟腱拉伸 踝部肌肉力量训练： 　　向心性和离心性 本体感觉和平衡训练
第三阶段	功能期	锻炼： 　　踝部力量训练 　　近动力锻炼 　　股四头肌和腘绳肌的抗 　　阻训练 特定运动训练

第一阶段：损伤后 1~5 天
承重状态下用气囊支具固定
理疗模式：冰袋压迫 15 分钟，一天 3 次
锻炼：一天 3 次
1. 无痛范围内低强度的主动关节活动训练

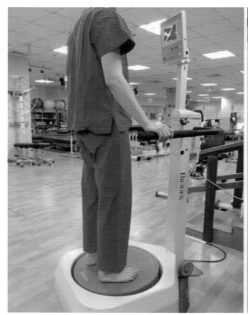
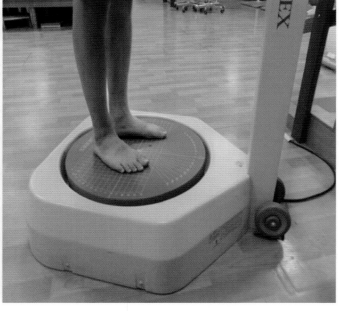

图 19.5　Biodex 平衡系统可以量化评估姿势稳定性，还可用于平衡和本体感觉训练

姿势稳定性测试结果

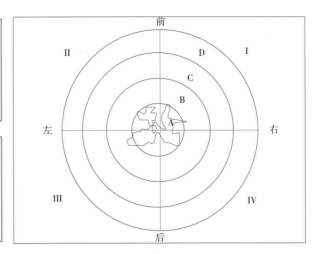

姓名：		
身高：		年龄：
足部位置：		说明：
足部角度：		设备设置：STATIC
足跟位置：		测试时间：20
		测试次数：3

	实际得分	标准偏差
整体：	1.8	1.57
前/后指数：	1.3	1.34
内/外指数：	0.9	1.15
% 时间区域：	A95　B5　C0　D0	
% 时间象限：	I 22　II 17　III 8　IV 53	

图 19.6　Biodex 平衡系统平衡分析示例。受试者双脚或单脚站立于平台上，前/后和内/外各个方向上的稳定性可以通过位移测量得到

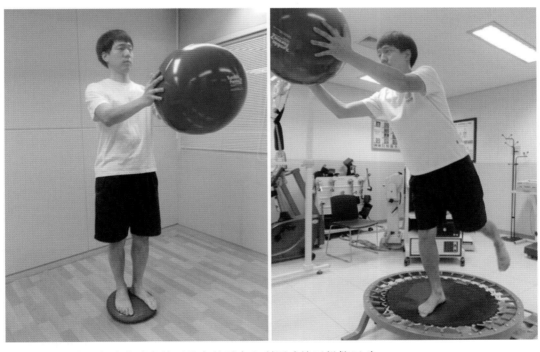

图 19.7　在橡胶桌或小蹦床等不稳定的平台上利用球练习投掷运动

2. 踝部肌肉的等长力量训练：

　　沿着内侧和外侧脚踝的方向推压固定的物体，持续 10 秒

　　重复 10 次

　　确保在锻炼时没有踝关节的移动

第二阶段：损伤后 5~28 天

　　患者 5 天后再次就诊时急性疼痛已经消退，但是踝侧仍有轻微的压痛性水肿，主诉负重时不适。这时开始下述第二阶段的康复计划。

理疗模式：每日用红外灯和微波热透

锻炼：30 分钟，每天 2 次

1. 踝部低强度的主动关节活动训练

2. 利用毛巾进行小腿肌肉的静态拉伸训练

　　持续 10 秒钟，重复 5 次

3. 踝部肌肉的力量训练

　　将弹性阻力带绑在固定物体上或者直接用手拉住

　　根据锻炼的方向如反转、外翻、背伸或跖屈

等，把弹力带的环包绕于脚部牵拉弹力带，然后再回到原来位置。每个方向上重复 10 次。

4. 本体感觉训练

患肢单脚站立于坚硬平面上 10 秒

若站在坚硬平面上无不适感，可以升级用摇摆板进行训练

可以采用 Biodex 平衡系统

第三阶段：>4 周

踝部扭伤 1 个月后，该患者的症状减轻，能够无痛下轻慢跑。患者希望能够重新开始舞蹈工作，但是不确定自己舞蹈能力恢复得如何。

这时开始包括特定运动训练在内的第三阶段的康复项目。

1. 继续第二阶段的踝部拉伸训练和力量训练

2. 高级本体感觉和平衡训练：在家中进行蹦床训练

3. 下肢力量锻炼：

抬高患肢

压腿，屈伸腘绳肌和膝关节

4. 功能重获和特定运动训练

轻慢跑

低强度的舞蹈训练

逐步恢复伤前的活动水平

该患者伤后 2 个月恢复了先前的运动和舞蹈水平。

踝不稳重建术后的康复

对于慢性侧踝不稳的患者，韧带重建或手术修复后康复的目标与踝部扭伤类似，唯一不同的是要考虑手术韧带的保护与愈合。

手术关节还在制动时就应开始第一阶段的康复。手术的踝部要制动 4~6 周，这一阶段的康复主要用于调节下肢的运动，一般为挂拐步态训练，以避免其他肢体或躯干承受过度的应力。近来有研究鼓励不需要制动的加速康复[44,45]，但这种康复应在密切监督下进行，并且要确保重建结构的早期应力是安全的。

如果制动用的不再是管型石膏而是步行靴或夹板，脚踝可以轻微运动的话，则可以开始背伸和外翻方向上的活动度训练，应避免反转和跖屈以保护重建的韧带。活动度锻炼应该开始于踝的主动运动，因为被动运动会对修复或重建的组织施加过度的应力。在本阶段，患者可以利用毛巾轻微拉伸小腿，对足部超敏皮肤和手术切口进行脱敏按摩，还

可以利用固定自行车开始恢复项目。

如果在无制动的情况下可以负重，就可以开始第二阶段的康复。患者步行时穿踝箍筋或弹力带而不需要再依赖步行靴。治疗师可以辅助患者在所有平面上进行温和的被动关节活动训练，但在反转或跖屈位时仍然要谨慎。利用弹性带或多轴抗阻训练机可以增强踝部肌肉。

第三阶段康复的目标是通过体育运动恢复踝部正常功能。在患者可以耐受的情况下，逐步增加特定运动训练的强度（表 19.6）。

表 19.6　踝关节不稳术后康复

阶段		康复
第一阶段	固定	温和的关节活动度（ROM）运动只包括背伸、外翻（避免跖屈和反转） 轻度拉伸小腿肌肉 足踝皮肤脱敏：温和地抚摸和按摩
第二阶段	功能恢复	柔和地向各个方向做被动的 ROM 练习，用弹力带锻炼踝关节肌肉、重点练习腓骨肌 下肢抗阻力强化练习 本体感觉和平衡练习 固定自行车、上下楼梯、椭圆机心血管功能训练
第三阶段	重返体育活动	下肢抗阻力强化练习 专项运动训练

足踝骨折切开复位内固定后的康复

在急性疼痛和水肿得到有效控制，且骨折复位良好的情况下，开始第一阶段的康复。根据固定的稳定程度进行每个方向上的活动度训练（首选主动运动而非被动运动），以及小腿肌肉拉伸训练。如果固定牢靠，手术 1 周后就可以穿步行靴开始踝部活动度训练。训练时应尽量轻柔，切忌影响骨折骨或损伤韧带复位情况。

如果患者有负重限制，应该先进行步态训练。建议在骨折固定的情况下，进行下肢的阻力锻炼或利用固定自行车进行调节训练。

手术后 4~6 周，骨折端已经稳固且制动撤除后，可以开始第二阶段的康复。本阶段要完成被动活动度锻炼以及利用弹性带进行踝部肌肉的拉伸训练。在这个阶段，由于允许负重，患者可以在站立

位拉伸小腿肌和腘绳肌，同时可以训练本体感觉和步态。先训练双侧小腿抬高，再到单侧小腿抬高。

当患者达到正常的步态模式时，开始第三阶段的康复，重点是恢复先前的活动水平以及特定运动训练。本阶段可以进行高级的下肢抵抗运动，包括腿部按压、伸膝、屈膝以及特定运动技能的训练。

Meta 分析显示，踝部骨折后前 3 个月功能恢复最快，以后恢复速度减慢，甚至可能在损伤 2 年后仍然恢复得不完全[46]。早期合理康复有助于完全康复。

■ **病例 2**　58 岁男性，远端胫腓关节关节内骨折，切开复位内固定术后 1 周考虑康复计划，伤后未下地行走。

第一阶段

由床到座位和由坐到立的转移训练以及站立平衡训练。

利用双拐（确保患肢没有负重）进行步态训练。

锻炼 30 分钟，一天 2 次：

1. 通过抓持毛巾屈曲足趾
2. 利用固定自行车调节下肢的整体运动。将患足绑在脚踏板上以避免阻力，防止影响复位情况
3. 伸膝和屈膝运动

第二阶段

术后 4 周，取下腿部固定石膏，戴上夹板。由于骨折端骨桥尚未形成完全，建议负重为患者体重的 50%。

踝关节的活动度很有限，背伸不能超过中线位置，跖屈仅为 5°。患者的跟腱和腘绳肌张力很高。康复计划侧重于踝关节活动度的恢复以及踝部的力量训练。

可以应用像热袋或超声这样的理疗模式来增加组织柔韧性。

在健侧撑拐进行步态训练，使患肢部分负重。

锻炼 45 分钟，一天 2 次：

- 踝部在跖屈和背伸位上的被动关节活动度训练
- 先对跟腱应用超声理疗，再进行拉伸训练
- 利用弹性阻力带进行踝部肌肉在各个方向上的力量训练

第三阶段

术后 8 周，该患者的患肢可以完全负重。踝关节活动度逐渐恢复至正常，但跟腱张力仍然较高。

锻炼 45 分钟，一天 2 次：

- 进一步的跟腱拉伸
- 踝部肌肉力量训练

在移动盘上训练本体感觉。

下肢调节性训练：压腿，伸膝，屈膝。

术后进行约 3 个月的康复后，与健侧相比，患侧踝关节活动度完全恢复，踝部肌肉力量也恢复了 90%。但是，患者在上楼时还是易疲劳，并伴有受累踝关节僵硬感，因此他继续在家中进行力量训练和调节训练。

最后一次随访是在术后 6 个月，此时患者的僵硬感和疲劳感都已大幅改善，患者可以从事先前的体育活动如慢跑、打高尔夫等。

跟腱炎与跟腱鞘炎的康复

跟腱炎康复的重点在于恢复跟腱的柔韧性和强度。对于腱鞘及周围软组织的急性炎症，治疗服从 PRICE 原则。在鞋内垫上足跟垫可以缩短跟腱，减少疼痛。改变以往的运动习惯有助于炎症组织的休息和愈合。为了防止小腿肌肉痉挛和静态收缩，可以在站立位利用毛巾或斜板轻微伸展小腿肌。踝部肌肉的力量训练在康复初期就可以用弹力带进行。

一旦急性炎症消退，就应该去除足跟垫，利用患者自身重量进行更有效的拉伸训练（如向壁倾斜）。按摩及热疗有助于较厚瘢痕粘连的松解。

跟腱病变时，小腿肌肉的离心性运动训练有助于控制疼痛，恢复踝关节功能[47-50]。一项 5 年随访研究显示，小腿肌肉的离心性运动训练使慢性跟腱病变患者的疼痛和满意度有所改善[51]。由 Alfredson 等提出的小腿肌肉离心性负荷模型[21]运用最为广泛：先用前脚掌站在台阶上，保持踝跖屈，然后降低脚跟使小腿肌肉负重（图 19.8）。如果在此期间膝关节可以保持屈曲，则将负荷最大化到比目鱼肌。

跟腱功能障碍常常与足、腿连接不良有关。通过拉伸足底筋膜、增强足内在肌力量，可以维持踝部和足弓处于恰当的位置。足部矫形器矫正过度可能会减轻跟腱的应力[52]，而足内在肌的力量训练可以有效改善这一点。

步态及跑步模式的改变会影响跟腱应力。在跟腱病变的患者中可以观察到胫骨前活动减少和膝关节运动异常[53]。因此要增强这些肌肉，同时矫正膝关节运动学异常。

足部的动态控制不仅仅依靠外在肌及足、踝

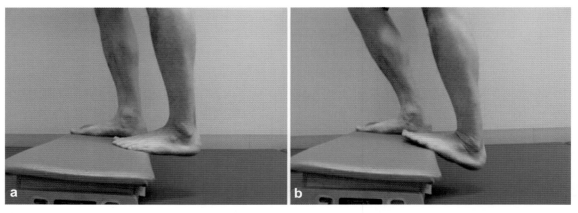

图 19.8 小腿肌肉离心性负荷运动的步骤。(a)患足前足接近跖骨头处支撑站立在台阶上。(b)足跟落于这个台阶之下，而达到腓肠肌的延长和张力性拉伸

韧带，还有赖于足内在肌[19]。可以通过抓持毛巾（图 19.9）或不弯曲足趾从地面抬起足弓（短足运动）来加强内在肌。电刺激内在肌有助于肌肉的孤立性收缩[20]。

康复计划应根据患者的耐受性循序渐进，直至恢复先前的体育运动。锻炼前后一定要注意拉伸训练，还要注意鞋或矫形器的合理使用以及正确的运动训练。

跟腱断裂手术后康复

术后即可告知患者制动、抬高患肢、冰敷。在踝关节石膏或步行靴期间，鼓励主动活动足趾和直腿抬高以最大程度恢复腿部力量。

直到负重之前，功能康复的程序包括足趾卷曲、增加主动活动度训练、松紧带跖屈练习避免跟腱过度牵拉在这个阶段是非常重要的[54]。最初踝关节固定在跖屈 20°的行走靴之中。在不牵拉修复过的跟腱的情况下允许部分负重。在之后的 4~6 周逐渐将踝关节放到中立位。从术后 4 周开始逐渐轻柔被动活动踝关节，逐渐增加背伸角度，注意不要损伤修复后的跟腱。

在手术之后 6~8 周，拆除石膏或支具，此时开始康复。第二阶段的练习包括踝关节各个方向活动度的练习、提踵练习和缓慢增加小腿三头肌强度练习。用弹力带强化练习可以在各个方向上进行，超过中立位的背伸练习在此时可以开始。本体平衡练习也可以开始了。

当跟腱完全愈合后开始第三阶段的练习，患者继续力量练习、活动度练习和伸展练习。下肢适应性练习包括在患者可以耐受的情况下压腿、膝关节伸展和跟腱屈曲。高级本体感觉训练可以优先选择。

■ **病例 3** 51 岁女性，跟腱完全断裂进行手术修复，术后给予短腿石膏固定 6 周。镇痛泵过后，她继续忍痛练习肌腱张力和踝关节活动度。她抱怨穿着可承重的紧身鞋很痛。

恢复踝关节活动度和跟腱功能的康复计划开始实施。

理疗模式：对跟腱和跖腱膜施行热疗和超声波疗法。

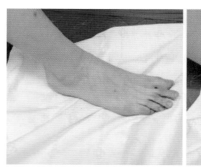
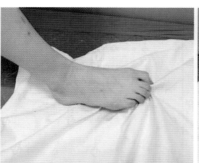
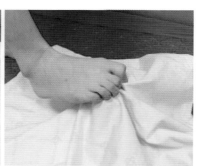

图 19.9 用毛巾做运动来加强足的内在肌。在地板上放一条宽松的毛巾，尝试用足趾捡起它

运动方案：

- 被动活动度训练
- 跟腱和跖腱膜的牵拉练习
- 用松软的毛巾做足趾卷曲和内在肌强化练习
- 缩足训练来恢复足的内侧纵弓：在不卷曲足趾的情况下收缩足底肌肉来提高和维持足弓；以坐姿开始，然后单脚站立，跖骨头应于地面接触

复杂性局部疼痛综合征的康复

复杂性局部疼痛综合征（complex regional pain syndrome，CRPS）经常发生在足踝外伤或手术之后，但对患者和医生都是一个挑战，因为疼痛极为剧烈使人虚弱，往往使康复进度受阻。CRPS 可导致明显的残疾，使患者永久性活动度受限和步态困难。CRPS 康复原则是尽量减少疼痛和水肿，恢复踝关节的活动度。蜡疗后轻柔的活动度练习是可取的（图 19.10）。使用不同质地的布进行按摩或者逐渐暴露于特定的活动进行心理脱敏疗法是有用的[55]。耐力练习和步态训练应该在疼痛控制之后进行。

■ **病例 4**　32 岁男性，在一次机动船事故中造成足踝多处骨折和软组织挤压伤。他接受了切开复位内固定术、多次清创术以及皮片移植术。

即使骨折及皮片愈合后足踝异常性疼痛及皮肤感觉异常仍会存在。他被诊断为 CRPS，开始服用镇痛药物，并开始康复计划。

体格检查时存在明显的踝关节挛缩及足内在肌萎缩。硬的瘢痕组织覆盖在足背，踝部皮肤肿胀发亮、萎缩而缺少毛发。

康复计划侧重于恢复活动度和初始的脱敏技术。他进行一周 3 次、每次 30 分钟的练习，因为他难以忍受每日训练。

理疗模式：蜡疗。

用不同纹理的布进行脱敏疗法。

轻柔的活动度练习：主动和被动。

内在肌力练习。

康复过程是缓慢的，需要 2 个月的治疗，直到他能够耐受被动运动和患肢的部分负重。经皮电刺激用来进行疼痛控制，开始患肢轻度的抗阻力练习。

随着负重耐力和活动强度的逐渐增加，他的 CRPS 症状逐渐得到改善。

经过 6 个月的康复，症状改善到可以不用助行器走路。然而，感觉异常和踝关节背伸受限仍然存在。他被指示继续主动伸展运动及在跑步机上慢跑。

神经传导研究和神经损伤肌电图

足的疼痛和感觉异常可能表明有神经损伤，对其相关的缺陷及足部的畸形需要仔细检查。如果没有直接神经损伤，那么就应该考虑神经在狭小空间内受压或被周围结构卡压。胫神经的远端会被伸肌支持带卡压，导致跗管综合征。重复摩擦和神经的微小创伤可导致神经瘤形成，往往可以在跖骨之间发现（Morton 神经瘤）。

周围神经病变影响感觉纤维，可能引起足部内在肌萎缩，最后导致关节挛缩、爪形趾、跖骨头突出。

神经电生理比如神经传导研究（nerve conduction

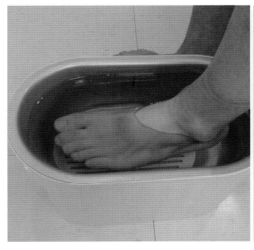
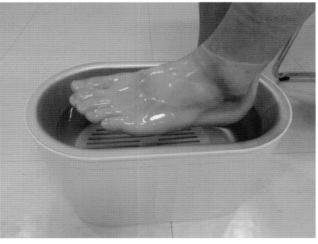

图 19.10　石蜡浴有助于足部小关节疼痛缓解和增加柔韧性。脚浸入石蜡中，然后取出使石蜡变硬。这个过程反复几次

studies，NCS）和针肌电图（electromyogram，EMG）可通过评估神经和肌肉的电功能（图19.11）用来诊断周围神经、运动神经元、肌肉、神经肌肉接头的疾病。此外，它们还可提供部位、灵敏度、严重度以及疾病恢复情况的信息。

周围神经病变有很多可能的原因，通过相关研究有助于疾病的分型，比如神经纤维的类型（感觉和运动）的确认以及确定损伤（轴突局限性和弥漫性脱髓鞘）的程度和模式。

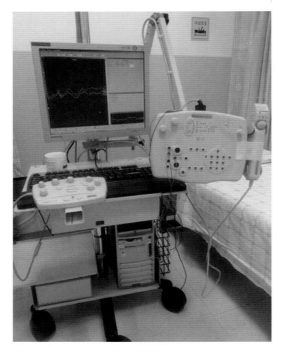

图 19.11 电生理检查仪器

何时进行

神经传导研究（NCS）是通过人为地刺激神经来测量周围神经的传导性，在感觉神经的研究中拾取一段特定神经段的动作电位，在运动神经研究中拾取一个特定的被神经支配的肌肉的动作电位。针肌电图检查单个肌肉的失神经支配或再支配情况。因为损伤神经的沃勒变性和失神经支配肌肉的EMG特征会持续数周，所以在早期阶段神经电生理研究可能不能准确评估神经损伤的准确程度。神经损伤2周后EMG测定更可靠。

什么是 NCS/EMG 检查

对足和踝关节神经末梢的常规检查，包括胫神经、腓总神经的运动研究和腓浅神经、腓肠神经的感觉研究。视患者情况，足底内侧神经、足底外侧神经及隐神经也可以检查。

运动NCS检查，神经刺激在两个平面，即远端踝关节水平和近端膝关节水平（图19.12）。复合肌肉动作电位（compound muscle action potential，CMAP）是从特定的远端肌肉记录的（图19.13a）。腓总神经的研究通常测定趾短伸肌或必要时测定胫前肌。胫前肌的CMAP是通过姆展肌测量的。CMAP表示电极下的肌纤维记录的动作电位的总和。

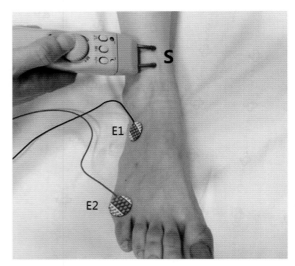

图 19.12 腓总神经运动支的传导研究。一个有效电极（E1）放置在趾短伸肌，测量沿着腓总神经传下来的动作电位，该电位是被一个刺激（S）引发的。E2为参考电极

感觉神经动作电位是离刺激源有一段距离的神经获得的。对于下肢感觉的研究，用逆行的方法（刺激神经近端部分然后在远端测量，这和生理感觉动作电位是相反的）。

肌电图检查肌肉的选择是按照可能的个性化的诊断和临床表现。参考医生的临床怀疑和研究目的将帮助电生理医生选择合适的研究方法，以满足精准研究的目的，避免不必要的广泛的针刺检查，那会令患者不快。

局灶性神经损伤的分类

局灶性神经损伤往往来源于直接创伤或间接的挤压伤，骨科患者常常发生，NCS/EMG对预测预后和制订治疗方案发挥重要作用。神经组织的损伤程度可被用于局灶性神经损伤的分类（表19.7）。

神经失用症是持续性外部压力作用于神经，产生的损伤往往是暂时性的并且预后良好。一旦轴突损伤，恢复需要更长的时间（数周至数月）并且有恢复不全的可能。

NCS和EMG检查时电流通过轴突，神经系统

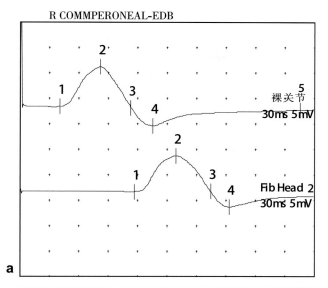

	起始潜伏期 ms	峰潜伏期 ms	振幅 mV	持续时间 ms	CV（传导速度）	距离 cm
1. 踝关节	4.10	8.15	7.9	11.7		
2. 腓骨头	11.70	15.90	7.1	11.0	44.7	34

图 19.13　一个正常的腓总神经传导研究结果的实例。（a）从趾短伸肌（EDB）记录的 CAMP 波形。顶部的波形是从踝关节水平的远端刺激，底部的波形是从膝关节水平的近端刺激。（b）波形数据分析结果。潜伏期和传导速率代表兴奋神经的传导速度，振幅反映被激活的肌肉的动作电位的总和

表 19.7　基于 Seddon 和 Surdersand 分类的神经损伤分度

Seddon	Surdersand	涉及到的病理学	EMG/NCS 结果
神经失用症	1 度	传导暂时中断	局灶性神经传导速度减慢
轴突断裂	2 度	轴索损伤结缔组织存留	神经动作电位振幅减少或消失
	3 度	神经内膜损伤	神经动作电位振幅减少或消失 在 EMG 检查中表现为去神经放电
	4 度	神经束膜损伤	表现和 3 度神经损伤一致
神经断裂	5 度	神经外膜完全切断	表现和 3 度神经损伤一致

的结缔组织损伤不在这些研究的考虑范围。然而，NCS 不能区分完全的神经轴索损伤（轴突断裂）还是广泛的神经外膜损伤（神经断裂），神经断裂不通过手术是无法恢复的。

■ **病例 5**　62 岁男性，主诉左脚感觉减退和感觉异常，足底前 2/3 和第 1 至第 3 足趾逐渐发病，持续 2 个月。在行走时在同样的区域亦感疼痛。检查发现左足高弓伴有轻度的内在肌萎缩。脚和踝的肌肉力量、踝和膝的深腱反射、踝关节的运动范围均正常。在中踝的后方有个小的可触及的结节，跗管处 Tinel 征阳性。怀疑神经损伤来源于包块的挤压，他接受了电生理检查。这项检查在他症状出现后 70 天进行的。

（Heeyoune Jung 著；潘俊博 译；秦晓东 审校）

参考文献

扫描二维码获取

第 20 章 足踝部复杂性局部疼痛综合征

概述

足踝部复杂性局部疼痛综合征（complex regional pain syndrome，CRPS）是一种最严重的下肢疼痛疾病。对于医生和患者来说，复杂性局部疼痛综合征也是一个棘手和具有挑战性的疾病。剧烈的疼痛和慢性的病程可以导致患者发生明显的残疾。目前还没有一种单一的检查方法来明确诊断复杂性局部疼痛综合征。

历史

1864，在美国南北战争期间，Silas Weir Mitchell 医生对于枪伤士兵伤口周围进行了描述，记录了创伤周围可能出现的局部灼痛、肿胀、压痛、关节僵硬、皮肤颜色和温度改变等变化[1]。他把这样的痛称之为灼痛（古希腊语：热与痛）。法国血管外科医生 René Leriche 认为缺血可导致肢体疼痛及灼痛。他发现交感神经切除术可用来治疗此灼痛。1916 年，他描述了一例灼痛患者行动脉周围神经丛广泛剥离手术，患者疼痛得到缓解[2]。他的报告表明，灼痛症状与交感神经相关联，并与交感神经启动受阻有关[3]。1946，James Evans 提出了"反射性交感神经营养不良"这一名词，来描述没有明显的神经损害的一类相似的疾病[4]。40 年后，WJ Roberts 称患者此类灼性痛为交感持续性痛[5]。很显然，已经使用了包括灼痛、痛性肌萎缩、反射性交感神经营养不良、Sudeck's 萎缩、神经性营养不良和反射性神经血管性营养不良等许多术语来描述这种综合征。因此，1994 年国际疼痛研究协会（IASP）国际特别协商会议达成共识命名其为复杂性局部疼痛综合征（CRPS）。他们将 CRPS 分为两种类型（表 20.1）[6]。CRPS 1 型和 CRPS 2 型之间的诊断依据是初期是否存在主要神经损伤。

如果没有主要的神经损伤，它被分为 1 型。如有主要神经损伤，则被分为 2 型。尽管分型不同，但 CRPS 这两种类型的症状和病理生理是相似的。

表 20.1 1994 年 CRPS 诊断标准[6]

CRPS 1 型

1. 有一个引起损伤的因素，或一个固定的原因

2. 引起与刺激强度不相关的持续性疼痛、异常性疼痛或痛觉过敏性疼痛

3. 一段时间的水肿、皮肤血流量的变化或疼痛区域异常汗腺活动的表现

4. 排除其他可能原因引起的疼痛和功能障碍

注：标准 2~4 必须满足

CRPS 2 型

1. 神经损伤后的持续疼痛、异常性疼痛或痛觉过敏的范围不局限于受伤神经分布区域

2. 一段时间的水肿、皮肤血流量的变化或疼痛区域异常汗腺活动的表现

3. 排除其他可能原因引起的疼痛和功能障碍

注：所有 3 个标准必须满足

CRPS 的发生原因

CRPS 最常见的发生原因是扭伤、骨折和手术[7-11]。在以两个人群为基础的研究中，最常见的发生原因是骨折（分别为 44% 和 46%），其次是扭伤（分别为 17.6% 和 12%）[7,8]。择期手术的发生率为 12.2%[7]。虽然大多数患者都有发生原因，但也有一些 CRPS 患者没有诱因[12-14]。而症状一般出现在开始的几天到一个月[12,15,16]。

CRPS 的流行病学研究

根据一项美国总的 CRPS 人群研究，CRPS 1 型发病率风险为每年 5.46/10 万，其发生率为 20.57/10 万[8]。CRPS 2 型发病率风险为每年 0.82/10 万，其发生率为 4.2/10 万。在荷兰的一个研究发现，CRPS 的发病率为每年 26.2/10 万[7]。荷兰研究所用的诊断标准是原 IASP 的 1994 年的 CRPS 诊断标准。此外还包括全科医师的诊断结果。如果只考虑专家确诊病例，发病率下降至每年 19.5/10 万[7]。

在 CRPS 1 型前瞻性研究中，根据调查的设计和所使用的诊断标准，桡骨远端骨折后的发生率为 0~37%[16-20]。Sarangi 等报道在胫骨骨折后 30% 的患者（总共 60 个患者中的 18 个）出现疼痛性肌萎缩[21]。但其发生与损伤的严重程度或骨折复位情况无关。这些报告没有提供诊断标准的明确描述，因此结果可能与 IASP 诊断标准不同。

在大量骨折患者（n = 596）的前瞻性研究中发现，踝关节骨折患者发生 CRPS 1 型的风险明显高于足部、手或腕部骨折患者[16]。在研究中发现，CRPS 1 型的发生率为 7.0%。他们报道 14% 的 Colles 骨折、8.3% 的桡骨远端骨折（包括 Colles 骨折）、27.3% 的胫骨骨折、15.2% 的踝部骨折（包括胫骨骨折）和 2.91% 的足部骨折患者发展为 CRPS 1 型[16]。虽然一些研究得出结论，认为 CRPS 1 型更容易发生在严重骨折[22,23]，但也有一些报告认为 GRPS 的发生与骨折类型无关[21,24,25]。

CRPS 可以发生在任何年龄。发病的中位数或平均年龄为 37~52 岁[7,8,11,14]。高发年龄从 4 岁到 70 岁不等[7,8,26]。大多数报告发现，女性发生 CRPS 的发病率更高［比例为（2~4）：1］[7,8,11]，而上肢发生率略高于下肢[7,8,11,14,26]。

诊断

临床特点

CRPS 患者不仅出现严重的疼痛，而且表现出例如异常性疼痛、痛觉过敏、温度不对称、皮肤颜色变化、水肿、出汗改变、运动功能障碍和营养性改变等多种症状。

感觉变化

异常性疼痛定义为非致痛刺激引起的疼痛；痛觉过敏是疼痛因致痛刺激而明显加重。大多数患者具有刺激诱发的疼痛；在一些患者中，轻微的触摸可以引起剧烈的疼痛。疼痛程度可通过关节运动和对病变施加压力来评估。许多 CRPS 患者报告肢体会感觉到灼痛和自发性疼痛。而疼痛和症状并不局限于损伤或手术的部位。

血管舒缩变化

患者可以出现皮肤温度不对称、颜色变化或颜色不对称。受影响部位的温度可以低于或高于未受影响部位。对热量不对称的研究有限；当然，一些医生建议超过 1℃ 为临界值[27]。一些患者还报告患肢出现红色或紫色变化。

排汗改变或水肿

CRPS 患者也报告患肢水肿，步行后下肢水肿常加重。不对称的出汗、皮肤干燥或潮湿也是 CRPS 的症状。虽然有些患者出汗不对称，但医生并不一定是能通过单纯的视觉检查来发现的。

运动与营养变化

CRPS 患者还会在受影响的肢体中出现肢体无力或关节僵硬，以及震颤或肌张力障碍。营养变化包括指甲异常生长，毛发增多或减少，皮肤变薄，纤维化或骨质疏松。

诊断标准

对于 CRPS 的明确诊断还没有单一病理学检查。CRPS 患者可能有多种不同的症状。一些患有其他类型的神经性疼痛的患者也会有严重的疼痛和一些其他的 CRPS 症状。CRPS 的诊断基于患者的症状和客观的诊断指标。因此，准确诊断 CRPS 对医生来说是一个挑战。最初的 IASP 诊断标准制定于 1994 年（表 20.1）。在 IASP 评估诊断标准时，灵敏性高（0.98），但特异性低（0.36）[28]，出现了过度诊断的可能。

2003 年秋季，在匈牙利布达佩斯举行了一个闭门会议[29]。布达佩斯共识组批准并编纂了基于经验得出的标准作为 IASP 诊断标准的修订。IASP 分类学委员会最近批准并将这些所谓的布达佩斯标准编入"新的 IASP 标准"（表 20.2）[30]。

表 20.2 布达佩斯共识组的修订 CRPS 标准[29,30]

该综合征的一般特征

CRPS 是一个以持续性（自发的和 / 或诱发的）局部疼痛为特征的综合征，其时间或程度似乎与任何已知创伤或其他损伤的正常过程不成比例。这种疼痛是局部的（不在特定的神经分布区或皮肤区域）且通常在远端以异常感觉、运动、促汗、血管舒缩和 / 或营养表现为主。这种综合征随着时间的推移表现出不同的进展

提出的诊断标准有两种版本：一种是临床版本，目的是以适当的特异性最大限度地提高诊断的敏感性；另一种是研究版本，目的是更平等地平衡最佳的敏感性和特异性

复杂性局部疼痛综合征的临床诊断标准

1. 持续性疼痛，与任何刺激事件不相关

2. 必须至少报告以下 4 类症状中的 3 种：

　感觉：诉痛觉过敏和 / 或异常性疼痛

　血管舒缩：诉皮温不对称和 / 或肤色改变和 / 或肤色不对称

　排汗 / 水肿：诉水肿和 / 或排汗改变和 / 或排汗不对称

　运动 / 营养：诉活动度减小和 / 或运动功能障碍（虚弱、震颤、肌张力障碍）和 / 或营养性改变（头发、指甲、皮肤）

3. 在评估时必须表现出以下 2 个或更多分类中的至少 1 个体征[a]：

　感觉：痛觉过敏（针刺）和 / 或异常性疼痛（轻轻触摸和 / 或深压体腔和 / 或关节运动）的证据

　血管舒缩：皮温不对称和 / 或肤色改变和 / 或肤色不对称的证据

　排汗 / 水肿：水肿和 / 或排汗改变和 / 或排汗不对称的证据

　运动 / 营养：活动度减小和 / 或运动功能障碍（虚弱、震颤、肌张力障碍）和 / 或营养性改变（头发、指甲、皮肤）的证据

4. 没有其他更好的诊断可以解释当前症状和体征

对研究诊断标准而言，必须在 4 个分类的每一个中报告至少一个症状且必须在评估时表现出两个或更多分类中的至少一个体征

[a] 体征只有在诊断时被观察到才计入诊断计数

　　临床诊断标准灵敏性为 0.85，特异性为 0.69，这表明在临床环境下尽可能多的患者有了可接受的准确率的诊断标准（表 20.3）[30]。研究诊断标准的灵敏度为 0.70，特异性为 0.94。在所有这些测试中，这种诊断标准假定即使 CRPS 发生率相对较低，该规则也能使 CRPS 和非 CRPS 患者获得最高

的诊断准确率（分别约为 80% 和 90%）[30]。

表 20.3 临床和研究诊断标准的灵敏性和特异性[30]

标准类型	症状类别	体征类别	灵敏性	特异性
临床标准	≥3	≥2	0.85	0.69
研究标准	=4	≥2	0.70	0.95

　　用 CRPS 的临床诊断标准来诊断，患者必须表现出至少 4 种临床症状中的 3 种，并且医生必须确认至少 2 种。同样，使用研究诊断标准，患者必须表现出所有 4 种症状，医生对 4 种症状中至少确认 2 种。医生通常进行一些特殊的测试，客观地检测诊断标准的阳性标志（表 20.4）。虽然在体检时（如温度变化、出汗异常）可能没有明显的异常体征，但客观检查可明确该类别的阳性体征。

表 20.4 证明阳性客观体征的试验案例

客观体征	试验案例
感觉标准	
痛觉过敏	冷或热试验、针刺试验、按压影响区域
异常性疼痛	量化感觉试验（QST），毛刷、针刺试验，冷或热试验
血管舒缩标准	
皮温不对称	红外热成像、直接检查皮温
肤色改变	检视和摄像
肤色不对称	检视和摄像
排汗 / 水肿标准	
水肿	超声、X 线、CT、MRI、检视和摄像
排汗改变	量化排汗神经轴突反射试验（QSART）
排汗不对称	QSART
运动 / 营养标准	
活动度减小	镇静剂作用下体格检查
运动功能障碍	体格检查
营养性改变	检视和摄像

　　在患者确诊 CRPS 诊断后，医生必须检查患者是否有主要的神经损伤。如果患者没有外周神经损伤，则诊断为 1 型 CRPS。如果患者确认有外周神经损伤，则诊断为 2 型 CRPS。为了确认神经损伤的存在，可以使用神经传导研究（NCS）。此外，诊断 CRPS 的最重要的标准是没有其他更好的诊断来解释体征和症状（表 20.2）。

■ 病例 20.1　CRPS 的诊断

一名 26 岁的男子，表现为严重左踝关节疼痛，放射至左小腿远端、踝、足（图 20.1）。6 个月前，他因左双踝骨折行内外踝切开复位内固定术。血常规和甲状腺功能正常。尽管进行了手术，但他的痛苦不仅没有减少反而加重。他诉说有持续的自发疼痛，疼痛评分（VAS 视觉模拟量表，0 分为没有疼痛，10 分是最严重的疼痛）达到 9 分，并导致无力和失眠。

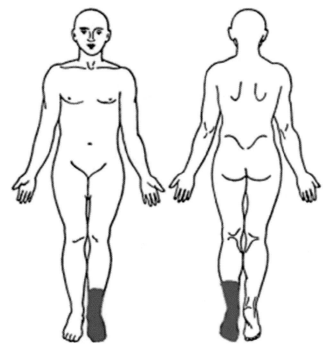

图 20.1　病例 20.1 的疼痛分布范围

症状和体征

他的症状是踝关节水肿，皮肤颜色改变，肌肉无力，轻按剧烈疼痛，踝部感觉功能减退，灼热，刺痛，患肢触电样疼痛，左侧足踝部少汗，左足踝皮温降低。查体表现为异常性疼痛，痛觉过敏，皮肤颜色改变（图 20.2），左踝轻度水肿，左踝及足部皮肤干燥、踝关节僵硬，以及左踝关节的活动度（ROM）减小。

诊断试验

我们进行了定量感觉测试（quantitative sensory test，QST）、三相骨扫描、肌电图（EMG）、NCS、定量催汗轴突反射试验（quantitative sudomotor axon reflex test，QSART）和数字红外热成像检查。肌电图和 NCS 的结果未见异常。然而，三相骨扫描显示左踝关节血流量增加，血池活动增加，骨活性增加（图 20.3）。QSART 显示他的左小腿远端有严重的神

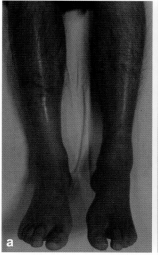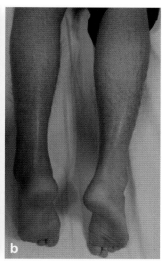

图 20.2　病例 20.1 中的双侧小腿。（a）双侧小腿的前视图。患者的左足和小腿远端变成暗红色。（b）双侧小腿的后视图

经节后交感胆碱能功能障碍（图 20.4）。热成像显示温度不对称（图 20.5）。

诊断

患者表现出 4 个症状类别中的全部 4 个和 4 个体征类别中的全部 4 个（表 20.5）。最重要的是，他的症状和体征不能由其他疾病解释。由于他的 NCS 是正常的，他符合 CRPS 1 型的研究诊断标准。

表 20.5　病例 20.1 中的阳性症状和体征

	症状	体征
感官标准		
痛觉过敏	是	是
异常性疼痛	是	是
血管舒缩标准		
温度不对称	是	是
肤色改变	是	是
肤色不对称	是	是
泌汗 / 水肿标准		
水肿	是	不明显
出汗变化	是	是
出汗不对称	是	是
运动 / 营养标准		
活动度减小	是	是
运动功能障碍	是	否
营养变化	否	否
类别数	4	4

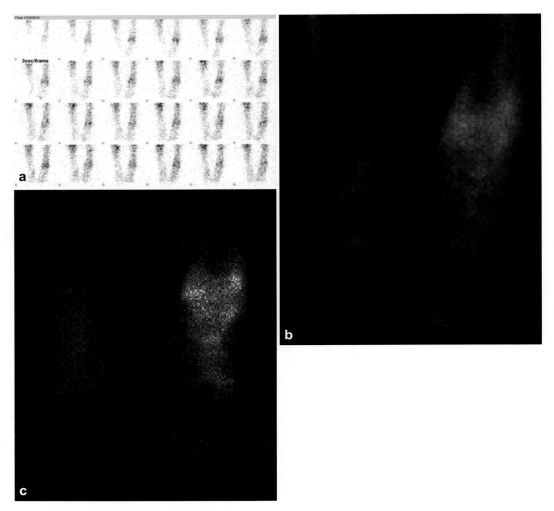

图 20.3 病例 20.1 中的三相骨扫描。（a）灌注期左踝的血流量增加。（b）在血池期左踝的血池活动增加。（c）延迟期左踝骨活性增加

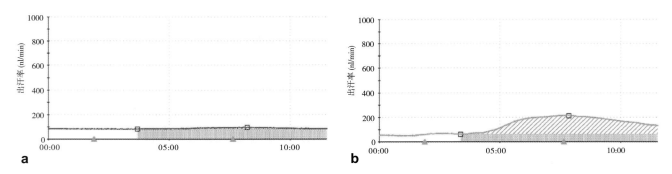

图 20.4 病例 20.1 的 QSART。（a）左侧小腿远端的汗液反应曲线。10% 乙酰胆碱刺激试验没有出汗。（b）右侧小腿远端的汗液反应曲线。10% 乙酰胆碱刺激试验产生相对正常的汗水

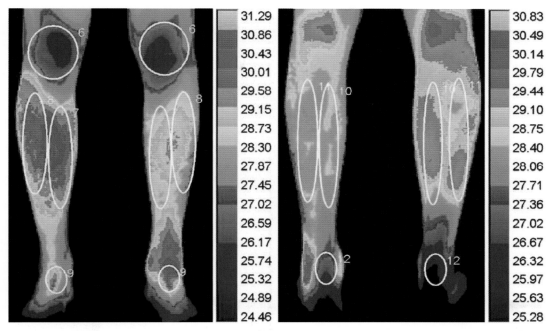

图 20.5　病例 20.1 中的数字红外热成像。在小腿近端和踝部存在相对高温区。左：前视图，右：后视图

■ 病例 20.2　CRPS 的诊断

诊断为 CRPS 的一个 34 岁的男子出现右小腿、脚踝和足部疼痛（VAS 评分 8 分）（图 20.6）。5 个月前，他曾因为右三踝骨折行切开复位内固定。尽管进行了手术，但他的疼痛加重。血液检查和甲状腺功能正常，但他主诉右腿肿胀，皮肤颜色改变，轻微接触剧烈疼痛，持续性灼痛，枪击样痛，刺痛，放电样疼痛。

症状和体征

他的症状是异常性疼痛，痛觉过敏，水肿，皮肤颜色改变，皮温降低和小腿出汗减少，皮肤干燥和震颤。他的体征包括右小腿、踝和足的异常性疼痛，痛觉过敏，皮肤颜色改变（图 20.7），水肿和

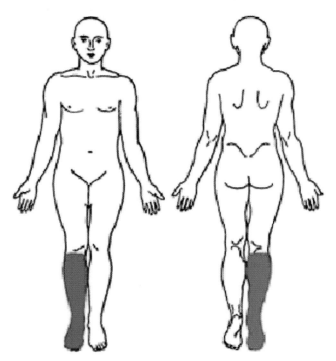

图 20.6　病例 20.2 中的疼痛分布区

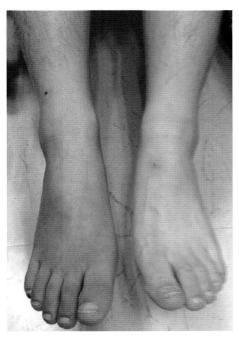

图 20.7　病例 20.2 的双侧小腿。患者的右脚和小腿青紫肿胀

皮肤干燥。

诊断测试

我们对其进行了 QST、三相骨扫描、EMG、NCS、QSART 和数字红外热成像检查。EMG、NCS 和 QSART 的结果表明无异常。然而，三相骨扫描显示右内踝的血流量增加，右内踝和腓骨远端的血池和骨活动性增加（图 20.8）。热成像显示右下肢的温度降低（图 20.9）。

诊断

患者表现出 4 个症状类别中的 4 个和 4 个体征类别中的 3 个（表 20.6），支持 CRPS 的诊断。最重要的是，他的症状和体征不能由其他疾病解释。由于他的 NCS 是正常的，他符合 CRPS 1 型的研究诊断标准。

治疗

CRPS 的治疗目标是减轻疼痛，缓解心理压力，并恢复功能。CRPS 的治疗方法有很多，没有单一治疗可改善患者所有的症状。因此，有必要为每个患者找到有效的治疗方式；需要多学科治疗，包括药物治疗、介入治疗、心理治疗、康复和锻炼（图 20.10）。

药理治疗

对 CRPS 的药物治疗几乎没有循证医学的临床研究[31-33]。在没有关于 CRPS 治疗的具体方案的情况下，许多医生不得不依赖于对其他神经性疼痛疾病的治疗研究的结果。通常需要多重药物来治疗 CRPS 患者，但是分析添加到治疗方案中的药物的副作用和功效也至关重要。

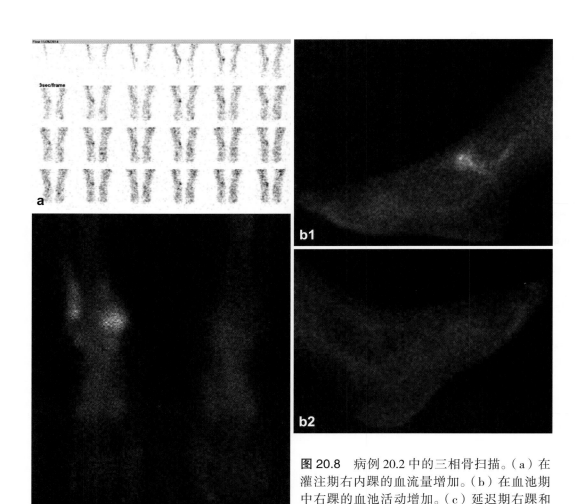

图 20.8 病例 20.2 中的三相骨扫描。（a）在灌注期右内踝的血流量增加。（b）在血池期中右踝的血池活动增加。（c）延迟期右踝和腓骨远端的骨活性增加

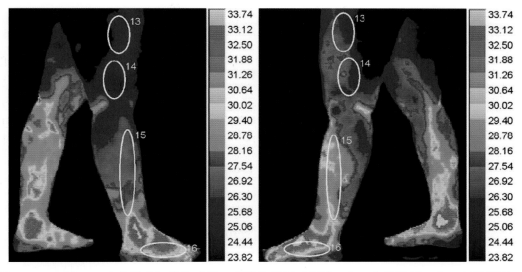

图 20.9 病例 20.2 中的数字红外热成像。小腿外侧相对低温。左：右腿视图，右：左腿视图

表 20.6 病例 20.2 中的阳性症状和体征

	症状	体征
感官标准		
痛觉过敏	是	是
异常性疼痛	是	是
血管舒缩标准		
温度不对称	是	是
肤色改变	是	是
肤色不对称	是	是
泌汗 / 水肿标准		
水肿	是	是
出汗变化	是	是
出汗不对称	是	是
运动 / 营养标准		
活动度减小	否	否
运动功能障碍	是	否
营养变化	否	否
类别数	4	3

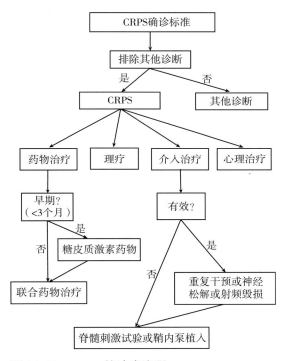

图 20.10 CRPS 的治疗流程

非甾体抗炎药（NSAID）或阿片类药物

虽然非甾体抗炎药用于治疗 CRPS 的有效性还没有被广泛研究，但临床经验表明，非甾体抗炎药可以控制轻度至中度疼痛[31]。

目前还没有使用口服阿片类药物治疗 CRPS 的长期研究。即使没有确凿的科学证据，但临床经验也表明阿片类药物可以有效地用于缓解 CPRS 患者的严重疼痛。尽管许多 CRPS 患者已经服用阿片类药物，但是大量报道患者单一使用阿片类药物镇痛治疗无效。因此，多种镇痛机制相关的多种药物联合使用通常是 CRPS 的首选治疗（表 20.7）。

表 20.7　治疗 CRPS 或神经性疼痛的药物

药物	剂量（成人）
阿片类药物	
吗啡	
芬太尼贴剂	无最大剂量
羟考酮	
氢吗啡酮	
氢可酮	
曲马多（最大剂量）	400 mg/d
类固醇（早期）	
甲泼尼龙	80 mg/d
泼尼松	100 mg/d
抗惊厥药（最大剂量）	
加巴喷丁	3600 mg/d
普瑞巴林	600 mg/d
卡马西平	1200 mg/d
奥卡西平	2400 mg/d
拉莫三嗪	300~400 mg/d
氯硝西泮	6 mg/d
美西律	1200 mg/d
苯妥英钠	300~400 mg/d
托吡酯	400 mg/d
二膦酸盐	
阿仑膦酸钠	40 mg/d 服用 8 周
氯膦酸二钠	300 mg/d 静脉注射 10 天
帕米膦酸二钠	60 mg 静脉注射单剂量
抗抑郁药（最大剂量）	
阿米替林	150~300 mg/d
去甲替林	150 mg/d
丙米嗪	300 mg/d
文拉法辛	225~300 mg/d
度洛西汀	60~120 mg/d
米那普仑	100~200mg/d
肌松药（最大剂量）	
巴氯芬	80~120 mg/d
DMSO	50%乳膏局部外用，5 次 / 天

抗惊厥药物

一项加巴喷丁对 CRPS 1 型患者治疗的随机、双盲、安慰剂对照研究证明对感觉症状具有良好的效果并对疼痛具有缓解作用[34]。没有数据评估普瑞巴林对 CRPS 的治疗效果。一项卡马西平治疗 1 型 CRPS 的随机对照试验报道可减轻疼痛[35]。其他替代性抗惊厥药包括奥卡西平、拉莫三嗪和苯妥英钠。

抗抑郁药

没有关于抗抑郁药治疗 CRPS 有效性的长期研究；然而，抗抑郁药已用于治疗多种神经性疼痛。由于许多 CRPS 患者伴有抑郁症，抗抑郁药（三环类、5- 羟色胺再摄取抑制剂和选择性 5- 羟色胺再摄取抑制剂）可用于治疗 CRPS。

类固醇

口服皮质类固醇在 CRPS 治疗中有明显的疗效，CRPS 患者早期的改善率可达 75%[36]。然而，大多数试验针对急性病例[36-38]，而皮质类固醇在慢性 CRPS 患者中的疗效不明。

NMDA 拮抗剂

N- 甲基 -D- 天冬氨酸拮抗剂包括氯胺酮、右美沙芬和美金刚。在开放临床试验中，CRPS 患者使用麻醉剂量的氯胺酮显示出良好的效果[39]。

自由基清除剂

在安慰剂对照研究中，局部外用 50% 二甲基亚砜（DMSO）和口服 N- 乙酰半胱氨酸（NAC）治疗 CRPS 1 型治疗均有效[40]。

GABA 激动剂

鞘内使用巴氯芬治疗 CRPS 有效[41]；然而，CRPS 患者口服巴氯芬研究表明效果有限。

降钙素或二膦酸盐

鼻喷降钙素后 CRPS 患者的疼痛明显减轻[42]。每日静脉注射氯屈膦酸盐 300 mg 和每天静脉注射阿仑膦酸盐 7.5 mg 对急性 CRPS 患者的肿胀、疼痛和活动度有着显著改善[43]。

介入治疗

交感神经阻滞治疗可能对 CRPS 患者特别有益。交感神经阻滞包括星状神经节阻滞、胸交感神经节阻滞和腰交感神经阻滞。然而，交感神经系统在 CRPS 中的作用是有争议的[33,44,45]。有些人发现 CRPS 患者交感神经阻滞能有效缓解疼痛和症状改善；其他人认为这种治疗既不缓解也不改善症状。硬膜外注射、静脉内局部阻滞、鞘内巴氯芬注射、全脊髓麻醉和脊髓刺激（spinal cord stimulation，SCS）也可以用于 CRPS 的临床治疗。临床上，一些 CRPS 患者由于接受这些干预治疗而疼痛和肿胀减少；然而，缺乏证据表明其在 CRPS 治疗中的功效[31,46,47]。SCS 的研究已经表明它可以缓解明显的疼痛 2~3 年[48-50]。

理疗

2000 年到 2012 年的研究表明，物理疗法是一种有效的治疗方法[47]。这个结论是基于 2 个高质量的研究[51,52]；然而，另一个随机对照试验报告物理治疗在 CRPS 患者中没有效果[53]，因为 CRPS 患者移动患肢可引起更严重的疼痛，故通常不愿移动患肢。但可以进行物理治疗来改善关节活动度，并避免肢体的萎缩和挛缩影响。虽然许多患者在物理治疗后出现短暂的疼痛加重，但它可以改善患者症状并帮助康复。

心理治疗

在 CRPS 患者中，抑郁、焦虑和其他心理压力的发生率升高[54-56]。因此，心理治疗，包括认知行为治疗、心理咨询、疼痛应对策略和放松技术，可以改善 CRPS 患者的症状[33]（表 20.8）。

表 20.8　CRPS 患者治疗方式的可信程度[30,33,46,47]

治疗	证据[a]
双膦酸盐	++
类固醇（早期）	++
理疗	++
抗癫痫药（加巴喷丁）	+
氯胺酮（静脉注射）	+
职业治疗	+
镜像治疗	+
心理治疗	+
脊髓刺激	+
巴氯芬（鞘内注射）	+
DMSO（局部外用）	+
交感神经阻滞	0
吗啡 + 美金刚	0

[a]++ 强有力的证据，+ 轻度到中度的证据，0 缺乏证据

■ 病例 20.3　治疗

一位 58 岁的妇女表现为严重的左小腿、踝关节和足部疼痛（图 20.11）。1 年前，她左踝关节损伤，没有骨折。尽管经过治疗，但疼痛仍然加剧，疼痛评分为 9~10 分。她表述为患肢出现阵发性射击样、抽痛样、触电样的疼痛，并感觉患肢冰冷、刺痛。

症状、体征和检查

她表述为以下症状：疼痛、痛觉过敏、皮温不对称、皮肤颜色改变，足部和踝关节水肿，出汗不对称，左踝关节活动度受限（4 类症状标准中的全部）。她的体征包括疼痛、痛觉过敏、左小腿皮温降

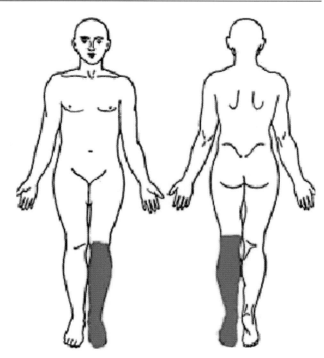

图 20.11　病例 20.3 的疼痛分布区

低（图 20.12）、皮肤颜色改变、左小腿远端少汗（4 类体征标准中的全部）（表 20.9）。肌电图的结果和神经传导研究未见异常。三相骨扫描发现左踝关节周围轻度血池活性增加和轻度延迟吸收增加（图 20.13）。

表 20.9　病例 20.3 的阳性症状和体征

	症状	体征
感官标准		
痛觉过敏	是	是
异常性疼痛	是	是
血管舒缩标准		
皮温不对称	是	是
肤色改变	是	是
肤色不对称	是	是
泌汗 / 水肿标准		
水肿	是	否
泌汗改变	是	是
泌汗不对称	是	是
运动 / 营养标准		
活动度减小	是	否
运动功能障碍	否	否
营养变化	否	否
类别数	4	3

诊断

她的症状和体征不能用其他疾病来解释。她符合 CRPS 1 型的诊断标准。

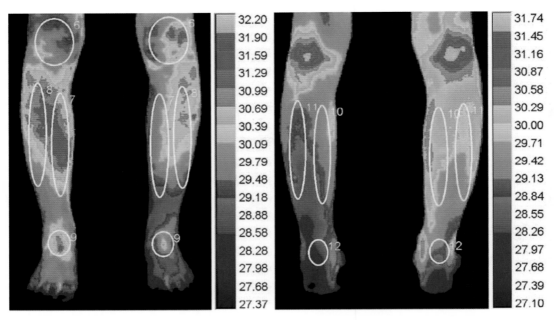

图 20.12　病例 20.3 的红外热成像图。左小腿、踝部和足部有相对低温。左：前视图；右：后视图

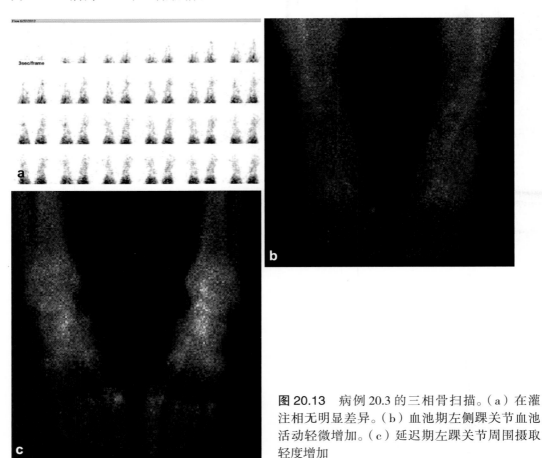

图 20.13　病例 20.3 的三相骨扫描。（a）在灌注相无明显差异。（b）血池期左侧踝关节血池活动轻微增加。（c）延迟期左踝关节周围摄取轻度增加

治疗

右腰交感神经阻滞治疗对患者疼痛无效（图 20.14）。联合硬膜外阻滞（图 20.11），利多卡因静脉注射治疗，氯胺酮静脉滴注治疗，及各种药物（曲马多 300 mg/d；羟考酮 40 mg/d 混合纳洛酮 20 mg/d；急性疼痛使用混合速效羟考酮 5 mg 每日 2 次；普瑞巴林 600 mg/d；拉莫三嗪 100 mg/d；米那普仑 100 mg/d；阿米替林 20 mg/d；氯硝西泮 0.5 mg/d）

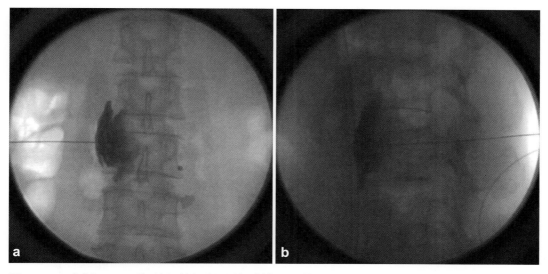

图 20.14　病例 20.3 C 臂透视引导下左腰交感神经阻滞（在 L3 水平）。（a）造影剂在正位图中的扩散。（b）造影剂在侧位图中的扩散

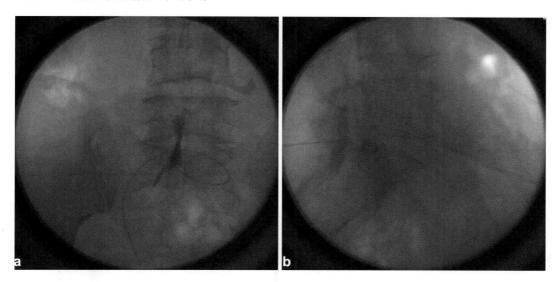

图 20.15　病例 20.3 在 C 臂透视引导下左腰硬膜外阻滞（在 L5-S1 水平）。（a）造影剂在正位图中的扩散。（b）造影剂在侧位图中的扩散

证明对她的疼痛症状有效。她还接受了理疗和心理治疗。她的疼痛评分逐渐下降，在 6 个月内降至 4~5 分（总分 10 分）（图 20.15）。

■ 病例 20.4　脊髓刺激治疗

一位 67 岁的男性患者表现为左小腿远端、踝部和足部疼痛（VAS 评分 9 分）。

4 年前，他发生左踝关节三踝骨折并接受了手术。然而，他术后继续剧烈疼痛，被诊断为 CRPS 2 型。他使用药物和两次左侧腰交感神经阻滞治疗后症状和疼痛有所减轻。2 年后，在轻微创伤后疼痛和症状复发。他用各种药物（羟考酮 80 mg/d，加巴喷丁 3600 mg/d，卡马西平 600 mg/d，度洛西汀 60 mg/d，去甲替林 20 mg/d，巴氯芬 30 mg/d）、左腰交感神经阻滞、硬膜外阻滞和利多卡因注射治疗。尽管进行了这些治疗，但它们的效果短暂，并且疼痛评分维持在 VAS 7 分。我们决定尝试脊髓刺激治疗。采用单根导线进行试验性刺激。皮肤定位在左侧 L2 至 L3 水平，使用导线尖端定位在 T12 的上边界（图 20.16），此时对疼痛部位产生一致的感觉。

在 7 天的试验中，患者的 VAS 评分从 8~9 分降至 2 分。因此，我们在左腹部植入了一个脉冲发生器。脊髓刺激植入后，他的疼痛减轻到可以减少药物剂量。

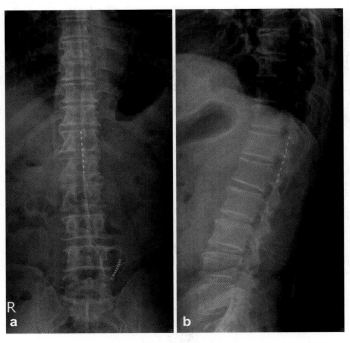

图 20.16 脊髓刺激的导线位置。(a)正位图,(b)侧位图

结论

误诊常常导致 CRPS 患者延误治疗[12,57]。早期诊断、早期治疗对 CRPS 的有效治疗有着重要的意义[12,58-60]。

CRPS 患者有许多治疗方式。尽管这些治疗中大多数缺乏有效性的证据,但是通过这些治疗,一些患者的症状确实可以得到改善。事实上,即使是强有力的临床或研究证据也不能保证所有病例中 CRPS 症状得到改善。

在 CRPS 治疗中,存在不同的病例和不同的治疗反应。虽然已经有了广泛研究,但重要的是要注意,没有证据表明治疗有效性并不意味着它就是无效的治疗。医生对每个患者必须进行最好的判断来确定最佳治疗方案。因此,对于 CRPS 的治疗,多模式和跨学科护理可以为患者提供减少疼痛和损伤并改善生活质量。

(Jae Hun Kim 著;顾雪平 译;秦晓东 审校)

参考文献

扫描二维码获取